Austria Arzneimittel pocket 2009–2010

Autoren:
Dr. med. Bernhard Steger
Salzburger Landeskliniken
Universitätsklinik für Dermatologie und Venerologie
Müllner Hauptstrasse 48
5020 Salzburg
be.steger@salk.at

Dr. med. Andreas Ruß
Fachärztliche Internistische Praxis
Kirchplatz 1
D-83734 Hausham

andreas.russ@media4u.com

Mitarbeit:
Kapitel Neurologie: Dr. med. Sebastian von Stuckrad-Barre
Kapitel Auge: Dr. med. Beate Drobner
Kapitel Doping: Prof. Dr. med. Dirk Clasing

Lektorat: Dr. med. Sarah Konert
Herstellung: Alexander Storck
Titelbild: Lucy Mikyna

Wichtiger Hinweis
Der Stand der medizinischen Wissenschaft ist durch Forschung und klinische Erfahrung ständig im Wandel. Autor und Verlag haben größte Mühe darauf verwandt, dass die Angaben in diesem Werk korrekt sind und dem derzeitigen Wissensstand entsprechen. Für die Angaben kann von Autor und Verlag jedoch keine Gewähr übernommen werden. Jeder Benutzer ist dazu aufgefordert, Angaben dieses Werkes gegebenenfalls zu überprüfen und in eigener Verantwortung am Patienten zu handeln.
Geschützte Warennamen (Warenzeichen) werden nicht besonders kenntlich gemacht. Aus dem Fehlen eines solchen Hinweises kann also nicht geschlossen werden, dass es sich um einen freien Handelsnamen handelt.

Die Deutsche Bibliothek verzeichnet diese Publikation in der Deutschen Nationalbibliografie; detaillierte bibliografische Daten sind im Internet über <http://dnb.ddb.de> abrufbar.

Nördliche Münchner Str. 28, 82031 Grünwald, www.media4u.com

ISBN 978-3-89862-293-6
Printed in China through Colorcraft Ltd., Hong Kong

FEEDBACK - Arzneimittel pocket (deutsche Ausgabe)

"Konkurrenzlos! Habe schon die 1. Auflage sehnlichst erwartet. Heute erzähle ich gerne, dass es dieses Buch noch nicht gab, als ich mein AiP antrat! Es soll ja immer noch Leute geben, die lieber mit der Roten Liste arbeiten ..." *Rezensent - Amazon.de*

"**Nochmal eine Steigerung**: Ich kaufe dieses Buch jetzt schon seit Jahren und dachte eigentlich, es wäre schon optimal. Aber nein, **diese Auflage hat die vorherige echt noch getoppt**! ... Wirklich gut ... der neue **Index mit der Angabe des jeweiligen Wirkstoffs hinter dem Handelsnamen**. Und durch die Fettstellung des Haupteintrags findet man sich viel besser zurecht als vorher. Die neue Qo Angabe ist auch ein guter Ansatz, allerdings wünscht man sich fast noch einen **Taschenrechner mit integrierter Formel** zum Buch dazu. *Rezensent - Amazon.de*
Den "Taschenrechner" finden Sie in der PDA-Version! **(die Red.)**

"**Hurra**, endlich hat man eine **wirksame Waffe gegen nervigen Zeitverlust im klinischen Alltag**." *Rezensentin aus Kassel - Amazon.de*

"**Wow**! Ich hätte nie gedacht, daß es möglich wäre so viel Pharmakologie in ein so kleines Buch zu packen. Das Register ist klasse, das gesamte Pocket-Buch besticht durch übersichtliche und durchdachte Strukturierung. **KAUFEN** !!!"
Rezensentin/Rezensent aus Aachen - Amazon.de

"**Lebensnotwendig**: Bei jeder Neuaufnahme kommt ein Patient mit Medikamenten, von denen Du noch nie was gehört hast. Captobeta? Schwester? Hamwer nicht, kriegmer auch nicht rein! Buch raus, blätter. Lopirin 25? (Schwester lächelt) Na klar, hamwer. Perfektes Kompendium von Generika und Handelsnamen. Im Register ist natürlich beides zu finden. **1000X nützlicher als die Rote Liste!"**
Rezensentin/Rezensent aus Uffenheim - Amazon.de

"**Ein fantastisches Buch für alle, die Stationsarbeit machen**. Blitzschnell hat man alle Namen, Generika, Dosierungen und Handelsformen zur Hand. **Es ist mir unverständlich, dass es noch Kollegen gibt, die es nicht haben** (außer Pathologen vielleicht). Sehr gut angelegtes Geld, das Buch spart Stunden."
Rezensentin/Rezensent aus München - Amazon.de

"**Besonders wertvoll für klinische Beginner**: Gerade für den aufnehmenden (Assistenz-)Arzt eine wertvolle Hilfe, da man meist nicht alle Präparatenamen kennt. **Die "Rote Liste" in Kitteltaschenformat**; damit kann man auch schon mal den Chef matt setzen." *Rezensentin/Rezensent aus NRW - Amazon.de*

Weitere Titel dieser Reihe:

Vorwort zur 1. österreichischen Auflage

Schon als ich selbst vor wenigen Jahren das Medizinstudium abschloss, war mir das **Arzneimittel pocket** ein treuer Begleiter durch die Anfänge des klinischen Turnusalltags an den Salzburger Landeskliniken. Dennoch stieß man mit der im österreichischen Buchhandel verfügbaren deutschen Version bald auf Grenzen.
Zu oft befand sich ein Medikament hierorts unter einem anderen Handelsnamen im Umlauf als in Deutschland. Umso mehr stellte dieser Tatbestand jedoch für mich eine Motivation dar, diesen Mangel selbst zu beseitigen und das **Arzneimittel pocket** für Österreich zu adaptieren. Dies ist jetzt geschehen! Sie halten die erste Auflage des **Austria Arzneimittel pocket** in den Händen.

Der Europäische Pharma-Markt unterliegt einem immer schnelleren Wandel, so dass wir einer weiterhin steigenden Zahl von Medikamenten gegenüberstehen. Zudem boomt der Generika-Markt und beschert uns immer mehr Handelsnamen.
Für den Arzt wird somit die Arzneimitteltherapie zunehmend komplexer.
Das **Austria Arzneimittel pocket** bietet dem Benutzer durch sein übersichtliches Tabellenformat einen raschen Zugriff auf die gesuchte Information. Das Kitteltaschenbuch sollte seinen festen Platz bei Studenten, Ärzten, Pflegepersonal und Rettungsdienstkräften finden.

Mit Hilfe dieses Buches kann eine auf den einzelnen Patienten ausgerichtete, individualisierte Arzneimitteltherapie durchgeführt werden. Die hierzu erforderlichen Angaben zum Arzneimittelmetabolismus (Q0-Wert, Halbwertszeit) und konkrete Angaben zur Dosisanpassung bei Nieren- und Leberinsuffizienz sind im **Austria Arzneimittel pocket** gerafft verfügbar.

Ich hoffe, dass das **Austria Arzneimittel pocket** häufig und erfolgreich zum Einsatz kommt und Ihnen Ihren Arbeitsalltag erleichtert.

Dr. med. Bernhard Steger — Salzburg, im August 2008

1 Notfall

2 Herz-Kreislauf

3 Blut

4 Atmung, Allergie

5 Schmerz, Entzündung

6 Stoffwechsel, Endokrinologie

7 Magen, Darm

8 Infektionen

9 Immunsystem

10 Anästhesie

11 Neurologie

12 Psychiatrie

13 Haut

14 Auge

15 HNO

16 Urogenitalsystem

17 Gynäkologie, Geburtshilfe

18 Schwangerschaft, Stillzeit

19 Onkologie

20 Vergiftungen

21 Zusatzinfos

Neuzulassungen 2007/2008

Kapitel	Wirkstoff	Handelsname	Klasse, Indikation	Seite
Herz-Kreislauf	Aliskiren	**Rasilez**	Direkte Renininhibitoren	→46
	Valsartan + Amlodipin	**Exforge**	Angiotensin-II-Rezeptorblocker-Kombinationen	→47
Atmung, Allergie	Formoterol + Beclomethason	**Inuvair**	Kombinierte inhalative Bronchialtherapeutika	→90
		Foster		→90
Schmerz, Entzündung	Buprenorphin + Naloxon	**Suboxone**	Substitutions-Therapie Opiatabhängigkeit	→97
	Lumiracoxib	**Prexige**	Cox-2-Hemmer, aktivierte Arthrose	→102
Stoffwechsel	Exenatid	**Byetta**	Inkretin-Mimetikum, Diabetes mellitus Typ 2 Therapie	→118
	Idursulfase	**Elaprase**	Enzym-Therapie bei Hunter-Syndrom	→123
	Pioglitazon + Metformin	**Competact**	Diabetes mellitus Typ 2, Kombinations-Therapie	→115
	Sitagliptin	**Januvia**	Dipeptidylpeptidase-Inhibitor, Diabetes mellitus Typ 2 Therapie	→115
	Vildagliptin	**Galvus**	Dipeptidylpeptidase-Inhibitor, Diabetes mellitus Typ 2 Therapie	→115
	Vildagliptin + Metformin	**Eucreas**	Diabetes mellitus Typ 2, Kombinations-Therapie	→115
Infektionen, Immunsystem	Entecavir	**Baraclude**	Reverse-Transkriptase-Inhibitor, chronische Hepatitis-B-Therapie	→165
	Darunavir	**Prezista**	Proteaseinhibitor, HIV-Therapie	→168
	Telbivudin	**Sebivo**	Reverse-Transkriptase-Inhibitor, chronische Hepatitis-B-Therapie	→166
Psychiatrie	Vareniclin	**Champix**	partieller Agonist an nikotinergen Acetylcholinrezeptoren, Raucherentwöhnung	→217
Auge	Ranibizumab	**Lucentis**	Antikörper, Hemmung der Neoangiogenese	→234
Onkologie	Dasatinib	**Sprycel**	BCR-ABL-Kinase-Hemmer bei CLL, ALL	→271

Wichtige Rufnummern

	Tel-Nummer/Funk	
Herzalarm/Notruf		
Stationen		
–		
–		
–		
–		
–		
–		
–		
–		
–		
Ärzte		
–		Funk
–		Funk
–		Funk
–		Funk
–		Funk
–		Funk
–		Funk
–		Funk
–		Funk
–		Funk

	Tel-Nummer/Funk	
Diensthabender Arzt (Fachbereich)		
–		
–		
–		
–		
–		
–		
–		
–		
–		
Funktionsbereiche		
– Röntgen		
– Röntgen		
– Röntgen		
– Röntgen		
– CT		
– CT		
– EKG		
– Lungenfunktion		
– Labor		
– Labor		
– Labor		
– Blutbank		

	Tel-Nummer/Funk	
– Endoskopie		
– Endoskopie		
– Herzkatheter		
– Ultraschall		
– Ultraschall		
– UKG		
– Ambulanz		
– Ambulanz		
– Notaufnahme		
– OP		
– OP		
– OP		
– OP		
– OP		
– Kreißsaal		
– Mikrobiologie		
– Pathologie		
–		
–		
–		
–		
–		
–		
–		

	Tel-Nummer/Funk	
Sonstiges		
- Sekretariat		
- Sekretariat (Fax)		
- Telefonzentrale		
- Patientenaufn.		
- Verwaltung		
- Personalabteilung		
- Hol-/Bring-Dienst		
- Cafeteria		
- Hausmeister		
-		
-		
-		
-		
-		
-		
Externe Nummern		
- Polizei		
- Taxi		
-		
-		
-		
-		
-		

Jänner 2009

Do	1	Neujahr
Fr	2	
Sa	3	
So	4	
Mo	5	
Di	6	Hl. Drei Könige
Mi	7	
Do	8	
Fr	9	
Sa	10	
So	11	
Mo	12	
Di	13	
Mi	14	
Do	15	
Fr	16	
Sa	17	
So	18	
Mo	19	
Di	20	
Mi	21	
Do	22	
Fr	23	
Sa	24	
So	25	
Mo	26	
Di	27	
Mi	28	
Do	29	
Fr	30	
Sa	31	

Februar 2009

So	1	
Mo	2	
Di	3	
Mi	4	
Do	5	
Fr	6	
Sa	7	
So	8	
Mo	9	
Di	10	
Mi	11	
Do	12	
Fr	13	
Sa	14	Valentinstag
So	15	
Mo	16	
Di	17	
Mi	18	
Do	19	
Fr	20	
Sa	21	
So	22	
Mo	23	
Di	24	Faschingsdienstag
Mi	25	Aschermittwoch
Do	26	
Fr	27	
Sa	28	

März 2009

So	1	
Mo	2	
Di	3	
Mi	4	
Do	5	
Fr	6	
Sa	7	
So	8	
Mo	9	
Di	10	
Mi	11	
Do	12	
Fr	13	
Sa	14	
So	15	
Mo	16	
Di	17	
Mi	18	
Do	19	Hl. Josef
Fr	20	
Sa	21	
So	22	
Mo	23	
Di	24	
Mi	25	
Do	26	
Fr	27	
Sa	28	
So	29	Anfang Sommerzeit
Mo	30	
Di	31	

April 2009

Mi	1	
Do	2	
Fr	3	
Sa	4	
So	5	Palmsonntag
Mo	6	
Di	7	
Mi	8	
Do	9	
Fr	10	Karfreitag
Sa	11	
So	12	Ostersonntag
Mo	13	Ostermontag
Di	14	
Mi	15	
Do	16	
Fr	17	
Sa	18	
So	19	
Mo	20	
Di	21	
Mi	22	
Do	23	
Fr	24	
Sa	25	
So	26	
Mo	27	
Di	28	
Mi	29	
Do	30	

Mai 2009

Fr	1	Maifeiertag
Sa	2	
So	3	
Mo	4	Hl. Florian
Di	5	
Mi	6	
Do	7	
Fr	8	
Sa	9	
So	10	Muttertag
Mo	11	
Di	12	
Mi	13	
Do	14	
Fr	15	
Sa	16	
So	17	
Mo	18	
Di	19	
Mi	20	
Do	21	Christi Himmelfahrt
Fr	22	
Sa	23	
So	24	
Mo	25	
Di	26	
Mi	27	
Do	28	
Fr	29	
Sa	30	
So	31	Pfingstsonntag

Juni 2009

Mo	1	Pfingstmontag
Di	2	
Mi	3	
Do	4	
Fr	5	
Sa	6	
So	7	
Mo	8	
Di	9	
Mi	10	
Do	11	Fronleichnam
Fr	12	
Sa	13	
So	14	Vatertag
Mo	15	
Di	16	
Mi	17	
Do	18	
Fr	19	
Sa	20	
So	21	
Mo	22	
Di	23	
Mi	24	
Do	25	
Fr	26	
Sa	27	
So	28	
Mo	29	
Di	30	

Juli 2009

Mi	1	
Do	2	
Fr	3	
Sa	4	
So	5	
Mo	6	
Di	7	
Mi	8	
Do	9	
Fr	10	
Sa	11	
So	12	
Mo	13	
Di	14	
Mi	15	
Do	16	
Fr	17	
Sa	18	
So	19	
Mo	20	
Di	21	
Mi	22	
Do	23	
Fr	24	
Sa	25	
So	26	
Mo	27	
Di	28	
Mi	29	
Do	30	
Fr	31	

August 2009

Sa	1	
So	2	
Mo	3	
Di	4	
Mi	5	
Do	6	
Fr	7	
Sa	8	
So	9	
Mo	10	
Di	11	
Mi	12	
Do	13	
Fr	14	
Sa	15	Mariä Himmelfahrt
So	16	
Mo	17	
Di	18	
Mi	19	
Do	20	
Fr	21	
Sa	22	
So	23	
Mo	24	
Di	25	
Mi	26	
Do	27	
Fr	28	
Sa	29	
So	30	
Mo	31	

September 2009

Di	1	
Mi	2	
Do	3	
Fr	4	
Sa	5	
So	6	
Mo	7	
Di	8	
Mi	9	
Do	10	
Fr	11	
Sa	12	
So	13	
Mo	14	
Di	15	
Mi	16	
Do	17	
Fr	18	
Sa	19	
So	20	
Mo	21	
Di	22	
Mi	23	
Do	24	Hl. Rupert
Fr	25	
Sa	26	
So	27	
Mo	28	
Di	29	
Mi	30	

Oktober 2009

Do	1	
Fr	2	
Sa	3	
So	4	
Mo	5	
Di	6	
Mi	7	
Do	8	
Fr	9	
Sa	10	
So	11	
Mo	12	
Di	13	
Mi	14	
Do	15	
Fr	16	
Sa	17	
So	18	
Mo	19	
Di	20	
Mi	21	
Do	22	
Fr	23	
Sa	24	
So	25	Ende Sommerzeit
Mo	26	Nationalfeiertag
Di	27	
Mi	28	
Do	29	
Fr	30	
Sa	31	Reformationstag Halloween

November 2009

So	1	Allerheiligen
Mo	2	Allerseelen
Mo	3	
Mi	4	
Do	5	
Fr	6	
Sa	7	
So	8	
Mo	9	
Di	10	
Mi	11	Hl. Martin
Do	12	
Fr	13	
Sa	14	
So	15	Hl. Leopold
Mo	16	
Di	17	
Mi	18	
Do	19	
Fr	20	
Sa	21	
So	22	
Mo	23	
Di	24	
Mi	25	
Do	26	
Fr	27	
Sa	28	
So	29	
Mo	30	

Dezember 2009

Di	1	
Mi	2	
Do	3	
Fr	4	
Sa	5	
So	6	Nikolaus
Mo	7	
Di	8	Maria Empfängnis
Mi	9	
Do	10	
Fr	11	
Sa	12	
So	13	
Mo	14	
Di	15	
Mi	16	
Do	17	
Fr	18	
Sa	19	
So	20	
Mo	21	
Di	22	
Mi	23	
Do	24	Heiliger Abend
Fr	25	Christtag
Sa	26	Stephanstag
So	27	
Mo	28	
Di	29	
Mi	30	
Do	31	Sylvester

Jänner 2010

Fr	1	Neujahr
Sa	2	
So	3	
Mo	4	
Di	5	
Mi	6	Hl. Drei Könige
Do	7	
Fr	8	
Sa	9	
So	10	
Mo	11	
Di	12	
Mi	13	
Do	14	
Fr	15	
Sa	16	
So	17	
Mo	18	
Di	19	
Mi	20	
Do	21	
Fr	22	
Sa	23	
So	24	
Mo	25	
Di	26	
Mi	27	
Do	28	
Fr	29	
Sa	30	
So	31	

Februar 2010

Mo	1	
Di	2	
Mi	3	
Do	4	
Fr	5	
Sa	6	
So	7	
Mo	8	
Di	9	
Mi	10	
Do	11	
Fr	12	
Sa	13	
So	14	Valentinstag
Mo	15	
Di	16	Faschingsdienstag
Mi	17	Aschermittwoch
Do	18	
Fr	19	
Sa	20	
So	21	
Mo	22	
Di	23	
Mi	24	
Do	25	
Fr	26	
Sa	27	
So	28	

März 2010

Mo	1	
Di	2	
Mi	3	
Do	4	
Fr	5	
Sa	6	
So	7	
Mo	8	
Di	9	
Mi	10	
Do	11	
Fr	12	
Sa	13	
So	14	
Mo	15	
Di	16	
Mi	17	
Do	18	
Fr	19	Hl. Josef
Sa	20	
So	21	
Mo	22	
Di	23	
Mi	24	
Do	25	
Fr	26	
Sa	27	
So	28	Palmsonntag Anfang Sommerzeit
Mo	29	
Di	30	
Mi	31	

April 2010

Do	1	
Fr	2	Karfreitag
Sa	3	
So	4	Ostersonntag
Mo	5	Ostermontag
Di	6	
Mi	7	
Do	8	
Fr	9	
Sa	10	
So	11	
Mo	12	
Di	13	
Mi	14	
Do	15	
Fr	16	
Sa	17	
So	18	
Mo	19	
Di	20	
Mi	21	
Do	22	
Fr	23	
Sa	24	
So	25	
Mo	26	
Di	27	
Mi	28	
Do	29	
Fr	30	

Mai 2010

Sa	1	Maifeiertag
So	2	
Mo	3	
Di	4	Hl. Florian
Mi	5	
Do	6	
Fr	7	
Sa	8	
So	9	Muttertag
Mo	10	
Di	11	
Mi	12	
Do	13	Christi Himmelfahrt
Fr	14	
Sa	15	
So	16	
Mo	17	
Di	18	
Mi	19	
Do	20	
Fr	21	
Sa	22	
So	23	Pfingstsonntag
Mo	24	Pfingstmontag
Di	25	
Mi	26	
Do	27	
Fr	28	
Sa	29	
So	30	
Mo	31	

Juni 2010

Di	1	
Mi	2	
Do	3	Fronleichnam
Fr	4	
Sa	5	
So	6	
Mo	7	
Di	8	
Mi	9	
Do	10	
Fr	11	
Sa	12	
So	13	Vatertag
Mo	14	
Di	15	
Mi	16	
Do	17	
Fr	18	
Sa	19	
So	20	
Mo	21	
Di	22	
Mi	23	
Do	24	
Fr	25	
Sa	26	
So	27	
Mo	28	
Di	29	
Mi	30	

Juli 2010

Do	1	
Fr	2	
Sa	3	
So	4	
Mo	5	
Di	6	
Mi	7	
Do	8	
Fr	9	
Sa	10	
So	11	
Mo	12	
Di	13	
Mi	14	
Do	15	
Fr	16	
Sa	17	
So	18	
Mo	19	
Di	20	
Mi	21	
Do	22	
Fr	23	
Sa	24	
So	25	
Mo	26	
Di	27	
Mi	28	
Do	29	
Fr	30	
Sa	31	

August 2010

So	1	
Mo	2	
Di	3	
Mi	4	
Do	5	
Fr	6	
Sa	7	
So	8	
Mo	9	
Di	10	
Mi	11	
Do	12	
Fr	13	
Sa	14	
So	15	Mariä Himmelfahrt
Mo	16	
Di	17	
Mi	18	
Do	19	
Fr	20	
Sa	21	
So	22	
Mo	23	
Di	24	
Mi	25	
Do	26	
Fr	27	
Sa	28	
So	29	
Mo	30	
Di	31	

September 2010

Mi	1	
Do	2	
Fr	3	
Sa	4	
So	5	
Mo	6	
Di	7	
Mi	8	
Do	9	
Fr	10	
Sa	11	
So	12	
Mo	13	
Di	14	
Mi	15	
Do	16	
Fr	17	
Sa	18	
So	19	
Mo	20	
Di	21	
Mi	22	
Do	23	
Fr	24	Hl. Rupert
Sa	25	
So	26	
Mo	27	
Di	28	
Mi	29	
Do	30	

Oktober 2010

Fr	1	
Sa	2	
So	3	
Mo	4	
Di	5	
Mi	6	
Do	7	
Fr	8	
Sa	9	
So	10	
Mo	11	
Di	12	
Mi	13	
Do	14	
Fr	15	
Sa	16	
So	17	
Mo	18	
Di	19	
Mi	20	
Do	21	
Fr	22	
Sa	23	
So	24	
Mo	25	
Di	26	Nationalfeiertag
Mi	27	
Do	28	
Fr	29	
Sa	30	
So	31	Reformationstag Halloween Ende Sommerzeit

November 2010

Mo	1	Allerheiligen
Di	2	Allerseelen
Mi	3	
Do	4	
Fr	5	
Sa	6	
So	7	
Mo	8	
Di	9	
Mi	10	
Do	11	Hl. Martin
Fr	12	
Sa	13	
So	14	
Mo	15	Hl. Leopold
Di	16	
Mi	17	
Do	18	
Fr	19	
Sa	20	
So	21	
Mo	22	
Di	23	
Mi	24	
Do	25	
Fr	26	
Sa	27	
So	28	
Mo	29	
Di	30	

Dezember 2010

Mi	1	
Do	2	
Fr	3	
Sa	4	
So	5	
Mo	6	Nikolaus
Di	7	
Mi	8	Maria Empfängnis
Do	9	
Fr	10	
Sa	11	
So	12	
Mo	13	
Di	14	
Mi	15	
Do	16	
Fr	17	
Sa	18	
So	19	
Mo	20	
Di	21	
Mi	22	
Do	23	
Fr	24	Heiliger Abend
Sa	25	Christtag
So	26	Stephanstag
Mo	27	
Di	28	
Mi	29	
Do	30	
Fr	31	Sylvester

Schulferien Termine 2009

Land	Weihnachtsferien	Semesterferien	Osterferien	Pfingstferien	Sommerferien
Burgenland	24.12.–06.01.	09.02.–14.02.	04.04.–14.04.	30.05.–02.06.	04.07.–05.09.
Kärnten	24.12.–06.01.	09.02.–14.02.	04.04.–14.04.	30.05.–02.06.	11.07.–12.09.
Niederösterreich	24.12.–06.01.	02.02.–07.02.	04.04.–14.04.	30.05.–02.06.	04.07.–05.09.
Oberösterreich	24.12.–06.01.	16.02.–21.02.	04.04.–14.04.	30.05.–02.06.	11.07.–12.09.
Salzburg	24.12.–06.01.	09.02.–14.02.	04.04.–14.04.	30.05.–02.06.	11.07.–12.09.
Steiermark	24.12.–06.01.	16.02.–21.02.	04.04.–14.04.	30.05.–02.06.	11.07.–12.09.
Tirol	24.12.–06.01.	09.02.–14.02.	04.04.–14.04.	30.05.–02.06.	11.07.–12.09.
Vorarlberg	24.12.–06.01.	09.02.–14.02.	04.04.–14.04.	30.05.–02.06.	11.07.–12.09.
Wien	24.12.–06.01.	02.02.–07.02.	04.04.–14.04.	30.05.–02.06.	04.07.–05.09.

Schulferien Termine 2010

Land	Weihnachtsferien	Semesterferien	Osterferien	Pfingstferien	Sommerferien*
Burgenland	24.12.–06.01.	08.02.–13.02.	27.03.–06.04.	22.05.–25.05.	03.07.–04.09.
Kärnten	24.12.–06.01.	08.02.–13.02.	27.03.–06.04.	22.05.–25.05.	10.07.–11.09.
Niederösterreich	24.12.–06.01.	01.02.–06.02.	27.03.–06.04.	22.05.–25.05.	03.07.–04.09.
Oberösterreich	24.12.–06.01.	15.02.–20.02.	27.03.–06.04.	22.05.–25.05.	10.07.–11.09.
Salzburg	24.12.–06.01.	08.02.–13.02.	27.03.–06.04.	22.05.–25.05.	10.07.–11.09.
Steiermark	24.12.–06.01.	15.02.–20.02.	27.03.–06.04.	22.05.–25.05.	10.07.–11.09.
Tirol	24.12.–06.01.	08.02.–13.02.	27.03.–06.04.	22.05.–25.05.	10.07.–11.09.
Vorarlberg	24.12.–06.01.	08.02.–13.02.	27.03.–06.04.	22.05.–25.05.	10.07.–11.09.
Wien	24.12.–06.01.	01.02.–06.02.	27.03.–06.04.	22.05.–25.05.	03.07.–04.09.

*Termine zum Zeitpunkt des Redaktionsschluss noch nicht endgültig

Quelle: www.schulferien.org

Kongresskalender

25.01.–26.01. 2008, Wirbelsäulenchirurgie, Wien
9. Symposium der Österreichischen Gesellschaft für Wirbelsäulenchirurgie

29.01.–02.02. 2008, Mund-, Kiefer- und Gesichtschirurgie, Bad Hofgastein
Jahreskongress der Österreichischen Gesellschaft für Mund-, Kiefer- und Gesichtschirurgie

17.02.–20.02. 2008, Thorax-, Herz- und Gefäßchirurgie, Innsbruck
5. Gemeinsame Jahrestagung der Deutschen, Österreichischen und Schweizerischen Gesellschaft für Thorax-, Herz- und Gefäßchirurgie

07.03.–11.03. 2008, Radiologie, Wien
ECR 2008, European Congress of Radiology

30.04.–03.05. 2008, Radiologie, Berlin
89. Deutscher Röntgenkongress, 5. Deutsch-Österreichischer Röntgenkongress

01.05.–04.05. 2008, Radioonkologie, Wien
14. Jahreskongress der Deutschen Gesellschaft für Radioonkologie

15.05.–17.05. 2008, Endokrinologie und Stoffwechsel, St. Wolfgang
13. Jahrestagung der Österreichischen Gesellschaft für Endokrinologie und Stoffwechsel,
16. Österreichisches Osteoporoseforum

21.05.–23.05. 2008, Chirurgie, Innsbruck
49. Österreichischer Chirurgenkongress

22.05.–24.05. 2008, Dermatologie, Bad Ischl
Österreichische Akademie für Dermatologische Fortbildung

26.05.–29.05. 2008, Hygiene, Mikrobiologie und Präventivmedizin, Bad Ischl
31. Jahrestagung der Österreichischen Gesellschaft für Hygiene, Mikrobiologie und Präventivmedizin

29.05.–31.05. 2008, Gastroenterologie und Hepatologie, Millstatt
41. Jahrestagung und 19. Fortbildungskurs der Österreichischen Gesellschaft für Gastroenterologie und Hepatologie

10.09.–13.09. 2008, Neurologie, Hamburg
81. Jahreskongress der Deutschen Gesellschaft für Neurologie

16.09.–19.09. 2008, Gynäkologie und Geburtshilfe, Hamburg
57. Kongress der Deutschen Gesellschaft für Gynäkologie und Geburtshilfe

17.09.–20.09. 2008, Innere Medizin, Graz
39. Jahrestagung der Österreichischen Gesellschaft für Innere Medizin

24.09.–27.09. 2008, Urologie, Stuttgart
60. Jahreskongress der Deutschen Gesellschaft für Urologie

24.09.–27.09. 2008, Rheumatologie, Berlin
36. Jahreskongress der Deutschen Gesellschaft für Rheumatologie

01.10.–04.10. 2008, Gastroenterologie und Viszeralchirurgie, Berlin
63. Jahrestagung der Deutschen Gesellschaft für Verdauungs- und Stoffwechselkrankheiten
2. gemeinsame Jahrestagung der Arbeitsgemeinschaften der Deutschen Gesellschaft für Viszealchirurgie

02.10.–04.10. 2008, Unfallchirurgie, Salzburg
44. Jahrestagung der Österreichischen Gesellschaft für Unfallchirurgie

02.10.–04.10. 2008, Plastische, rekonstruktive und ästhetische Chirurgie, Stuttgart
39. Jahrestagung der DGPRÄC, 13. Jahrestagung der VDÄPC, 46. Jahrestagung der ÖGPÄRC

04.10.–08.10. 2008, Pneumologie, Berlin
17th ERS European Respiratory Society Annual Congress

09.10.–11.10. 2008, Gefäßchirurgie, Wien
40. Jahrestagung der Österreichischen Gesellschaft für Gefäßchirurgie

10.10.–14.10. 2008, Hämatologie und Onkologie, Wien
Gemeinsame Jahrestagung der Deutschen, Österreichischen und Schweizerischen Gesellschaften für Hämatologie und Onkologie

22.10.–25.10. 2008, Orthopädie und Traumatologie, Berlin
Deutscher Kongress für Orthopädie und Unfallchirugie

14.11.–15.11. 2008, Chirurgie, Baden
8. Österreichischer Chirurgentag

19.11.–22.11. 2008, Medica, Düsseldorf

03.12.–06.12. 2008, Geriatrie, Potsdam
Gemeinsamer Kongress der DGG/ÖGGG und der DGGG/SGG: Alter(n) gestalten

04.02.–07.02. 2009, Hämostaseologie, Wien
53. Jahrestagung der Gesellschaft für Thrombose und Hämostaseforschung, GTH 2009

03.06.–06.06. 2009, Orthopädie und Traumatologie, Wien
10th Congress of the European Federation of National Associations of Orthopedics and Traumatology, Efort 2009

11.06.–13.06. 2009, Gynäkologie und Geburtshilfe, Wien
Gemeinsame Jahrestagung der Österreichischen und Bayerischen Gesellschaften für Gynäkologie und Geburtshilfe

18.06.–20.06. 2009, Chirurgie, Gastroenterologie und Hepatologie, Wien
50. Chirurgenkongress und 42. Jahrestagung der Österreichischen Gesellschaft für Gastroenterolgie und Hepatologie

09.09.–12.09. 2009, HNO, Bregenz
53. Jahrestagung der Österreichischen HNO-Geellschaft

27.09.–01.10. 2009, Diabetologie, Wien
45th Annual Meeting of the European Association for the Study of Diabetes (EASD)

19.11.–21.11. 2009, Diabetologie, Salzburg
37. Jahrestagung der Österreichischen Diabetes Gesellschaft

1 Notfall

1.1 Notfallmedikamente

Acetylsalicylsäure	HWZ 15min (3-22h), dosisabh., PPB 70-90% →83
Aspirin *Inj.Lsg 1g/5ml* **Aspisol** *Amp.Lsg 1g/5ml*	**Akutes Koronarsyndrom:** 500mg i.v.
Adenosin	HWZ < 10s →65
Adenosin Ebewe *3mg/ml*	**Paroxysmale AV-junktionale Tachykardien:** 3-6-9-12mg i.v. jeweils als Bolus je nach Wirkung
Adrenalin (Epinephrin)	HWZ 1-3min →40
Suprarenin *Amp. 1mg/1ml; Inj.Fl. 25mg/25ml* **L-Adrenalin Fresenius spritzfertig** *Amp. 0.5mg/5ml*	**Kardiopulmonale Reanimation:** 1:10 verdünnen, 1mg i.v. alle 3-5 min **Anaphylaxie:** 1:10 verdünnen, 0.25-1mg i.v., Wdh. nach Wirkung
Ajmalin	HWZ 1,6h, PPB 75% →63
Gilurytmal *Amp. 50mg/10ml*	**Supraventrikuläre Tachykardie bei WPW-Syndrom:** 50mg über 5min i.v.; Perf. (250mg) = 5mg/ml ⇒ 2-6ml/h
Amiodaron	HWZ 20h-100d, PPB95% →65
Sedacoron *Amp.150mg/3ml*	**Rezidivierendes Kammerflimmern oder ventrikuläre Tachykardie:** 300mg i.v.
Atropin	HWZ 2-3h, PPB 50% →41
Atropinum sulfuricum Nycomed *Amp. 0.5mg/1ml*	**Bradykardie:** 1-3mg i.v. **Alkylphosphatintoxikation:** ini 5-10-50mg i.v. bis Vagussymptomatik verschwindet, ggf. Wdh.
Biperiden	HWZ 11-36h, PPB 93% →194
Akineton *Amp. 5mg/1ml*	**Dyskinesien durch Neuroleptika:** 2.5-5mg i.v.
Butylscopolamin	HWZ 5h, PPB 3-11% →103
Buscopan *Amp. 20mg/1ml*	**Koliken:** 20-40mg i.v.
Clemastin	HWZ 8h, PPB 95% →92
Tavegil *Amp. 2mg/5ml*	**Allergische Reaktion, Anaphylaxie:** 2-4mg i.v.
Diazepam	HWZ 24-48h, PPB 95-99% →213
Gewacalm *Amp. 10mg/2ml* **Psychopax** *Gtt. (30 Gtt. = 10mg)* **Valium** *Amp. 10mg/2ml*	**Erregungszustände, Krampfanfälle:** 5-15mg i.v., rect.

Digitoxin	HWZ 7 Tage, PPB ca. 20% →66
Digimerck *Amp. 0.25mg/1ml*	**Tachyarrhythmie bei Vorhofflimmern:** ini 0.25mg i.v., bis 0.5mg an d1 in 2 Einzeldosen
Dopamin	HWZ 5–10min →40
Dopamin Fresenius *Amp. 250mg/50ml* **Dopamin Solvay** *Amp. 50mg/5ml, 200mg/10ml; Inf.Lsg. 250mg/50ml*	**Kardiogener Schock, schwere Hypotension:** 6–10µg/kg/min i.v.; Perf. (250mg) = 5mg/ml ⇒ 2–12ml/h
Esketamin	HWZ 2–4h, PPB 47% →181
Ketanest S *Amp. 25mg/5ml, 50mg/2ml, 250mg/10ml*	**Narkoseeinleitung, Narkoseaufrechterhaltung:** 0.5–1mg/kg i.v.; 2–4mg/kg i.m.; 50% der Initialdosis alle 10–15 min **Analgesie:** 0.125–0.25mg/kg i.v., 0.25–0.5mg/kg i.m.
Esmolol	HWZ 9min, PPB 55% →49
Brevibloc *Amp. 100mg/10ml, 2.5g/10ml* **Esmolol** *Dstfl.100mg/10ml*	**Supraventrikuläre Tachykardie:** 30–80mg langsam i.v.
Etomidat	HWZ 3–5h, PPB 76% →182
Etomidat Lipuro *Amp. 20mg/10ml* **Hypnomidate** *Amp. 20mg/10ml*	**Kurznarkose**, z.B. vor Intubation: 14–20mg i.v.
Fenoterol	HWZ 3.2h, PPB 40–55% →87
Berotec *1 Hub = 0.1mg*	**Asthma bronchiale:** 1–2 Hübe
Fentanyl	HWZ 3–12h, PPB bis 80% →95
Fentanyl Janssen *Amp. 0.1mg/2ml, 0.5mg/10ml* **Fentanyl Nycomed** *Amp. 0.1mg/2ml, 0.5mg/10ml*	**Analgesie:** 0.025–0.1mg i.v. **Narkose:** 0.1–0.2mg i.v.
Flumazenil	HWZ 53min, PPB 50% →278
Anexate *Amp. 0.5mg/5ml, 1mg/10ml*	**Benzodiazepin-Intoxikation:** ini 0.2–0.25mg i.v., dann weitere Einzelgaben von 0.1mg, max. Gesamtdosis: 1.0mg **Ki.:** >1J.: 0.01mg/kg über 15 sec. i.v., ggf. Wdh. minütlich von 0.01mg/kg bis max. 0.05mg/kg bzw. 1mg Gesamtdosis

Furosemid	HWZ 1h, PPB >98% →57
Furohexal *Amp. 20mg/2ml, 40mg/4ml* **Furon** *Amp. 20mg/2ml, 40mg/4ml,* **Furosemid Genericon** *Amp. 20mg/ml* **Lasix** *Amp. 20mg/2ml, 40mg/4ml, 250mg/25ml*	**Lungenödem:** 40–80mg i.v.
Glucose 50%	HWZ 15 min →71
Glucose 50% *Dstfl. 50, 250 ml*	**Hypoglykämie:** 20–100ml i.v.
Haloperidol	HWZ 13–30h, PPB 92% →210
Haldol *Amp. 5mg/1ml* **Haldol Decanoat** *Amp. 50mg/1ml, 150mg/3ml*	**Akute Psychose:** 5–10mg i.v.
Heparin	HWZ 1.5–2h, hohe PPB →77
Heparin Immuno *Dstfl. 1000IE/ml, 5000IE/ml*	**Myokardinfarkt, Lungenembolie, Gefäßverschluss:** 5000 IE i.v.
Ketamin	HWZ 2–4h, PPB 47% →182
Ketamin *Dstfl. 500mg/20ml*	**Narkoseeinleitung, Narkoseerhaltung:** 1–2mg/kg i.v.; 4–8mg/kg i.m.; 50% der Initialdosis alle 10–15 min **Analgesie:** 0.25–0.5mg/kg i.v.; 0.5–1mg/kg i.m.
Mepivacain	HWZ 3h, PPB 65–78% →184
Scandicain 1% *Amp. 50mg/5ml*	**Lokalanästhesie:** max. 30ml infiltrieren
Metamizol	HWZ 1.8–4.6h, PPB 14–58% →103
Novalgin *Amp. 1g/2ml, 2.5g/5ml*	**Starke Schmerzen:** 1–2.5g i.v.
Metoclopramid	HWZ 2.6–4.6h, geringe PPB →133
Paspertin *Amp. 10mg/2ml*	**Übelkeit:** 10mg i.v.
Morphin	HWZ 2.5h, PPB 20–35% →96
Vendal *Amp. 10mg/1ml, 100mg/10ml, 200mg/10ml* **Vendal rapid** *Tbl. 10, 20mg*	**Stärkste Schmerzen, Lungenödem:** 1:10 verdünnen, 5–10mg i.v.

Naloxon	HWZ 3–4h, PPB 32–45% →97
Naloxon *Amp. 0.4mg/1ml* **Narcanti neonatal** *Dstfl. 0.04mg/1ml*	**Opiatintoxikation, Opiatüberhang nach Narkose:** 0.2–0.8mg i.v **Ki.:** 0.1–0.25mg/kg
Natriumhydrogencarbonat	→73
Natrium Bicarbonat Fresenius *Inf.Lsg. 100ml* **Natriumhydrogen-carbonat** *4% Inf.Lsg (250ml = 120mmol HCO3⁻)*	**Metabolische Azidose, Barbiturat-und Salizylat-intoxikation:** 1ml/kg i.v., evtl. Wdh. nach 10 min
Nifedipin	HWZ 2.5–5h, PPB 95–98% →52
Buconif Sublingualspray *Spray 5mg/Hub* **Nifebene** *Kps. 10mg; Gtt. (1ml = 20mg)* **Nifehexal** *Kps. 10mg* **Nifedipin Genericon** *Kps. 10mg* **Nifedipin Stada** *Kps.10mg* **Ospocard Sublingual-spray** *Spray 5mg/Hub*	**Hypertensive Krise:** 1–2 Kps. (10mg) zerbeißen und schlucken, ggf. Wdh. nach 60 min; bei ED von 20mg Wdh. nach 2h; sublingual 2–4 Sprühstöße; Gtt.: 5-20 Gtt., Wdh. nach 2h
Nitroglycerin	HWZ 2–4.4min, PPB 60% →61
Nitrolingual *Kps. 0.8mg; Spray 0.4mg/Hub* **Nitropohl** *Amp. 5mg/5ml, 25mg/25ml, 50mg/50ml* **Perlinganit** *Amp. 10mg/10ml, 50mg/50ml*	**Angina pectoris:** 1 Kps. zerbeißen oder 1–3 Hübe (Spray); Perf. (50mg) = 1mg/ml ⇒ 2–6ml/h; Retardkapseln 2–3 x 1 Kps.
Orciprenalin	HWZ 6h, PPB 10% →40
Alupent *Amp. 0.5mg/1ml, 5mg/10ml*	**Bradykarde Rhythmusstörungen:** 1:10 verdünnen, langsam nach Wirkung i.v.; Perf. (5mg) = 0.1mg/ml ⇒ 6–18ml/h
Oxytocin	HWZ 15min →249
Syntocinon *Amp. 3 IE/1ml, 10 IE/1ml*	**Postpartale Nachblutung:** 5 IE langsam i.v.; 5–10 IE i.m.
Phenytoin	HWZ 20–60h, PPB 83–94% →186
Epanutin *Amp. 250mg/5ml* **Phenhydan** *Amp. 250mg/5ml*	**Status epilepticus:** ini 250mg langsam i.v. evtl. Wdh. nach 30 min, an d1 insgesamt 3–4 x 250mg i.v.; ab d2 250–500mg i.v.; p.o. nach Serumspiegel

Prednisolon	HWZ 1.7-2.7h, hohe PPB →108
Solu-Decortin *Amp. 25mg/1ml, 50mg/1ml, 250mg/5ml, 1000mg/10ml*	**Status asthmaticus, anaphylaktischer Schock:** 250-500mg i.v.
Promethazin	HWZ 8-15h, PPB >90% →208
Atosil *Amp. 50mg/2ml*	**Unruhezustände:** 25mg i.v., ggf. Wdh. nach 2h, max. 100mg/d, in schweren Fällen 200mg/d **Ki.:** 12.5-25mg i.v., max. 0.5mg/kg/d
Propofol 1%	HWZ 40-200min, PPB 98% →182
Disoprivan *Amp. 200mg/20ml, 500mg/50ml; Fertigspritze 500mg/50ml* **Propofol Fresenius** *Amp. 200mg/20ml; Inj.Lsg. 1% 500mg/50ml, 1g/100ml; 2% 1g/50ml*	**Narkoseeinleitung:** 1.5-2.5mg/kg langsam i.v.; Pat. > 55J. oder Risikopat.: 1mg/kg **Narkoseaufrechterhaltung:** 4-12mg/kg/h i.v. **Sedierung bei chirurgischen oder diagnostischen Eingriffen:** ini 0.5-1mg/kg über 1-5min i.v., dann 1.5-4.5mg/kg/h
Suxamethonium	HWZ 2-10min, Q0 1.0, PPB 30% →183
Lysthenon *Amp. 100mg/5ml*	**Muskelrelaxierung im Rahmen einer Narkose:**1-1.5mg/kg i.v.; **Ki.:** 1-1.5mg i.v.; 2-3mg/kg i.m.
Terbutalin	HWZ 16h, PPB 25% →88
Bricanyl *Amp. 0.5mg/1ml*	**Status asthmaticus:** 0.25-0.5mg s.c., ggf. Wdh. nach 15-20min, max. 4 x /d
Theophyllin	HWZ 7-9h (SErw.); 3-5h (Kdr.), PPB 60% →87
Theospirex *Amp. 200mg/10ml* **Respicur** *Amp. 200mg/10ml*	**Asthma-Anfall:** 5mg/kg über 20 min i.v. (bei Theophyllin-Vorbehandlung: 2.5mg/kg), dann 10mg/kg/d; Perf.(800mg) = 16mg/ml ⇒ 2ml/h
Urapidil	HWZ 2-3h, PPB ca. 80% (in vitro) →55
Ebrantil *Amp. 25mg/5ml, 50mg/10ml* **Hypotrit** *Amp. 25mg/5ml, 50mg/10ml, 100mg/20ml*	**Hypertensive Krise:** 10-50mg i.v. ; Perf. (150mg) = 3mg/ml ⇒ 3-10ml/h
Vasopressin	HWZ 10-20min →41
Pitressin *Amp. 20 IE/1ml (Int. Apotheke!)*	**Reanimation:** 40 IE i.v., an Stelle von oder nach Adrenalingabe
Verapamil	HWZ 3-7h (12h), PPB ca. 90% →51
Isoptin *Amp. 5mg/2ml* **Verapabene** *Amp. 5mg/2ml*	**Supraventrikuläre Tachykardie, absolute Arrhythmie mit schneller Überleitung:** 5mg langsam i.v.; Perf. (100mg) = 2mg/ml ⇒ 2-5ml/h

1.2 Adult Advanced Life Support (ALS)

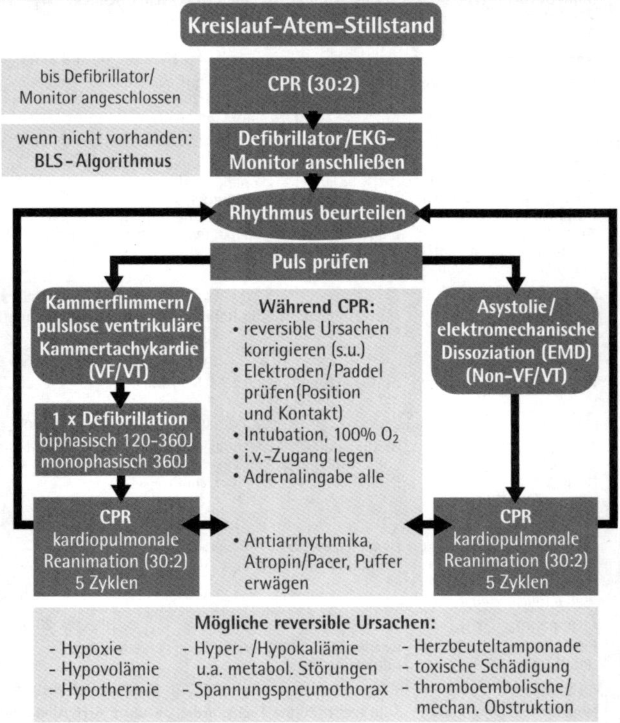

European Resuscitation Council Guidelines for Resuscitation 2005 - Section 4. Adult advanced life support Resuscitation 2005 Dec;67 Suppl 1:39-86

2 Herz-Kreislauf

2.1 Sympathomimetika

Wm/Wi (Dobutamin): v.a. β-1- u. α-1-, gering auch β-2- u. α-2-agonistisch, Kontraktilität ↑, Schlagvolumen ↑, linksventrikulärer Füllungsdruck ↓, systolischer Gefäßwiderstand ↓
Wm/Wi (Dopamin): dosisabhängig dopaminerg, α-/β-agonistisch, renale Vasodilatation, HZV ↑, Vasokonstriktion, RR ↑
Wm/Wi (Dopexamin): β-2-agonistisch u. dopaminerg, positiv inotrop, Nachlast ↓, HMV ↑
Wm/Wi (Epinephrin): β > α-agonistisch, positiv ino-, chrono-, bathmotrop, systolischer RR ↑, diastolischer RR ↓, Bronchodilatation
Wm/Wi (Etilefrin): α-/β-agonistisch, RR ↑ durch Vasokonstriktion, positiv ino- u. chronotrop
Wm/Wi (Midodrin): α-1-agonistisch, systolischer und diastolischer RR ↑
Wm/Wi (Norepinephrin): α-/β-1 agonistisch, Vasokonstriktion, systolischer/diastolischer RR ↑
Wm/Wi (Orciprenalin): β-1- und β-2-agonistisch, bronchospasmolytisch, positiv chrono- und inotrop;
Wm/Wi (Oxilofrin): α- und β-agonistisch, RR-Amplitude ↑, positiv inotrop
Wm/Wi (Theodreanlin + Cafedrin): β-agonistisch, Kontraktilität ↑, Schlagvolumen ↑, peripherer Gefäßwiderstand ↑
UW (Dobutamin): HRST, Palpitationen, AP, RR ↑ und RR ↓, Kopfschmerzen, Übelkeit, Exanthem, Fieber, Bronchospasmus, Hemmung der Thrombozytenfunktion
UW (Dopamin): HRST, AP, Dyspnoe, Übelkeit, Erbrechen, Angst, Kopfschmerzen, RR ↑ u. RR ↓
UW (Dopexamin): HF ↑, HRST, AP, RR ↑ und RR ↓, Übelkeit, Dyspnoe, Kopfschmerzen, Tremor, Schweißsekretion
UW (Epinephrin): tachykarde HRST, Kammerflimmern, AP, hypertone Reaktion, Vasokonstriktion, Hyperglykämie, metabolische Azidose, Übelkeit, Tremor, Angst, Halluzinationen
UW (Etilefrin): Palpitationen, HRST, RR ↑, AP, Unruhe, Angst, Schwitzen, Tremor, Kopfschmerzen, Schwindel
UW (Midodrin): Liegendhypertonie, Reflexbradykardie, Palpitationen, Tachykardie, Paraesthesien, Pruritus, Piloarrektion, Kältegefühl, Nausea, Dyspepsie, Harnverhalt
UW (Norepinephrin): Herzklopfen, AP, Myokardischämie, starker RR ↑, Lungenödem, Vasokonstriktion, ischämische Nekrosen, Oligurie, Anurie
UW (Oxilofrin): Herzklopfen, Unruhe, Schlaflosigkeit, GI-Beschwerden
KI (Dobutamin): mechanische Behinderung der ventrikulären Füllung und/oder des Ausflusses, Hypovolämie, SS/SZ
KI (Dopamin): Thyreotoxikose, Phäochromozytom, Glaukom, Blasenentleerungsstörung, hochfrequente absolute Arrhythmie, Hypovolämie, Kammerflimmern, SS
KI (Dopexamin): Volumenmangel, Ausflusstraktbehinderung, Lungenembolie, Thrombopenie < 100/nl, instabile AP, septischer Schock, Phäochromozytom
KI (Epinephrin, Norepinephrin): RR ↑, Hyperthyreose, Phäochromozytom, Glaukom, paroxysmale Tachykardie, tachykarde absolute Arrhythmie, Cor pulmonale, Blasenentleerungsstrg.
KI (Etilefrin, Midodrin): Thyreotoxikose, Phäochromozytom, Glaukom, Blasenentleerungsstörung, RR ↑, KHK, tachykarde HRST, Herzklappenstenose, HOCM
KI (Orciprenalin): Thyreotoxikose, Phäochromozytom, Tachyarrhythmie, HOCM
KI (Oxilofrin): Thyreotoxikose, Phäochromozytom, HRST, Glaukom, schwere organische Herzerkrankung
Ink (Dobutamin): MAO-Hemmer; **Ink** (Dopamin): Ergotamine
Ink (Dopexamin): MAO-Hemmer; **Ink** (Epinephrin): Betablocker, Ergotamine
Ink (Norepinephrin): Neuroleptika, (systemische $Beta_2$-Sympathomimetika →88)

Adrenalin (Epinephrin)	HWZ 1-3min, Q0 >0.7, PRC C, Lact ?
Adrenalin Fresenius spritzfertig 0.01% *Amp. 0.5mg/5ml* **Anapen** *Autoinjektor 0.15mg/0.3ml; 0.3mg/0.3ml* **Epipen** *Fertigspr. 0.15mg, 0.3mg/Dosis* **Suprarenin** *Amp. 1mg/1ml; Inj.Lsg. 25mg/25ml*	**Kardiopulmonale Reanimation:** 1:10 verdünnen, 2–3mg endobronchial; 1mg i.v. alle 3–5 min **Anaphylaxie.:** 1:10 verdünnen, 0.25–1mg i.v., Wdh. nach Wirkung; Perf. (5mg) = 0.1mg/ml ⇒ 0.4–17ml/h; Fertigspritze: 0.3mg i.m.
Dobutamin	HWZ 2-3min, Q0 0.7, PRC B, Lact ?
Dobutamin Nycomed *Amp. 250mg/20ml* **Dobutamin Solvay** *Inf.Lsg. 250mg/50ml, 500mg/50ml* **Inotop** *Amp. 250mg/20ml*	**Akute Herzinsuffizienz:** 2.5–10µg/kg/min i.v.; Perf. (250mg) = 5mg/ml ⇒ 2–10ml/h **Ki.:** 1–15µg/kg/min i.v.
Dopamin	HWZ 5-10min, Q0 0.95, PRC C, Lact ?
Dopamin Fresenius *Amp. 250mg/50ml* **Dopamin Solvay** *Amp. 50mg/5ml, 200mg/10ml; Inf.Lsg. 250mg/50ml*	**Kardiale und andere Schockzustände:** 3–20µg/kg/min i.v.; Perf. (250mg) = 5mg/ml ⇒ 2–18ml/h; max. 50µg/kg/min i.v. **Ki.:** 5–10µg/kg/min i.v.
Etilefrin	HWZ 2.5h, Q0 0.7, PPB 23%, PRC C
Effortil *Kps. 25 (ret.)mg; Gtt.(1ml = 7.5mg); Amp 10mg/1ml*	**Hypotone Kreislaufregulationsstörung:** 3 x 5–10mg p.o.; 1–2 x 25mg (ret.) p.o.; i.v. 1:10 verdünnen, fraktioniert 1–10mg
Midodrin	HWZ 0.5h, Q0 0.4, PRC C, Lact ?
Gutron *Tbl. 5mg; Gtt. (1ml = 10mg)*	**Orthostatische Hypotonie:** 2–3x 2.5mg (= 7Gtt.) p.o., ggf. steigern, max 30mg/d
Norepinephrin (Noradrenalin)	HWZ 1-3min, Q0 >0.8, PPB 50%, PRC C, Lact ?
Arterenol *Amp. 1mg/1ml; Inj.Lsg. 25mg/25ml*	**Kreislaufschock:** 0.014–0.28µg/kg/min i.v.; Perf. (5mg) = 0.1mg/ml ⇒ 0.6–12ml/h
Norfenefrin	HWZ 4h, PRC C
Novadral *Kps. 15 (ret.)mg; Gtt.(1ml = 6mg)*	**Hypotonie**: 2–3 x 1 Kps. p.o. bzw 20gtt; **Ki.:** 2 x 2Gtt./Lj. p.o.
Orciprenalin	HWZ 6h, PPB 10%
Alupent *Tbl. 10mg; Amp. 0.5mg/1ml, 5mg/10ml*	**Bradykarde Erregungsbildungs-/leitungsstörungen:** 3–5 x 10mg p.o.; 0.5–1mg s.c./i.m; 0.25–0.5mg i.v.; 10–30µg/min i.v.; Perf. (5mg) = 0.1mg/ml ⇒ 6–18ml/h
Oxilofrin	HWZ 2-4h
Carnigen *Tbl. 16mg; Gtt. (1ml = 20mg)*	**Hypotone Kreislaufstrg.:** 2–3 x 32–40mg p.o.; **Ki.:** 6–14J.: 2–3 x 16mg p.o.

Theodrenalin + Cafedrin	HWZ 1h (Cafedrin)
Akrinor *Tbl. 100 + 5mg; Amp. 200 + 10mg/2ml*	**Hypotone Kreislaufstörung:** ini 2 x 2 Tbl./d für 1 W., Erh. Dosis 1–2 x 1 Tbl./d; 1/2–1 Amp. i.v./i.m.; 10–20ml Inf.Lsg. als Zusatz auf 500ml Infusion

2.2 Direkter Vasokonstriktor

Vasopressin	
Pitressin *Amp. 20 IE/1ml (Int. Apotheke!)*	**Reanimation:** 40 IE i.v., an Stelle von oder nach Adrenalingabe

2.3 Parasympatholytika

Wm: kompetitiver Antagonismus an muscarinartigen Cholinorezeptoren
Wi: Hf↑, Spasmolyse, Tränen-, Speichel-, Schweiß-, Bronchialsekretion↓, Mydriasis
UW: Schweißdrüsensekretion↓, Tachykardie, Miktionsstörungen, Unruhe, Halluzinationen, Mundtrockenheit, Glaukomanfall, Akkomodationsstörungen
KI: Glaukom, Blasenentleerungsstörungen, Tachyarrhythmie, SS (3.Trim.), SZ

Atropin	HWZ 2–3h, Qo 0.45, PPB 2–40%, PRC C, Lact ?
Atropinsulfat *Amp. 0.5mg/1ml; Inj.Lsg. 100mg/10ml* **Atropinum sulfuricum Nycomed** *Amp. 0.25mg/1ml, 0.5mg/1ml, 1mg/1ml, 2mg/1ml*	**Bradykarde HRST:** 0.5–1.5mg i.v. alle 4–6h **Ki.:** 0.01mg/kg i.v. (min. 0.1, max.0.5mg) **Narkoseprämedikation:** 0.01mg/kg i.v. **Alkylphosphatintoxikation:** 2–5mg alle 10–15min i.v. bis zum Rückgang der Bronchialsekretion, max. 50mg in Einzelfällen, Erh.Dos. 0.5–1mg alle 1–4h; **Ki:** 0.5–2mg i.v., Erh.Dos. nach Klinik; **Neostigmin-/Pyridostigminintoxikation:** 1-2mg i.v.
Ipratropiumbromid	HWZ 4h, Qo 0.5, PPB <20%, PRC B, Lact ?
Itrop *Tbl. 10mg; Amp. 0.5mg/1ml*	**Sinusbradykardie, Bradyarrythmie:** 2–3 x 10–15mg p.o.; 0.5mg i.v.

2.4 Phosphodiesterasehemmer

Wm: Hemmung der Phosphodiesterase ⇒ intrazelluläre cAMP-Konzentration↑ + Ca^{2+}↑ ⇒ Kontraktilität ↑, **Wi:** positiv chrono-, inotrop (Schlagvolumen↑, HZV ↑), Bronchodilatation, Vasodilatation, (Vor-/Nachlast ↓); **UW:** Cholestase, Übelkeit, Hypotonie, Arrythmie, Thrombopenie, Splenomegalie, Vaskulitis; **KI:** schwere Hypovolämie, absolute Arrhythmie, Thrombopenie, Niereninsuffizienz

Milrinon	HWZ 2.3h, Qo 0.2, PPB 70–91%
Corotrop *Amp. 10mg/10ml*	**schwere Herzinsuffizienz:** ini 50µg/kg/min i.v., nach 10 min 0.375–0.75µg/kg/min, max. 1.13mg/kg/d; **DANI** GFR 21–30: 0.33µg/kg/min; 11–20: 0.28µg/kg/min; 6–10: 0.23µg/kg/min; 0–5: 0.2µg/kg/min

2.5 Antihypertensiva

2.5.1 ACE-Hemmer

Wm: kompetitive Hemmung des Angiotensin-Konversions-Enzyms ⇒ Angiotensin II↓, Bradykinin↑; **Wi:** Vasodilatation ⇒ RR ↓, Nierendurchblutung↑, Aldosteronfreisetzung↓, Katecholaminfreisetzung↓, Rückbildung von Herz- und Gefäßwandhypertrophie, protektive Wirkung bei diabetischer Nephropathie; **UW:** akutes Nierenversagen, Exanthem, Reizhusten, Haarausfall, angioneurotisches Ödem, Kopfschmerzen, Hyperkaliämie, Hyponatriämie, Blutbildveränderungen, Urticaria, Hypotonie; **KI:** Aortenstenose, primärer Hyperaldosteronismus, Kreatininclearance < 30 ml/min, Nierenarterienstenose bds., Angioödem, SS, SZ

Captopril	HWZ 2 (12) h, Q_0 0.15, PPB 25–30%, PRC C (1.), D (2.,3.Trim.), Lact +
Capace *Tbl. 25, 50mg;* **Captopril Genericon** *Tbl. 12.5mg, 25mg, 50mg* **Captopril ratioph.** *Tbl. 12.5mg, 25mg, 50mg* **Debax** *Tbl. 12.5mg, 25mg, 50mg*	**Arterielle Hypertonie:** ini 2 x 12.5mg p.o., ggf. bis 2–3 x 25–50mg, max. 150mg/d **Herzinsuffizienz:** ini 2 x 6.25mg p.o., langsam steigern auf 2 x 12.5–37.5mg p.o., max. 150mg/d; **post Infarkt:** ini 1 x 6.25mg p.o., langsam steigern auf 2–3 x 25mg, max. 150mg/d; **Ki.:** > 6J.: ini 1 x 6.25mg p.o., je nach Wirkung steigern bis 2 x 12.5mg **DANI** GFR 20–59: 2 x 12.5–25mg, max. 75mg/d;< 20: 6.25–25mg/d

Cilazapril	HWZ (9) h, Q_0 0.2, PPB 25–30%
Inhibace *Tbl. 0.5, 1, 2.5, 5mg*	**Arterielle Hypertonie:** ini 1 x 1.25mg p.o., je nach Wi steigern auf 1 x 2.5mg, max. 5mg/d **DANI** GFR 40–60: 1 x 0.5–1mg, max. 2.5mg/d

Delapril	HWZ (1.5) h, Q_0 0.4, PPB 95%
Nur in Kombination m. Diuretika →44	

Enalapril	HWZ (11) h, Q_0 0.1, PPB <50%, PRC C (1.), D (2., 3. Trim.), Lact +
Alapril *Tbl. 5, 10, 20mg* **Enac Hexal** *Tbl. 5, 10, 20mg* **Enalapril 1A** *Tbl. 5, 10, 20mg* **Enalapril Arcana** *Tbl. 5, 10, 20mg* **Enalapril Genericon** *Tbl. 5, 10, 20mg* **Enalapril ratioph.** *Tbl. 5, 10, 20mg* **Enalapril Sandoz** *Tbl. 5, 10, 20mg* **Mepril** *Tbl. 5, 10, 20mg* **Renistad** *Tbl. 5, 10, 20mg* **Renitec** *Tbl. 5, 10, 20mg*	**Arterielle Hypertonie**: ini 1 x 5mg p.o., je nach Wirkung steigern auf 1 x 10mg, max. 2 x 20mg/d **Herzinsuffizienz:** ini 1 x 2.5mg p.o., langsam steigern auf 1 x 5–10mg, max. 20mg/d **DANI** GFR 30–60: ini 2.5mg p.o., dann 5–10mg/d, max. 20mg/d; < 30: ini 2.5mg p.o., dann 5mg/d, max. 10mg/d

Fosinopril	HWZ 11.5 h, Q_0 0.5, PPB >95%, PRC C (1.), D (2., 3. Trim.), Lact +
Fosinopril Interph. *Tbl. 10, 20mg* **Fositens** *Tbl. 10, 20mg*	**Arterielle Hypertonie, Herzinsuffizienz:** ini 1 x 10mg p.o., ggf. bis 1 x 20mg, max. 40mg/d; **DANI** nicht erforderlich

Imidapril	HWZ 2 (24)h
Tanatril *Tbl. 5, 10, 20mg*	**Arterielle Hypertonie:** ini 1 x 5mg p.o., je nach Wi steigern auf 1 x 10mg, max. 20mg/d **DANI** GFR 30–80: ini 2.5mg; < 30: nicht empfohlen; < 10: KI
Lisinopril	HWZ 12h, Qo 0.3, PPB 3–10%, PRC C (1.), D (2., 3. Trim.), Lact +
Acemin *Tbl. 2.5, 5, 10, 20, 30mg* **Acetan** *Tbl. 5, 10, 20mg* **Lisihexal** *Tbl. 5, 10, 20mg* **Lisinopril 1A** *Tbl. 5, 10, 20mg* **Lisinopril Arcana** *Tbl. 5, 10, 20mg* **Lisinopril Genericon** *Tbl. 5, 10, 20mg* **Lisinopril Interph.** *Tbl. 5, 10, 20mg* **Lisinopril ratioph.** *Tbl. 5, 10, 20mg* **Lisinopril Sandoz** *Tbl. 2.5, 5, 10, 20mg* **Lisinostad** *Tbl. 5, 10, 20mg*	**Arterielle Hypertonie:** ini 1 x 5mg p.o., je nach Wi steigern auf 1 x 10mg, max. 40mg/d **Herzinsuffizienz:** ini 1 x 2.5mg p.o., langsam steigern bis 1 x 10mg, max. 35mg/d **post Infarkt:** ini 1 x 5mg p.o., nach 48h 1 x 10mg, Dosisanpassung je nach RR **DANI** GFR 30–60: ini 1 x 2.5mg p.o., dann 5–10mg/d, max. 20mg/d
Perindopril	HWZ (25)h, Qo (0.56), PPB <30%, PRC C (1.), D (2., 3. Trim.), Lact +
Coversum *Tbl. 2, 4mg*	**Arterielle Hypertonie:** ini 1 x 4mg p.o., je nach Wirkung steigern bis max. 8mg/d **Herzinsuffizienz:** ini 1 x 2mg p.o., langsam steigern bis max. 4mg/d **DANI** GFR 30–60: 1 x 2mg p.o., max. 4mg/d; < 30: KI
Quinapril	HWZ (3)h, Qo 0.2,PPB ca. 97%,PRC C (1.), D (2., 3.Trim.),Lact+
Accupro *Tbl. 5, 10, 20mg*	**Arterielle Hypertonie:** ini 1 x 10mg p.o., je nach Wirkung steigern bis 1–2 x 10mg, max. 40mg/d **Herzinsuffizienz:** ini 2 x 2.5mg p.o., langsam steigern bis 10–20mg/d, max. 2 x 20mg/d **DANI** GFR 30-60: ini 1 x 5mg p.o., dann 5-10mg/d, max. 20mg/d; 10–29: 1 x 2.5mg/d, max. 5mg/d
Ramipril	HWZ 3 (13–17)h, Qo 0.15, PPB 73%, PRC C (1.), D (2., 3. Tr.), Lact +
Hypren *Tbl. 1.25, 2.5, 5, 10mg* **Lannapril** *Tbl. 1.25, 2.5, 5, 10mg* **Ramipril 1A** *Tbl. 1.25, 2.5, 5, 7.5, 10mg* **Ramipril Genericon** *Tbl. 2.5, 5, 10mg* **Ramipril Hexal** *Tbl. 1.25, 2.5, 5, 7.5, 10mg* **Ramipril Interph.** *Tbl. 1.25, 2.5, 5, 7.5, 10mg* **Ramipril ratioph.** *Tbl. 2.5, 5, 7.5mg* **Ramipril Sandoz** *Tbl. 1.25, 2.5, 5, 7.5mg* **Tritace** *Tbl. 2.5, 5, 10mg*	**Arterielle Hypertonie:** ini 1 x 2.5mg p.o., je nach Wi steigern bis 1 x 5mg, max. 10mg/d **Herzinsuffizienz, post Infarkt:** ini 2 x 1.25–2.5mg p.o., langsam steigern bis max. 2 x 5mg **DANI** GFR 30–60: ini 1 x 1.25mg p.o., dann 1 x 2.5mg, max. 5mg/d; < 30: KI

Spirapril	HWZ 2 (40) h, Q0 0.27, PPB 90%
Quadropril *Tbl. 6mg*	**Arterielle Hypertonie:** ini 1 x 3mg p.o., je nach Wirkung bis max. 6mg/d **DANI** GFR 30–60: 100%; 10–29: 1 x 3mg p.o.; < 10: KI

2.5.2 ACE-Hemmer + Diuretikum	
Captopril + Hydrochlorothiazid	PRC C (1. Trim.), D (2., 3. Trim.), Lact -
Capozide *Tbl. 25 + 12.5, 25 + 25, 50 + 25mg* **Captohexal comp** *Tbl. 25 + 12.5, 25 + 25, 50 + 25mg* **Captopril-HCT ratioph.** *Tbl. 25 + 12.5, 25 + 25, 50 + 25mg* **Cocaptopril Genericon** *Tbl. 25 + 25, 50 + 25mg*	**Arterielle Hypertonie:** 1 x 25–50 + 12.5–25mg p.o. **DANI** GFR 30–60: sorgfältige Dosiseinstellung; < 30: KI
Cilazapril + Hydrochlorothiazid	
Inhibace Plus *Tbl. 5 + 12.5mg*	**Arterielle Hypertonie:** 1 x 5 + 12.5mg p.o. **DANI** GFR 40–60: sorgfältige Dosiseinstellung; < 30: KI
Delapril + Indapamid	
Delapride *Tbl. 30 + 1.25mg*	**Arterielle Hypertonie:** 1 x 30 + 1.25mg p.o. **DANI** GFR 40–60: sorgfältige Dosiseinstellung; < 30: KI
Enalapril + Hydrochlorothiazid	PPB (E) <50%, PRC C (1. Trim.), D (2., 3. Trim.), Lact -
Coenac Hexal *Tbl. 20 + 12.5mg* **Coenalapril 1A** *Tbl. 20 + 12.5mg* **Comepril** *Tbl. 20 + 12.5mg* **Corenistad** *Tbl. 20 + 12.5mg* **Corenitec** *Tbl. 20 + 12.5mg* **Enalapril Arcana comp** *Tbl. 20 + 12.5mg* **Enalapril/HCT Sandoz** *Tbl. 20 + 12.5mg* **Enalapril/HCT ratioph.** *Tbl. 20 + 12.5mg* **Renitec plus** *Tbl. 20 + 6mg*	**Arterielle Hypertonie:** 1 x 10–20 + 25–50mg p.o. **DANI** GFR 30–60: sorgfältige Dosiseinstellung; < 30: KI
Fosinopril + Hydrochlorothiazid	
Fosicomb comp *Tbl. 20 + 12.5mg*	**Arterielle Hypertonie:** 1 x 20 + 12.5mg p.o. **DANI** GFR 30–60: sorgfältige Dosiseinstellung; < 30: KI

Lisinopril + Hydrochlorothiazid	PRC C (1. Trim.), D (2., 3. Trim.), Lact -
Acecomb *Tbl. 10 + 12.5, 20 + 12.5, 20 + 25mg* **Acelisino** *Tbl. 10 + 12.5, 20 + 12.5, 20 + 25mg* **Coacetan** *Tbl. 20 + 12.5, 20 + 25mg* **Colisinostad** *Tbl. 10 + 12.5; 20 + 12.5mg* **Lisihexal Comb** *Tbl. 10 + 12.5, 20 + 12.5, 20 + 25mg* **Lisinocomp Genericon** *Tbl. 10 + 12.5, 20 + 12.5, 20 + 25mg* **Lisinopril Arcana comp** *Tbl. 20 + 12.5* **Lisinopril + HCT 1A** *Tbl. 20 + 12.5, 20 + 25mg* **Lisinopril-HCT Interph.** *Tbl. 20 + 12.5, 20 + 25mg* **Lisinopril-HCT Sandoz** *Tbl. 10 + 12.5, 20 + 12.5, 20 + 25mg* **Lisinopril-HCT ratioph.** *Tbl. 10 + 12.5, 20 + 12.5, 20 + 25mg*	**Arterielle Hypertonie:** 1 x 10–20 + 12.5–25mg p.o. **DANI** GFR 30–60: sorgfältige Dosiseinstellung; < 30: KI
Perindopril + Indapamid	
Preterax *Tbl. 2 + 0.625mg*	**Arterielle Hypertonie:** 1 x 2–4 + 0.625–1.25mg p.o. **DANI** GFR 30–60: max. 2 + 0.625mg; < 30: KI
Quinapril + Hydrochlorothiazid	PRC C (1. Trim.), D (2., 3. Trim.), Lact -
Accuzide *Tbl. 10 + 12.5, 20 + 12.5mg*	**Arterielle Hypertonie:** 1 x 10–20 + 12.5–25mg p.o. **DANI** GFR 30–60: sorgfältige Dosiseinstellung; <30: KI
Ramipril + Hydrochlorothiazid	
Hypren plus *Tbl. 2.5 + 12.5, 5 + 25mg* **Lannapril plus** *Tbl. 2.5 + 12.5, 5 + 25mg* **Ramicomp Genericon** *Tbl. 2.5 + 12.5, 5 + 25mg* **Ramipril/HCT 1A** *Tbl. 2.5 + 12.5, 5 + 25mg* **Ramipril/HCT Hexal** *Tbl.2.5+12.5, 5+25mg* **Ramipril/HCT Interph.** *Tbl. 2.5 + 12.5, 5 + 25mg* **Ramipril/HCT Sandoz** *Tbl. 2.5 + 12.5, 5 + 25mg* **Ramipril/HCT ratioph.** *Tbl. 2.5 + 12.5, 5 + 25mg*	**Arterielle Hypertonie:** 1 x 2.5–5 + 12.5–25mg p.o. **DANI** GFR 30–60: sorgfältige Dosiseinstellung; < 30: KI

Ramipril + Furosemid	
Lasitace *Kps. 5 + 40mg*	**Ergänzungstherapie der arteriellen Hypertonie und Herzinsuffizienz (NYHA II + III):** 1 x 1 Kps p.o. **DANI** GFR 30–60: sorgfältige Dosiseinstellung; < 30: KI

2.5.3 Direkte Renininhibitoren

Wm/Wi: selektive direkte Hemmung des humanen Renins ⇒ Blockade der Umwandlung von Angiotensinogen zu Angiotensin I ⇒ Reduktion der Plasmareninaktivität, Angiotensin I- und II-Spiegel ↓ ⇒ RR ↓; **UW:** Diarrhoe, Hautausschlag; **KI:** SS (2.,3. Trim.), bekannte Überempfindlichkeit gegen Wirkstoff/sonstige Bestandteile

Aliskiren	HWZ 40h, PPB 49%, PRC C (1.), D (2., 3. Trim.), Lact?
Rasilez *Tbl. 150, 300mg*	**Arterielle Hypertonie:** ini 1 x 150mg p.o., ggf. nach 2W. steigern auf 1 x 300mg **DANI** GFR < 30: vorsichtige Anwendung **DALI** nicht erforderlich

2.5.4 Angiotensin-II-Rezeptorblocker

Wm: Blockade des Angiotensin-II-Typ-1-Rezeptors; **Wi:** spezifische Hemmung der Angiotensin II-Wirkung, ohne Wirkung auf Bradykinin; **UW:** Kopfschmerzen, Schwindel, Nausea, Bauchschmerzen, Hautausschlag, Juckreiz, Leukopenie, Rückenschmerzen, Arthralgien, Infekte der oberen Luftwege; **KI:** SS, SZ, Nierenarterienstenose, Z.n. Nieren-Tx, primärer Hyperaldosteronismus, biliäre Zirrhose, schwere Leberschäden

Candesartan	HWZ 9h, Q0 0.4, PPB 99%, PRC C (1.), D (2., 3. Trim.), Lact ?
Atacand *Tbl. 4, 8, 16, 32mg* **Blopress** *Tbl. 4, 8, 16, 32mg*	**Arterielle Hypertonie:** ini 1 x 8mg p.o., evtl. steigern auf 1 x 16mg, max. 32mg/d p.o. **Herzinsuffizienz:** ini 1 x 4mg, alle 2 W. Dosis verdoppeln, je nach Verträglichkeit bis 32mg/d **DANI** GFR < 15: nicht empfohlen
Eprosartan	HWZ 5–9h, Q0 0.9, PPB 98%, PRC C (1.), D (2., 3. Trim.), Lact -
Teveten Mono *Tbl. 600mg*	**Arterielle Hypertonie:** ini 1 x 600mg p.o., je nach Wirkung steigern bis max. 800mg/d **DANI** GFR > 30: 100%; < 30: sorgfältige Dosiseinstellung
Losartan	HWZ 2 (6–9)h, Q0 0.95, PPB 99%, PRC C (1.), D (2.+3. Tr.), Lact ?
Cosaar *Tbl. 12.5, 50mg*	**Arterielle Hypertonie:** 1 x 50mg p.o., je nach Wirkung steigern bis max. 100mg/d **Herzinsuffizienz:** ini 1 x 12.5mg p.o. langsam steigern bis 1 x 25–50mg **DANI** nicht erforderlich

Olmesartan	HWZ 10–15h, PPB 99%, PRC C (1.), D (2., 3. Trim.), Lact ?
Mencord *Tbl. 10, 20, 40mg* **Olmetec** *Tbl. 10, 20, 40mg*	**Arterieller Hypertonus:** 1 x 10mg p.o., ggf. bis max. 40mg/d; **DANI** GFR > 20: max. 20mg; < 20: nicht empfohlen
Telmisartan	HWZ 24h, Q0 1.0, PPB 99%, PRC C (1.), D (2., 3. Trim.), Lact ?
Micardis *Tbl. 40, 80mg*	**Arterieller Hypertonus:** 1 x 20–40mg p.o., max. 80mg/d; **DANI** nicht erforderlich
Valsartan	HWZ 9h, Q0 0.7, PPB 94–97%, PRC C (1.), D (2., 3. Trim.), Lact ?
Diovan *Tbl. 40, 80, 160mg*	**Arterieller Hypertonus:** 1 x 80mg p.o., max. 160mg/d; **Herzinsuffizienz nach Infarkt:** ini 2 x 20mg p.o., steigern auf 2 x 40–80mg, max. 2 x 160mg; **DANI** GFR >10: 100%; <10, HD: nicht empfohlen

2.5.5 Angiotensin-II-Rezeptorblocker + Diuretikum

Candesartan + Hydrochlorothiazid	
Atacand plus *Tbl. 8 + 12.5mg, 16 + 12.5mg* **Blopress plus** *Tbl. 8 + 12.5mg, 16 + 12.5mg*	**Arterielle Hypertonie:** 1 x 8–16 + 12.5mg p.o.; **DANI** GFR > 30: 100%; < 30: KI
Eprosartan + Hydrochlorothiazid	PRC C (1. Trim.), D (2., 3. Trim.), Lact -
Teveten plus *Tbl. 600 + 12.5mg*	**Arterielle Hypertonie**: 1 x 600 + 12.5mg p.o. **DANI** GFR > 30: 100%; < 30: KI
Losartan + Hydrochlorothiazid	PRC C (1. Trim.), D (2., 3. Trim.), Lact -
Cosaar plus *Tbl. 50 + 12.5mg*	**Arterielle Hypertonie:** 1 x 50 + 12.5mg p.o. **DANI** GFR > 30: 100%; < 30: KI
Olmesartan + Hydrochlorothiazid	PRC C (1. Trim.), D (2., 3. Trim.), Lact -
Mencord plus *Tbl. 20 + 12.5mg, 20 + 25mg* **Olmetec plus** *Tbl. 20 + 12.5mg, 20 + 25mg*	**Arterielle Hypertonie:** 1 x 20 + 12.5–25mg p.o.; **DANI** GFR > 30: 100%; < 30: KI
Telmisartan + Hydrochlorothiazid	PRC C (1. Trim.), D (2., 3. Trim.), Lact -
Micardis plus *Tbl. 40 + 12.5mg, 80 + 12.5mg*	**Arterielle Hypertonie:** 1 x 40–80 + 12.5mg p.o.; **DANI** GFR > 30: 100%; < 30: KI
Valsartan + Hydrochlorothiazid	PRC C (1. Trim.), D (2., 3. Trim.), Lact -
CoDiovan *Tbl. 80 + 12.5mg, 160+ 12.5mg, 160 + 25mg*	**Arterielle Hypertonie:** 1 x 80–160 + 12.5–25mg p.o. **DANI** GFR > 30: 100%; < 30: KI
Valsartan + Amlodipin	
Exforge *Tbl. 5 + 80mg, 5 + 160mg, 10 + 160mg*	**Arterielle Hypertonie**: 1 x 5–10 + 80–160mg p.o.; **DANI** GFR <30, HD: KI **DALI** schwere Leberinsuffizienz, primär biliäre Zirrhose, Cholestase: KI

2.5.6 Betarezeptorenblocker

Wm/Wi: kompetitive β-Rezeptoren-Hemmung ⇒ negativ ino-/chronotrop ⇒ HZV ↓, kardialer O_2-Verbrauch ↓, Reninsekretion ↓, in hohen Dosen: unspezifische, membranstabilisierende, chinidinartige Wirkung
UW: AV-Block, Bradykardie, Hypotonie, Herzinsuffizienz ↑, Bronchokonstriktion, periphere Vasokonstriktion, Insulinsekretion ↓, Glykogenolyse ↓, Maskierung von Hypoglykämiesymptomen, Potenzstörungen
KI: dekompensierte Herzinsuffizienz, Bradykardie, AV-Block II°–III°, SA-Block, Sick-Sinus-Syndrom, kardiogener Schock, Hypotonie, Asthma bronchiale, Hypothyreose, cave in SS/SZ

$ß_1$: selektive Hemmung von $ß_1$-Rezeptoren **ISA:** intrinsische sympathomimetische Aktivität = partieller Agonismus + partieller Antagonismus		**$ß_1$**	**ISA**
Atenolol	HWZ 6–10h, Qo 0.12, PPB 3%, PRC D, Lact ?	+	0
Atenolol A *Tbl. 50, 100mg* **Atenolol Genericon** *Tbl. 50, 100mg* **Atenolol ratioph.** *Tbl. 50, 100mg* **Atenolol Stada** *Tbl. 50, 100mg* **Atehexal** *Tbl. 50, 100mg* **Atenolan** *Tbl. 50, 100mg* **Duratenol** *Tbl. 50, 100mg* **Tenormin** *Tbl. 50, 100mg*	**Hyperkinetisches Herzsyndrom:** 1 x 25mg p.o. **arterielle Hypertonie, KHK, supraventrikuläre und ventrikuläre Arrhythmien:** 1 x 50–100mg p.o. **DANI** GFR 10–30: 50%; < 10: 25%		
Bisoprolol	HWZ 10–12h, Qo 0.48, PPB 30%, PRC C, Lact ?	+	0
Bisocor *Tbl. 5, 10mg* **Bisoprolol Arcana** *Tbl. 5, 10mg* **Bisoprolol ratioph.** *Tbl. 5, 10mg* **Bisoprolol Sandoz** *Tbl. 5, 10mg* **Bisostad** *Tbl. 5, 10mg* **Concor** *Tbl. 5, 10mg* **Concor Cor** *Tbl. 1.25, 2.5, 3.75, 5, 7.5, 10mg* **Rivacor** *Tbl. 5, 10mg*	**Arterielle Hypertonie, KHK:** 1 x 2.5–10mg p.o. **Herzinsuffizienz:** ini 1 x 1.25mg p.o., je nach Verträglichkeit steigern um 1.25–2.5mg/W. bis 10mg/d **DANI** nicht erforderlich		
Carvedilol	HWZ 6–10h, Qo 1.0, PPB 99%, PRC C, Lact ?	0	0
Carvedilol A *Tbl. 6.25, 12.5, 25mg* **Carvedilol Hexal** *Tbl. 3.125, 6.25, 12.5, 25, 50mg* **Carvedilol ratioph.** *Tbl. 3.125, 6.25, 12.5, 25mg* **Carvedilol Stada** *Tbl. 6.25, 12.5, 25mg* **Dilatrend** *Tbl. 3.125, 6.25, 12.5, 25mg*	**Arterielle Hypertonie:** 1 x 12.5–25mg p.o. **KHK:** 2 x 12.5–50mg p.o. **Herzinsuffizienz:** ini 2 x 3.125mg p.o., je nach Verträglichkeit alle 2 W. steigern um 3.125–12.5mg, < 85kg: max. 2 x 25mg, > 85kg: max. 2 x 50mg **DANI** nicht erforderlich		
Celiprolol	HWZ 5–7h, Qo 0.6	+	+
Selectol *Tbl. 100, 200mg*	**Arterielle Hypertonie, KHK:** 1 x 200–400mg p.o. **DANI** GFR < 10: 1 x 100mg		

		β_1	ISA
Esmolol	HWZ 9min, Q_0 1.0, PPB 55%, PRC C, Lact ?	+	0
Brevibloc *Amp. 100mg/10ml, 2.5g/10ml* **Esmolol** *Dstfl. 100mg/10ml*	**Supraventrikuläre Tachykardie:** ini 500µg/kg über 1 min i.v., dann 50µg/kg/min, max. 200µg/kg/min; **DANI:** GFR 30–60: Anwendung für max. 4h; <30: KI		
Metoprololsuccinat	HWZ 3–4h, PPB 10%	+	0
Metohexal retard *Tbl. 23.75, 47.5, 95, 142.5, 190 (ret.)mg* **Seloken retard** *Tbl. 23.75, 47.5, 95 (ret.)mg*	**Arterielle Hypertonie, KHK, tachykarde HRST, hyperkinetisches Herzsyndrom:** 1 x 47.5–190mg (ret.) p.o.; **Herzinsuffizienz:** ini 1 x 23.75mg (ret.) p.o., nach Verträglichkeit Dosis alle 2 W. verdoppeln, max. 1 x 190mg (ret.); **Migräne-Pro.:** 1 x 95mg (ret.) p.o.		
Metoprololtartrat	HWZ 3–5 (8)h, Q_0 >0.8, PPB 12%	+	0
Beloc *Tbl. 10, 50, 100mg; Amp. 5mg/5ml* **Beloc Duriles** *Tbl. 200 (ret.)mg* **Lanoc** *Tbl. 50, 100mg* **Metomel** *Tbl. 100mg* **Metoprolol Genericon** *Tbl. 50, 100mg* **Metoprololtartrat Hexal** *Tbl. 50, 100mg* **Metoprolol ratioph.** *Tbl. 50, 100mg* **Metoprolol Sandoz** *Tbl. 50, 100mg* **Metoprolol Stada** *Tbl. 50, 100, 200 (ret.) mg*	**Arterielle Hypertonie, KHK, tachykarde HRST, hyperkinetisches Herzsyndrom:** 1–2 x 50–100mg p.o.; 1 x 100–200mg (ret.); 5–10mg langsam i.v., max. 20mg i.v. **Migräne-Pro.:** 1–2 x 50–100mg p.o.; 1 x 100–200mg (ret.) **DANI** nicht erforderlich		
Nebivolol	HWZ 10–50h, Q_0 0.95, PPB 98%	+	0
Nomexor *Tbl. 5mg*	**Arterielle Hypertonie:** 1 x 5mg p.o. **DANI** ini 2.5mg		
Pindolol	HWZ 3–4h, Q_0 0.5, PPB 40%, PRC B, Lact ?	0	+
Visken *Tbl. 5mg*	**Arterielle Hypertonie:** 3 x 5–10mg p.o. **KHK:** 3 x 5mg, 1 x 15mg p.o.; **tachykarde HRST:** 3 x 5–10mg p.o.; **hyperkinetisches Herzsyndrom:** 2–3 x 2.5mg p.o.		
Propranolol	HWZ 3–4h, Q_0 1.0, PPB 90%, PRC C, Lact ?	0	0
Inderal *Tbl. 10, 40mg*	**Arterielle Hypertonie:** 2–3 x 40–80mg, 2 x 160mg p.o. ; **KHK, tachykarde HRST:** 2–3 x 40–80mg p.o.; **hyperkinetisches Herzsyndrom:** 3 x 10–40mg p.o.; **primäres Angstsyndrom, essentieller Tremor, Migräne-Pro:** 2–3 x 40mg p.o.; **Hyperthyreose:** 3–4 x 10–40mg p.o.; **DANI** nicht erforderlich		

		$ß_1$	ISA
Sotalol	HWZ 15h, Qo 0.15, keine PPB, PRC B, Lact ?	0	0
Sotacor *Tbl. 40, 80, 160mg; Amp. 40mg/ml* **Sotahexal** *Tbl. 80, 160mg* **Sotalol Arcana** *Tbl. 80, 160mg* **Sotamed** *Tbl. 80, 160mg* **Sotastad** *Tbl. 80, 160mg*	**Supraventrikuläre und ventrikuläre HRST:** ini 2–3 x 40mg p.o., je nach Wirkung steigern bis 3 x 160mg; 20mg langsam i.v., evtl. Wdh. nach 20min, max. 1.5mg/kg i.v. **DANI** GFR 10–30: 50%; < 10: 25%		
Timolol	HWZ 4h, keine PPB, PRC B, Lact ?	0	0
Nur in Kombination mit Diuretika →51			

2.5.7 Betarezeptorenblocker + Diuretikum

Atenolol + Chlortalidon	PRC D, Lact -
Atenolan Comp *Tbl. 50 + 12.5mg, 100 + 25mg* **Atenolol Genericon** *Tbl. 100 + 25mg* **Tenoretic** *Tbl. 50 + 12.5mg, 100 + 25mg*	**Arterielle Hypertonie:** 1 x 50–100 + 12.5–25mg p.o. **DANI** sorgfältige Dosiseinstellung; GFR < 30: KI
Atenolol + Chlortalidon + Hydralazin-Hydrochlorid	PRC D, Lact -
Polinorm *Tbl. 25 + 12.5 + 25mg*	**Arterielle Hypertonie:** 1–2 x 1 Tbl. p.o. **DANI** sorgfältige Dosiseinstellung; GFR < 30: KI
Carvedilol + Hydrochlorothiazid	
Codilatrend *Tbl. 25 + 12.5mg*	**Arterielle Hypertonie:** d1 und d2: 1 x 1/2 Tbl., dann 1 x 1Tbl p.o. **DANI** sorgfältige Dosiseinstellung; GFR < 30: KI
Celiprolol + Chlortalidon	
Selecturon *Tbl 200 + 12.5mg*	**Arterielle Hypertonie:** 1 x 1Tbl. p.o. **DANI** sorgfältige Dosiseinstellung; GFR < 30: KI
Bisoprolol + Hydrochlorothiazid	PRC C, Lact ?
Bisocombin *Tbl. 5 + 12.5mg, 10 + 25mg* **Bisoprolol ratioph.comp** *Tbl. 5 + 12.5mg* **Bisoprolol/HCT Arcana** *Tbl. 5 + 12.5mg* **Bisostad plus** *Tbl. 5 + 12.5mg* **Concor plus** *Tbl. 5 + 12.5mg* **Rivacor plus** *Tbl. 5 + 12.5, 10 + 25mg*	**Arterielle Hypertonie:** 1 x 5–10 + 12.5–25mg p.o. **DANI** sorgfältige Dosiseinstellung; GFR < 30: KI
Metoprololtartrat + Hydrchlorothiazid	
Beloc comp *Tbl. 100 + 12.5mg* **Metoprolol ratioph. comp** *Tbl.100 + 12.5mg*	**Arterielle Hypertonie:** 1 x 100 + 12.5mg p.o. **DANI** sorgfältige Dosiseinstellung; GFR < 30: KI

Metoprololsuccinat + Hydrochlorothiazid	
Seloken retard plus *Tbl. 95 (ret.) + 12.5mg*	**Arterielle Hypertonie:** 1 x 95–190 (ret.) + 12.5–25mg p.o. **DANI** sorgfältige Dosiseinstellung; GFR < 30: KI
Timolol + Hydrochlorothiazid + Amilorid-Hydrochlorid	
Moducrin *Tbl. 10 + 25 + 2.5mg*	**Arterielle Hypertonie:** 1 x 1–2 Tbl. **DANI** sorgfältige Dosiseinstellung; GFR < 30: KI

2.5.8 Calciumantagonisten (Non-Dihydropyridine)

Wm: Hemmung des Ca^{2+}-Einstroms; **Wi:** negativ inotrop, kardialer O_2-Verbrauch ↓, Vasodilatation (v.a. Arteriolen ⇒ Nachlast ↓, Vorlast unbeeinflusst!), negativ chronotrop, AV-Überleitungs- und Refraktärzeit ↑; **UW:** Blockbilder, Bradykardie, Herzstillstand, RR ↓, Knöchelödem; **KI:** AV-Block II°–III°, SA-Block, Bradykardie, Sick-Sinus-Syndrom, gleichzeitige Anwendung von β-Blockern, strenge Indikationsstellung in SS und SZ

Diltiazem	HWZ 6h, Q0 >0.9, PPB 70–85%, PRC C, Lact -
Diltiastat retard *Kps. 90 (ret.)mg* **Diltazem Genericon retard** *Tbl. 90 (ret.), 180 (ret.)mg* **Diltiazem ratioph.** *Tbl. 60, 90 (ret.)mg* **Dilzem** *Tbl. 60, 90 (ret.), 180 (ret.), 240 (ret.)mg, Inj.Lsg. 25mg/5ml*	**Arterielle Hypertonie, KHK:** 3 x 60–90mg; 2 x 90–180mg(ret.); 1 x 240mg (ret.) p.o. **schwere AP:** 0.3mg/kg langsam i.v., evtl. Wdh. nach 30min **supraventrikuläre Tachykardie:** 0.1–0.25mg/kg langsam i.v., ggf. Wdh. nach 30 min; **Vorhofflimmern:** 0.1–0.3mg/kg langsam i.v., evtl. Wdh. nach 30 min; 2.8–14µg/kg/min i.v.; Perf. (100mg) = 2mg/ml ⇒ 6–30ml/h; **Koronarspasmen:** 1–2mg intrakoronar **DANI** nicht erforderlich
Gallopamil	HWZ 3.5–8h, Q0 1.0, PPB 92%
Procorum *Tbl. 50, 100 (ret.)mg*	**Arterielle Hypertonie:** 2 x 50mg; 1 x 100mg (ret.) p.o., max. 200mg/d **supraventrikuläre Tachykardie:** 2–3 x 25–50mg p.o. **KHK:** 2–3 x 25–50mg; 2 x 100mg (ret.) p.o.
Verapamil	HWZ 3–7h, Q0 >0.8, PPB 90%, PRC C, Lact +
Isoptin *Tbl. 40, 80; 120 (ret.), 240 (ret.)mg; Inj.Lsg. 5mg/2ml* **Verapabene** *Tbl. 40, 80, 120, 240 (ret.)mg, Inj.Lsg. 5mg/2ml* **Verastad** *Tbl. 120, 240 (ret.)mg*	**Arterielle Hypertonie, KHK, supraventrikuläre Tachykardie:** 3 x 80–120mg; 2 x 120–240mg (ret.) p.o.; 5mg langsam i.v., dann 5–10mg/h, max. 100mg/d; Perf. (100mg) = 2mg/ml ⇒ 2–5ml/h **DANI** nicht erforderlich

2.5.9 Calciumantagonisten (Dihydropyridine)

Wm/Wi: Hemmung des Ca^{2+}-Einstroms ⇒ negativ inotrop, kardialer O_2-Verbrauch ↓, Vasodilatation v.a. der Arteriolen ⇒ Nachlast ↓, Vorlast unbeeinflusst; **UW:** RR ↓, Flush, reflektorische Tachykardie, Knöchelödeme, Kopfschmerz, Blutbildveränderungen, Gingivahyperplasie
KI: Schock, Hypotonie, höhergradige Aortenstenose, Herzinsuffizienz (NYHA III–IV), SS, SZ

Amlodipin	HWZ 35–50h, Q0 0.85, PPB 93%, PRC C, Lact ?
Amlodilan *Tbl. 5, 10mg* **Amlodinova** *Tbl. 5, 10mg* **Amlodipin 1A** *Tbl. 5, 10mg* **Amlodipin Arcana** *Tbl. 5mg* **Amlodipin Genericon** *Tbl. 5, 10mg* **Amlodipin Interph.** *Tbl. 5, 10mg* **Amlodipin ratioph.** *Tbl. 5, 10mg* **Amlodipin Sandoz** *Tbl. 5, 10mg* **Amlodipin Stada** *Tbl. 5, 10mg* **Amlohyp** *Tbl. 5mg* **Norvasc** *Tbl. 5mg*	**Arterielle Hypertonie, chronisch stabile AP:** 1 x 5–10mg p.o. **DANI** nicht erforderlich
Felodipin	HWZ 10–16h, Q0 1.0, PPB 99%, PRC C, Lact ?
Felodipin Arcana *Tbl. 5 (ret.)mg* **Felodipin Hexal** *Tbl. 5 (ret.), 10 (ret.)mg* **Felodipin ratioph.** *Tbl. 5 (ret.), 10 (ret.)mg* **Felodistad** *Tbl. 5 (ret.)mg* **Plendil** *Tbl. 2.5 (ret.), 5 (ret.)mg*	**Arterielle Hypertonie:** 1 x 5–10mg (ret.) p.o. **DANI** nicht erforderlich
Isradipin	HWZ 8.4h, Q0 1.0, PPB 95%, PRC C, Lact ?
Lomir *Tbl. 2.5mg* **Lomir Sro** *Kps. 5 (ret.)mg*	**Arterielle Hypertonie:** 2 x 2.5–5mg p.o.; 1 x 5–10mg (ret.) p.o.; **DANI** GFR >30: ini 50%; < 30: nicht empfohlen
Lercanidipin	HWZ 8–10h, PPB >98%
Zanidip *Tbl. 10, 20mg*	**Arterielle Hypertonie:** 1 x 10–20mg p.o. **DANI** GFR >10: 100%;< 10: nicht empfohlen
Nifedipin	HWZ 2.5–5h, Q0 1.0, PPB 98%, PRC C, Lact +
Adalat *2-Phasen Tbl. 20 (ret.)mg* **Adalat Eins** *Tbl. 30, 60mg* **Adalat retard** *20 (ret.)mg* **Buconif Sublingualspray** *Spray 5mg/Hub* **Fedip** *Tbl. 60 (ret.)mg; Gtt (1ml = 20mg)* **Nifebene** *Tbl. 20 (ret.)mg; Kps. 10, 20 (ret.)mg; Gtt. (1ml = 20mg)* **Nifedipin Gener.** *Tbl. 20 (ret.)mg;Kps. 10mg* **Nifedipin Stada** *Tbl. 20 (ret.)mg; Kps. 5, 10mg* **Nifehexal** *Tbl. 20 (ret.), 40 (ret.)mg; Kps. 10 (ret.)mg* **Ospocard Sublingualspr.** *Spray 5mg/Hub*	**Arterielle Hypertonie, KHK:** 3 x 10–20mg p.o.; 1 x 30–60mg (ret.), 2 x 20mg (ret.); max. 60mg/d p.o.; 0.63–1.25mg/h i.v.; Perf. (5mg) = 0.1mg/ml ⇒ min1–5: 60–120ml/h, dann 6–12ml/h **hypertensive Krise:** 10mg p.o. (Kps. zerbeißen), evtl. Wdh. nach 60min; bei ED von 20mg Wdh. nach 2h; Gtt.: 5-20 Gtt., Wdh. nach 2h **Raynaud-Syndrom:** 3 x 10–20mg p.o. **DANI** nicht erforderlich

Nilvadipin	HWZ 15–20h, Q0 1.0, PPB 99%
Telsan *Kps. 8 (ret.)mg*	**Arterielle Hypertonie:** ini1 x 8mg p.o., je nach Wirkung steigern bis 1 x 16mg **DANI** nicht erforderlich
Nisoldipin	HWZ 7–12h, Q0 1.0, PPB 99%, PRC C, Lact ?
Syscor *Tbl. 5, 10mg*	**Arterielle Hypertonie:** 2 x 5–10mg, max. 2 x 20mg p.o. **chronisch stabile AP:** 2 x 5–10mg, max. 2 x 20mg p.o. **DANI** nicht erforderlich
Nitrendipin	HWZ 8–12h, Q0 1.0, PPB 99%, PRC C
Baypress *Tbl. 10, 20mg; Phiole 5mg/1ml*	**Arterielle Hypertonie:** 1–2 x 10–20mg p.o. **hypertensive Krise:** 5mg sublingual, evtl. Wdh. nach 30 min **DANI** nicht erforderlich

2.5.10 Calciumantagonisten – Kombinationen

Nifedipin + Atenolol	
Beta-Adalat *Kps. 20 (ret.) + 50mg* **Niften** *Kps. 10 (ret.) + 25; 20 (ret.) + 50mg*	**Arterielle Hypertonie:** 1 x 10–20 (ret.) + 25–50mg p.o. **DANI** GFR >30: 100%; < 30: nicht empfohlen
Nitrendipin + Enalapril	
Cenipres *Tbl. 20 + 10mg*	**Arterielle Hypertonie:** 1 x 20 + 10mg p.o. **DANI** GFR <10, HD: KI
Verapamil + Hydrochlorothiazid + Triamteren	
Confit *Tbl. 160 + 25 + 50mg*	**Arterielle Hypertonie:** 1–2 x 160 + 25 + 50mg p.o. **DANI** GFR 50–75: max. 50mg Triamteren; 30–50: max. 25mg Triamteren; < 30: KI
Verapamil + Captopril	PRC D, Lact -
Veracapt *Kps. (ret.) 120 + 25mg*	**Arterielle Hypertonie:** 1–2x 120 + 25mg (ret.) **DANI** GFR < 10: KI

2.5.11 Zentral angreifende Antihypertensiva

Wm: Stimulation zentraler α_2-Rezeptoren ⇒ präsynaptisch ⇒ Noradrenalinfreisetzung ↓ ⇒ postsynaptisch ⇒ peripherer Sympathikotonus ↓, Reninfreisetzung ↓ ⇒ Hemmung des RAA-Systems; **Wm** (α-Methyldopa): zusätzlich Bildung des "falschen" Tansmitters α-Methyl-Noradrenalin; **Wm** (Moxonidin): Stimulation von zentralen Imidazolinrezeptoren, relativ schwache Stimualtion zentraler α_2-Rezeptoren; **Wm** (Rilmenidin): selektive zentrale I1-Imidazolin-Rezeptorbindung; **Wi:** peripherer Widerstand↓, HF↓, HZV↓⇒ RR↓
UW (α-Methyldopa): Sedierung, Schwindel, orthostatische Störungen, Benommenheit, Kopfschmerzen, Bradykardie, Mundtrockenheit, Ödeme, Schlafstörungen, Depression, Halluzinationen, Libidostörungen, Gynäkomastie, Amenorrhoe; **UW** (Clonidin): Schlafstörungen, Depression, Kopfschmerzen, AV-Block, Bradykardie, Sedierung, Mundtrockenheit, Potenz- und Libidostörungen; **UW** (Moxonidin): Benommenheit, Mundtrockenheit, Schläfrigkeit, Schwäche, Schwindel, Kopfschmerz, gestörte Denkprozesse, Schlafstörungen, Übelkeit, Obstipation, Vasodilatation; **UW** (Rilmenidin): Mundtrockenheit, Schwindel, Benommenheit, Kopfschmerzen, Magenschmerzen, Verdauungsstörungen, Ödeme
KI (α-Methyldopa): Lebererkrankungen, schwere Nierenfunktionsstrg., Phaeochromozytom, Depression, schwere Herzinsuffizienz, hämolytische Anämie; **KI** (Clonidin): SZ, Depression, AV-Block II°-III°, Bradykardie < 50/min, Sinusknotensyndrom; **KI** (Moxonidin): Sick-Sinus, sinuatrialer Block, AV-Block II°-III°, Bradykardie < 50, maligne Arrhythmien, Herzinsuffizienz, schwere Koronarinsuffizienz, instabile AP, schwere Nierenfunktionsstrg., Angioödem, schwere Lebererkrankung; **KI** (Rilmenidin): schwere Depression, Nierenschäden, Kinder

α-Methyldopa	HWZ 2h, Q0 0.4, PPB 10-15%, PRC B, Lact +
Aldometil *Tbl. 500mg*	**Arterielle Hypertonie:** ini 1-3 x 125mg p.o., je nach Wirkung steigern bis 2-3 x 250mg **Schwangerschaftshypertonus:** 250-2000mg/d p.o. **DANI** sorgfältige Dosiseinstellung
Clonidin	HWZ 10-20h, Q0 0.4, PPB 30-40%, PRC C, Lact ?
Catapresan *Tbl. 0.075, 0.15mg; Amp. 0.15mg/1ml* **Clonidin Hydrochlorid** *Dstfl. 0.015mg/1ml, 0.15mg/1ml*	**Arterieller Hypertonus:** 2 x 0.075-0.3mg p.o., max. 0.9mg/d p.o. **Hypertensive Krise:** 1-4 x 0.075-0.15mg i.m./ s.c./ i.v.; Perf. (0.45mg) = 9µg/ml ⇒ 1-5ml/h **DANI** sorgfältige Dosiseinstellung
Moxonidin	HWZ 2-3h, Q0 0.4, PPB 7%
Moxonibene *Tbl. 0.2, 0.4mg* **Moxonidin** *Tbl. 0.2, 0.4mg* **Normohex** *Tbl. 0.2, 0.3, 0.4mg*	**Arterielle Hypertonie:** 1-2 x 0.2-0.4mg p.o., max. 0.6mg/d **DANI** GFR: >30: max. 0.4mg/d; < 30: KI
Rilmenidin	HWZ 8-13h, Q0 0.34, PPB 9%, PRC B, Lact -
Iterium *Tbl. 1mg*	**Arterielle Hypertonie:** ini 1 x 1mg p.o.; evtl. Steigerung nach 1 M. auf 2 x 1mg p.o. **DANI** schwere Niereninsuffizienz: KI

2.5.12 Alpharezeptorenblocker	
Wm: reversible α_1- und irreversible α_1-/α_2- (Phenoxybenzamin) Rezeptorenblockade **Wi:** Vasodilatation, Pre- und Afterload ↓; **Wi** (Urapidil): zusätzlich Agonist am 5-HT1A-Rezeptor; **UW:** reflektorische Tachykardie (nicht bei Prazosin), Arrhythmien, orthostatische Dysfunktion, Müdigkeit, Übelkeit, Hyperazidität des Magens, Diarrhö; **UW** (Prazosin): zusätzlich „first-dose-Phänomen" (= orthostatische Dysfunktion v.a. bei 1. Gabe ⇒ einschleichend dosieren!), „Adrenalinumkehr": Adrenalingabe bei α-Blockade ⇒ Vasodilatation, RR↓ (β-Wirkung!); **KI:** Aorten-/Mitralstenose, Perikarderkrankung, Lungenembolie, Linksherzinsuffizienz, Ki.<12 J., SS, SZ	
Doxazosin	HWZ 8.8–22h, Qo 0.95, PPB 98%, PRC C, Lact ?
Ascalan *Tbl. 2, 4, 8mg* **Doxapress** *Tbl. 2, 4mg* **Doxazosin 1A** *Tbl. 2, 4mg* **Doxazosin Arcana** *Tbl. 2, 4mg* **Doxazosin Genericon** *Tbl. 2, 4mg* **Doxazosin Hexal** *Tbl. 2, 4mg* **Doxazosin ratioph.** *Tbl. 2, 4mg* **Hibadren** *Tbl. 2, 4mg*	**Arterielle Hypertonie:** 1 x 2–8mg p.o., max. 16mg/d **DANI** nicht erforderlich
Phenoxybenzamin	HWZ 24h, PRC C, Lact ?
Dibenzyran *Kps. 5, 10mg*	**Phäochromozytom:** 1–3 W. prae-OP: ini 1 x 10mg p.o., je nach Wirkung steigern bis 100mg/d **Ki.:** ini 0.2–0.4mg
Prazosin	HWZ 2.5–4h, Qo 1.0, PPB 95%, PRC C, Lact ?
Minipress *Tbl. 1, 2, 5mg*	**Arterielle Hypertonie:** ini 1–3 x 0.5–1mg p.o., je nach Wi steigern bis max. 20mg/d **Raynaud-Syndrom:** ini 1 x 1mg p.o., stufenweise steigern bis max. 6mg/d **DANI** sorgfältige Dosiseinstellung
Terazosin	HWZ 8–14h, Qo 0.95, PPB 90–94%, PRC C, Lact ?
Terazosin 1A *Tbl. 2, 5mg* **Terazosin Arcana** *Tbl. 2, 5mg* **Terazosin Hexal** *Tbl. 2, 5, 10mg* **Terazosin ratioph.** *Tbl. 1, 2, 5mg* **Urocard** *Tbl. 1, 2, 5mg* **Uroflo** *Tbl. 1, 2, 5mg* **Vicard** *Tbl. 1, 2, 5mg*	**Arterielle Hypertonie:** ini 1 x 1mg p.o., je nach Wirkung steigern bis max. 20mg/d **DANI** nicht erforderlich →238
Urapidil	HWZ 4.7 (10)h, Qo 1.0, PPB 80%
Ebrantil *Kps. 30 (ret.), 60 (ret.), 90 (ret.)mg; Amp. 25mg/5ml, 50mg/10ml* **Hypotrit** *Amp. 25mg/5ml, 50mg/10ml, 100mg/20ml*	**Arterielle Hypertonie:** 2 x 30–90mg (ret.) p.o. **hypertensive Krise:** 10–50mg langsam i.v.; Perf. (150mg) = 3mg/ml ⇒ 3–10ml/h

2.5.13 Direkte Vasodilatatoren

Wm: direkter Angriff an der glatten Muskulatur kleinerer Arterien und Arteriolen ⇒ peripherer Widerstand ↓ (Afterload) ⇒ RR ↓; **UW** (direkte Vasodilatatoren): RR ↓, HF ↑, Na-H_2O-Retention, Schwindel, Kopfschmerz; **UW** (Minoxidil): Hypertrichose, Perikarderguss, Veränderung der T-Welle; **UW** (Nicorandil): Hypotonie, Schock, Linksherzinsuffizienz, Kinder **UW** (Nitroprussid): Cyanidvergiftung; **KI** (Nitroprussid): Aortenisthmusstenose, Hypothyreose, metabolische Azidose; **KI** (Minoxidil): SZ; **KI** (Nicorandil): Hypotonie, Linksherzinsuffizienz, Ki.

Minoxidil	HWZ 4h, Q_0 0.9, keine PPB, PRC C, Lact +
Loniten *Tbl. 5, 10mg*	**Therapieresistente arterielle Hypertonie:** ini 2 x 2.5mg p.o., alle 3d um 5–10mg steigern, ab 50mg um 25mg/d steigern, max. 100mg/d; **Ki:** <12J: ini 0.1mg/kg,alle 3d um 0.1–0.2mg/kg steigern, max.1mg/kg bzw. 50mg/d; **DANI** GFR <30, HD: sorgfältige Dosiseinstellung

Nicorandil	HWZ 1h, Q_0 0.8, PRC B, Lact -
Dancor *Tbl. 10, 20mg*	**KHK:** ini 2 x 5–10mg/d p.o.; evtl. Steigerung bis max. 2 x 20mg/d p.o.

Nitroprussid-Na	HWZ 3–4min (170h), Q_0 1.0 (0.01)
Nipruss *Inf.Lsg. 60mg*	**Hypertensive Krise, kontrollierte Hypotonie (OP):** ini 0.2µg/kg/min i.v., je nach Wi alle 3–5min steigern bis max. 10µg/kg/min, max. Gesamtmenge 1–1.5mg/kg; Perf. (60mg) = 1.2mg/ml ⇒ 1–28ml/h

2.5.14 Mittel zur Therapie der pulmonalen Hypertonie

Wm/Wi (Bosentan): spezifischer und kompetitiver Antagonist am Endothelinrezeptor Typ ETA und ETB ⇒ Inhibition von Endothelin-1-WI ⇒ pulmonaler arterieller Druck ↓ **Wm/Wi** (Sildenafil): Hemmung der Phosphodiesterase Typ 5 ⇒ cGMP-Abbau ↓ ⇒ pulmonaler arterieller Druck ↓ (Phosphodiesterase-5-Inhibitor); **UW** (Bosentan): Kopfschmerzen, Nasopharyngitis, RR ↓, Flush, Ödeme, Anämie, Transaminasen ↑, Leberschaden **UW** (Sildenafil): Kopf-/Gliederschmerzen, Flush, Myalgien, Dyspepsie, Diarrhoe, Husten, Epistaxis, Schlaflosigkeit, Fieber, Grippe, Sehstörungen; **KI** (Bosentan): SS; **Ink** (Bosentan): Ciclosporin; **Ink** (Sildenafil): Itraconazol, Ketoconazol, Nitrate, Ritonavir

Bosentan	HWZ 5h, PPB 98%, PRC X, Lact -
Tracleer *Tbl. 62.5, 125mg*	**Pulmonale Hypertonie (WHO III–IV):** ini 2 x 62.5mg p.o., nach 4 W. 2 x 125mg **DALI** Child B–C: KI

Sildenafil	HWZ 3–5h, PPB 96%, PRC B, Lact ?
Revatio *Tbl. 20mg*	**Pulmonale Hypertonie (WHO III):** 3 x 20mg p.o.; **DANI** GFR < 30: bei schlechter Verträglichkeit 2 x 20mg; **DALI** Child-Pugh A, B: evtl. 2 x 20mg; C: KI

Sitaxentan	HWZ 10h, PPB 99%
Thelin *Tbl. 100mg*	**Pulmonale Hypertonie (WHO III):** 1 x 100mg p.o. **DANI** nicht erforderlich **DALI** Child A–C, Transaminasenerhöhung 3 x ULN: KI

2.5.15 Reserpin + Diuretikum

Wm (Reserpin): Hemmung vesikulärer Speicherung für Katecholamine
Wi: peripherer Widerstand ↓ (Afterload) ⇒ RR ↓, HF ↓, HZV ↓
UW (Reserpin): depressive Verstimmung, gesteigerte GI-Motilität, Bradykardie, orthostatische Störungen, Nasenverstopfung
KI (Reserpin): Depressionen, strenge Indikationsstellung in Gravidität und Stillzeit

Reserpin + Clopamid + Dihydroergocristinmesilat	
Briserin N *Drg. 0.1 + 5mg + 0,5mg*	**Arterielle Hypertonie:** 1 x 1–3 Drg. p.o.

2.6 Diuretika

2.6.1 Schleifendiuretika

Wm: ↓ Rückresorption von Na^+, Cl^-, K^+, H_2O, v. a. im aufsteigenden Teil der Henle-Schleife
Wi: Exkretion von Na^+, Cl^-, K^+, H_2O, Ca^{2+}, Mg^{2+} ↑
UW: K^+ ↓, Ca^{2+} ↓, RR ↓, Hyperurikämie, Thrombose, reversibler Hörverlust
KI: schwere Hypokaliämie, Hypovolämie, Anurie, hepatisches Koma, SZ und SS: strenge Indikationsstellung

Bumetanid	HWZ 1–1.5h, Q0 0.35, PPB 99%, PRC C, Lact ?
Burinex Leo *Tbl. 1mg, Amp. 2mg*	**Ödeme:** ini 1 x 0.5–2mg p.o., evtl. alle 4–6h um 1mg steigern; 0,5–1mg i.v. alle 2–3h wdh. **Lungenödem:** Wdh. in 20-minütigen Intervallen möglich, Erh.Dos. 0.5–1mg, max. 5mg Einzeldosis bzw. 10mg/d p.o. **DANI** nicht erforderlich

Furosemid	HWZ 30–120min, Q0 0.3, PPB 95%, PRC C, Lact ?
Furohexal *Tbl. 40, 80, 500mg; Amp. 20mg/2ml, 40mg/4ml* **Furon** *Tbl. 40, 500mg; Amp. 20mg/2ml, 40mg/4ml* **Furosemid 1A** *Tbl. 40mg* **Furosemid Genericon** *Tbl. 40mg; Amp. 20mg/2ml* **Furostad** *Tbl. 40mg* **Lasix** *Tbl. 40, 80, 500, 30 (ret.), 60 (ret.)mg; Amp. 20mg/2ml, 40mg/4ml; Inf. Konz. Amp. 250mg/25ml*	**Ödeme, Aszites, arterielle Hypertonie:** 1–2 x 20–40mg p.o.; 1 x 60mg (ret.) p.o.; 20–40mg i.v., Wdh. je nach Diurese; **Ki.:** 1–2mg/kg/d p.o., max. 40mg/d p.o.; 0.5mg/kg/d i.v. **Oligurie bei terminaler Niereninsuffizienz:** 250–1000mg/d p.o.; ini 100–200mg i.v., je nach Diurese bis 1000mg/d **akutes Nierenversagen:** ini 40mg i.v., je nach Diurese 50–100mg/h, max. 1500mg/d **DANI** nicht erforderlich

Torasemid	HWZ 3–4h, Q0 0.75, PPB 99%
Torasemid Hexal *Tbl. 2.5, 5, 10, 20mg*	**Arterielle Hypertonie:** 1 x 2.5–5mg p.o. **kardiale Ödeme:** 1 x 5mg p.o., je nach Wirkung bis 20mg/d steigern **Oligurie bei terminaler Niereninsuffizienz:** ini 50mg p.o., je nach Diurese bis 200mg/d **DANI** nicht erforderlich

2.6.2 Benzothiadiazine und Analoga

Wm: Hemmung der Rückresorption von Na^+, Cl^- und H_2O im distalen Tubulus, vermehrte Sekretion von K^+
Wi: Ausscheidung von Na^+, Cl^-, H_2O und K^+ ↑, Exkretion von Ca^{2+} und PO_4^{3-} ↓
UW: Hypokaliämie, Hyperkalzämie, Hyperurikämie, Thrombose, Anämie, Hyperglykämie
KI: Hypokaliämie, Hypovolämie, Niereninsuffizienz, Sulfonamidüberempfindlichkeit, Coma hepaticum, SS/SZ

Butizid	HWZ 4h
nur in Kombination mit anderen Diuretika →61	
Chlortalidon	HWZ 50h, Q0 0.5, PPB 76%
Hydrosan *Tbl. 25mg*	**Ödeme, Herzinsuffizienz:** ini 1 x 50–100mg p.o., max. 200mg, Erh.Dos. 1 x 25–50mg **arterielle Hypertonie:** ini 1 x 12.5–50mg p.o., Erh.Dos. alle 2d 25–50mg **renaler Diabetes insipidus:** ini 2 x 100mg p.o., Erh.Dos. 1 x 50mg **DANI** GFR > 30: 100%; < 30: KI
Clopamid	HWZ 4–5h, Q0 0.6
nur in Kombination mit Reserpin →57	
Hydrochlorothiazid	HWZ 6–8h, Q0 0.05, PPB 64%, PRC B, Lact +
Esidrix *Tbl. 25mg*	**Ödeme:** ini 1 x 25–50mg p.o., Erh.Dos. 1 x 25–100mg **arterielle Hypertonie:** 1 x 12.5–25mg p.o. **DANI** GFR > 30: 100%; < 30: KI
Indapamid	HWZ 15–18h, Q0 0.95, PPB 76–79%, PRC B, Lact ?
Fludex *Tbl. 1.5 (ret.)mg*	**Arterielle Hypertonie:** 1 x 1.5mg (ret.) p.o. **DANI** GFR > 30: 100%; < 30: KI
Xipamid	HWZ 7h, Q0 0.6, PPB 99%
Aquaphoril *Tbl. 40mg*	**Ödeme:** 1 x 10–40mg p.o., max. 2 x 40mg **Arterielle Hypertonie:** 1 x 10–20mg p.o. **DANI** GFR > 30: 100%; < 30: KI

2.6.3 Kaliumsparende Diuretika

Wm: Hemmung der Rückresorption von Na^+, Cl^- und H_2O, Hemmung der K^+-Sekretion im distalen Tubulus
Wi: vermehrte Ausscheidung von Na^+, Cl^- und H_2O, verminderte K^+-Ausscheidung
UW: Hyperkaliämie, metabolische Azidose, megaloblastäre Anämie
KI: Hyperkaliämie, Niereninsuffizienz, Gravidität, Stillzeit

Amilorid	HWZ 6–9h, Qo 0.25, PPB 40%, PRC B, Lact ?
nur als Kombinationspräparat →51, →60	
Triamteren	HWZ 1.5–2.5h, Qo 0.8, PPB 60%, PRC D, Lact -
nur als Kombinationspräparat →53, →60	

2.6.4 Aldosteronantagonisten

Wm: kompetitive Blockade des Aldosteronrezeptors im spätdistalen Tubulus
Wi: vermehrte Ausscheidung von Na^+, Cl^- und H_2O, verminderte K^+-Ausscheidung
UW (Eplerenon): Eosinophilie, Hyperkaliämie, Dehydrierung, Kopfschmerzen, Hypercholesterinämie/-triglyceridämie, Hyponatriämie, Schlaflosigkeit, Benommenheit, Vorhofflimmern, Myokardinfarkt, Linksherzinsuffizienz, Hypotonie, Thrombose der Beinarterien, Pharyngitis, Durchfall, Übelkeit, Blähungen, Erbrechen, Juckreiz, vermehrtes Schwitzen, Rückenschmerzen, Beinkrämpfe, Nierenfunktionsstörung, Krea- und Harnstoff-Anstieg, Kraftlosigkeit, Unwohlsein, Pyelonephritis
UW (Spironolacton): K^+↑, Gynäkomastie, Kopfschmerz, Schläfrigkeit, Ataxie, Harnsäure↑, Verwirrtheit, Impotenz, Amenorrhoe, Hirsutismus, Stimm- und Hautveränderungen
KI (Eplerenon): Kalium > 5,0 mmol/l bei Behandlungsbeginn, Niereninsuffizienz GFR < 50, Leberinsuffizienz Child C, Kombination mit kaliumsparenden Diuretika, starken CYP3A4-Hemmern (Itraconazol, Ketoconazol, Ritonavir, Nelfinavir, Clarithromycin, Telithromycin)
KI: Niereninsuffizienz GFR < 30, Anurie, akutes Nierenversagen, Hyperkaliämie, SS, SZ

Eplerenon	HWZ 3–5h, PPB 50%
Inspra *Tbl. 25, 50mg*	**Herzinsuffizienz mit linksventrikulärer Dysfunktion nach MI:** ini 1 x 25mg p.o., innerhalb von 4W. auf 1 x 50mg steigern **DANI** GFR < 50: KI **DALI** Child C: KI
Kaliumcanrenoat	HWZ 10–18h, PPB >98%
Aldactone *Amp. 200mg/10ml*	**Primärer, sekundärer Hyperaldosteronismus:** 1–2 x 200mg i.v., max. 800mg/d **Ki.:** ini 4–5mg/kg i.v., dann max. 2–3mg/kg **DANI** GFR 30–60: sorgfältige Dosiseinstellung; < 30: KI

Spironolacton	HWZ 1-2 (13-15)h, Q0 1.0, PPB 98%, PRC D, Lact +
Aldactone *Drg. 50mg; Kps. 100mg* **Spirobene** *Tbl. 50, 100mg* **Spirohexal** *Tbl. 100mg* **Spirono Genericon** *Tbl. 50mg* **Spironolacton Agepha** *Tbl. 100mg*	**Primärer, sekundärer Hyperaldosteronismus:** ini 100-200mg p.o., max. 400mg/d, nach 3-6d 50-100mg, max. 200mg/d **Ki.:** ini 4-5mg/kg/d p.o., nach 3-5d 2-3mg/kg/d **DANI** GFR 30-60: sorgfältige Dosiseinstellung; < 30: KI

2.6.5 Osmotische Diuretika

Wm: osmotische Bindung von Wasser im Tubuluslumen der Niere
Wi: vermehrte Wasserausscheidung bei geringer Mehrausscheidung von Elektrolyten
UW: Exsikkose, Hypernatriämie, Volumenbelastung
KI: Herzinsuffizienz, Lungenödem

Mannitol	HWZ 71-100min, Q0 0.05, PRC C, Lact ?
Mannit Fresenius *Inf.Lsg.: 10, 15%* **Mannit Mayrhofer** *Inf.Lsg.: 10, 15, 20%*	**Beginnendes akutes Nierenversagen nach Trauma, Schock:** bis 1.5g/kg/d i.v., max. 0.3g/kg/h **Hirnödem:** 1.5-2g über 30-60min i.v.

2.6.6 Diuretika-Kombinationen

Amilorid + Hydrochlorothiazid	PRC B, Lact -
Amiloretik *Tbl. 5 + 50mg* **Amilostad HCT** *Tbl. 5 + 50mg* **Loradur** *Tbl. 2.5 + 25mg, 5 + 50mg* **Moduretik** *Tbl. 5 + 50mg*	**Arterielle Hypertonie:** ini 1 x 2.5 + 25mg p.o., Erh.Dos. 1 x 1.25 + 12.5mg **Ödeme:** 1 x 2.5-5 + 25-50mg, max. 10 + 100mg/d **DANI** GFR < 30: KI

Triamteren + Hydrochlorothiazid	PRC D, Lact -
Dytide H *Tbl. 50 + 25mg* **Triamteren Genericon comp** *Tbl. 50 + 25mg* **Triastad HCT** *Tbl. 25 + 12.5mg*	**Arterielle Hypertonie:** ini 1-2 x 50 + 25mg p.o., Erh.Dos. 1 x 25-50 + 12.5-25mg **Ödeme:** ini 2 x 50-100 + 25-50mg p.o., Erh.Dos. 1 x 25 + 12.5mg oder 50 + 25mg alle 2d **Herzinsuffizienz:** 1-2 x 50 + 25mg p.o. **DANI** GFR: 75-100: max. 100mg Triamteren/d p.o.; 50-74: max. 50mg Triamteren/d; 30-49: max. 25mg Triamteren/d; < 30: KI

Spironolacton + Furosemid	
Furospirobene *Tbl. 50 + 20, 100 + 20mg* **Lasilacton** *Tbl. 50 + 20, 100 + 20mg* **Spirono Genericon comp** *Tbl. 50 + 20, 100 + 20mg*	**Hyperaldosteronismus mit Ödemen, Aszites:** ini 1–4 x 50–100 + 20mg p.o., nach 3–6d Erh.Dos. 50–300 + 20–60mg/d, evtl. nur alle 2–3d **DANI** GFR 30–60: sorgfältige Dosiseinstellung; <30: KI
Spironolacton + Butizid	
Aldactone Saltucin forte *Kps. 100 + 10mg* **Buti-Spirobene** *Tbl. 50 + 5mg, 100 + 10mg*	**Leberzirrhose mit Ödemen, Aszites, Ödeme bei Herz-/Nierenschäden, respiratorische Insuffizienz:** ini 1–2 x 1 Tbl./Kps. p.o., nach 3–6d 1 x 1 Tbl./Kps. tgl. oder jeden 2. Tag **DANI** GFR 30–60: sorgfältige Dosiseinstellung; <30: KI
Spironolacton + Hydrochlorothiazid	
Deverol mit Thiazid *Tbl. 50 + 10mg*	**Hyperaldosteronismus mit Ödemen, Aszites:** ini 2–4 x 1 Tbl. p.o., nach 3–6d 1–2 x 1 Tbl. **DANI** GFR 30–60: sorgfältige Dosiseinstellung; <30: KI

2.7 Koronarmittel

2.7.1 Nitrate, sonstige Vasodilatatoren

Wm: Metabolit NO relaxiert die glatte Gefäßmuskulatur
Wi: Vorlast ↓ durch venöses Pooling, Koronarspasmolyse, Nachlast ↓
UW: RR-Abfall, Tachykardie, Kopfschmerzen, Tachyphylaxie (nicht bei Molsidomin)
KI: Hypotonie, Schock, hypertrophe obstruktive Kardiomyopathie, gleichzeitige Einnahme von Sildenafil, Vardenafil, Tadalafil

Glyceroltrinitrat (Nitroglycerin)	HWZ 2–4.4min, Qo 1.0, PPB 60%, PRC C, Lact ?
Deponit NT *TTS 5, 10 15mg/d* **Nitroderm** *TTS 5, 10, 15mg/d* **Nitrodur** *TTS 5, 10mg/d* **Nitrolingual** *Kps. 0.8 mg; Spray 0.4mg/Hub* **Nitromack** *Kps. 2.5 (ret.)mg* **Nitropohl** *Amp 5mg/5ml, 25mg/5ml, 50mg/50ml* **Perlinganit** *Amp. 10mg/10ml, 50mg/50ml*	**Akute Angina pectoris, Lungenödem:** 0.8–1.2mg sublingual; 1–3 Hub (à 0.4mg), evtl. Wiederholung nach 10min; 2–8mg/h i.v.; Perf. (50mg) = 1mg/ml ⇒ 2–8ml/h **Angina pectoris Pro.:** 2–3 x 2.5–5mg(ret.) p.o.; TTS: 1 Pfl. (5–10mg)/d **DANI** nicht erforderlich

Isosorbidmononitrat	HWZ 4–5h, Qo 0.8, PRC C, Lact ?
Elantan *Tbl. 20mg* **ISMN Genericon** *Tbl. 20, 40, 60 (ret.)mg* **ISMN Hexal** *Tbl. 20, 40, 60 (ret.)mg* **ISMN ratioph.** *Tbl. 20, 40, 50 (ret.)mg* **Isomonat** *Tbl. 20, 40, 40 (ret.)mg* **Isosorbidmononitrat 1A** *60 (ret.)mg* **Monoket** *50 (ret.)mg* **Monomack** *Tbl. 20, 40, 50 (ret.)mg; Gtt. (18Gtt. = 40mg)* **Myocardon mono** *Tbl. 20, 40, 60 (ret.)mg* **Olicardin** *Tbl. 40 (ret.), 60 (ret.)mg*	**Pro., Langzeittherapie der Angina pectoris:** 2 x 20–40mg p.o.; 1 x 40–100mg (ret.) p.o. **DANI** nicht erforderlich

Isosorbiddinitrat	HWZ 0.5 (5h), Qo 1.0, PPB 16–40%, PRC C, Lact ?
Cedocard *Tbl. 5, 20, 20 (ret.)mg* **Hexanitrat** *Tbl. 20 (ret.), 40 (ret.)mg* **Isoket** *0.1% Inf.Konz. Amp 10mg/10ml.* **Isomack** *Kps. 20 (ret.), 40 (ret.), 120 (ret.)mg*	**Akute AP:** 5mg sublingual, evtl. Wdh. nach 10min; ini 1–2mg/h i.v., max. 8–10mg/h i.v. **Pro., Langzeittherapie der Angina pectoris:** 2 x 10–40mg p.o.; 2 x 20mg (ret.) p.o.; 1–2 x 40–60mg (ret.); 1 x 80–120mg (ret.) **DANI** nicht erforderlich

Molsidomin	HWZ 0.25 (1–2)h, Qo 0.9, PPB 3–11%
Molsidolat *Tbl. 2, 4mg* **Molsidomin 1A** *Tbl. 2, 4mg* **Molsihexal** *Tbl. 2, 4mg*	**Pro., Langzeittherapie d. Angina pectoris:** 2 x 2–4mg p.o., max. 3–4 x 4mg **DANI** nicht erforderlich

2.7.2 I_f-Kanal-Hemmer

Wm/Wi: selektive Hemmung des I_f-Kanals, der die spontane Depolarisation am Sinusknoten kontrolliert ⇒ negativ chronotrop, myokardialer O_2-Verbrauch ↓, O_2-Versorgung ↑
UW: lichtbedingte visuelle Symptome, Verschwommensehen, HF ↓, AV-Block I°, VES, SVES, Palpitationen, Kopfschmerzen, Übelkeit, Schwindel
KI: bekannte Überempfindlichkeit gegen Ivabradin, HF in Ruhe < 60/min, kardiogener Schock, akuter MI, schwere Hypotonie, schwere Leberinsuffizienz, Sick Sinus, SA Block, AV-Block III°, Herzinsuffizienz NYHA III–IV, Herzschrittmacherabhängigkeit, instabile AP, SS/SZ
Ink: starke CYP-3A4-Hemmer (z.B. Itraconazol, Clarithromycin, orales Erythromycin, Telithromycin, Nelfinavir, Ritonavir)

Ivabradin	HWZ 2h, PPB 70%
Procoralan *Tbl. 5, 7.5mg*	**Angina pectoris:** ini 2 x 5mg p.o., ggf. nach 3–4 W. auf 2 x 7.5mg steigern **DANI** GFR <15: vorsichtige Anwendung

2.8 Antiarrhythmika

2.8.1 Klasse Ia-Antiarrhythmika

Wm/Wi: Na^+-Einstrom ↓ ⇒ Depolarisation↓, Leitungsgeschwindigkeit ↓ (negativ dromotrop), AP-Schwellenpotenzial↑ (Erregung↓), negativ inotrop, K^+-Ausstrom↓⇒ AP-Dauer↑, Refraktärzeit↑
UW: (Ajmalin): Transaminasen↑, Cholestase, Blutbildveränderungen, Proarrhythmien, Reizleitungsstörungen, Kammerfrequenz↑bei Vorhofflimmern, Flush-Symptomatik, GI-Beschwerden
UW (Chinidin): Übelkeit, Erbrechen, Diarrhoe, Proarrhythmie, ventrikuläre Tachykardie, Torsade de pointes
UW (Prajmaliumbitartrat): Appetitlosigkeit, Erbrechen, Diarrhoe, Übelkeit, Obstipation, intrahepatische Cholestase
KI (Ajmalin): Bradykardie < 50/min, Erregungsleitungsstörungen, AV-Block II-III°, Adam-Stokes-Anfall, manifeste Herzinsuffizienz, Digitalisintoxikation, hypertrophe Kardiomyopathie, Myasthenia gravis, bis 90d nach MI, erhebliche Verbreiterung des QRS, QT-Verlängerung
KI (Chinidin): kardiale Dekompensation, Digitalisüberdosierung, AV-Block II-III°, Myokarditis, Thrombopenie, verlängerte QT-Zeit, bis 90d nach MI
KI (Prajmaliumbitartrat): s. Ajmalin, zusätzlich Z.n. medikamentös-induzierter Cholestase

Ajmalin	HWZ 1.6h, Qo 0.85, PPB 75%
Gilurytmal *Amp. 50mg/10ml*	**(Supra-)ventrikuläre Tachykardie:** 25–50mg langsam i.v., ggf. Wdh. nach 30min, ggf. Dauerinfusion 0.5-1mg/kg/h **Ki.:** 1mg/kg i.v. **DANI** sorgfältige Dosiseinstellung
Chinidinhydrogensulfat	HWZ 6–7h, Qo 0.8, PPB 70%
Chinidin-Duriles *Tbl. 200 (ret.)mg*	**Th./Pro. supraventrikuläre Tachykardie:** ini 1 x 1 Tbl. Testdosis, dann 2 x 200–1000 (ret.)mg/d p.o. **nach Konversion von Vorhofflimmern:** 2 x 200–800 (ret.)mg **Kardioversion von Vorhofflimmern:** 2 x 400–1200 (ret.)mg , max. 2400mg/d **DANI** nicht erforderlich
Prajmaliumbitartrat	HWZ 4–7h, Qo 0.95, PPB 60%
Neogilurytmal *Tbl. 20mg*	**(Supra-)ventrikuläre Tachyardie.:** ini 3–4 x 20mg p.o., nach 2–3d 2–4 x 10mg **DANI** 33–50%

2.8.2 Klasse Ib-Antiarrhythmika

Wm: Na^+-Einstrom ↓, K^+-Ausstrom ↑, Phase-4-Depolarisation verlangsamt; **Wi:** Erregbarkeit ↓, v.a. am Ventrikel (s. Klasse Ia), AP-Dauer + Refraktärzeit (Purkinjesystem) ↓, an Vorhof und Ventrikel ↑, Ausfilterung hochfrequenter Erregungen (Extrasystolen), AV-Überleitung evtl. ↑, negative Inotropie geringer als Klasse Ia, in hohen Konzentrationen negativ dromo-, inotrop; **UW** (Lidocain): Bradykardie, Hypotonie, Schwindel, Nausea; **UW** (Phenytoin): Gingivahyperplasie, Hypertrichose, Schwindel, Ataxie; **KI** (Lidocain): AV-Block II°–III°, Asystolie **KI** (Phenytoin): AV-Block II°–III°, Sick-Sinus, Herzinsuffizienz, strenge Ind.stellung in SS/SZ

Lidocain	HWZ 1.5–2 (3.5) h, Qo 0.9, PPB 60%, PRC B, Lact +
Lidocrit *2% Amp. 200mg/10ml* **Lidocain** *10% Amp. 1000mg/10ml* **Xylanaest purum** *0,5% Dstfl. 5mg/ml; 1% Dstfl. 10mg/ml; 2% Dstfl. 20mg/ml; 2% Amp. 40mg/2ml; 100mg/5ml* **Xylocain** *2% Amp. 100mg/5ml; 1% Dstfl. 10mg/ml; 2% Dstfl. 20mg/ml* **Xylocard** *2% Amp. 100mg/5ml; 20% Amp. 1000mg/5ml* **Xyloneural** *Amp. 50mg/5ml; Dstfl. 10mg/ml*	**Ventrikuläre HRST:** ini 50–100mg i.v., dann Perf. (1g) = 20mg/ml ⇒ 6–12ml/h **Ki.:** 0.5–1mg/kg i.v. **DANI** sorgfältige Dosiseinstellung

Phenytoin	HWZ 22h, Qo 1.0, PPB 83–94%, PRC D, Lact +
Epanutin parenteral *Amp. 250mg/5ml* **Phenhydan** *Amp. 250mg/5ml; Inf. Konz. 750mg/50ml*	**Ventrikuläre HRST:** ini 250mg i.v. über 20min, Wdh. nach Wirkung, max. 750mg/d **DANI** nicht erforderlich

2.8.3 Klasse Ic-Antiarrhythmika

Wm: Verlängerung der Erregungsleitung und Refraktärzeit (AV u. Ventrikel), keine Vagolyse
UW: Hypotonie, AV-Block, Nausea, Proarrhythmien, cholestatische Hepatitis
KI: Herzinsuffizienz, Sick-Sinus, schweres Asthma bronchiale

Flecainid	HWZ 20h, Qo 0.7, PPB 40%, PRC C, Lact +
Aristocor *Tbl. 100mg; Amp. 50mg/5ml*	**(Supra-) ventrikuläre Tachykardie:** 2 x 100–200mg p.o.; 1mg/kg langsam i.v., evtl. nach 15–20min 0.5mg/kg; Dauerinfusion: 200–400mg/d; **DANI** GFR < 50: ini max. 2 x 50mg p.o., Erh.Dos. max. 2 x 150mg p.o.; max. 300mg i.v.

Propafenon	HWZ 5–8h, Qo 1.0, PPB 85–95%, PRC C, Lact ?
Propafenon Genericon *Tbl. 150, 300mg* **Rythmonorma** *Tbl. 150, 300mg; Amp. 70mg/20ml*	**(Supra-) ventrikuläre Tachykardie:** 3 x 150mg oder 2 x 300mg p.o., max. 3 x 300mg p.o.; 0.5–1mg/kg i.v., max. 560mg/d **Ki.:** 10–20mg/kg p.o. in 3–4 ED **DANI** nicht erforderlich

2.8.4 Klasse II-Antiarrhythmika

= Betarezeptorenblocker (→48)

2.8.5 Klasse III-Antiarrhythmika

Wm/Wi: Blockade von Kaliumkanälen ⇒ AP-Dauer ↑; **UW** (Amiodaron): Korneaablagerungen, Lungenfibrose, Photosensibilität, Leberschäden, Sehstörungen, Erythema nodosum, Hypo-/Hyperthyreose; **UW** (Sotalol): AV-Block, Bradykardie, Hypotonie, Herzinsuffizienz ↑, QT-Zeit-Verlängerung, ventrikuläre Tachyarrhythmien, Torsade de pointes, Bronchokonstriktion, periphere Vasokonstriktion, Insulinsekretion ↓, Glykogenolyse ↓, Maskierung von Hypoglykämiesymptomen, Potenzstörungen; s. auch β-Blocker (→ 48); **KI** (Amiodaron): AV-Block II°-III°, Bradykardie, Schilddrüsenerkrankung, Jodallergie, SS, SZ; **KI** (Sotalol): Herzinsuffizienz NYHA IV, akuter Herzinfarkt, AV-Block II°-III°, SA-Block, Sinusknotensyndrom, Bradykardie < 50/min, vorbestehende QT-Verlängerung, obstruktive Atemwegserkrankungen, schwere pAVK s. Betarezeptorenblocker (→ 48)

Amiodaron	HWZ 20–100d, Qo 1.0, PPB 95%, PRC D, Lact -
Sedacoron *Tbl. 200mg; Amp. 150mg/3ml*	**(Supra-)ventrikuläre HRST:** d 1–10: 3–6 x 200mg p.o., Erh.Dos. 1 x 200mg an 5d/W.; 5mg/kg über 3 min i.v.; Dauerinfusion: 10–20mg/kg in 250–500ml Glucose 5% für max. 7d; **DANI** nicht erforderlich

Sotalol	HWZ 7–18h, Qo 0.015, keine PPB, PRC B, Lact ?
Sotacor *Tbl. 80, 160mg; Amp. 40mg/4ml* **Sotahexal** *Tbl. 80, 160mg* **Sotalol Arcana** *Tbl. 80, 160mg* **Sotamed** *Tbl. 80, 160mg* **Sotastad** *Tbl. 80, 160mg*	**(Supra-)ventrikuläre HRST:** ini 2–3 x 40mg p.o., je nach Wirkung steigern bis 3 x 160mg; 20mg langsam i.v., evtl. Wdh. nach 20 min, max. 1.5mg/kg i.v. **DANI** GFR 10–30: 50%; < 10: 25%

2.8.6 Klasse IV-Antiarrhythmika

= Ca-Antagonisten mit antiarrhythmischer Wirkung (→51)

2.8.7 Sonstige Antiarrhythmika

Wm/Wi (Adenosin): über Purin-1-Rezeptor vermittelte Verlangsamung der Überleitungszeit an AV- und Sinusknoten ⇒ Terminierung von Reentry-Tachykardien, Relaxierung von Gefäßmuskelzellen; **UW** (Adenosin): Flush, thorakale Schmerzen, HF ↓, Asystolie (meist transient), Sinuspause, Dyspnoe, ventrikuläre u. supraventrikuläre Extrasystolen, AV-Block, ventrikuläre Tachykardie, Vorhofflimmern, Schwindel, Kopfschmerzen, innere Unruhe, Verschwommensehen, Bronchospasmus, metallischer Geschmack, RR ↓; **KI** (Adenosin): AV-Block II°-III°, Sick-Sinus, Vorhofflimmern, obstruktive Lungenerkrankung, QT-Intervall ↑

Adenosin	HWZ < 10s, Qo 1.0, PRC C, Lact ?
Adenosin Ebewe *3mg/ml*	**Paroxysmale AV-junktionale Tachykardie:** 3–6–9–12mg jeweils als Bolus je nach Wi **Ki.:** ini 100µg/kg i.v., je nach Wirkung steigern um 50µg/kg alle 2min bis 250µg/kg **pharmakologische Provokation einer Myokardischämie:** 140µg/kg/min über 4–6min i.v.; **DANI** nicht erforderlich

2.9 Digitalisglykoside

Wm: Hemmung des aktiven Na^+-K^+-Transports an der Muskelzelle ⇒ intrazelluläres Na^+ ↑ ⇒ Na^+-Ca^{2+}-Austausch ↓ ⇒ intrazelluläres Ca^{2+} ↑, Vagusaktivität ↑, Sympathikus-aktivität ↓
Wi: positiv inotrop, Schlagvolumen ↑ ⇒ Erhöhung des Wirkungsgrades des insuffizienten Herzens, Gewebsperfusion ↑, Koronarperfusion ↑, negativ chrono-, dromotrop, Refraktärzeit am AV-Knoten ↑, am Myokard ↓ ⇒ Aktivierung ektoper Schrittmacher, positiv bathmotrop
UW: AV-Block, Arrhythmie, Extrasystolen, Nausea, Erbrechen, Diarrhoe, Farbsehstörungen, Verwirrtheit
KI: AV-Block II°–III°, WPW-Syndrom, ventrikuläre Tachykardie, Carotissinus-Syndrom, hypertrophe obstruktive Kardiomyopathie, Hyperkalzämie, Hypokaliämie, thorakales Aortenaneurysma

Digitoxin	HWZ 7–8d, Q0 >0.7, PPB 90–97%, PRC C, Lact +
Digimerck *Tbl. 0.07, 0.1mg; Amp.0.25mg/1ml*	**Herzinsuffizienz, tachykardes Vorhofflimmern:** d 1–3: 3 x 0.07–0.1mg p.o., dann: 1 x 0.07–0.1mg; d1: 0.5mg i.v., d2 + 3: 0.25mg i.v., dann: 0.07–0.1mg/d i.v. **DANI** nicht erforderlich
Beta-Acetyldigoxin	HWZ (40)h, Q0 0.3, PPB 30%
Corotal *Tbl. 0.2mg* **Lanatilin** *Tbl. 0.2mg* **Novodigal** *Tbl. 0.2mg*	**Herzinsuffizienz, tachykardes Vorhofflimmern:** d 1–2: 3 x 0.2mg p.o., dann: 1 x 0.2–0.3mg **Ki.:** 1–3J.: d1: 40µg/kg p.o. in 3 Dosen, dann 10µg/kg; 4–12J.: d1: 25–30µg/kg p.o. in 3 Dosen, dann 5µg/kg **DANI** GFR 30–50: 50%; 10–29: 25%
Metildigoxin	HWZ 48h, Q0 0.35, PPB 20–30%
Lanitop *Tbl. 0.1, 0.15mg; Gtt. (15Gtt. = 0.2mg); Amp.0.2mg/2ml*	**Herzinsuffizienz, tachykardes Vorhofflimmern:** d 1–2: 1 x 0.3–0.4mg p.o./i.v., dann: 1x 0.1–0.3mg p.o./i.v. **Ki.:** Gtt. nach kg s. Pck.Beil. **DANI** GFR 50–100: 50%; 20–49: 33–50%; < 20: 33%

2.9.1 Kombinationspräparate

Beta-Acetyldigoxin + Spironolacton	
Digi-Aldopur *Drg. 0.2 + 50 mg*	**Hydropische Herzinsuffizienz, hypokaliämische HRST:** 1–2mal tgl. 1 Drg.

3 Blut

3.1 Mineralstoffe

3.1.1 Kaliumpräparate

UW (Kalium oral): Übelkeit, Erbrechen, Aufstoßen, Sodbrennen, Blähungen, Leibschmerzen, Durchfälle, (ret.:) Schleimhautulzerationen, GI-Blutungen
KI (Kalium): Hyperkaliämie, Hyperchlorämie, Niereninsuffizienz, M. Addison

Kalium	
Kalioral Fresenius *Pulver 40mmol K^+*	**Kaliumsubstitution:** 40–100mmol/d p.o., max. 150mmol/d
Kaliumchlorid	PRC C, Lact ?
Kaliumchlorid Fresenius 1 molar *Amp. 20mmol K^+/20ml* **Kaliumchlorid Braun 7,45%** *Amp. 10mmol K^+/10ml* **KCL-retard Zyma** *Drg. 8mmol K^+* **Microkalium retard** *Kps. 8mmol K^+*	**Kaliumsubstitution:** max. 20mmol K^+/h bzw. max. 2–3mmol K^+/kg/d i.v.; bei periphervenöser Gabe. max. 40mmol/l (ad inf.); 3 x 8–16mmol p.o.

3.1.2 Calciumpräparate

UW (Calcium i.v.): starkes Wärmegefühl, Schweißausbruch, RR-Abfall, Übelkeit, Erbrechen, Herzrhythmusstörungen
KI (Calcium i.v.): Hyperkalzämie, Nephrokalzinose, Digitalisintoxikation, schwere Niereninsuffizienz

Calcium-Ion	
Calcium 1A *Brausetbl. 500, 1000mg* **Calcium Carbonat-Dial** *Kautbl. 500mg* **Calcium-Sandoz** *Brausetbl. 500, 1000mg* **Calcium S.Med Pfirsich** *Pulver 500mg* **Calcium Carbonicum** *Tbl. 1000mg* **Treisacarb** *Tbl. 500mg*	**Calciumsubstitution, Osteoporose:** 1–3 x 500mg p.o.
Calciumglukonat/Calciumsaccharat	PRC C, Lact ?
Calcium Fresenius 10% *Amp. 2.25mmol/10ml* **Calcium Gluconat 10% B.Braunschweig** *Amp. 2.26mmol/10ml*	**Hypokalzämie:** 2.25–4.5 mmol i.m. oder langsam i.v.

3.1.3 Magnesiumpräparate

UW: Müdigkeit, Diarrhoe, ZNS-Strg., Herzrhythmusstrg., Muskelschwäche, Atemdepression
KI: Anwendungsbeschränkg. bei eingeschränkter Nierenfkt., i.v.: AV-Block, Myasthenia gravis

Magnesium

Biolectra Magnesium forte *Brausetbl. 10mmol* **Cormagnesin** *Amp. 17mmol/10ml* **Emgecard** *Tbl. 2.5mmol; Granulat 5mmol/Btl.; Amp. 3mmol/10ml* **Iroviton** *Brausetbl. 6.2mmol* **Magnesium 1A** *Brausetbl. 5mmol* **Magnesium Genericon** *Brausetbl. 10mmol* **Magnesium Verla** *Tbl. 2.5mmol; Granulat 5mmol/Btl.* **Magnesium Diasporal** *Lutschtbl. 4mmol; Granulat 12mmol / Btl.* **Magnesium gluconicum LH** *Amp. 2.4mmol* **Magnesulf** *Inf. Konz. Amp. 4mmol* **Magnofit** *Brausetbl. 6 mmol, Kautbl. 7.5mmol* **Magnonorm Genericon** *lösl. Tbl. 15 mmol* **Magnosolv** *Granulat 15 mmol / Btl.* **Magvital** *Kautbl. 5mmol; Gran. 10mmol/Btl.; Amp. 4.05mg/10ml, 20.25mmol/10ml*	**Magnesiummangel:** ini 0.37mmol/kg/d p.o., Erh.Dos. 0.185mmol/kg/d; alle 1–2d 2.5–4mmol i.v./i.m. **Torsade-de-pointes-Tachykardie:** ini 8mmol über 15min i.v., dann: 3mmol/h f. 10h **Muskelrelaxierung bei Abortneigung, vorzeitigen Wehen:** ini 8–16mmol über 15–30min i.v., dann 4–8mmol/h

3.2 Phosphatbinder

Wi (alle): Hemmung der enteralen Phosphatresorption
UW (aluminiumhaltige Substanzen): Obstipation, Ileus, Al-Einlagerung in Nerven-/Knochen
UW (Sevelamer): Schmerz, Übelkeit, Erbrechen, Diarrhoe, Obstipation, Dyspnoe
KI (aluminiumhaltige Substanzen)): manifeste Al-Intoxikation
KI (Sevelamer): Hypophosphatämie, Ileus, strenge Ind.Stellung in Gravidität/Stillzeit

Aluminiumhydroxid

Antiphosphat Gry *Tbl. 600mg*	**Hyperphosphatämie bei Niereninsuffizienz:** 3–4 x 0.6–3g p.o. 10–20min vor der Mahlzeit

Sevelamer PRC C, Lact ?

Renagel *Kps. 800mg*	**Hyperphosphatämie bei Niereninsuffizienz:** nach Serumphosphatspiegel (mmol/l): 1.94–2.42: 3 x 800mg p.o.; 2.42–2.91: 3 x 1600mg p.o.; > 2.91: 3 x 1600mg p.o.

3.3 Kationenaustauscher

Wm/Wi: enterale Zufuhr eines unlöslichen Kunststoffes mit Sulfonsäure als Grundgerüst, Austausch von Kationen ⇒ Neutralisation der Säure entsprechend dem Konzentrationsverhältnis im Darmlumen ⇒ Bindung von Kalium
UW: Übelkeit, Erbrechen, Obstipation, Hyperkalzämie
KI: Hypokaliämie, Hyperkalzämie, stenosierende Darmerkrankungen

Polystuyrensulfonsäure

CPS Pulver *Btl. 15g* **Resonium A** *Dose 500g*	2–4 x 15g p.o.; 1–2 x 30g i. 150–200 ml Wasser als Einlauf

3.4 Parenterale Ernährung

3.4.1 Tagesbedarf bei parenteraler Ernährung

Substrat	Einheit	Bedarf	Substrat	Einheit	Bedarf
Wasser	[ml/kg]	30–50	**K^+**	[mmol/kg]	0,5–2
Energie	[kcal/kg]	25–35	**Ca^{2+}**	[mmol/kg]	0,1
Kohlenhydrate	[g/kg]	3–4	**Cl^-**	[mmol/kg]	2–4
Aminosäuren	[g/kg]	1	**Mg^{2+}**	[mmol/kg]	0,1
Fett	[g/kg]	1	**PO_4^{3-}**	[mmol/kg]	0,2
Na^+	[mmol/kg]	1–2			

3.4.2 Stufenschema zur parenteralen Ernährung

		Infusionlösungen	Beispiel
Stufe 1	**Tag1** nach kleinen Eingriffen, guter EZ Nahrungskarenz < 2d	30 ml/kg als Vollelektrolytlösung evtl. mit Zusatz von Glucose 5%	2000 ml Sterofundin 500 ml Glucose 5% evtl. 500 ml NaCl 0.9%
Stufe 2	**Tag 2–3** bei mittelfristiger Nahrungskarenz u. geringgradiger Katabolie	2.5–3.5%ige Aminosäurelsg., 5–10%ige Kohlenhydratlösung, 2/3-Elektrolytlösung	1000 ml Clinmix 3% 1000 ml Glucose 10% 500–1000 ml Elomel OP
Stufe 3	**ab Tag 4** bei längerfristiger, vollständiger parenteraler Ernährung, ZVK erforderlich	10–15%ige Aminosäurelsg., 20–50%ige Kohlenhydratlösung, 10–20%ige Fettlösung, Vitamine, Spurenelemente	1000 ml Aminomel 10 500 ml Glucose 50% 1250 ml Elomel OP 250 ml Lipofundin 20% + 1A Rivitin + 1 Dstfl. Cernevit

3.4.3 Vollelektrolytlösungen (Na^+ 121–160 mmol/l)

Ind: Plasmaisotoner Flüssigkeitsersatz bei isotoner und hypotoner Dehydratation

	Na^+ mmol/l	Ca^{2+} mmol/l	Cl^- mmol/l	K^+ mmol/l	Mg^{2+} mmol/l	Acet. mmol/l	Lact. mmol/l	Gluc. g/l
Elomel	140	2.5	108	5	1.5	45	-	-
Ringer-Lösung	147	2.3	155	4.0	-	-	-	-
Ringer-Lactat	130	2.0	112	5.0	-	-	27	-
Sterofundin G	140	2.5	106	4.0	1.0	-	45	-

3.4.4 Zweidrittelelektrolytlösungen (Na^+ 91–120 mmol/l)

Ind: Flüssigkeitsersatz bei hypertoner und isotoner Deydratation, partielle Deckung des Energiebedarfs durch Kohlenhydratzusatz

	Na^+ mmol/l	Ca^{2+} mmol/l	Cl^- mmol/l	K^+ mmol/l	Mg^{2+} mmol/l	Acet. mmol/l	Gluc. g/l	Xylit g/l	Kcal/l
Elomel OP	100	2.0	90	18	3.0	38	-	-	0

3.4.5 Halbelektrolytlösungen (Na^+ 61–90 mmol/l)

Ind: Flüssigkeitsersatz bei hypertoner Dehydratation, partielle Deckung des Energiebedarfs durch Kohlenhydratzusatz

	Na^+ mmol/l	Ca^{2+} mmol/l	Cl^- mmol/l	K^+ mmol/l	Mg^{2+} mmol/l	Acet. mmol/l	Gluc. g/l	Xylit g/l	Kcal/l
Elomel semiton	70	1.25	76.5	2.5	0.75	-	50	-	200
Sterofundin HG5	70	1.25	53	2	0.5	-	50	-	200

3.4.6 Kaliumfreie Lösungen

Ind: Kaliumfreier Flüssigkeitsersatz bei gestörter bzw. unbekannter Nierenfunktion

	Na^+ mmol/l	Ca^{2+} mmol/l	Cl^- mmol/l	K^+ mmol/l	Mg^{2+} mmol/l	Acet. mmol/.l	Gluc. g/l	Xylit mmol/l	Kcal/l
NaCl 0.9%	154	-	154	-	-	-	-	-	-
Sterofundin A (mit Lactat)	54	-	31.5	-	-	-	-	-	-

3.4.7 Kohlenhydratlösungen

Ind (Glucose 5%, 10%): Zufuhr freien Wassers bei hypertoner Dehydratation, partielle Deckung des Kohlenhydratbedarfs; **Ind** (Glucose 20–70%): partielle bis komplette Kohlenhydratzufuhr

	Na^+ mmol/l	Ca^{2+} mmol/l	Cl^- mmol/l	K^+ mmol/l	Mg^{2+} mmol/l	Gluc. g/l	Osmo mosm/l	Kcal/l
Glucose 5%	-	-	-	-	-	50	277	200
Glucose 10%	-	-	-	-	-	100	555	400
Glucose 20%	-	-	-	-	-	200	1110	800
Glucose 40%	-	-	-	-	-	400	2200	1600
Glucose 50%	-	-	-	-	-	500	2775	2000
Glucose 70%	-	-	-	-	-	700	3885	2870

3.4.8 Aminosäurelösungen

Ind: Zufuhr von essentiellen u. nicht essentiellen Aminosäuren zur parenteralen Ernährung, z.T. mit Kohlenhydraten und Elektrolyten kombiniert

	Na^+ mmol/l	Ca^{2+} mmol/l	Cl^- mmol/l	K^+ mmol/l	As. g/l	Gluc. g/l	Xylit g/l	Osmo mosm/l	Kcal/l
Aminomel 5% G.	65	6	84	25	50	100	-	1196	600
Aminomel 10% G.	65	6	91.5	25	100	100	-	1620	800
Aminomix Lsg. 1.	50	2.5	100	30	50	200	-	1769	1000
Aminomix Lsg. 2.	50	2.5	85	30	50	120	-	1316	680
Clinmix 3% G-E.	35	2.3	40	30	28	75	-	845	410
Clinmix 5% G-E.	35	2.3	40	30	50	175	-	1625	900
Vamin mit Glucose.	50	2.5	55	20	70	100	-	1350	650

3.4.9 Aminosäurelösungen bei Niereninsuffizienz

Ind: Zufuhr v.a. von essentiellen Aminosäuren ⇒ angestauter Harnstoff wird zur Synthese nicht essentieller Aminosäuren verwendet

	Na^+ mmol/l	Ca^{2+} mmol/l	Cl^- mmol/l	K^+ mmol/l	As. g/l	Osmo mosm/l	Kcal/l
Aminomel nephro.	-	-		-	100	935	400

3.4.10 Aminosäurelösungen bei Leberinsuffizienz

Ind: Zufuhr v.a. von verzweigtkettigen Aminosäuren ⇒ günstige Beeinflussung einer hepatischen Enzephalopathie

	Na^+ mmol/l	Ca^{2+} mmol/l	Cl^- mmol/l	K^+ mmol/l	As. g/l	Osmo mosm/l	Kcal/l
Aminosteril N Hepa 8%.	-	-	-	-	80	770	320

3.4.11 Fettlösungen

Ind: Zufuhr von Lipiden in Form von langkettigen Triglyceriden (LCT), mittelkettigen Triglyceriden (MCT), Phosphlipiden (Pholip) und Glycerol (Glyc.) zur parenteralen Ernährung

	LCT g/l	MCT g/l	Pholip g/l	Glyc. g/l	Osmo mosm/l	Kcal/l
Lipofundin 10%	50	50	8	25	345	1022
Lipofundin 20%	100	100	12	25	380	1908
Lipidem-Emulsion	80	100	-	-	410	1910

3.5 Plasmaersatzmittel

3.5.1 Gelatinederivate

Wm/Wi: kolloidale Substanzen mit Wasserbindungsvermögen und intravenöser Verweildauer ⇒ Erhöhung des intravasalen Volumens; **UW** (Gelatine): selten allergische Reaktionen; **KI** (Plasmaersatzmittel): Hyperhydratationszustände, Hypervolämie, schwere Herzinsuffizienz, Lungenödem, bekannte Allergie auf die entsprechenden Wirkstoffe

	HWZ	MW	Gelatine g/l	Na^+ mmol/l	Ca^{2+} mmol/l	Cl^- mmol/l	K^+ mmol/l	Acet. mmol/l	Gluc. g/l
Gelofusin	3–4h	22600	40	77	0,5	60	-	-	-

3.5.2 Dextrane

Wm/Wi: hochmolekulare Polysaccharide mit Wasserbindungsvermögen und intravenöser Verweildauer ⇒ Erhöhung des intravasalen Volumens; **UW** (Dextran): Allergie/Anaphylaxie, nephrotoxisch bei großen Mengen niedermolekularem Dextran; **KI** (Plasmaersatzmittel): s. Gelatinederivate

	HWZ	MW	Dextran g/l	Na^+ mmol/l	Ca^{2+} mmol/l	Cl^- mmol/l	K^+ mmol/l	Mg^{2+} mmol/l	Gluc. g/l
Thomaedex 40	6–8h	60000	40	154	-	154	-	-	-

3.5.3 Stärkederivate

Wm/Wi (Hydroxyethylstärke): Wasserbindungsvermögen u. i.v. Verweildauer ⇒ intravasales Volumen ↑; **UW**: allergische Reaktion, Hyperamylasämie; **KI** (Plasmaersatzmittel): s. Gelatinederivate

	HWZ	MW	HES g/l	Na^+ mmol/l	Ca^{2+} mmol/l	Cl^- mmol/l	K^+ mmol/l	Lact. mmol/l	Gluc. g/l
HAES steril 6%	2–4 h	240000	60	154	-	154	-	-	-
HAES steril 10%		240000	100	154	-	154	-	-	-
HemoHES 6%	4–6h	200000	60	154	-	154	-	-	-
HemoHES 10%		200000	100	154	-	154	-	-	-
HyperHES	4h	200000	60	1283	-	1282	-	-	-
Voluven 6%	2–4h	130000	60	154	-	154	-	-	-

3.6 Azidose, Alkalose

3.6.1 Azidosetherapeutika

Wm/Wi (Na-Hydrogencarbonat): $H^+ + HCO_3^- \Rightarrow H_2CO_3 \Rightarrow H_2O + CO_2$; H^+-Elimination v.a. aus EZR; **Wm/Wi** (Trometamol): Ausscheidung von Tris-H über den Urin, H^+-Elimination im IZR u. EZR; **UW** (Na-Hydrogencarbonat): Alkalose, $Na^+ \uparrow$, Nekrose bei Paravasat, hypokalzämische Tetanie, CO_2-Retention bei respiratorischer Insuffizienz; **UW** (Trometamol): Alkalose, Nekrose bei Paravasat, Atemdepression; **KI** (Na-Hydrogencarbonat): Alkalose, Hypernatriämie; **KI** (Trometamol): Alkalose, Niereninsuffizienz

Natriumhydrogencarbonat	
Natrium Bicarbonat Fresenius 1molar *Amp. 20mmol HCO3⁻ / 20ml;* *8,4% Inf.Konz. (100ml = 100mmol HCO3⁻)* **Natriumhydrogencarbonat** *4% Inf.Lsg (250ml = 120mmol HCO3⁻)*	**Metabolische Azidose:** neg. Base excess x 0.3 x kg = mmol; max. 1.5mmol/kg/h i.v.

Trometamol	HWZ 5-6h, Qo 0.1
TRIS Fresenius 3molar *Amp. 20ml = 60mmol*	**Metabolische Azidose:** neg. Base excess x 0.3 x kg = mmol, max. 1mmol/kg/h i.v., max. 5mmol/kg/d, Verdünnung auf 0.3mmol/ml

3.6.2 Alkalosetherapeutika

Wm/Wi: Bikarbonat-Neutralisation durch HCl; **UW**: Nekrosen bei paravenöser oder intraarterieller Infusion; **KI**: Azidosen

Arginin-Hydrochlorid	
L-Arginin-HCl 10% *Dstfl. 100ml = 100mmol H⁺*	**Metabolische Alkalose:** Base excess x 0.3 x kg = mmol, max. 20mmol/h i.v., Verdünnung erforderlich!

3.7 Vitamine

3.7.1 Vitamin B

B_1 (Thiamin)	PRC A, Lact +
Beneuran *Tbl. 250mg* **Bevitol** *Amp. 100mg/2ml* **Vitamin B1 Agepha** *Tbl. 200mg*	**Thiaminmangelzustände:** 1-3 x 100mg p.o.; 1 x 100mg i.v./ i.m.

B_6 (Pyridoxin)	HWZ 15-20d, PRC A, Lact +
Vitamin B6 Agepha *Tbl. 20mg* **Vitamin B6 ratioph.** *Amp. 100mg/2ml*	**Pro. Vit.-B_6-Mangel-Neuropathie:** 1 x 25-50mg p.o. **Therapie von Vit.-B_6-Mangelzuständen:** 50-300mg/d p.o.; ini 100-250mg/d i.v./i.m.

B_{12} (Cyanocobalamin)	HWZ 6 d PRC A, Lact +
Vitamin B12 Lannacher *Amp. 1mg/1ml* **B12-Ankermann** *Gtt. (1ml = 50µg)*	**Perniziöse Anämie, funikuläre Myelose:** 1 x 300–1000µg p.o.; 100µg/d o. 1000–2000µg/W. i.m. f. 14d, dann 1 x 100µg/M. i.m.
B_1 + B_6	
Medivitan N Neuro *Tbl. 100 + 100mg* **Neuro ratioph. N** *Tbl. 100 + 100mg* **Neurotrat S forte** *Tbl. 100 + 100mg*	**Neurologische Systemerkrankungen durch B_1- + B_6-Mangel:** 3 x 1 Tbl. p.o.
B_6 + B_{12} + Folsäure + Lidocain	
Medivitan N *Amp. 5 + 1 + 1.1 + 24mg*	**B_6-, B_{12}-, Folsäure-Mangelzustände:** ini 1 x 1 Amp. i.m. für 7d, dann 1 Amp./M.
B-Komplex	
Arca-Be *Drg.* **Neurobion** *Drg.* **Neuromultivit** *Drg.* **Pronerv** *Kps.*	**Neuritiden, Neuralgien:** 3x tgl. 1 Drg.
B-Komplex und Folsäure	
Beneuran compositum *Drg.*	**Neuritiden, Neuralgien:** 3x tgl. 1 Drg.
B-Komplex und Nicotinamid	
Multivit B *Drg.*	**Neuritiden, Neuralgien:** 3x tgl. 1 Drg.
B-Komplex und Vitamin C	
Rivitin *Amp. 2ml*	**Vitaminmangel, Adjunvans bei versch. Erkrankungen:** 1 x1 Amp./d ad Inf.
B-Komplex und Vitamin C, Vit D, Vit E, Folsäure	
Cernevit *Inf. Lsg.*	**Vitaminsubstitution bei parenteraler Ernährung:** 1 Dstfl./d für max. 4 W.

3.7.2 Vitamin C

UW: gelegentlich osmotische Diarrhoe
KI: Anw.Beschr. bei Oxalaturolithiasis, Thalassämie, Hämochromatose

Ascorbinsäure	HWZ 3h, Q0 0.3, PRC C, Lact ?
Ascorvit *Tbl. 500mg* **Cebion** *Kps. 500 (ret.)mg; Amp. 500mg/5ml* **Cetebe** *Kps. 500 (ret.)mg* **Vit. C Loges** *Amp. 500mg/5ml, 2.5g/25ml* **Cevitol** *Kautbl. 500 (ret.)mg; Amp. 500mg/5ml, 1g/5ml*	**Vitamin-C-Mangel:** 200–1000mg/d p.o.; 500mg i.v. **Methämoglobinämie:** 500–1000mg i.v.

3.7.3 Vitamin D

UW: Hyperkalzämie, Nausea, Erbrechen, Kalzifizierung verschiedener Organe, Nierensteine
KI: Hyperkalzämie, strenge Ind.Stellung in Gravidität und Stillzeit

Alfacalcidol	HWZ (35)h
Etalpha Leo *Kps. 0.25, 1µg; Amp.1µg/0.5ml, 2µg/1ml*	**Renale Osteodystrophie, postmenopausale Osteoporose, Osteomalazie:** 1 x 1µg p.o. **Ki.:** < 20kg: 0.05µg/kg/d p.o.
Calcitriol	HWZ 5–8h, PRC C, Lact ?
Bocatriol *Tbl. 0.25, 0.5µg* **Rocaltrol** *Tbl. 0.25, 0.5µg*	**Renale Osteodystrophie:** 0.25µg alle 2d p.o. **Hypoparathyreoidismus, hypophosphatämische Rachitis:** 0.25µg/d p.o., Steigerung nach Serum-Ca
Colecalciferol	HWZ 12 h
Oleovit D 3 *Gtt. 12.000 IE/1ml = 30gtt* **Vide 3** Gtt. *20.000 IE/1ml = 50gtt*	**Osteoporose:** 1000–3000 IE/d p.o.; **Malabsorption:** 3000–5000 IE/d p.o.; **Rachitis, Osteomalazie:** 1000–5000 IE/d p.o. f. 1Jahr **Rachitis-Pro. Säugling:** 500 IE/d p.o.
Colecalciferol + Calciumcarbonat	
Calde *Granulat Btl. 400 IE + 2.55g* **Cal D Vita** *Kautbl. 400 IE + 1.5g* **Maxi Kalz Vit D3** *Kautbl. 400 IE + 500mg; Granulat 880 IE + 1000mg/Btl.*	**Osteoporose, Vitamin D-, Calciummangel bei älteren Patienten:** 800–880 IE/d Colecalciferol p.o. in 1–2 Einzeldosen
Dihydrotachysterol	HWZ 16–18h PRC C, Lact ?
A.T. 10 *Kps. 0.5mg; Gtt. (30Gtt. = 1mg)*	**Hypoparathyreoidismus:** 0.5-1.5mg/d p.o. je nach Serum-Ca
Paricalcitol	HWZ 15h PPB 99%
Zemplar *Amp. 5µg/1ml, 10µg/2ml*	**Pro. Hyperparathyreoidismus bei chron. Niereninsuffizienz:** nach Parathormon i.S. (PTH): Dosis in µg = PTH/80, alle 2d i.v. während HD Dosisanpassung nach PTH s. FachInfo

3.7.4 Vitamin K

UW: bei i.v.-Anwendung anaphylaktische Reaktionen mit Atemstillstand

K_1 (Phytomenadion)	HWZ 1.5–3h, Qo 0.95
Konakion *Drg. 10mg; Amp. 2mg/0.2ml, 10mg/1ml*	**Blutung bei Cumarinüberdosierung:** 5–10mg p.o.; 1–10mg langs. i.v. **Pro. M. haemorrhagicus neonatorum:** 2mg p.o. od. 100–200µg i.m./s.c. bei U1, U2, U3

3.7.5 Folsäure

UW (Folsäure): selten zentralnervöse Störungen, gastrointestinale Störungen
KI (Folsäure): megaloblastäre Anämie infolge Vit. B_{12}-Mangels

Folsäure	HWZ 1.5-2h PRC A, Lact +
Folsan *Tbl. 0.4, 0.5, 5mg* **Folsäure forte** *Amp. 5mg/1ml*	**Folsäuremangel-Pro.:** 0.4-1.2mg/d p.o. **Folsäuremangel-Th.:** ini 5-20mg i.v./i.m., dann 5-15mg p.o.
Folsäure + Fe^2	
Aktiferrin comp *Tbl. 0.5 + 33.5mg* **Ferrograd Fo** *Tbl. 0.35 + 105mg*	**Eisen- u. Folsäuremangelzustände:** 1-3 x 1 Tbl. p.o.

3.8 Antianämika

3.8.1 Eisen

UW: Übelkeit, Erbrechen, Diarrhoe, Obstipation, bei i.v.-Anw.: Kopfschmerz, Thrombophlebitis, allergische Reaktion, Kollaps
KI: Hämochromatosen, chronische Hämolyse, Eisenverwertungsstrg.

Eisen-II-Ion	
Aktiferrin *Kps. 34.5mg; Saft (5ml=34mg); Gtt (18gtt = 9,3mg)* **Ferretab** *Kps. 100mg* **Ferrigradumet** *Tbl. 105mg* **Ferrobet** *Tbl. 10, 50mg* **Fersamal** *Sirup (5ml=45mg)* **Lösferron forte** *Brausetbl. 695mg*	**Eisenmangelanämie:** 1-2 x 50-100mg p.o. für mindestens 8 Wochen; nach Normalisierung des Hb-Wertes Weiterbehandlung für 6-8 Wochen
Eisen-III-Ion	
Ferrlecit *Amp. 40mg/3.2ml, 62.5mg/5ml* **Venofer** *Amp. 100mg/5ml*	**Ausgeprägter Eisenmangel:** 1 x 40-62.5mg langsam i.v.; Venofer: 2-3 x/W. 100-200mg i.v. **Ki.:** 2-3 x/W. 0.15ml/kg i.v.
Eisen-III-Hydroxid-Dextran-Komplex	
CosmoFer *Amp. 625mg (=100mg Fe^{3+})/2ml*	**Ausgeprägter Eisenmangel:** 2-3 x/W. 100-200mg Fe^{3+} i.v.; max. 20mg Fe^{3+}/kg/Infusion

3.8.2 Erythropoetin

Wm/Wi (Erythropoetin): spez. Interaktion mit dem Erythropoetinrezeptor auf erythroiden Vorläuferzellen im Knochenmark ⇒ Erythropoese ↑; **Wm/Wi** (Darbepoetin): s. Erythropoetin, längere HWZ durch veränderte Molekülstruktur.; **UW** (Darbepoetin): Kopfschmerzen, RR ↑, Shuntthrombose, Schmerzen an der Einstichstelle; **UW** (Erythropoetin): Hypertonie, Hautreaktion, Schwindel, Kopfschmerz, grippeähnliche Symptome, epileptische Anfälle
KI: bekannte Überempfindlichkeit gg. Inhaltsstoffe; **KI** (Darbepoetin): schwer kontrollierbare Hypertonie, SZ, fehlende Daten bzgl. SS; **KI** (Erythropoetin): schwer kontrollierbare Hypertonie, Ki. < 2J.

Darbepoetin alfa	HWZ 49h (s.c.); 21h (i.v.), Q0 >0.7
Aranesp *Fertigspr. 10, 15, 20, 30, 40, 50, 60, 80, 100, 150, 300µg*	**Anämie bei chron. Niereninsuffizienz, nach Chemotherapie:** ini 0.45µg/kg 1 x /W. i.v./s.c., Dosisanpassung nach Hb (s. Pck.Beil.)

Epoetin alfa	HWZ 16h
Erypo *Inj.Lsg. 2000IE/1ml, 4000IE/1ml, 40000IE/1ml; Fertigspr. 1000 IE/0.5ml, 2000 IE/0.5ml, 3000IE/0.3ml, 4000IE/0.4ml, 5000IE/0.5ml, 6000IE/0.6ml, 8000/0.8ml, 10000/1ml*	**Anämie bei chron. Niereninsuffizienz:** ini 50 IE/kg 3 x /W. s.c./i.v., Dosisanpassung +/- 25 IE/kg je nach Hb (Ziel: 10–12g/dl) **Anämie bei Chemotherapie:** 150 IE/kg 3 x /W. s.c. od. 450 IE/kg 1 x /W. s.c.; bei Hb ↑ < 1g/dl: 300 IE/kg 3 x /W. s.c. **autologer Blutspender:** 600 IE/kg 2 x /W. s.c. für 3 W. prä-OP

Epoetin beta	HWZ 4–12h, Q0 0.9
NeoRecormon *Inj.Lsg. 50000 IE/10ml, 100000 IE/5ml; Fertigspr. 10000 IE/1ml, 20000 IE/1ml*	**Anämie bei chron. Niereninsuffizienz:** ini 20 IE/kg 3 x /W. s.c., evtl. Dosissteigerung um 20 IE/kg, Erh. Dos.: 50% der Ini-Dosis; **Anämie bei Chemotherapie:** 150 IE/kg 3 x /W. s.c., max. 900 IE/kg/W.; **Pro. der Frühgeborenen-Anämie:** 250 IE/kg 3 x W. s.c. für 6 W.

3.9 Gerinnung

3.9.1 Unfraktioniertes Heparin

Wm/Wi: Komplexbildung mit AT-III ⇒ Beschleunigung der inhibierenden Wirkung von AT-III um Faktor 1000 ⇒ v.a. Hemmung von Thrombin, Xa, XIa, XIIa und Kallikrein, Aktivierung der Lipoproteinlipase; **UW/KI:** s. niedermolekulare Heparine

Heparin	HWZ 90–120 min, Q0 0.8, PPB 90%, PRC C, Lact +
Heparin Immuno *Dstfl. 1000 IE/ml, 5000 IE/ml, 25000 IE/ml Depot* **Heparin-Natrium** *Fertigspr. 5000 IE, 7500 IE*	**Thrombose-Pro.:** 3 x 5000 IE od. 2 x 7500 IE s.c.; **Th. thromboembolischer Erkrankungen:** 5000 IE als Bolus i.v., dann 300–600 IE/kg/d; Perf. (25000 IE) = 500 IE/ml: 1.7–3.3ml/h, Dosisanpassg. nach PTT (1.5–2.5 x Normwert) **Ki.:** ini 50 IE/kg i.v., dann 20 IE/kg/h **DANI** nicht erforderlich

3.9.2 Niedermolekulare Heparine

Wm/Wi: Molekulargewicht ↓ ⇒Thrombinhemmung ↓, Faktor-Xa-Hemmung ↑, Wirkung auf Thrombozytenfkt. ↓, Thrombolyse ↑ ⇒ antithrombotische Wi ↑, Blutungsgefahr ↓, geringere Neutralisation durch Plättchenfaktor 4, bei s.c.-Anwendung deutlich höhere Bioverfügbarkeit, längere HWZ; **UW** (Heparin): Blutungskomplikationen, allergische Reakt., Osteoporose, Haarausfall, Thrombopenie; **KI** (Heparin): Heparinallergie, heparininduzierte Thrombopenie (Typ II), Abortus imminens, Lumbalpunktion, Periduralanästhesie

Bemiparin	HWZ 5–6h
Ivorat *Fertigspr. 2500 IE/0.2ml, 3500 IE/0.2ml, 25000 IE/0.5ml*	**Therapie tiefer Beinvenenthrombose:** 115IE/kg KG über ca. 7d
Certoparin	HWZ 4.3h
Sandoparin *Fertigspr. 3000 IE/0.3ml; PEN 30000 IE (3000 IE/Dosis); Dstfl. 6000 IE/ml*	**Postop. Thrombose-Pro.:** ini 3000 IE s.c. 1–2h vor OP, dann 1 x tgl. 3000 IE s.c. **Th. tiefer Venenthrombose:** 2 x 8000 IE s.c. **DANI** KI b. schwerer Niereninsuff.
Dalteparin	HWZ 2–5h, PRC B, Lact ?
Fragmin P *Fertigspr. 2500 IE/0.2ml, 5000IE/0.2ml* **Fragmin** *Amp. 10000 IE/1ml, 10000 IE/4ml; Dstfl. 25000IE/1ml*	**Postop. Thrombose-Pro.:** ini 2500 IE s.c. 1–2h vor OP, dann 1 x tgl. 2500 IE s.c., bei hohem Risiko 12 h postop. 2500 IE s.c., dann 1 x tgl. 5000 IE s.c. **Antikoagulation bei Dialyse:** 85 IE/kg als Bolus i.v., hohes Blutungsrisiko ini 5–10IE/kg, dann 4–5IE/kg/h
Enoxaparin	HWZ 4.5h, PRC B, Lact ?
Lovenox *Dstfl. 100mg/ml; Fertigspr. 2000 IE/0.2ml, 4000 IE/0.4ml, 6000 IE/0.6ml, 8000 IE/0.8ml, 10000 IE/1ml*	**Thrombose-Pro.: chirurgischer Patient:** 1 x 2000 IE s.c., Beginn 2h präop., hohes Risiko: 1 x 4000 IE s.c., Beginn 12h präop. **nicht-chirurgischer Patient:** 1 x 4000 IE s.c. **Th. tiefer Venenthrombose:** 2 x 100 IE/kg s.c., max. 2 x 10000 IE/d **Antikoagulation bei Dialyse:** 100 IE/kg i.v.
Nadroparin	HWZ 3.3h
Fraxiparin *Fertigspr. 2000 IE/0.2ml, 3000 IE/0.3ml, 4000 IE/0.4ml, 6000 IE/0.6ml, 10000 IE/1ml; Dstfl. 1000 IE/0.1ml*	**Postop. Thrombose-Pro.:** 2850 IE 2h vor OP-Beginn, dann 1 x tgl. 2850 IE s.c. für 7d, Hüft-OP: s. Pck.Beil. **Antikoagulation bei Dialyse:** 2850–5700 IE i.v.; **Th. tiefer Venenthrombose:** < 50kg: 2 x 4000 IE; 50–59kg: 2 x 5000 IE; 60–69kg: 2 x 6000ml; 70–79kg: 2 x 7000ml; 80–89kg: 2 x 8000ml; > 90kg: 2 x 9000ml s.c.

3.9.3 Heparinoide

Wm/Wi: Faktor-Xa-Hemmung; **UW** (Danaparoid): Blutungskomplikationen, allergische Reaktion, TZ ↓; **UW** (Fondaparinux): Blutungskomplikationen, Anämie, TZ ↓, Ödeme, veränderte Leberfunktionstests; **KI** (Danaparoid): hämorrhagische Diatheses, kurz zuvor Schlaganfall/zerebrale OP , bakterielle Endokarditis, diabetische Retinopathie, fortgeschrittene Nieren-/Leberinsuffizienz, Überempfindlichkeit gegen Ws bzw. Sulfit, SS, SZ **KI** (Fondaparinux): bekannte Überempfindlichkeit, aktive Blutung, bakterielle Endokarditis, schwere Niereninsuffizienz

Danaparoid	HWZ 7–14h, Q0 0.58, PRC B, Lact ?
Orgaran *Amp. 750 E/0.6ml*	**Thrombose-Pro.:** 2 x 750E s.c.; **Ki.:** 2 x 10E/kg s.c.; **Thrombembolie bei HIT-2:** ini 2500E (<55kg: 1250 E; > 90kg: 3750 E) i.v., dann 400 E/h f. 4h, dann 300 E/h f. 3h, Erh.Dos. 150–200 E/h; **Ki.:** ini 30 E/kg, dann 1.2–4 E/kg/h i.v.

Fondaparinux	HWZ 17–21h, PRC B, Lact ?
Arixtra *Fertigspr. 2.5mg/0.5ml, 5mg/0.4ml, 7.5mg/0.6ml, 10mg/0.8ml*	**Thrombose-Pro.:** ini 6h post-OP 2.5mg s.c., dann 1 x 2.5mg/d f. 5–9d **Th. tiefer Venenthrombose/Lungenembolie:** <50kg: 1 x 5mg s.c.; 50–100kg: 1 x 7.5mg; >100kg: 1 x 10mg **DANI** GFR > 30: 100%; < 30: KI

3.9.4 Direkte Thrombininhibitoren

Wm/Wi (Bivalirudin): direkter spezifischer Thrombininhibitor;
Wm/Wi (Lepirudin): = rekombinantes Hirudin, direkte Thrombinhemmung
UW (Bivalirudin): Blutungskomplikationen, allergische Reaktionen, Fieber, Anämie, Thrombopenie, Kopf-/Rückenschmerzen, HRST, Exanthem; **UW** (Lepirudin): Blutungskomplikationen, allergische Reaktionen, Fieber; **KI** (Bivalirudin): aktive Blutung, Gerinnungsstrg., unkontrollierte Hypertonie, subakute bakterielle Endokarditis, Niereninsuffizienz mit GFR <30, Hämodialyse; **KI** (Lepirudin): hämorrhagische Diathese, kurz zuvor Schlaganfall/zerebr. OP, bakterielle Endokarditis, fortgeschrittene Niereninsuffizienz, SS, SZ

Bivalirudin	HWZ 13–37 min
Angiox *Dstfl. 250mg*	**Antikoagulation bei perkutaner Koronarintervention:** ini 0.75mg/kg i.v.-Bolus, dann 1.75mg/kg/h für Dauer des Eingriffs, ggf. weitere 4h; **DANI** GFR 30–59: 1.4mg/kg/h, ACT-Ktr.!; <30, HD: KI

Lepirudin	HWZ 1.3h, Q0 0.6, PRC B, Lact ?
Refludan *Inj.Lsg. 20mg/0.4ml, 50mg/1ml*	**Thromboembolie bei HIT-2:** ini 0.4mg/kg i.v., dann 0.15mg/kg/h; **DANI** GFR 45–60: 50%; 30–44: 30%; 15–29: 15%; < 15: KI

3.9.5 Heparinantidot

Wm/Wi: Bildung einer salzartigen Heparinverbindung ⇒ Inaktivierung von Heparin
UW: RR ↓, Bradykardie, Dyspnoe, Hautrötung; **KI:** Neugeborene

Protamin-HCl	HWZ (24min) PRC C, Lact ?
Protamin Valeant *Amp. 5000 IE/5ml*	**Antagonisierung der Heparin-Wi:** 1000 IE inaktivieren 1000 IE Heparin; langsam i.v.

3.9.6 Cumarinderivate

Wm/Wi: Hemmung der Vit. K-vermittelten Carboxlierung Ca^{2+}-abhängiger Gerinnungsfaktoren (II, VII, IX, X) in der Leber; **UW:** Blutungskomplikationen, Hautnekrosen, Urtikaria
KI: schwere Thrombopenie, Magen-Darm-Ulzera, Retinopathien, Hirnarterienaneurysmen, schwere Hypertonie, SS, SZ

Phenprocoumon	HWZ 150h, Qo 1.0, PPB 99%
Marcumar Roche *Tbl. 3mg* **Phenprocoumon ratioph.** *Tbl. 3mg*	**Langzeitantikoagulation, Pro. arterieller und venöser Thrombosen und Embolien:** d 1-2-3: 9-9-6mg p.o., Erh.Dos. je nach INR-Wert 1x 1.5–6mg (abends) **DANI** nicht erforderlich
Acenocoumarol	HWZ 9–11h, Qo 0.3, PPB 99%, PRC X, Lact +
Sintrom *Tbl. 4mg*	**Langzeitantikoagulation, Pro. arterieller und venöser Thrombosen und Embolien:** d 1-2-3: 8-6-4mg, Erh.Dos. je nach INR-Wert 1–8mg; **DANI** nicht erforderlich

3.9.7 Thromboembolische Risiken und Ziel-INR bei oraler Antikoagulation

Indikation	**Risiko ohne OAK**	**RR durch OAK**	**Ziel-INR**
akute venöse Thromboembolie, 1. M.	40%	80%	2.0–3.0
akute venöse Thromboembolie 2. + 3. M.	10%	80%	2.0–3.0
Rezidiv venöse Thromboembolie	15%	80%	2.0–3.0
arterielle Embolie	15%	66%	2.0–3.0
abs. Arrhythmie + Z.n. Embolie	12%	66%	2.0–3.0
abs. Arrhythmie ohne Klappenbeteiligung	4.5%	66%	2.0–3.0
Aortenklappenersatz*	12%	80%	2.0–3.0
Mitralklappenersatz*	22%	85%	2.5–3.5
Doppelklappenersatz*	90%	95%	2.5–3.5

* bei Bioklappen OAK nur in den ersten 3 M. post OP, INR 2.0–3.0
OAK: orale Antikoagulation; RR: Risikoreduktion; INR: International Normalized Ratio
Bauersachs R: Moderne Antikoagulation; Internist 2004 45 Heft 6: 717-726; Springer Verlag

3.9.8 Fibrinolytika

Wm (Urokinase, rtPA): proteolytische Umwandlung von Plasminogen in Plasmin
Wi: Auflösung noch nicht organisierter Thromben; **UW:** Blutungskomplikationen, Kopf-/Rückenschmerzen, anaphylaktische Reaktionen; **KI:** schwere Hypertonie, Aortenaneurysma, Endokarditis, Ulzera, Pankreatitis, fortgeschrittenes Malignom, pathologische Hämostase, OP/Punktion < 10d, i.m. Injektion < 7d, Ösophagusvarizen, 1. Trim.

Alteplase (rt-PA)	HWZ 26–46min, Q0 1.0, PPB 0%, PRC C, Lact ?
Actilyse *Inj.Lsg. 10mg/10ml, 20mg/20ml, 50mg/50ml* **Actilyse zubereitet** *Dstfl. 2mg/2ml*	**akuter MI:** 15mg über 2min i.v. → 50mg über 0.5h → 35mg über 1h; < 65kg: 15mg → 0.75mg/kg → 0.5mg/kg; **Lungenembolie:** 10mg i.v. über 2min → 90mg über 2h; < 65kg Gesamtdosis max. 1.5mg/kg; **zerebrale Ischämie:** 0.9mg/kg, max. 90mg über 1h, davon 10% als Initialbolus, kein Heparin!
Reteplase	HWZ 13–16min, PRC C, Lact ?
Rapilysin *Inj.Lsg. 10 U*	**akuter MI:** 10U als Bolus i.v., Wdh. n. 30min
Tenecteplase	HWZ 17–20min, PRC C, Lact ?
Metalyse *Inj.Lsg. 8000 U (40mg)/8ml, 10000 U (50mg)/10ml*	**akuter MI:** < 60kg: 30mg; 60–69kg: 35mg; 70–79kg: 40mg; 80–89kg: 45mg; >90kg: 50mg als Bolus i.v.
Urokinase	HWZ 20min od. weniger, PRC B, Lact ?
Actosolv *Inf.Lsg. 0.1, 0.6 Mio IE* **Urokinase Torrex** *Inf.Lsg. 50000 IE, 500000 IE*	**Arterielle Thrombose:** 0.25-0.6 Mio IE über 10-20min i.v., dann 80000-150000 IE/h über 4-5d; **Lungenembolie:** 2000-4400IE/kg über 10-20min i.v., dann 2000 IE/kg/h; **venöse Thrombose:** 0.25-0.6 Mio IE über 10-20min i.v., 40000-100000 IE/h über 7–14d

3.9.9 Sonstige Antithrombotika

Wm/Wi (Drotrecogin alfa): = rekombinantes aktiviertes Protein C ⇒ Begrenzung der Thrombinbildung, Modulation der systemischen Infektantwort; **UW** (Drotrecogin alfa): Blutungskomplikationen, Kopfschmerzen, Schmerzen; **KI** (Drotrecogin alfa): aktive Blutung, gleichzeitige Heparintherapie, bekannte Blutungsneigung, schwere chronische Lebererkrankung, TZ< 30/nl, größere OP/ Spinalanästhesie <12h vor Anwendung, SZ, strenge Ind.Stellung in SS

Drotrecogin alfa	
Xigris *Inf.Lsg. 5mg/2.5ml, 20mg/10ml*	**Schwere Sepsis mit Multiorganversagen:** 24µg/kg/h kontinuierlich i.v. f. 96h **DANI**: nicht erforderlich, Fachinfo beachten
Protein C	
Ceprotin *Inj.Lsg. 500, 1000 IE*	**Purpura fulminans, Cumarin-induzierte Hautnekrosen, schwerer angeborener Protein C-Mangel:** ini 60–80 IE/kg i.v., dann nach Protein C-Spiegel

3.9.10 Antifibrinolytika

Wm/Wi (Aminomethylbenzoesäure, Aprotinin): Hemmung der Plasminbildung/-wirkung ⇒ sofortige Fibrinolysehemmung; **Wm/Wi** (Tranexamsäure): Plasminogenaktivatorhemmung ⇒ verzögerte Fibrinolysehemmung; **UW:** Übelkeit, Erbrechen, Diarrhoe, orthostatische Regulationsstrg., allergische Reaktionen; **KI:** Stillzeit, strenge Ind.Stellung in der Gravidität

Aminomethylbenzoesäure	
Gumbix *Tbl. 100mg*	**Lokale und generalisierte hyperfibrinolytische Blutung:** 3 x 100–200mg p.o.
Aprotinin	HWZ 0.7 (7) h, Q0 1.0
Pantinol *Amp. 0.1, 0.2 Mio KIE/10ml, 0.5 Mio KIE/15ml* **Trasylol** *Amp. 0.5 Mio KIE/50ml, 1Mio KIE/100ml*	**Hyperfibrinolytische Haemorrhagie:** ini 0.5 Mio KIE langsam i.v., dann 0.2 Mio KIE alle 4h; **Ki.:** 20000 KIE/kg/d **Hämostasestörung (Geburtshilfe):** ini 1 Mio KIE, dann 0.2 Mio 1 x /h bis Blutung steht
Tranexamsäure	HWZ 1.9–3.3 h, Q0 0.03
Cyklocapron *Tbl. 500mg; Amp. 500mg/5ml*	**Pro./Th. hyperfibrinolytische Blutung:** 3–4 x 250–1000mg p.o.; 1–3 x 500mg i.v./i.m. **Ki.:** 10mg/kg i.v./i.m.; **DANI** Krea (mg/dl) 1.35–2.82: 2 x 10mg/kg i.v., 2 x 15mg/kg p.o.; 2.82–5.65: 1 x 10mg/kg i.v., 1 x 15mg/kg p.o.; > 5.65: 1 x 5mg/kg i.v.; 1 x 7.5mg/kg po

3.9.11 Thrombozytenaggregationshemmer

Wm (Abciximab, Eptifibatid, Tirofiban): Antagonist des Glykoprotein-IIb/IIIa-Rezeptors **Wm** (ASS): Hemmung der Cyclooxygenase ⇒ verminderte Synthese von Thromboxan A2 (= Aggregationsaktivator von Thrombozyten) und von Prostacyclin (= Aggregationsinhibitor im Endothel); **Wm** (Clopidogrel, Ticlopidin): Blockade des ADP-Rezeptors am Thrombozyten; **Wm** (Dipyridamol): Hemmung der Phosphodiesterase ⇒ aggregationshemmendes cAMP in Thrombozyten ↑; **UW** (Abciximab, Tirofiban): Blutung, Thrombopenie, Übelkeit, Fieber, Kopfschmerz; **UW** (ASS): Ulkus, allergische Hautreaktionen, Schwindel, Tinnitus, Sehstrg., Nausea, Bronchospasmus, Alkalose, Azidose; **UW** (Clopidogrel): Bauchschmerzen, Dyspepsie, Durchfall, Übelkeit, Exanthem, Juckreiz, Kopfschmerzen, Schwindel, Parästhesien, Blutungen, Thrombopenie; **UW** (Ticlopidin): Agranulozytose, Panzytopenie, allergische Hautreaktionen; **KI** (Abciximab, Tirofiban): zerebrovaskuläre Komplikationen in letzten 2 J., OP/Trauma in letzten 2 M., Thrombopenie, Vaskulitis, Aneurysma, AV-Missbildungen, hypertensive/diabetische Retinopathie; **KI** (ASS): Ulzera, hämorrhagische Diathese, Anw.Beschr. SS, SZ, Kinder; **KI** (Ticlopidin): BB-Veränderung, SS,SZ

Abciximab	HWZ 10–30 min, Q0 1.0, PRC C, Lact ?
ReoPro *Inf.Lsg. 10mg/5ml*	**Koronarintervention, instabile AP:** ini 0.25mg/kg i.v., dann 0.125µg/kg/min über 12h

Acetylsalicylsäure (ASS)	HWZ 15 min (3 h), Qo 1.0 (0.8), PRC D, Lact ?
Acekapton *Tbl. 500mg* **Alka-Seltzer** *Brausetbl. 324mg* **Aspirin** *Tbl. 100, 500mg; BrauseTbl. 500mg; Kautbl. 500mg; Inj.lösg. 1g/5ml* **Aspisol** *Amp. 1g/5ml* **Aspro** *Tbl. 320mg* **ASS Genericon** *Tbl. 100, 500mg* **ASS Hexal** *Tbl. 100, 300, 500mg* **ASS ratioph.** *Tbl. 100, 300, 500mg* **Herz ASS** *Tbl. 30, 50, 100mg* **Herzschutz ASS ratioph.** *Tbl. 100mg* **Thrombo ASS** *Tbl. 30, 50, 75, 100, 300mg* **Thrombostad** *Tbl. 100mg* **Togal mono** *Tbl. 400mg*	**Instabile Angina pectoris, akuter MI:** 1 x 100–300mg p.o.; 500mg i.v. **Sekundär-Pro. KHK, AVK, zerebrale Ischämie:** 1 x 100–300mg p.o.
Clopidogrel	HWZ 8h, Qo >0.8, PRC B, Lact ?
Plavix *Tbl. 75mg*	**Sekundär-Pro. KHK, AVK, zerebrale Ischämie:** 1 x 75mg p.o.; **akutes Koronarsyndrom ohne ST-Hebung:** ini 300mg p.o., dann 1 x 75mg, Kombination mit ASS
Dipyridamol	HWZ 0.5–1 h, Qo 1.0, PRC C, Lact ?
Persantin *Tbl. 75mg; Amp. 10mg/2ml*	**KHK:** 3 x 75mg p.o.; 0.57mg/kg i.v. über 4min
Dipyridamol + ASS	
Asasantin retard *Kps. (ret.) 200 + 25mg*	**Sekundär-Pro. nach zerebraler Ischämie:** 2 x 1 Kps. p.o.
Eptifibatid	HWZ 1.13–2.5h, Qo 0.6, PRC B, Lact ?
Integrilin *Inj.Lsg. 20mg/10ml; Inf.Lsg. 75mg/100ml*	**Instabile AP, non-Q-wave Infarkt:** ini 180µg/kg i.v., dann 2µg/kg/min **DANI** GFR > 30: 100%; <30: KI
Ticlopidin	HWZ 30–50h, Qo 1.0, PPB 98%, PRC B, Lact ?
Thrombodine *Tbl. 250mg* **Ticlid** *Tbl. 250 mg*	**Sekundär-Pro. nach zerebraler Ischämie:** 2 x 250mg p.o.
Tirofiban	HWZ 1.5h, Qo 0.6, PRC B, Lact ?
Aggrastat *Inf.Lsg. 12.5mg/50ml, 12.5mg/250ml*	**Instabile AP, non-Q-wave Infarkt:** ini 0.4µg/kg/min f. 30min, dann 0.1µg/kg/min für 48h; **DANI** GFR < 30: 50%

3.9.12 Durchblutungsfördernde Mittel

Wm/Wi (Alprostadil, Iloprost): = Prostaglandine ⇒ Vasodilatation, Hemmung der Thrombozytenaggregation; **Wm/Wi** (Pentoxifyllin): Vasodilatation, Erythrozyten-Verformbarkeit ↑, Blutviskosität ↓; **UW** (Alprostadil): Temperatur ↑, Verwirrung, Krampfanfall, RR ↓, HF ↑, Kopfschmerzen, Diarrhoe, Übelkeit, Erbrechen, Flush-Reaktion, Schmerzen, Erytheme, Ödem an der infundierten Extremität, Rötung der infundierten Vene; **UW** (Pentoxifyllin): Hautreaktion, Flush, Kopfschmerzen, Schwindel, GI-Strg., HF ↑, RR ↓, Stenokardien
KI (Alprostadil): schwere Herzinsuffizienz, HRST, KHK, Lungenödem, Lungeninfiltrationen, schwere COPD, Lebererkrankungen, Magenulkus, SS, SZ; **KI** (Pentoxifyllin): frischer MI, Massenblutungen, großflächige Netzhautblutungen, SS, strenge Ind.Stellung in SZ

Alprostadil	HWZ 5–10 (0.5) min, PRC X, Lact -
Prostavasin *Amp. 20µg*	**AVK Stadium III–IV:** 2 x 40µg in 250ml NaCl über 2h i.v.; 1 x 10–20µg in 50ml NaCl über 60–120min i.a.; **DANI** Krea (mg/dl) > 1.5: ini 2 x 20µg i.v., nach 2–3d evtl. 2 x 40µg i.v.
Buflomedil	HWZ 2–4 h, Q0 0.75
Buflohexal *Tbl. 300, 600 (ret.)mg* **Buflomed** *Tbl. 300, 600 (ret.)mg* **Loftyl** *Tbl. 150, 300, 600 (ret.)mg; Amp. 50mg/5ml*	**AVK Stadium II:** 3–4 x 150mg p.o., 2 x 300mg p.o.; 1 x 600mg (ret.) p.o.; 2–4 x 50mg langs. i.v./i.m. **DANI** nicht erforderlich
Iloprost	HWZ 0.5 h, Q0 1.0, PPB 60%
Ilomedin *Amp. 20µg/1ml, 50µg/2.5ml* **Ventavis** *Amp. 20µg/1ml*	**Thrombangiitis obliterans:** 0.5–2ng/kg/min über 6h i.v.; **primäre pulmonale Hypertonie NYHA III:** 6–9 x 2.5–5µg inhalieren **DANI** GFR > 30: 100%; HD: sorgfältige Dosiseinstellung, Dosisintervall mind. 3h
Naftidrofuryl	HWZ 1 h
Dusodril *Kps. 100mg; Tbl. 200, 100 (ret.)mg*	**AVK Stadium II:** 3 x 100–200mg p.o.; 3 x 100–200mg (ret.) p.o.
Pentoxifyllin	HWZ 1.6 h, Q0 1.0, PRC C, Lact ?
Haemodyn *Tbl. 400, 600mg* **Pentohexal** *Tbl. 600 (ret.)mg* **Pentomer** *Tbl. 400 (ret.), 600 (ret.)mg; Amp. 100mg/5ml, 300mg/15ml* **Pentoxi Genericon** *Tbl. 400 (ret.), 600 (ret.)mg* **Pentoximed** *Tbl. 600 (ret.)mg* **Trental** *Drg. 100mg; Tbl. 600 (ret.)mg; Amp. 100mg/5ml, 300mg/15ml* **Vasonit** *Tbl. 400 (ret.), 600 (ret.)mg; Amp. 100mg/5ml, 300mg/15ml*	**AVK Stadium IIb:** 2–3 x 400mg (ret.) p.o.; 2 x 600mg (ret.) p.o.; 1–2 x 100–600mg i.v., max. 100mg/h **DANI** GFR < 30: 50–70%

3.9.13 Gerinnungsfaktoren

Faktor I (Fibrinogen)	HWZ 72–96h
Haemocomplettan P *Inf.Lsg. 1g*	**Hypo-, Dys-, Afibrinogenämie:** 1–2g i.v., weiter nach Bedarf
Faktor VIIa (Eptacog alpha)	HWZ 2.9h
Faktor VII-Immuno *Inj.Lsg 600 IE* **Novoseven** *Inj.Lsg 60, 120, 240 KIE*	**Angeborene Hämophilie, erworbene Hemmkörper gegen Faktor VIII u. IX:** ini 4.5 kIE/kg über 2–5min i.v., dann 3–6kIE/kg pro Injektion
Faktor VIII (antihämophiles Globulin A)	HWZ 8–24h
Advate *Inj.Lsg. 250, 500, 1000, 1500IE* **Beriate P, Helixate, Kogenate** *Inj.Lsg. 250, 500, 1000IE* **Haemate P** *Inj.Lsg. 500, 1000IE* **Haemoctin, Octanate** *Inj.Lsg. 250, 500IE* **Refacto** *Inj.Lsg. 250, 500, 1000, 2000IE*	**Hämophilie A:** 1E/kg erhöht den Faktor VIII-Spiegel um 2%
Faktor IX (Christmasfaktor, antihämophiles Globulin B)	
Benefix *Inj.Lsg. 250, 500 1000 IE* **Fakt. IX SDN Biotest** *Inj.Lsg. 250, 500, 1000 IE* **Immunine** *Inj.Lsg. 200, 600 1200 IE* **Mononine** *Inj.Lsg. 500, 1000 IE*	**Hämophilie B:** 1 IE/kg erhöht den Faktor IX-Spiegel um 0.5–1.5%
Faktor XIII (fibrinstabilisierender Faktor)	HWZ 96–168h
Fibrogammin P plasmatisch *Inj.Lsg. 500, 1000 E*	**Angeborener/erworbener Fakt. XIII-Mangel:** 10–35 E/kg i.v.
Prothrombinkomplex (Faktor II, VII, IX, X)	
Feiba *Inj.Lsg. 500, 1000 IE* **Octaplex** *Inj.Lsg. 500 IE* **Prothromplex** *Inj.Lsg. 260, 600 IE*	**Angeborener/erworbener Mangel an Faktor II, VII, IX, X, Cumarinüberdosierung:** 1IE/kg hebt Quick-Wert um ca. 1%

3.9.14 Thrombininhibitoren

Antithrombin III	HWZ 36–72h
Atenativ *Inj.Lsg. 500, 1000, 1500 IE* **Kybernin P** *Inj.Lsg. 500, 1000 IE* **Thrombhibin** *Inj.Lsg. 500, 1000, 1500 IE*	**Angeborener/erworbener AT-III-Mangel:** 1IE/kg erhöht den AT III Spiegel um ca. 1–1.5%

3.9.15 Enzyminhibitoren

C1-Esterase-Inhibitor	HWZ 4.5 d
Berinert P *Inj.Lsg. 500 E*	**Erbliches Angioödem:** 500–1000 E i.v., ggf. Wdh. je nach Wi; **Ki.:** s. Erw.

4 Atmung, Allergie

4.1 Sekreto- und Mukolytika

Wm/Wi (ACC): Spaltung von Disulfidbrücken der Schleimproteine ⇒ Sputumviskosität ↓
Wm/Wi (Ambroxol, Bromhexin): Schleimproduktion ↑ ⇒ Sputumviskosität ↓
UW (ACC): allergische Hautreaktionen, Nausea, Sodbrennen
UW (Ambroxol, Bromhexin): allergische Hautreaktionen, Atemnot, Temperatur ↑
KI (ACC): Cave in SS/SZ, Anw.Beschr. bei Kindern < 1J.
KI (Ambroxol): Cave in SS (1. Trim.) und SZ; **KI** (Bromhexin): SS/SZ

Acetylcystein (ACC)	HWZ 2h, Q0 0.7, PRC B, Lact?
ACC Hexal *Tbl. 100, 200, 600mg; Granulat 100, 200mg* **Aeromuc** *lösl. Tbl. 600mg* **Fluimucil** *lösl. Tbl. 600mg; Granulat 200mg; Amp. 300mg/3ml* **Husten ACC Hexal akut** *Brausetbl. 600mg* **Hustenlöser 1A** *Brausetbl. 600mg* **Mucobene** *lösl. Pulver 100, 200, 600mg; lösl. Tbl. 100, 200, 600mg*	**Erkältungsbedingte Bronchitis:** 600mg/d p.o. i. 1-3 ED; **Ki.:** 6-14J.: 3-4 x 100mg p.o. **Akute/chronische bronchopulmonale Erkrankung:** 2-3 x 200-300mg p.o., 1 x 600mg p.o.; 1-2 x 300mg i.v. **Ki.:** < 2J.: 2-3 x 50mg p.o.; 2-5J.: 2-3 x 100mg p.o. ; 6-14J.: 3-4 x 100mg p.o. **Mukoviszidose: Ki.** < 2J.: 3 x 50mg p.o.; 2-6J.: 4 x 100mg p.o.; >6J.: 3 x 200mg p.o. **Paracetamolintoxikation:** ini 150mg/kg über 15min i.v., dann 50mg/kg über 4h i.v., dann 100mg/kg über 16h i.v.; **DANI** nicht erforderlich

Ambroxol	HWZ 9h, Q0 0.9, PPB 85%
Ambrobene *Tbl. 30mg; Kps. 75 (ret.)mg; Gtt. (14Gtt. = 7.5mg); Saft (5ml = 15mg); Amp. 15mg/2ml* **Ambrohexal** *Tbl. 30mg; Gtt. (20 Gtt. = 7.5mg)* **Ambroxol 1A** *Gtt. (20 Gtt. = 7.5mg)* **Ambroxol Genericon** *Saft (5ml = 15mg); Gtt. (20 Gtt. = 7.5mg); Tbl. 30mg; lösl. Tbl. 60, 75(ret.)mg* **Mucoangin** *Lutschtbl. 20mg* **Mucosolvan** *Tbl. 30mg; Kps. 75 (ret.)mg; Gtt. (20Gtt. = 15mg); Saft (5ml = 15, 30mg); Amp. 15mg/2ml*	**Akute/chronische bronchopulmonale Erkrankung:** ini 2-3 x 30mg p.o., nach 3d 2 x 30mg od. 3 x 15mg; 1 x 75mg (ret.) p.o.; 2-3 x 15-30mg i.v.; 1-2 x 2-3ml inhalieren **Ki.:** < 2J.: 2 x 7.5mg p.o./i.v. 2-5J.: 3 x 7.5mg p.o./i.v. 6-12J.: 3 x 15mg p.o./i.v. **Atelektasen-Pro. Intensivpatienten:** 1 x 1g über 3-4h i.v. **Atemnotsyndrom Früh-und Neugeborene:** 30mg/kg/d i.v. in 4 Einzeldosen

Bromhexin	HWZ 1h
Bisolvon *Saft (5ml = 4mg); Gtt. (30Gtt. = 4mg)*	**Akute/chronische bronchopulmonale Erkrankung:** 3 x 8-16mg p.o. **Ki.:** 3-6J.: 3 x 4mg p.o.; 6-14 J.: 3 x 8mg p.o.

4.2 Bronchodilatatoren

4.2.1 Methylxanthine

Wm: Hemmung der intrazellulären Phosphodiesterase ⇒ cAMP↑; **Wi:** Bronchospasmolyse, zentrale Atemstimulation, positiv ino-, chronotrop, Vasodilatation (Ausnahme: Hirngefäße), Diurese↑; **UW:** Nausea, Erbrechen, Tremor, Tachykardie, epileptische Anfälle
KI: Anw.Beschr. bei frischem MI, Hyperthyreose, Epilepsie
Ink: Amiodaron, Fluorochinolone, Fluvoxamin, Halothan, H2-Blocker, Interferon alpha, Makrolide, Ticlopidin, Verapamil

Theophyllin	HWZ (5–10) h, Qo 0.8, th. Serumspiegel: 8–20mg/l
Euphyllin *Tbl. 250 (ret.)mg* **Respicur** *Tbl. 100 (ret.), 200 (ret.), 200 (ret.) 300 (ret.), 500 (ret.)mg; Amp. 200mg/10ml* **Theospirex** *Tbl. 150 (ret.), 300 (ret.)mg; Amp. 200mg/10ml* **Unifyl** *Tbl. 200 (ret.), 300 (ret.) 400 (ret.), 600 (ret.)mg*	**Asthma bronch., COPD:** 11–13mg/kg/d p.o. in 2 Einzelgaben; **Ki.:** 1–8J.: 24mg/kg/d p.o. 8–12J.: 20mg/kg/d p.o.;12–16J.: 18mg/kg/d; Dosisanpassung an Theophyllinserumspiegel **akute Bronchokonstriktion:** ohne Theophyllin-Vorbehandlung: 4–5mg/kg über 20min i.v., mit Theophyllin-Vorbehandlung: 2–2.5mg/kg über 20min i.v., Erh.Dos.: 9.5mg/kg/d i.v.; Raucher: 15mg/kg/d i.v.; Perf. (800mg) = 16mg/ml ⇒2ml/h; **Ki.:** 6M.–9J.: 19mg/kg/d i.v.; 9–16J.: 15mg/kg/d i.v.; Dosisanpassung an Theophyllin-Serumspiegel; **DANI** nicht erforderlich

4.2.2 Inhalative Beta$_2$-Sympathomimetika

Wm/Wi: s. systemische Beta$_2$-Sympathomimetika →88; **Wm/Wi** (Formoterol, Salmeterol): langwirksame Beta$_2$-Sympathomimetika, nicht zur Therapie eines akuten Asthmaanfalls geeignet!; **UW/KI** (Beta$_2$-Mimetika-Dosieraerosole): s. Beta$_2$-Sympathomimetika →39

Fenoterol	HWZ 3.2 h, Qo 0.85
Berotec N *DA 100µg/Hub*	**Asthma bronchiale, COPD (akute Atemnot): Erw., Ki. ab 6J.:** 100µg, evtl. Wdh. nach 5 min; **Dauerth.** 3–4 x 100–200µg, max. 800µg/d; **Ki.:** 4–6J.: 4 x 100µg
Formoterol	HWZ 2–3 h, Qo 0.9
Foradil *DA 12µg/Hub, Inh.Kps. 12µg* **Oxis** *Turbohaler 6, 12µg/Hub*	**Asthma bronchiale, COPD:** 1–2 x 6–12µg, max. 2 x 24µg/d
Terbutalin	HWZ 3–4 h, Qo 0.4, PPB 25%, PRC B, Lact +
Bricanyl *Turbohaler 0.5mg/Hub*	**Asthma bronchiale, COPD (akute Atemnot): Erw, Ki. ab 5J.:** 0.5mg, evtl. Wdh. nach 5 min; **Dauerth.** 3 x 0.5mg, max. 6mg/d **Ki.:** <12J: max. 4mg/d

Salbutamol	HWZ 2.7–5h, Q0 0.7, PPB 10%
Buventol *Easyhaler 0.1, 0.2mg/Hub* **Sultanol** *DA 0.1mg/Hub; Diskus 0,2mg/Dosis; Rotadisk 0,4mg/Blister; Inh. Kps. 0.2, 0.4mg; Inh.Lsg. (1ml=5mg)* **Novolizer Salbutamol Viatris** *Inh. Pulver 0.1mg/Hub*	**Asthma bronchiale, COPD (akute Atemnot):** 0.1–0.2mg; Inh.Lsg: 3–4 x 1.25–2.5mg über Vernebler; **Ki.:** < 12J.: 0.1mg **Dauerth.** 3–4 x 0.1–0.2mg, max. 1.2mg/d **Ki.:** < 12J.: 3–4 x 0.1mg, max. 0.6mg/d
Salmeterol	HWZ 5.5h, PRC C, Lact ?
Serevent *DA 0.025mg/Hub; Diskus 0.05mg/Hub; Rotadisk 0.05mg/Blister*	**Asthma bronchiale, COPD Dauerth.:** 2 x 0.025–0.1mg, max. 0.2mg/d **Ki.:** >4J.: 2 x 0.05mg

4.2.3 Systemische Beta$_2$-Sympathomimetika

Wm: Stimulation der β_2-Rezeptoren
Wi: Erschlaffung der Bronchialmuskulatur, Anregung der mukoziliären Clearance
UW: Tachyarrhythmien, Extrasystolie, AP, Tremor
KI: Hyperthyreose, Phäochromozytom, HOCM, Glaukom, schwere KHK, tachykarde HRST, cave in SS (Tokolyse!) und SZ, s. auch Sympathomimetika →39

Bambuterol	HWZ 13 (22)h, Q0 0.45
Bambec *Tbl. 10mg*	**Asthma bronchiale, COPD:** ini 1x 10mg zur Nacht p.o., nach 1–2W. evtl. 1 x 20mg **Ki.:** 2–6J.:1 x 10mg p.o.; 6–12J.: s. Erw. **DANI** GFR < 60: 50%
Clenbuterol	HWZ 34h, Q0 0.4
Spiropent *Tbl. 0.01, 0.02mg*	**Asthma bronchiale, COPD:** 2 x 0.01–0.02mg p.o. **Ki.:** 0–8 M.: 2 x 2.5µg; 8–24 M.: 2 x 5µg; 2–4J.: 2 x 7.5µg; 4–6J.: 2 x 10µg; 6–12J.: 2 x 15µg
Orciprenalin	HWZ 6h, PPB 10%
Alupent *Tbl. 10mg; Amp. 0.5mg/1ml, 5mg/10ml*	**Akute Zustände bei Asthma bronchiale u. COPD:** 0.5–1mg i.m./s.c.; 0.25mg langs. i.v.
Salbutamol	HWZ 2.7–5h
Sultanol *Saft 2mg/5ml, Amp. 0.5mg/1ml*	**Asthma bronchiale, COPD:** 3–4 x 2–4mg p.o.; bis 6 x 0.25mg s.c.; 5–25µg/min i.v.; Perf. (5mg) = 0.1mg/ml ⇒ 3–15ml/h
Terbutalin	HWZ 11–26h, PPB 25% PRC B, Lact +
Bricanyl *Amp. 0.5mg/1ml*	**Asthma bronchiale, COPD:** bis 4 x 0.25mg s.c.; **Ki.:** <2J.: 2 x 0.05–0.1mg s.c.; 3–6J.: 2 x 0.1mg s.c.; 7–14J.: 2 x 0.15mg s.c.

4.2.4 Anticholinergika und Kombinationen

Wm/Wi (Ipra- u. Tiotropiumbromid): Hemmung der vagusinduzierten Reflexbronchokonstriktion, Freisetzung von bronchospastisch wirksamen Mediatoren ↓; **UW** (Ipratropiumbromid): Urtikaria, Kopfschmerzen, Schlaflosigkeit, Akkomodationsstrg., Engwinkelglaukom, Palpitationen, Tachykardie, Husten, lokale Irritationen, Mundtrockenheit, Bauchschmerzen, Obstipation, Diarrhoe, Erbrechen; **KI** (Ipratropiumbromid): bekannte Überempfindlichkeit (Atropinderivate)

Ipratropiumbromid	HWZ 4h, PRC B, Lact ?
Atrovent *DA 20µg/Hub; Inh. Kps. 0.04mg; Inh.Lsg. (1ml = 0.25mg)*	**Asthma bronchiale, COPD:** DA: 3–6 x 20–40µg, max. 240µg/d; Inh.Kps.: 3 x 0.04mg/d; Inh.Lsg: 3–4 x 0.25–0.5mg
Ipratropiumbromid + Fenoterol	
Berodual *DA 0.02mg + 0.05mg/Hub; Inh.Kps. 0.04+0.1mg* **Berodualin** *Inhal.Lsg (1ml = 0.25+0.5mg)*	**Asthma bronchiale, COPD: Erw., Ki. > 6J.:** DA: 3–4 x 0.02–0.04 + 0.05–0.1mg; Inh.Kps.: 3 x 1 Kps., max. 8 Kps./d
Ipratropiumbromid + Salbutamol	
Combivent *DA 0.02mg + 0.12mg/Hub; Inh.Lsg. (2.5ml = 0.5 + 2.5mg)* **Dipromal** *DA 0.02 + 0.1mg/Hub*	**Asthma bronchiale, COPD: Erw., Ki. > 6J.:** DA: 1–2 Hübe, Wdh. nach 5–10 min, max. 8 Hübe/d; Inh.Lsg.: 1 x 1 Dosis, max. 4 Dos./d
Tiotropiumbromid	HWZ 5–6d
Spiriva *Inh.Kps. 18µg*	**COPD:** 1 x 18µg, max. 18µg/d

4.2.5 Kombinierte Bronchialtherapeutika

Ambroxol + Clenbuterol	
Mucospas *Tbl. 30 + 0.02mg; Saft (10ml = 15 + 0.01mg)*	**Asthma bronchiale, COPD:** 2–3 x 30 + 0.02mg p.o.; max. 120 + 0.08mg/d
Terbutalin + Guaifenesin	HWZ 11–26h, PPB 25% PRC B, Lact +
Bricanyl comp*Saft (10mg = 3 + 133mg)*	**Asthma bronchiale, COPD:** 2–3 x 10–15ml p.o.; **Ki.:** 3 x 0.25ml/kg/d

4.3 Kortikoide

4.3.1 Inhalative Kortikoide

Wi: Entzündungsreaktion ↓, Empfindlichkeit von Beta-Rezeptoren ↑
UW: Heiserkeit, Candida-Befall der Mund- und Rachenschleimhaut
KI: Lungentuberkulose, mykotische oder bakterielle Infektionen der Atemwege

Beclomethason	
Arocortin *Autohaler 0.05, 0.1mg/Hub* **Beclomet Easyhaler** *DA 0.2, 0.4mg/Hub; Autohaler 0.05, 0.1mg/Hub* **Becotide** *DA 0.05mg/Hub; Rotadisk 0.1, 0.2, 0.4 mg/ Hub*	**Asthma bronch., COPD:** 2 x 0.2–0.5mg, max. 1.5–2mg/d;**Ki.** 6–12J. 2x0.25mg, max.0.5mg/d **Rauchgasinhalation:** sofort nach Exposition 0.4mg; nach Aufnahme erneut 0.4mg; wdh. nach weiteren 2h; bei persistierenden Symptomen alle 2h 0.4mg bis zum Abklingen

Budesonid	HWZ 2–3h, PRC C, Lact ?
Budiair *DA 0.2mg/Hub* **Giona Easyhaler** *DA 0.2, 0.4mg/Hub* **Miflonide** *Inh. Kps. 0.2, 0.4mg* **Novolizer Budesonid Meda** *Pulverinh. 0.2, 0.4mg* **Pulmicort** *DA 0.2mg/Hub; Turbohaler 0.1, 0.2, 0.4mg/Hub; Inh.Lsg. 0.5mg/2ml*	**Asthma bronchiale, COPD:** 2 x 0.2–0.4mg, max. 1.6mg/d; Inh.Lsg.: 2 x 0.5–1mg über Vernebler **Ki.:** < 12J.: 1–2 x 0.1–0.2mg, max. 0.8mg/d; Inh.Lsg.: 2 x 0.2–0.4mg über Vernebler
Fluticason	HWZ 7.8h, PRC C, Lact ?
Flixotide *DA 0.05, 0.125, 0.25mg; Diskus 0.1, 0.25, 0.5mg*	**Asthma bronchiale, COPD:** 2 x 0.25–0.5mg **Ki.:** > 4J.: 2 x 0.05–0.1mg

4.3.2 Kombinierte inhalative Bronchialtherapeutika

Formoterol + Beclomethason	
Inuvair *DA 6 + 100µg/Hub* **Foster** *DA 6 + 100µg/Hub*	**Asthma bronchiale:** 2 x 1–2 Inh., empfohlen ab 18 J.
Formoterol + Budesonid	
Symbicort *Turbohaler 4.5 + 80µg, 4.5 + 160µg, 9 + 320µg/Hub*	**Asthma bronchiale:** 2 x 4.5–9 + 80–320µg
Salmeterol + Fluticason	
Seretide *DA 25 + 50, 25 + 125, 25 + 250µg/Hub; Diskus 50 + 100, 50 + 250, 50 + 500µg*	**Asthma bronchiale:** 2 x 50 + 100–500µg **Ki.:** 4–12J.: 2 x 50 + 100µg

4.4 Antitussiva

Wm/Wi: Hemmung des Hustenzentrums im Stammhirn und Blockade sensibler Rezeptoren im Bronchialsystem ⇒ Unterdrückung des Hustenreflexes
UW (Codein): Atemdepression, Toleranzentwicklung, Pruritus, Somnolenz, Euphorie, Schlafstörungen, Übelkeit, Erbrechen, Obstipation, Miosis
KI (Codein): Ateminsuffizienz, Koma, cave in SS/SZ
KI (Codein): akuter Asthmaanfall
Ink (Dextromethorphan): Sibutramin, Secalealkaloide

Codein	HWZ 3–5h, PRC C, Lact +
Codipertussin *Saft (10ml = 23mg); Konzentrat (10ml = 70mg)* **Codipront mono Retard** *Kps. 30 (ret.)mg; Saft (10ml = 20 (ret.)mg)* **Tricodein Solco** *Drg. 60mg*	**Reizhusten:** 2–4 x 30–50mg p.o.; 2 x 30–50mg (ret.), max. 200mg/d **Ki.:** 2–6J.: 2–4 x 2.5–5mg, max. 30mg/d 6–14J.: 2–4 x 5–15mg, max. 60mg/d

Dextromethorphan	HWZ 1.2–2.2h
Wick Formel 44 Plus *Pastillen 7mg; Sirup (15ml = 20mg)*	**Reizhusten:** 4x 14–21mg p.o., max. 120mg/d **Ki.:** 1–6J.: Sirup: 3 x 5ml; 7–12J.: 3 x 7.5ml > 13J.: 3 x 15ml

Dihydrocodein	HWZ 3.3–5.8h
Codidol ret. *Tbl. 60 (ret.), 90 (ret.), 120 (ret.)mg* **Dehace ret.** *Tbl. 60 (ret.), 90 (ret.), 120 (ret.)mg* **Paracodin** *Tbl. 6.7mg; Gtt. (20Gtt. = 8.3g)*	**Reizhusten:** 1–3 x 10–30mg p.o.; 1–2 x 40–80mg (ret.) p.o. **Ki.:** s. Packungsbeilage **mäßig starke bis starke Schmerzen:** 2 x 60–120mg (ret.) p.o.

Noscapin	HWZ 4.5h
Tuscalman *Saft (10ml = 15mg); Supp. 5, 10mg*	**Reizhusten:** 1–3 x 50mg p.o.; **Ki.:** > 6 M.: 2 x 12.5mg p.o.; 10mg supp.; 3–12J.: 3 x 25mg p.o.; 30mg supp.

Pentoxyverin	HWZ 2–6h
Sedotussin *Saft (5ml = 6.76mg); Gtt. (1ml = 19mg); Supp. 8, 20mg*	**Reizhusten:** 4–6 x 20–30mg p.o., 2 x 50mg, max. 120mg/d p.o.; **Ki.:** 2–5J.: 0.5–1mg/kg/d p.o. i. 3 ED 6–14J.: 1–2mg/kg/d p.o. in 3 ED 2–3 J.: 1–2 x 8mg rect.; >4J.: 1 x 20mg rect.

4.5 Allergie

4.5.1 Antihistaminika

Wm/Wi: Kompetitive Blockade von H_1-Rezeptoren; **UW**: Sedierung, Exzitationserscheinungen (Kleinkinder), Mundtrockenheit, Glaukomauslösung, Miktionsstrg.
KI: Blasenentleerungsstrg., Glaukom

Azelastin	HWZ 20h, PRC C, Lact -
Allergodil *Tbl. 2mg*	**Allergische Rhinitis: Erw., Ki. > 6J.:** 2 x 2mg p.o.

Cetirizin	HWZ 7.4 h, Qo 0.3, PRC B, Lact ?
Cetiderm *Tbl. 10mg* **Cetrihexal** *Tbl. 10mg* **Cetiristad** *Tbl. 10mg* **Cetirizin Alternova** *Tbl. 10mg* **Cetirizin Genericon** *Tbl. 10mg* **Cetirizin ratioph.** *Tbl. 10mg* **Cetirizin Sandoz** *Tbl. 10mg* **Cetirizinhydrochlorid Arcana** *Tbl. 10mg* **Trizin** *Tbl. 10mg* **Zyrtec** *Tbl. 10mg; Gtt. (20Gtt. = 10mg); Saft (10ml = 10mg)*	**Allergische Haut- u. Schleimhautprozesse:** 1 x 10mg p.o. **Ki.:** 2–12J.: < 30kg: 1 x 5mg p.o.; > 30kg: 1 x 10mg p.o. **DANI** 50%

Wirkstoff / Präparat	Indikation / Dosierung
Clemastin	HWZ 8h, Qo 1.0, PRC B, Lact -
Tavegil *Amp. 2mg/5ml*	**Allergische Haut- u. Schleimhautprozesse:** 2 x 2mg i.v./i.m. **Ki.:** 0.024mg/kg/d i.m.
Desloratadin	HWZ 27h, PRC C, Lact -
Aerius *Tbl. 5mg; Saft (1ml = 0.5mg)*	**Allergische Rhinitis, chron. Urticaria:** 1 x 5mg p.o.
Dimetinden	HWZ 5–7h, Qo 0.9, PRC B
Fenistil *Drg. 1mg; Kps. 4 (ret.)mg; Gtt. (20Gtt. = 1mg); Amp. 4mg/4ml*	**Allergische Haut- u. Schleimhautprozesse:** 3 x 1–2mg p.o.; 1 x 4mg (ret.) p.o.; 1–2 x 4mg i.v. **Ki.:** 1–8J.: 3 x 0.5–0.75mg p.o.; > 9J.: 3 x 1mg p.o.
Fexofenadin	HWZ 11–15h, PRC C, Lact -
Telfast *Tbl. 120mg*	**Allergische Rhinitis:** 1 x 120–180mg p.o. **Ki.:** 6–11J.: 2 x 30mg p.o.
Hydroxyzin	HWZ 5–24h, PRC C, Lact -
Atarax *Tbl. 25mg*	**Allergische Haut- u. Schleimhautprozesse, Angst-, Spannungszustände:** 2–3 x 12.5–25mg p.o. **Ki.:** 6–10J.: 25–50mg/d **Schlafstörungen:** 37.5–75mg zur Nacht
Levocetirizin	HWZ 6–10h
Xyzall *Tbl. 5mg*	**Allergische Haut- u. Schleimhautprozesse:** **Erw., Ki. > 30kg:** 1 x 5mg p.o. **DANI** GFR 30–49: 5mg alle 2d; < 30: 5mg alle 3d; Dialyse: 5mg alle 3–4d
Loratadin	HWZ 12–15h, Qo 1.0 (0.5), PRC B, Lact ?
Allernon *Tbl. 10mg* **Clarityn** *Tbl. 10mg; Sirup (1ml = 1mg); Brausetbl. 10mg* **Lorano** *Tbl. 10mg* **Loratadin Alternova** *Tbl. 10mg* **Loratadin Arcana** *Tbl. 10mg* **Loratadin ratioph.** *Tbl. 10mg* **Loratadin Stada** *Tbl. 10mg; Sirup (1ml = 1mg)* **Loratyn** *Brausetbl. 10mg*	**Allergische Haut- u. Schleimhautprozesse:** 1 x 10mg p.o. **Ki.:** 2–12J.: < 30kg: 1 x 5mg p.o; > 30kg: 1 x 10mg

s. auch Rhinologika – Antiallergika →235

4.5.2 Mastzellstabilisatoren und Kombinationen

Wm/Wi (Cromoglicinsäure): Stabilisierung der Mastzellmembran ⇒ Mediatorfreisetzung↓
Wm/Wi (Ketotifen): Stabilisierung der Mastzellmembran

Cromoglicinsäure	HWZ 1.4h, Qo 0.6
Cromoglin *Inh.Lsg. (2ml = 20mg)* **Intal** *DA 5mg/Hub; Inh.Kps. 20mg; Inh.Lsg (2ml = 20mg)*	**Asthma bronchiale: Erw., Ki. > 5J.:** DA: 2–4 x 5mg/d; Inh.Kps.: 4 x 1 Kps.; Inh.Lsg.: 4 x 20mg über Vernebler
Cromoglicinsäure + Fenoterol	
Ditec *DA 1mg + 0.5mg/Hub*	**Asthma bronchiale, COPD:** 4 x 2 Hübe, max. 16 Hübe/d
Ketotifen	HWZ 21h, Qo 1.0
Ketof *Kps. 1mg* **Zaditen** *Tbl. 2mg; Saft (5ml = 1mg)*	**Allergische Haut- u. Schleimhautprozesse; Asthma-Pro.: Erw., Ki. ab 3J.:** d1–4: 1mg p.o. zur Nacht, dann 2 x 1mg **Ki.:** 6 M.–3J.: 2 x 0.5mg p.o.

4.5.3 Leukotrienrezeptorantagonisten

Wm: Blockade der Leukotrienrezeptoren
Wi: Bronchodilatation, bronchiale Hyper-reagibilität↓
UW: Kopfschmerzen, Fieber, Diarrhoe, Nausea, Sinusitis
KI: Cave in SS/SZ

Montelukast	HWZ 2.7–5h, PRC B, Lact -
Singulair *Tbl. 10mg; Kautbl. 4, 5mg*	**Asthma bronchiale:** 1 x 10mg p.o. z. Nacht **Ki.:** 6–14 J.: 1 x 5mg p.o. z. Nacht; 6M.–5J.: 1 x 4mg; **DANI** nicht erforderlich

4.5.4 Andere Mittel bei obstruktiven Atemwegserkrankungen

Wm: Rekombinanter monoklonaler Antikörper, der an IgE bindet
Wi: freies IgE ↓, Hemmung der allergischen Kaskade
UW: Kopfschmerzen, Reaktionen an der Einstichstelle, allergische Reaktionen, Schwindel, Müdigkeit, Parästhesien, Synkope, Orthostasesyndrom, Flush, parasitäre Infektion, Pharyngitis, Husten, allergischer Bronchospasmus, Übelkeit, Diarrhoe, Dyspepsie, Gewicht↑, Anschwellen der Arme, Grippeähnliche Symptome
KI: bekannte Überempfindlichkeit

Omalizumab	HWZ 26d
Xolair *Inj.Lsg 150mg*	**Schweres persistierendes allergisches Asthma bronchiale:** je nach Gewicht und IgE-Serumspiegel 75–375mg i.m., s. Fachinfo **Ki.:** >12J.: s. Erw.

5 Schmerz, Entzündung

5.1 Opioid-Analgetika

5.1.1 Äquianalgetische Dosierungen

Opioid	par-ent. (mg)	oral (mg)	Wi-dauer (h)	Btm
Alfentanil	0.5	–	0.2	X
Buprenorphin	0.3	–	6–8	X
Buprenorphin s.l.	–	0.4	6–8	X
Codein	–	200	3–5	–
Dihydrocodein	–	90	3–4	–
Fentanyl	0.1	–	0.4	X
Hydromorphon	2	4	4	X
L-Methadon	4	7.5	6	X
Morphin	**10**	**30**	2–4	X
Oxycodon	–	15	4	X
Pethidin	75	–	2–4	X
Piritramid	15	–	4–6	X
Remifentanil	0.05	–	0.2	X
Sufentanil	0.02	–	0.5	X
Tramadol	–	450	3–4	-

5.1.2 Opioid-Umstellung auf Pflaster

Morphin → Fentanyl

Morphin mg/24h		Fentanyl µg/h
p.o.	parent.	TD
0–45		12
46–90	0–22	25
91–150	23–37	50
151–210	38–52	75
211–270	53–67	100
271–330	68–82	125
331–390	83–97	150
391–450	98–112	175

Dosisbereiche gelten als Orientierung, die Dosisstärke des Pflasters muss individuell auf den Patienten abgestimmt werden

Morphin → Buprenorphin

Morphin mg/24h		Buprenorphin mg/24h		Bupr. µg/h
p.o.	parent.	s.l.	parent.	TD
30–60	10–20	0.4–0.8	0.3–0.6	35
61–90	21–30	bis 1,2	bis 0.9	52.5
91–120	31–40	bis 1,6	bis 1,2	70
121–240	41–80	bis 3.2	bis 2.4	140

Max. Pflastergröße: Fentanyl 100µg/h, Buprenorphin 70µg/h. Bei höherer Dosierung verschiedene Pflastergrößen für die korrekte Dosis kombinieren.

5.1.3 Regeln zur Opioid-Umstellung

1. Errechnung der Tagesdosis des bisherigen Opioids
2. Errechung der äquianalgetischen Tagesdosis des neuen Opioids (bezogen auf Applikationsart)
3. 50%-Regel: Beginn mit 30–50% der rechnerisch ermittelten Äquivalenzdosis (Ausnahme: L-Methadon individuelle Titration)
4. Aufteilung der Tages- in Einzeldosen entsprechend der Wirkdauer der Substanz
5. Titration gegen den Schmerz mittels schnell freisetzender Bedarfsmedikation
6. Festlegen der neuen Basis- ggf. auch Bedarfsmedikation

5.1.4 Opioid-Agonisten

Wm: Stimulation zentraler Opioid-Rezeptoren
Wi: analgetisch, sedativ, atemdepressiv, antitussiv, emetisch und antiemetisch; s. auch UW
UW: Atemdepression, Sedierung, HF↓, hypotensive Kreislaufstörung, Pruritus, Bronchospasmus, Schwitzen, Spasmen der Gallen-und Pankreaswege, Obstipation, Krampfanfälle, Miosis, Toleranzentwicklung, Blasenentleerungsstörung
KI: Anw.Beschr. bei Kindern < 1J., Opioidabhängigkeit, Pankreatitis, Atemstörungen, cave in SS/SZ
Ink (Opioide): Cimetidin
Ink (Fentanyl) Amiodaron
Ink (Methadon): Diazepam, Erythromycin, Fluvoxamin
Ink (Pethidin): Barbiturate, Chlorpromazin, Phenytoin, Selegilin

Alfentanil, s. Anästhesie, Opioid-Analgetika →180

Codein, s. Antitussiva →90

Dihydrocodein, s. Antitussiva →91

Fentanyl	HWZ 3-12h i.v., 13-22h TTS., Q0 0.9, PPB 85%, PRC C, Lact ?
Actiq *Lutschtbl. 200, 400, 600, 800, 1200, 1600μg* **Durogesic** *TTS 25, 50, 75, 100μg/h* **Fentanyl 1A** *TTS 25, 50, 75, 100μg* **Fentanyl Hexal** *TTS 25, 50, 75, 100μg* **Fentanyl Janssen** *Amp. 0.1mg/2ml, 0.5mg/10ml* **Fentanyl Nycomed** *Amp. 0.1mg/2ml, 0.5mg/10ml* **Fentoron** *TTS 25, 50, 75, 100μg/h*	**Neuroleptanalgesie:** 50-100μg i.v. in Kombination mit Neuroleptikum, evtl. Wdh. nach 30-45min **Intubationsnarkose:** ini 2-50μg/kg i.v., dann 25-250μg je nach OP-Verlauf **Ki.:** 2-12J.: 2-3μg/kg i.v. **chronische Schmerzen:** Lutschtbl.: ini 200μg p.o., Steigerung nach Bedarf bis 1600μg; TTS: alle 3d 1 Pflaster, Dosis je nach Vorbehandlung →94 **DANI, DALI** sorgfältige Dosiseinstellung

Hydromorphon	HWZ 2.5h, Q0 1.0, PPB 8%, PRC C, Lact ?
Hydal *Kps. 1.3, 2.6, 2 (ret.), 4 (ret.), 8 (ret.) 16 (ret.), 24 (ret.)mg*	**(Sehr) starke Schmerzen:** ini 1.3-2.6mg alle 4h p.o.; 2 x 4-24mg (ret.) p.o. **DANI, DALI** sorgfältige Dosiseinstellung

Methadon	HWZ 24-36h, Q0 0.7, PPB 90%, PRC C, Lact ?
Heptadon *Amp. 10mg/1ml*	**(Sehr) starke Schmerzen:** ini 5-10 (20)mg alle 4h i.v. **DANI, DALI** sorgfältige Dosiseinstellgung

Morphin	HWZ 2.5h, Q0 0.9 (0.3), PPB 20–35%, PRC C, Lact ?
Compensan *Tbl. 100 (ret.), 200 (ret.), 300 (ret.)mg* **Kapanol CSR** *Kps. 50 (ret.), 100 (ret.)mg* **M-Dolor** *Kps. 10 (ret.), 30 (ret.), 60 (ret.), 100 (ret.)mg* **Morapid** *Tbl. 10, 20mg* **Morphinsulphatpentahydrat GSK CSR** *Kps. 20 (ret.)mg* **Mundidol UNO retard** *Tbl. 10 (ret.), 30 (ret.), 60 (ret.), 100 (ret.), 200 (ret.)mg; Kps. 30 (ret.), 60 (ret.), 120 (ret.), 200 (ret.)mg; Granulat 30mg* **Substitol retard** *Tbl. 120 (ret.), 200 (ret.)* **Vendal** *Saft 5mg/ml; Amp. 10mg/1ml, 100mg/10ml, 200mg/10ml* **Vendal rapid** *Tbl. 10, 20mg* **Vendal retard** *Tbl. 10 (ret.), 30 (ret.), 60 (ret.), 100 (ret.), 200 (ret.)*	**(Sehr) starke Schmerzen:** 2–6 x 10–60mg p.o.; 1–2 x 30–200mg (ret.) p.o.; 4–6 x 5–10mg i.v./s.c./i.m. **Ki.:** 0–1J.: 4–6 x 0.2mg/kg p.o.; 2–5J.: 4–6 x 2.5–5mg p.o.; 6–12J.: 4–6 x 5–10mg p.o.; 13–16J.: 4–6 x 10–20mg **Ki.:** < 6 M.: 0.01mg/kg/h i.v. als Dauerinfusion; > 6 M.: 4–6 x 0.05–0.1mg i.v. **DANI** sorgfältige Dosiseinstellung
Oxycodon	WZ 3.2–8h, PPB 38–45%, PRC C, Lact ?
Oxycontin retard *Tbl. 5 (ret.),10 (ret.), 20 (ret.), 40 (ret.), 80 (ret.)mg* **Oxynorm** *Kps. 5 (ret.),10 (ret.)mg*	**(Sehr) starke Schmerzen:** 2 x 5–80mg (ret.) p.o., max. 400mg/d
Pethidin	HWZ 3.5–4h, Q0 0.9, PPB 60%,
Alodan Gerot *Amp. 100mg/2ml*	**Starke Schmerzen:** 25–150mg s.c./i.m.; 50mg i.v., Wdh. nach Bedarf, max. 500mg/d i.v. **DANI** Dosisintervall verlängern
Piritramid	HWZ 4–10h, Q0 1.0, PRC C
Dipidolor *Amp. 15mg/2ml*	**(Sehr) starke Schmerzen:** bis 4 x 7.5–22.5mg i.v.; bis 4 x 15–30mg i.m./s.c. **Ki.:** 0.05–0.2mg/kg i.m./s.c.; 0.05–0.1mg/kg i.v. **DANI** nicht erforderlich
Remifentanil → Anästhesie, Opioid-Analgetika →180	
Sufentanil → Anästhesie, Opioid-Analgetika →180	

5.1.5 Opioid-Agonisten-Antagonisten

Buprenorphin	HWZ 5h, TTS 30h, Qo 1.0, PPB 96%, PRC C, Lact ?
Subutex *Tbl. 2, 8mg* **Temgesic** *Tbl. 0.2, 0.4mg; Amp. 0.3mg/1ml* **Transtec Pro** *TTS 35, 52.5, 70µg/h*	**(Sehr) starke Schmerzen:** 3-4 x 0.2-0.4mg sublingual; 3-4 x 0.15-0.3mg i.v./i.m., max.1.2mg/d; TTS: 35-70µg/h, Wechsel alle 4d **Ki.:** > 35kg: 3-4 x 0.2mg p.o.; > 45kg: 3-4 x 0.4mg p.o.; 3-4 x 3-6µg/kg i.v./i.m. **Substitutionsth. bei Opiatabhängigkeit:** ini 1 x 2-4mg p.o., dann langsame Dosisreduktion **DANI** nicht erforderlich
Buprenorphin + Naloxon	
Suboxone *Sublingualtbl. 2 + 0.5mg, 8 + 2mg*	**Substitutionsth. bei Opiatabhängigkeit:** ini 2-4 + 0.5-1mg p.o., an d1 ggf. erneut 1-2 x 2 + 0.5mg, Dosisanpassung nach klinischer Wi, max. 24mg Buprenorphin/d, s. auch Fachinfo **DANI** nicht erforderlich

5.1.6 Opioidantagonisten

Wm: kompetitiver Antagonismus am Opioidrezeptor
UW: Übelkeit, Erbrechen, RR↑, akutes Entzugssyndrom, Schwindel, Schwitzen, Tachykardie, epileptische Anfälle, allergische Reaktionen
KI: bekannte Überempfindlichkeit, cave in SS

Naloxon	HWZ 70min, Qo 1.0, PPB 32-45%, PRC B, Lact ?
Naloxon *Amp. 0.4mg/1ml* **Narcanti neonatal** *Dstfl. 0.04mg/1ml*	**Opioid-Intoxikation:** ini 0.4-2mg i.v./i.m./s.c., dann je n. Wi alle 2min 0.4-2mg **Ki.:** 0.01mg/kg i.v., je n. Wi Wdh. nach 3-5min **post-OP Atemdepression:** 0.1-0.2mg i.v., Wdh. alle 2-3min, bis Spontanatmung einsetzt **Ki.:** 0.005-0.01mg/kg
Naltrexon	HWZ 2.7 (9)h, Qo 1.0, PPB 21%, PRC C, Lact ?
Ethylex *Tbl. 50mg* **Naltrexin** *Tbl. 50mg* **Naltrexon Hexal** *Tbl. 50mg* **Nemexin** *Tbl. 50mg* **Revia** *Tbl. 50mg*	**Unterstützung einer Entwöhnungstherapie nach erfolgter Opiatentgiftung:** nach negativem Naloxon-Test 1 x 50mg p.o.

5.1.7 Sonstige Opioid-Analgetika

siehe →95
UW (Tramadol): Schwindel, Unruhe, Verstopfung, Kopfschmerzen, Übelkeit, Erbrechen
KI (Tramadol): Überemfindlichkeit, Intoxikation v.a. bei gleichzeitigem Alkoholkonsum

Tramadol	HWZ 6 (5–10)h, Qo 0.6, PPB 20%, PRC C, Lact -
Adamon *Tbl. 50, 150 (ret.), 300 (ret.)mg* **Cromatodol** *Kps. 100 (ret.), 200 (ret.)mg* **Nycodol** *Kps. 50mg; Gtt. (20Gtt. = 50mg); Amp. 50mg/1ml, 100mg/2ml* **Tradolan** *Tbl. 50, 100 (ret.), 150 (ret.), 200 (ret.)mg; Gtt. (20 Gtt.=50mg); Supp. 100mg; Amp. 50mg/1ml, 100mg/2ml* **Tramabene** *Kps. 50mg; Gtt. (20 Gtt.=50mg); Tbl. 100 (ret.)mg; Amp. 50mg/1ml, 100mg/2ml* **Tramadol 1A** *Kps. 50mg;Gtt.(20Gtt.=50mg)* **Tramadolor** *Tbl. 50, 100 (ret.), 150 (ret.), 200 (ret.)mg; Kps. 50mg; Gtt. (20 Gtt.=50mg); lösl. Amp. 100mg/2ml* **Tramal** *Tbl. 100 (ret.), 150 (ret.), 200 (ret.)mg; Kps. 50mg;Gtt.(20 Gtt.=50mg); Supp. 100mg; Amp. 50mg/1ml, 100mg/2ml* **Tramastad** *Kps. 50mg; Gtt. (20 Gtt.=50mg); Amp. 100mg/2ml* **Tramundal** *Tbl. 50, 100 (ret.), 150 (ret.), 200 (ret.)mg Gtt. (20 Gtt.=50mg); Amp. 100mg/2ml*	**Mäßige, starke Schmerzen:** bis 4 x 50–100mg p.o./i.v./i.m./s.c.; 1–2 x 50–200mg (ret.) p.o., max. 400mg/d **Ki.:** 1–13J.: 1–2mg/kg/Einzeldosis **DANI** bei kurzfristiger Gabe keine Dosisanpassung erforderlich; bei schwerer Niereninsuffizienz Dauertherapie nicht empfohlen

5.2 Andere Analgetika

Wm/Wi (Ziconotid): inhibiert spannungsabhängigen Calciumeinstrom in die primären nozizeptiven afferenten Nerven, die im Rückenmarkshinterhorn enden
UW: Schwindel, Übelkeit, Nystagmus, Verwirrung, Gangabnormalitäten, Erbrechen, Asthenie, Somnolenz, Beeinträchtigung des Gedächtnisses, Verschwommensehen, Kopfschmerz
KI: bekannte Überempfindlichkeit, Kombination mit intrathekaler Chemotherapie

Ziconotid	HWZ 4.5h
Prialt *Inf.Lsg. 100µg/1ml, 500µg/5ml*	**Starke chronische Schmerzen:** ini 2.4µg/d intrathekal, nach Bedarf um max. 2.4µg/d steigern, max. 21,6µg/d **DANI, DALI** keine Daten

5.3 Non-steroidale Antirheumatika (NSAR)

5.3.1 Salicylsäurederivate (Salizylate)

Wm: Hemmung der Cyclooxygenase ⇒ Prostaglandinsynthese↓; **Wi:** analgetisch, antiphlogistisch, antipyretisch; **Wi** (ASS): zusätzlich Hemmung der Thrombozyten-Aggregation **UW** (NSAR – Säuren): allergische Hautreaktionen, Schwindel, Nausea, Tinnitus, Magen-Darm-Ulzera, Bronchospasmus, Blutbildungsstrg., Nierenfunktionsstrg., Abszesse bei i.m.-Anwendung; **UW** (ASS): zusätzlich Panzytopenie, Störungen des Säure-Basen-Haushalts, Blutungszeit ↑; **KI** (NSAR - Säuren): Magen-Darm-Ulzera, Blutbildungsstrg., SS/SZ (nicht alle Wirkstoffe); **KI** (ASS): SS (nach 36. SSW, vorher strenge Ind.stellung), Anwendungsbeschränkung bei Ki. u. Jugendlichen mit fieberhaften Erkrankungen (cave: Reye-Syndrom); **Ink**: Aminoglykoside, Azetazolamid, Methotrexat, Sulfonylharnstoffe, Valproinsäure

Acetylsalicylsäure (ASS)	HWZ (2–4) h, Qo 1.0, PPB 70–90%, PRC D, Lact ?
Acekapton *Tbl. 500mg* **Alka-Seltzer** *Brausetbl. 324mg* **Aspirin** *Tbl. 100, 500mg; Kautbl. 500mg; Brausetbl. 500mg; Inj.lsg. 1g/5ml* **Aspisol** *Amp. 1g/5ml* **Aspro** *Tbl. 320mg* **ASS Genericon** *Tbl. 500mg* **ASS Hexal** *Tbl. 100, 500mg* **ASS ratioph.** *Tbl. 500mg* **Togal mono** *Tbl. 400mg*	**Leichte, mäßig starke Schmerzen, Fieber:** 2–3 x 0.5–1g p.o., max. 3g/d; 1–2 x 0.5–1g i.v., max. 5g/d **Ki.:** 6–14J.: 1–3 x 250–500mg p.o., max. 13mg/kg/Einzeldosis; 10–25mg/kg/d i.v. **Therapie und Pro. kardiovaskulärer Erkrankungen:** →83

5.3.2 Oxicame

Wm, Wi, UW, KI, Ink → Salicylsäurederivate; **Ink** (Piroxicam): Ritonavir

Lornoxicam	HWZ 4 h, Qo 1.0, PPB 99%
Xefo *Tbl. 4, 8mg, Dstfl. 8mg/4ml*	**aktivierte Arthrose, chronische Polyarthritis:** 2–3 x 4mg p.o., max. 16mg/d p.o. **DANI** max. 12mg/d
Meloxicam	HWZ 15–20 h, Qo 1.0, PPB 99%, PRC N, Lact ?
Meloxicam Alternova *Tbl. 7.5, 15mg* **Meloxicam Hexal** *Tbl. 7.5, 15mg* **Meloxicam Interpharm** *Tbl. 7.5, 15mg* **Metosana** *Tbl. 7.5, 15mg* **Movalis** *Tbl. 7.5, 15mg; Supp. 7.5mg; Amp. 15mg/1.5ml*	**Arthrose, chronische Polyarthritis, M. Bechterew:** 1 x 7.5–15mg p.o./rect., max. 15mg/d; 1 x 15mg i.m. **DANI** Dialyse max. 7.5mg/d
Piroxicam	HWZ 50 h, Qo 0.9, PPB 98%, PRC C, Lact +
Brexin *Tbl. 20mg* **Felden** *Kps. 10, 20mg; lös.Tbl. 20mg; 0.5%Gel* **Pirocam** *Tbl. 20mg; Supp. 20mg; Amp. 20mg/1ml* **Pirorheum** *Tbl. 10, 20mg* **Piroxistad** *lösl. Tbl. 10, 20mg*	**Arthritiden, rheumatische Erkrankung, schmerzhafte Schwellung:** d 1–2: 2 x 20mg p.o./rect.; d 1–2: 1 x 20–40mg i.m.; dann: 1 x 20mg p.o./rect.; **Entzündungen von Sehnen/Sehnenscheiden, schmerzhafte Schultersteife, Prellungen, Zerrungen, Verstauchungen:** Creme, Gel: 3–4 x lokal

5.3.3 Propionsäurederivate

Wm, Wi, UW, KI, Ink → Salicylsäurederivate

Dexibuprofen	HWZ 1.8–3.5 h, Qo 1.0, PPB 99%
Eumed neu *Tbl. 200mg* **Seractil** *Tbl. 200. 300, 400mg*	**Schmerzen bei degenerativen Gelenkserkrankungen, Dysmenorrhoe:** 2–3 x 200–300mg p.o., max. 1200mg/d **DANI** GFR < 30: KI
Ibuprofen	HWZ 1.8–3.5h, Qo 1.0, PPB 99%, PRC D, Lact +
Aktren *Kps. 400mg* **Avallone** *Tbl. 200mg* **Brufen** *Tbl. 400, 600mg* **Dismenol neu** *Tbl. 200mg* **Dolgit** *Tbl. 800mg; Drg. 400, 600mg; Creme 5%* **Dolfort** *Tbl. 400mg* **Ibufem forte** *Drg. 400mg* **Ibumetin** *Tbl. 400mg; Drg. 200mg* **Ibuprofen Genericon** *Tbl. 400, 600mg* **Imbun** *Supp. 500mg* **Kratalgin** *Tbl. 200, 400mg* **Nureflex** *Suspension (5ml = 100mg); Supp. 125mg* **Nurofen** *Drg. 200mg*	**Leichte, mäßig starke Schmerzen, Fieber, Dysmenorrhoe, rheumatische Erkrankungen:** 2–3 x 200–600mg p.o.; 2–3 x 500mg rect.; max. 2400mg/d **Ki.:** > 6J.: 10–15mg/kg/d in 2–3 Einzeldosen **DANI** sorgfältige Dosisanpassung
Ketoprofen	HWZ 1.5–2.5h, Qo 0.9, PPB 99%, PRC B, Lact ?
Profenid *Kps. 50, 100, 200 (ret.)mg; Supp. 100mg; Gel 2.5%; Amp. 100mg/2ml* **Prontoket** *5% Spray*	**Arthritiden, rheumatische Erkrankungen, schmerzhafte Schwellungen, Dysmenorrhoe:** 1–2 x 50–150mg p.o.; 1 x 200mg (ret.) p.o.; 2–3 x 100mg rect.; 1 x 100mg i.m.; lokal: 3 x tägl. 5 Sprühstöße **DANI** sorgfältige Dosiseinstellung
Naproxen	HWZ 12–15h, Qo 0.9, PPB 100%
Aleve *Tbl. 200mg* **Miranax** *Tbl. 550mg* **Naprobene** *Tbl. 250, 500mg; Supp. 500mg* **Naproxen Genericon** *Tbl. 500mg; Supp. 500mg* **Proxen** *Tbl. 500mg; Saft (5ml = 250mg)*	**Arthritiden, rheumatische Erkrankungen, schmerzhafte Schwellungen, Dysmenorrhoe:** 500–1250mg/d p.o./rect. in 2–3 Einzeldosen **Ki.:** 10–15mg/kg/d p.o./rect. **leichte, mäßig starke Schmerzen, Fieber:** ini 200–500mg p.o., max. 750mg/d **DANI** GFR < 20: keine Langzeitanwendung

5.3.4 Essigsäurederivate	
Wm, Wi, UW, KI, Ink → Salicylsäurederivate	
Acemetacin	HWZ 4.5 (6)h, Qo 0.6 (0.85), hohe PPB
Rheutrop *Kps. 30, 90 (ret.)mg*	**Arthrose, chronische Polyarthritis, M. Bechterew:** 1–3 x 30–60mg p.o.; 1–2 x 90mg (ret.) p.o.
Diclofenac	HWZ 1–2 (1–3)h, Qo 1.0, PPB 99%, PRC B, Lact ?
Agilomed *1% Gel* **Algefit** *1% Gel* **Dedolor DRS** *Kps. 100 (ret.)mg* **Deflamat** *Kps. 50, 100 (ret.)mg; Supp. 50, 100mg; 2% Gel; Amp. 75mg* **Diclac Hexal** *Tbl. 25, 50mg; lösl. Tbl. 50mg* **Diclobene** *Tbl. 25, 50, 100 (ret.)mg; Supp. 25, 50, 100mg; 1% Gel; Amp. 75mg/3ml* **Diclobene UNO retard** *Tbl. 150 (ret.)mg* **Diclofenac 1A** *lösl. Tbl. 50mg* **Diclofenac Genericon** *Tbl. 50,100 (ret.)mg; Supp. 100mg; 1% Gel; Amp. 75mg* **Diclofenac S.Med.** *Tbl. 50, 75 (ret.), 100 (ret.)mg; Amp. 75mg* **Diclofenac Sandoz** *Tbl. 50, 100 (ret.)mg; Supp. 100mg; Amp. 75mg* **Diclomelan** *Tbl. 50, 100 (ret.)mg; Supp. 100mg; Amp. 75mg* **Diclostad** *Tbl. 50, 100 (ret.)mg; Supp. 50, 100mg; 1% Gel; Amp. 75mg* **Diclosyl** *1% Gel* **Dolpasse** *Tbl. 100 (ret.)mg* **Voltaren** *Tbl. 25, 50, 100 (ret.)mg; lösl. Tbl. 50mg; Drg. 50mg; Supp. 50, 100 (ret.)mg; 1% Gel; Amp. 75mg/3ml*	**Arthritiden, rheumatische Erkrankungen, schmerzhafte Schwellungen:** 1–3 x 25–50mg p.o./rect.; 2 x 75mg p.o.; 1 x 100mg (ret.) p.o.;1 x 100mg rect.; 1 x 75mg i.m., max. 150mg/d p.o/rect./i.m. **Ki.:** > 6J.: 2mg/kg/d p.o./rect. **Jugendliche:** 1–2mg/kg/d **DANI** sorgfältige Dosiseinstellung **äußerliche Therapie von Schmerzen, Entzündungen, Schwellungen bei rheumatischen und degenerativen Erkrankungen, Sportverletzungen:** 3–4 x tgl. auftragen
Indometacin	HWZ 4–11 h, Qo 0.85, PPB >90%, PRC D
Indo Agepha *Tbl. 50mg* **Indobene** *Kps. 75 (ret.), 100 (ret.)mg* **Indocid** *Kps. 25, 50, 75 (ret.)mg; Supp. 50, 100mg* **Indomelan** *Kps. 50, 75 (ret.)mg; 1% Gel* **Indo-Paed** *Susp. (1ml = 5mg)*	**Arthritiden, rheumatische Erkrankungen, schmerzhafte Schwellungen:** 2–3 x 25–50mg p.o.; 1–2 x 75mg (ret.) p.o.; 1 x 100mg rect., max. 200mg/d kurzfristig; Gel: 2–4 x lokal **Ki.:** 6–14J.: 1–3mg/kg/d p.o. in 2–3 ED **DANI** sorgfältige Dosiseinstellung

5.3.5 Coxibe

Wm: selektive Hemmung der Cyclooxygenase-2 ⇒ verminderte Prostaglandinsynthese
Wi: analgetisch, antiphlogistisch; **UW:** Ödeme, Bauchschmerzen, Kopfschmerzen, Benommenheit, Hypertonie, Oberbauch-beschwerden, Schwindel, Übelkeit, Pruritus, Transaminasen ↑, allergische Reaktionen; **KI:** aktives Ulkus, Leberfunktionsstörungen (Child-Pugh: >10), entzündliche Darmerkrankungen, Herzinsuffizienz (ab NYHA II), KHK, zerebrovaskuläre Erkrankungen, bekannte Überempfindlichkeit, SS, SZ

Celecoxib	HWZ 8–12h, Qo >0.7, PPB 97%, PRC C, Lact ?
Celebrex *Kps. 100, 200mg*	**Aktivierte Arthrose, chronische Polyarthritis:** 1–2 x 100–200mg p.o. **DANI:** GFR > 30: 100%; < 30: KI
Etoricoxib	HWZ 22 h, PPB 92%
Arcoxia *Tbl. 60, 90, 120mg*	**Arthrose:** 1 x 60mg p.o.; **rheumatoide Arthritis:** 1 x 90mg p.o.; **akute Gicht-arthritis:** 1 x 120mg p.o.; **DANI** GFR >30: 100%; <30: KI; **DALI** Child-Pugh 5–6: max. 60mg/d; 7–9: 60mg alle 2d; >10: KI
Lumiracoxib	HWZ 4h, PPB 98%
Prexige *Tbl. 100mg*	**aktivierte Arthrose:** 1 x 100mg p.o. **DANI** GFR >50: 100%; <50: KI; **DALI** Child-Pugh bis 8: 100%; schwere Leberfkt.strg: KI
Parecoxib	HWZ (8h) Qo 0.95 (>0.7), PRC C, Lact ?
Dynastat *Inj.Lsg. 40mg/2ml*	**Post-operative Schmerzen, Kurzzeitth.:** 40mg i.v./i.m., bei Bed. 20–40mg alle 6–12h für 2d, max. 80mg/d, < 50kg: max. 40mg/d **DANI** nicht erforderlich

5.3.6 Anilinderivate

Wm: Hemmung der zerebralen Prostaglandinsynthese, Hemmung des Effektes endogener Pyrogene auf die hypothalamische Temperaturregulation; **Wi:** antipyretisch, analgetisch, nur sehr gering antiphlogistisch; **UW:** allergische Hautreaktion, Kopfschmerzen, Broncho-spasmus, Nieren-, Leberschäden; **KI:** Anw.Beschr. bei Leberfkt.strg., Gilbert-Meulengracht-Syndrom, vorgeschädigter Niere, cave in SS/SZ; **Ink:** Alkohol, Phenytoin

Paracetamol (Acetaminophen)	HWZ 1–4h, Qo >0.9, PPB 10%, PRC B, Lact+
Ben-u-ron *Supp. 125, 250, 500, 1000mg; Saft (5ml = 200mg)* **Mexalen** *Supp. 125, 250, 500, 1000mg* **Momentum analgetikum** *Kps. 500mg* **Paracetamol Genericon** *Tbl. 500mg* **Paracetamol Roesch** *Supp. 250, 500mg* **Parakapton** *Tbl. 500mg* **Perfalgan** *Inf.Lsg. 500mg/50ml, 1000mg/100ml*	**Leichte, mäßig starke Schmerzen, Fieber:** 3–4 x 10–15mg/kg p.o/rect., max. 50mg/kg/d; 1g i.v., ggf. Wdh. n. 4h, max. 4g/d i.v. **Ki.:** p.o./rect.: s. Erw.; i.v.: >33kg: 15mg/kg i.v., ggf. Wdh. n. 4h, max. 60mg/kg/d bzw. max. 4g/d i.v. **DANI** GFR < 30: (i.v.) Dosisintervall 6h

5.3.7 Pyrazolonderivate

Wm/Wi: Hemmung der Cyclooxygenase ⇒ Prostaglandine ↓; analgetisch, antipyretisch
Wi (Phenylbutazon): zusätzlich antiphlogistisch
UW (Metamizol): allergische Reaktionen, Bronchospasmus, RR ↓, Stevens-Johnson-/Lyell-Syndrom, Leukopenie, Aganulozytose, Verschlechterung der Nierenfkt., akute interstitielle Nephritis
KI (Metamizol): bekannte Allergie gegen Metamizol od. Pyrazolone/Pyrazolidine, bekanntes Analgetika-Asthma-Syndrom, bekannte Analgetika-Intoleranz (Urtikaria-Angioödemtyp), akute intermittierende hepatische Porphyrie, G-6-PDH-Mangel, Knochenmarkinsuffizienz, Säugl. <3M. od. <5 kg, letztes SS-Trim, keine i.v.-Gabe bei Hypotonie und instabiler Kreislaufsituation oder bei Säuglingen (3 bis 11 M.)
Ink (Phenylbutazon): Cumarine, Phenytoin, Sulfonylharnstoffe

Metamizol	HWZ 2.5 (4) h, Q_0 >0.8 (0.6), PRC D
Inalgon neu *Gtt. (20Gtt. = 500mg)* **Metamizol** *Supp. 1000mg* **Novalgin** *Tbl. 500mg;Gtt. (20Gtt. = 500mg); Supp. 300, 1000mg; Amp. 1g/2ml, 2.5g/5ml*	**Starke Schmerzen, Koliken, Fieber:** 1–4 x 8–16mg/kg p.o./rect./i.v.; **Säugl.:** (> 3M. bzw. > 5kg): 1–4 x 8–16mg/kg p.o./i.m.; **Ki.:** s. Erw. **DANI** höhere Dosen vermeiden

Phenylbutazon	HWZ 70 (48) h, Q_0 1.0 (1.0), PPB 99%
Ambene N *Tbl. 100mg; Supp. 300mg* **Ambene** *Amp. 400mg/2ml*	**M. Bechterew, chronische Polyarthritis:** d 1–2: 2–3 x 200mg p.o.; 2 x 300mg rect., dann: 1–2 x 200mg p.o.; 1 x 300mg rect.; 1 x 400mg i.m; Dauer max. 7d **akute Gicht:** ini 400mg p.o.; 600mg rect., dann 2 x 200mg p.o; 2 x 300mg rect. f. 3d **DANI** KI

Propyphenazon	HWZ 1.5 h, Q_0 0.9
Nur als Kombinationspräpaprat →105	

5.4 Spasmolytika

Wm/Wi: Antagonismus am Muscarinrezeptor (Parasympathikolyse)
Wm/Wi (Mebeverin): zusätzlich papaverinartige Wi (direkte Wi auf glatte Muskulatur);
Wm/Wi (Hymecromon): zusätzlich choleretisch
UW: Schweißdrüsensekretion ↓, Mundtrockenheit, HF ↑, Miktionsbeschwerden
KI: Glaukom, Blasenentleerungsstrg., mechanischer Ileus, Tachyarrhythmie, Myastenia gravis, cave in SS

Butylscopolamin	HWZ 5 h, Q_0 0.55, PPB 3–11%, PRC C
Buscopan *Drg. 10mg; Supp. 10mg; Amp. 20mg/1ml*	**GI-Spasmen:** 3–5 x 10–20mg p.o./rect.; 20–40mg i.v./i.m./s.c., max.100mg/d **Ki., Jugendliche:** 0.3–0.6mg/kg i.v./i.m./s.c., max. 1.5mg/kg/d

Mebeverin	HWZ 2h, PPB 76%
Colofac *Drg. 135mg; Kps. 200 (ret.) mg*	**Reizdarmsyndrom:** 3 x 135mg p.o., 2 x 200mg(ret.) p.o.; evtl. Dosisreduktion nach einigen Wochen; **Ki:** < 10J.: keine Anwendung; > 10J.: s. Erw.
Hymecromon	HWZ 1h
Unichol *Tbl. 400mg*	**Gallenwegsspasmus, Cholestase:** 2–3 x 400mg p.o.

5.5 Analgetika-Kombinationen

ASS + Paracetamol	
Algofina *Tbl. 300 + 300mg* **Duokapton** *Tbl. 300 + 300mg*	**Mäßig starke und starke Schmerzen:** 1–4 x 300 + 300mg p.o.
ASS + Paracetamol + Codein	
Dolocod *Tbl. 250 + 250 + 30mg* **Duaneo mit Codein** *Tbl. 250 + 200 + 10mg*	**Starke Schmerzen, Fieber** 1–2 Tbl. tgl., MTD 6 Tbl.
Diclofenac + Orphenadrincitrat	
Neodolpasse *Inf. Lsg. (1000ml = 300 + 120mg)*	**Starke und sehr starke Schmerzen:** 250ml i.v., evtl. Wdh. nach 8 Std. **DANI** sorgfältige Dosiseinstellung
Paracetamol + Codein	
Toximer *Supp. 800 + 30mg*	**Mäßige Schmerzen:** 3 x 1Kps. tgl.
Paracetamol + Codein + Carbasalat	PRC C, Lact ?
Irocopar c.C. Schmerztbl. *Tbl. 250 + 10 + 250mg*	**Analgetisch-antipyretische Grippekombination, antiphlogistisch, leicht sedierend:** 3 x 1 Tbl. **Ki.:** 6–9J.: 3 x 1/2 Tbl.; 9–12J.: 3 x 1 Tbl.
Paracetamol + Coffein + Chlorphenamin	
Grippostad C *Kps. 200 + 25 + 2.5mg*	**Mäßige Schmerzen, Fieber:** 3 x 1–2Kps. tgl.
Paracetamol + Coffein + Carbasalat	
Irocophan *Kps. 200 + 46 + 250mg*	**Mäßige Schmerzen, Fieber:** 3 x 1–2Kps tgl. **Ki.:** 3 x 1/2 Kps.
Paracetamol + Etilefrin + Chlorphenamin	
Influbene *Tbl. 500 + 5 + 2mg*	**Analgetisch-antipyretische und kreislaufstützende Grippe-Kombination:** 2–4 x 1Tbl. tgl. im Abstand von 6h

Paracetamol + N-Butylscopolamin	
Buscopan plus *Tbl. 500 + 10mg; Supp. 800 + 10mg*	**Krampfartige Magen-Darm-Schmerzen, Dysmenorrhoe:** 3 x 500–1000 + 10–20mg p.o. ; 3–4 x 800 + 10mg rect.
ASS + Paracetamol + Coffein	
Dolomo *Tbl. 250 + 200 + 50mg* **Duan** *Tbl. 250 + 200 + 25mg* **Ratiopyrin** *Tbl. 250 + 200 + 50mg* **Thomapyrin** *Tbl. 250 + 200 + 50mg*	**Leichte, mäßig starke Schmerzen:** 1–3 x 250–500 + 200–400 + 50–100mg p.o.
Propyphenazon + Paracetamol + Codein	
Toximer *Tbl. 200 + 200mg + 10mg*	**Leichte, mäßig starke Schmerzen, Fieber:** 1–3 Tbl. tgl. p.o.
Propyphenazon + Paracetamol + Coffein	
Adolorin *Tbl. 250 + 300mg + 50mg* **Gewadal** *Tbl. 250 + 250mg + 50mg* **Melabon** *Tbl. 200 + 200mg + 100mg* **Migradon** *Tbl. 250 + 150mg + 46mg* **Nervan** *Tbl. 200 + 200mg + 100mg* **Saridon** *Tbl. 150 + 250mg + 50mg*	**Leichte, mäßig starke Schmerzen:** 1–3 Tbl. tgl. p.o. **Ki.:** 9–12J.: max. 2 Tbl.
Propyphenazon + Codein + Drofenin	
Spasmoplus *Supp. 500 + 40 + 50mg*	**Starke Schmerz- u. Krampfzustände des GI-Trakts:** 2–3 x 1 Zäpfchen, Wdh. nach 8h
s. auch ZNS – Migränemittel →195	

5.6 Analgetika und Schleimhautprotektiva

Diclofenac + Misoprostol	
Arthotec *Tbl. 50 + 0.2mg, 75 + 0.2mg*	**Aktivierte Arthrose:** 2–3 x 50 + 0.2mg p.o., 2 x 75 + 0.2mg p.o. **DANI** sorgfältige Dosiseinstellung

5.7 Rheuma-Basistherapeutika

DMARD (disease modifying antirheumatic drugs)

Wm (Chloroquin): Stabilisierung der Lysosomenmembran, Beeinflussung des Bindegewebsstoffwechsels; **Wm** (Cyclophosphamid): Alkylans ⇒ Strangbrüche und Vernetzungen der DNS; **Wm** (Gold: Auranofin, Natriumaurothiomalat): Hemmung der Leukozytenauswanderung in die Synovia; **Wm** (Leflunomid): Hemmung der Dihydroorotatdehydrogenase ⇒ Hemmung der Pyrimidinsynthese ⇒ Lymphozytenproliferation ↓; **Wm** (Methotrexat): immunsupressiv, Zytokinsynthese ↓; **Wm** (Penicillamin): Spaltung von Rheumafaktoren, mesenchymsuppressiv; **Wm** (Sulfasalazin): Prostaglandinsynthese ↓; **Wi**: Beeinflussung des rheumatischen Grundprozesses; **UW** (Chloroquin): Hornhauttrübung, Retinopathia pigmentosa, Exantheme; **UW** (Cyclophosphamid): Myelosupression, Übelkeit, Erbrechen, hämorrhagische Zystitis, Haarausfall, Leberfunktionsstrg., Mucositis, Veno-occlusive disease
UW (Gold): Haarausfall, Dermatitis, Stomatitis, Panzytopenie, Nierenschäden
UW (Penicillamin): Nierenschäden, BB-Veränderungen, Geschmacksstörungen, Muskellähmungen; **UW** (Leflunomid): Diarrhoe, Transaminasen ↑, RR ↑, Exanthem, Haarausfall, Knochenmarksdepression, Infektionsanfälligkeit ↑; **UW** (Methotrexat): Exanthem, Haarausfall, Magen-Darm-Ulzera, Übelkeit, Erbrechen, Störungen der Hämatopoese, Lungenfibrose
KI (Chloroquin): Retinopathie, G-6-PDH-Mangel, SS/SZ; **KI** (Cyclophosphamid): floride Infektionen, schwere Knochenmarksuppression, Harnabflussstörung
KI (Gold und Penicillamin): Niereninsuffizienz, Blutbildungsstörung, Leberschäden, SS/SZ
KI (Leflunomid): schwere Immundefekte, eingeschränkte Knochenmarksfkt., schwere Infektionen, eingeschränkte Leberfunktion, mittlere bis schwere Niereninsuff., SS/SZ, Ki. u. Jugendliche < 18 J.; **KI** (Methotrexat): akute Infektion, schwere Knochenmarksdepression, Leberfkt.strg., Magen-Darm-Ulzera, Niereninsuffizienz, SS/SZ; **Ink** (Methotrexat): Cisplatin, NSAR, Penicilline, Salizylate, Sulfonamide; **Ink** (Penicillamin): Eisensalze

Auranofin	HWZ 15-31d, Qo 0.9, PPB 60%, PRC C, Lact ?
Ridaura *Tbl. 3mg*	**Chronische Polyarthritis:** 1 x 6mg oder 2 x 3mg p.o.; nach 4-6 M. evtl. 3 x 3mg **DANI** nicht erforderlich
Chloroquindiphosphat	HWZ 30-60d, Qo 0.3, PPB 50-60%, PRC C, Lact +
Resochin *Tbl. 250mg*	**Chronische Polyarthritis, Lupus erythematodes: Erw., Ki.:** 2.5mg/kg/d, max. Kumulativdosis 100g
Cyclophosphamid	HWZ 7 (9)h, Qo 0.5, PPB 13%
Endoxan Baxter *Drg. 50mg; Inf.Lsg. 200, 500, 1000mg*	**Autoimmunerkrankungen:** Dauer-Th.: 3-6mg/kg/d i.v.; 50-200mg/d p.o.; Intervall-Th.: 10-15mg/kg i.v. alle 2-5d, 20-40mg/kg i.v. alle 21-28d; **DANI** GFR <10: 50% →260
Leflunomid	HWZ 4-28d, PPB 9%, PRC X, Lact -
Arava *Tbl. 10, 20, 100mg*	**Chronische Polyarthritis, Psoriasis-Arthritis:** d1-3:1 x 100mg p.o., dann: 1 x 10-20mg p.o.; **DANI** KI bei mittlerer bis schwerer Niereninsuffizienz

Methotrexat	HWZ 5.1–9.3h, Qo 0.06, PPB 60%, PRC X, Lact- (→263)
Ebetrexat *Tbl. 5, 10mg; Inj.Lsg. 10mg/1ml, 20mg/2ml, 50mg/5ml, 500mg/50ml* **Methotrexat Lederle** *Tbl. 2.5mg; Amp. 5mg/2ml; 25mg/1ml*	**Chron. Polyarthritis, Psoriasis-Arthritis:** ini 1 x /W. 7.5mg p.o./i.v.; bei guter Verträglichkeit evtl.1 x /W. 10–15mg, max. 20mg p.o./ i.v. **DANI** GFR < 60 od. Krea > 2mg/dl: KI →263
Natriumaurothiomalat	HWZ 225–250 d, Qo 0.3, PPB >95%
Tauredon *Amp. 20mg/0.5ml, 50mg/0.5ml*	**Chron. Polyarthritis, Psoriasis-Arthritis:** ini 2 x /W. i.m.: 1.–3. Inj.: 10mg; 4.–6. Inj. 20mg, dann 2 x /W. 50mg od. 1 x /W. 100mg, Erh.-Dos. 1 x /M.100mg; **Ki.:** ini 0.2–1mg/kg/W., Erh.Dos. 1–2 x /M. 1mg/kg; **DANI** KI
Penicillamin	HWZ 1–7.5h, Q0 0.85, PPB 90%, PRC D, Lact -
Artamin *Tbl. 150, 300mg*	**Chronische Polyarthritis:** W. 1–2: 150mg/d p.o., dann alle 2 W. um 150mg steigern, max. 1200mg, n. Wi-Eintritt reduzieren auf Erh.Dos. 300–600mg/d; **Ki.:** ini 3–5mg/kg p.o., max. 15–20mg/kg, n. Wi-Eintritt reduzieren auf Erh.Dos. 5–10mg/kg/d **M. Wilson:**1 x 10–20mg/kg p.o
Sulfasalazin	HWZ 7.6h, PPB >95%, PRC B, Lact ?
Salazopyrin *Tbl. 500mg, Supp. 500mg*	**Chronische Polyarthritis:** 1. W.: 1 x 500mg/d p.o., 2. W.: 2 x 500mg/d, 3. W.: 1500mg/d, 4. W.: 2 x 1g/d; Ergänzung der oralen Th. durch 2 x 500mg Supp.

5.8 Glukokortikoide

Wi: Gluconeogenese ↑, Proteinkatabolismus ↑, Lipolyse, Hemmung mesenchymaler Reaktionen (Entzündung, Exsudation, Proliferation), immunsuppressiv, antiallergisch (Lympho-/Eosinopenie, lymphat. Gewebe ↓, B-/T-Zellaktivität ↓); **UW: diabetogen:** Gluc ↑, Glukosurie, Steroiddiabetes; **katabol:** negative Stickstoffbilanz, Wachstum ↓, Osteoporose; **Fettstoffwechsel:** Stammfettsucht, Vollmondgesicht, Fett-säurespiegel ↑; **BB:** Thrombozyten ↑, Erythrozyten ↑, Neutrophile ↑, Eosinophile ↓, Basophile ↓, Lymphozyten ↓; **ulzerogen:** Produktion von Magensäure ↑, Magenschleim ↓; **Augen:** Hornhautulkus, Glaukom, Katarakt; **Haut:** Atrophie, Striae rubrae, Akne; **Kapillarbrüchigkeit ↑ :** Petechien, Ekchymosen, Purpura; **mineralokortikoide Wi:** H_2O-,Na-Retention, K^+ ↓, RR ↑, Alkalose; **Immunschwäche:** Infektgefährdung, TBC-Aktivierung; **endokrines Psychosyndrom:** Euphorie, Depression, Verwirrung, Halluzination; **Muskeln:** Schwäche, Atrophie; **NNR-Atrophie:** Kortison-Entzugs-Syndrom (Schwäche, Schwindel, Schock); **KI** (Kortikoide, bei chronischer Anwendung): GI-Ulzera, schwere Osteoporose, akute virale/bakterielle Infektionen, Systemmykosen, Glaukom, psychiatrische Anamnese; **Ink**: Barbiturate, Didanosin, Rifabutin, Rifampicin; **Ink** (Methylprednisolon): Kontrazeptiva, Ketoconazol

Glu: relative glukokortikoide Potenz; **Min:** relative mineralokortikoide Potenz Die Dosierung richtet sich nach der Aktivität und Schwere der jeweiligen Erkrankung	**Glu**	**Min**
Betamethason HWZ 6h, Qo 0.95, PPB 58–70%, PRC C, Lact -	25	0
Betnesol *Brausetbl 0.5mg; Amp. 4mg/1ml* **Celestan Biphase** *Amp. 3 + 2.7mg/1ml (2-Phasen-Präparat)* **Solucelestan** *Amp. 4mg/1ml*		
Dexamethason HWZ 2–5h, Qo 0.9, PPB gering, PRC C, Lact-	30	0
Dexabene *Amp. 4mg/1ml* **Dexamethason Nycomed** *Tbl 0.5mg; Amp. 4mg/1ml* **Fortecortin** *Tbl. 4, 8mg; Amp. 4mg/1ml, 40mg/5ml, 100mg/10ml; Spritzamp. 40, 100mg*		
Fludrocortison HWZ 3.5–4.8h, PRC C, Lact ?	10	125
Astonin H *Tbl. 0.1mg*		
Hydrocortison (=Cortisol) HWZ 1–2h, Qo 1.0, PPB 75–95%, PRC C, Lact -	1	2
Hydrocortone *Tbl. 20mg* **Hydrocortison** *Amp. 100mg/20ml*		
Methylprednisolon HWZ 2–3h, Qo 0.9, PPB 77%, PRC C, Lact ?	5	0
Urbason *Tbl. 4, 40mg; Amp. 16mg/1ml, 32mg/1ml, 250mg/5ml*		
Prednisolon HWZ 2.6–3h, Qo 0.75, PPB 95%, PRC C, Lact -	4	1
Aprednisolon *Tbl. 5, 25mg* **Prednisolon Agepha** *Tbl. 5mg* **Prednisolon Nycomed** *Tbl. 5, 25mg* **Solu-Decortin** *Amp. 25mg/1ml,50mg/1ml, 250mg/5ml, 1g/10ml*		
Triamcinolon HWZ 2–3h, Qo 1.0, PPB 80%, PRC C, Lact ?	5	0
Delphicort *Amp. 25 (KS)mg/1ml* **Soluvolon A** *Amp. 40, 80, 200mg; Spritzamp. 80, 200mg* **Volon** *Tbl. 4, 8mg* **Volon A** *Amp. 10, 40 (KS)mg/1ml; Spritzamp. 40 (KS)mg/1ml, 80 (KS)mg/2ml*		

6 Stoffwechsel, Endokrinologie

6.1 Gichtmittel

6.1.1 Urikosurika

Wm/Wi: Hemmung der tubulären Harnsäurerückresorption; **UW:** ini: Gichtanfall, Nausea, Erbrechen, Uratsteine; **KI:** Nierensteindiathese, Niereninsuffizienz, Überempfindlichkeit gegen Bromid, cave in SS/SZ

Benzbromaron HWZ 3 (17–20) h, Q_0 1.0 (1.0), PPB 99%

Nur in Kombination mit Allopurinol → 6.1.3	

6.1.2 Xanthin-Oxidase-Inhibitoren

Wm/Wi: Hemmung der Xanthinoxidase ⇒ Harnsäureproduktion ↓ (Urikostatikum)
UW: Nausea, Erbrechen, allergische Reaktionen, Leukozyten ↓, Xanthinsteine
KI: Cave in SS/SZ; **Ink:** Ampicillin, Amoxicillin

Allopurinol HWZ 1.5 (19) h, Q_0 0.8 (0.1), PPB <1%, PRC C, Lact ?

Allopurinol Genericon *Tbl. 300 (ret.)mg* **Allopurinol Hexal** *Tbl. 300 (ret.)mg* **Allopurinol Sandoz** *Tbl. 100, 300mg* **Allostad** *Tbl. 100, 300mg* **Gewapurol** *Tbl. 300 (ret.)mg* **Gichtex** *Tbl. 100, 300, 250 (ret.)mg* **Purinol** *Tbl. 100, 300mg* **Urosin** *Tbl. 100, 300mg* **Zyloric** *Tbl. 100, 300mg*	**Hyperurikämie, Urat-Nephropathie, Pro. von Ca-Oxalatsteinen:** 1 x 100–300mg p.o.; 1 x 300–600mg (ret.); max. 900mg/d **Ki.:** < 15 J.: 10–20mg/kg/d in 3 Einzeldosen **DANI** GFR 10–20: 100–200mg/d; < 10: 100mg/d; HD: 2–3 x/W. 300–400mg

6.1.3 Kombinationen

Allopurinol + Benzbromaron

Allobenz *Tbl. 100 + 20mg* **Gichtex plus** *Tbl. 100 + 20mg*	**Hyperurikämie:** 1 x 100 + 20mg p.o., evtl. vorübergehend 300 + 60mg/d; **DANI** KI

6.1.4 Andere

Wm/Wi (Colchicin): verhindert Phagozytose abgelagerter Uratkristalle durch Leukozyten, die Entzündungsmediatoren freisetzen (Mitosehemmstoff); **Wm/Wi** (Rasburicase): Katalyse der Oxidation von Harnsäure in Allantoin ⇒ leichtere renale Elimination; **UW** (Colchicin): Diarrhoe, Nausea, Erbrechen, Leukozyten ↓, Alopezie; **UW** (Rasburicase): Fieber, Übelkeit, Erbrechen, Kopfschmerzen, Diarrhoe, allergische Reaktionen; **KI** (Colchicin): SS/SZ
KI (Rasburicase): G-6-PDH-Mangel, SS/SZ

Colchicin HWZ 4.4 h, Q_0 1.0, PRC D, Lact +

Colchicin Agepha *Tbl. 0.37mg*	**Gichtanfall:** ini 2–4 Tbl., dann 3 Tbl. alle 1–2h bis Besserung, max. 8mg/d bzw. 12mg/Anfall

Rasburicase	HWZ 19h, keine PPB
Fasturtec *Inj.Lsg. 1.5mg/1ml, 7.5mg/5ml*	**Akute Hyperurikämie, Tumorlyse bei Therapie hämatologischer Malignome:** 1 x 0.2mg/kg über 30min i.v. über 5–7d **DANI** nicht erforderlich

6.2 Lipidsenker

6.2.1 Risikostratifizierung und LDL-Zielwerte

Risikostratifizierung	LDL-Zielwert	medikamentöse Th. ab LDL
KHK, Atherosklerose, Diabetes	< 100 mg/dl	≥ 130 mg/dl[3]
≥ 2 Risikofaktoren[1] 10-Jahres-Risiko[2] 10–20% 10-Jahres-Risiko[2] < 10%	 <130 mg/dl <130 mg/dl	 ≥ 130 mg/dl ≥ 160 mg/dl
< 2 Risikofaktoren	<160 mg/dl	≥ 190 mg[4]

1: Rauchen, Hypertonie, HDL < 40, KHK-Familienanamnese; 2: nach Framingham
3: medikamentöse Th.-Option 100–129 mg/dl; 4: medikamentöse Th.-Option 160–189 mg/dl

Expert panel on detection, evaluation and treatment of high blood cholesterol in adults; JAMA 2001; 285: 2486–2497

6.2.2 Clofibrinsäurederivate

Wm: Lipoproteinlipase-Aktivität ↑
Wi: Triglyzeride ↓, LDL ↓, HDL ↑
UW: Myalgien, Rhabdomyolyse, Nausea, Erbrechen, Transaminasen ↑, Cholelithiasis, ventrikuläre HRST, Blutbildveränderungen
KI: SS/SZ, primäre biliäre Zirrhose, Anw.Beschr. bei Kindern
Ink: Cumarine, (Gemfibrozil): CSE-Hemmer

Bezafibrat	HWZ 2.5h, Qo 0.15, PPB 95%
Bezacur *Tbl. 400 (ret.)mg* **Bezafibrat 1A** *Tbl. 400 (ret.)mg* **Bezafibrat Arcana** *Tbl. 400 (ret.)mg* **Bezafibrat Genericon** *Tbl. 200, 400(ret.)mg* **Bezafibrat ratioph.** *Tbl. 400 (ret.)mg* **Bezalip** *Tbl. 400 (ret.)mg* **Bezastad** *Tbl. 200, 400 (ret.)mg*	**Primäre/sekundäre Hyperlipoproteinämie:** 3 x 200mg p.o.; 1 x 400mg (ret.) **DANI** GFR: > 60: 100%; 40–60: 2 x 200mg; 15–40: 200mg alle 1–2d; < 15: KI; HD: 200mg alle 3d

Etofyllinclofibrat	HWZ 4–7h, Qo 0.8
Duolip *Tbl. 500mg*	**Primäre/sekundäre Hyperlipoproteinämie:** 1 x 500mg abends p.o. **DANI** Krea (mg/dl): 1.6–5: 250mg/d; > 6: KI

Etofibrat	HWZ 13-16h, PPB 73%
Lipo-Merz *Tbl. 500 (ret.)mg*	**Primäre/sekundäre Hyperlipoproteinämie:** 1 x 500mg (ret.) p.o., max. 1000mg (ret.) **DANI** Krea (mg/dl): 1.6-2.5: max. 500mg (ret.)/d ; 2.5-6: 500mg (ret.) alle 2d; > 6: KI
Fenofibrat	HWZ 21h, Q0 0.2, PPB 99%, PRC C, Lact -
Fenolip retard *Kps. 250 (ret.)mg* **Lipcor** *Kps. 200mg* **Lipsin** *Kps. 100, 250 (ret.)mg*	**Primäre/sekundäre Hyperlipoproteinämie:** 3 x 100mg p.o.; 1 x 250mg (ret.) **DANI** Krea (mg/dl) > 2: 1 x 100mg/d; HD: 100mg alle 2d
Gemfibrozil	HWZ 1.5h, Q0 1.0, PPB >97%, PRC C, Lact -
Gevilon *Tbl. 450mg*	**Primäre/sekundäre Hyperlipoproteinämie:** 1 x 900mg p.o. **DANI** KI bei schwerer Niereninsuffizienz

6.2.3 CSE-Hemmer

Wm: kompetitive Hemmung der HMG-CoA-Reduktase (= Cholesterol-Synthese-Enzym=CSE)
Wi: intrazelluläre Cholesterinsynthese↓, LDL↓, HDL↑
UW: Hautreaktionen, Myopathie, Vaskulitis, Kopfschmerzen, Bauchschmerzen, Transaminasen↑, Schlafstörungen
KI: SS/SZ, Lebererkrankungen, Cholestase, Myopathie
Ink: Azole, Ciclosporin, Diltiazem, Gemfibrozil, Grapefruitsaft, Makrolide, Nikotinsäure, Rifabutin, Rifamycin, Verapamil

Atorvastatin	HWZ 14h, Q0 >0.7, PPB 98%, PRC X, Lact -
Sortis *Tbl. 10, 20, 40, 80mg*	**Hypercholesterinämie, kombinierte Hyperlipidämie:** ini 1 x 10mg p.o., je nach Wi steigern auf 1 x 20-40mg, max. 80mg/d **DANI** nicht erforderlich
Fluvastatin	HWZ 1-3h, Q0 1.0, PPB 98%, PRC X, Lact -
Lescol *Kps. 40mg; Tbl. 80 (ret.)mg*	**Hypercholesterinämie, kombinierte Hyperlipidämie:** 1 x 20-40mg p.o., max. 2 x 40mg oder 1 x 80mg (ret.) **DANI** nicht erforderlich
Lovastatin	HWZ 1.4h, Q0 1.0, PPB 95%, PRC X, Lact -
Lovastatin Alternova *Tbl. 20mg* **Lovastatin Hexal** *Tbl. 20mg* **Lovastatin Stada** *Tbl. 20mg* **Mevacor** *Tbl. 20mg*	**Hypercholesterinämie, kombinierte Hyperlipidämie:** 1 x 20-40mg p.o., max. 80mg/d **DANI** GFR: > 30: 100%; < 30: 20mg/d

Pravastatin	HWZ 1.5–2 h, Qo 0.55, PPB 45%, PRC X, Lact -
Panchol *Tbl. 20, 40mg* **Pravchol** *Tbl. 20, 40mg* **Pravastatin 1A** *Tbl. 20, 30, 40mg* **Pravastatin Alternova** *Tbl. 20, 40mg* **Pravastatin Genericon** *Tbl. 20, 40mg* **Pravastatin Hexal** *Tbl. 20, 30, 40mg* **Pravastatin Interph.** *Tbl. 20, 40mg* **Pravastatin Ranbaxy** *Tbl. 20, 40mg* **Pravastatin ratioph.** *Tbl. 20, 40mg* **Pravastatin Sandoz** *Tbl. 20, 40mg* **Pravastatin Stada** *Tbl. 20, 40mg* **Selipran** *Tbl. 10, 40mg*	**Hypercholesterinämie, kombinierte Hyperlipidämie:** 1 x 10–40mg p.o. **DANI** nicht erforderlich

Simvastatin	HWZ 1.9 h, Qo 1.0, PPB 95%, PRC X, Lact -
Gerosim *Tbl. 20, 40mg* **Nyzoc** *Tbl. 20, 40mg* **Simvastad** *Tbl. 20, 40mg* **Simvastatin 1A** *Tbl. 20, 40mg* **Simvastatin Alternova** *Tbl. 20, 40mg* **Simvastatin Genericon** *Tbl. 20, 40mg* **Simvastatin Hexal** *Tbl. 10, 20, 30, 40mg* **Simvastatin Interph.** *Tbl. 20, 40mg* **Simvastatin Merck** *Tbl. 20, 40mg* **Simvastatin ratioph.** *Tbl. 20, 40mg* **Simvastatin Sandoz** *Tbl. 20, 40mg* **Simvatin** *Tbl. 20, 40mg* **Zocord** *Tbl. 20, 40, 80mg*	**Hypercholesterinämie, kombinierte Hyperlipidämie:** ini 1 x 10–20mg, je nach Wirkung alle 4 W. steigern bis max. 80mg/d **DANI** GFR > 30: 100% < 30: 10mg/d

6.2.4 Anionenaustauscher

Wm/Wi: Bindung von Gallensäuren im Darm ⇒ Unterbrechung des enterohepatischen Kreislaufs der Gallensäuren ⇒ Gallensäureproduktion aus Cholesterin ↑ ⇒ Cholesterin i.S. ↓, LDL-Rezeptoraktivität ↑ ⇒ LDL-Aufnahme der Leber ↑ ⇒ Cholesterin i.S. ↓
UW: Obstipation, Völlegefühl, Nausea, Diarrhoe, Resorptionsstörungen (Medikamente, lipophile Vitamine)
KI: Gallengangsverschluss

Colestyramin	
Quantalan *Btl. 4g*	**Hypercholesterinämie, Pruritus bei Ikterus:** 3 x 4–8g p.o. **chologene Diarrhoe:** 3 x 4g p.o. **Ki.:** kg x Erw.-Dosis/70

6.2.5 Nikotinsäurederivate, sonstige Lipidsenker

Wm/Wi (Acipimox): Hemmung der Lipolyse und der VLDL-Biosysnthese, Aktivierung der Lipoproeinlipase
Wm/Wi (Ezetimib): selektive Hemmung der intestinalen Cholesterinresorption
Wm/Wi (Nicotinat): Blockade der Triglyceridlipase, Lipoproteinlipaseaktivität ↑ ⇒ Triglyceride ↓, Cholesterin ↓
UW (Acipimox): Magen-Darm-Beschwerden, Gallensteine, Exanthem, Juckreiz
UW (Ezetimib): Kopfschmerzen, Bauchschmerzen, Diarrhoe, bei Kombination mit CSE-Hemmern auch Transaminasen ↑, Myalgie
UW (Nicotinat): Flush, GI-Störungen, Glucosetoleranz ↓, Nüchternblutzucker ↑
KI (Ezetimib): SS/SZ
KI (Nicotinat): akute Herz-Kreislauf-Insuffizienz, cave in SS/SZ

Acipimox	HWZ 2h, Q0 0.05, PPB 5%, PRC B
Olbetam *Kps. 250mg*	**Primäre/sekundäre Hypercholesterinämie:** 2–3 x 1 Kps. p.o. alleine oder mit CSE-Hemmer **DANI** sorgfältige Dosianpassung
Ezetimib	HWZ 22h, PPB 99%
Ezetrol *Tbl. 10mg*	**Primäre Hypercholesterinämie, homozygote familiäre Hypercholesterinämie, homozygote Sitosterinämie:** 1 x 10mg p.o. alleine oder in Kombination mit CSE-Hemmern **DANI** nicht erforderlich
Ezetimib + Simvastatin	
Inegy *Tbl. 10 + 10mg, 10 + 20mg, 10 + 40mg, 10 + 80mg*	**Primäre Hypercholesterinämie:** 1 x 10 + 10 bis 10 + 80mg p.o. **homozygote familiäre Hypercholesterinämie:** 1 x 10 + 40 bis 10 + 80mg p.o. **DANI** GFR < 30: sorgfältige Dosisanpassung
Nicotinsäure	HWZ 0.5 h, Q0 0.1
Niaspan *Tbl. 375(ret.), 500(ret.), 750(ret.), 1000(ret.)mg*	**Primäre Hypercholesterinämie, kombinierte Hyperlipidämie:** W. 1: 375mg (ret.) p.o.; W. 2: 500mg (ret.); W. 3: 750mg (ret.); W. 4–7: 1(ret.)g; Erh.Dos. 1–2(ret.)g/d; Kombination mit CSE-Hemmern **DANI** sorgfältige Dosisanpassung
Omega-3-Säurenethylester	
Omacor *Kps. 1g*	**Hypertriglyceridämie:** 2g/d p.o., ggf. steigern bis 4g/d **nach Herzinfarkt:** 1g/d

6.3 Antidiabetika, orale

6.3.1 Sulfonylharnstoffe

Wm: Blockade ATP-abhängiger K^+-Kanäle
Wi: Insulinfreisetzung aus Pankreas-β-Zellen ↑
UW: BZ ↓, Nausea, Erbrechen, cholestatischer Ikterus, Panzytopenie
KI: Typ-I Diabetes mellitus, Ketose, Niereninsuffizienz, SS/SZ
Ink: H2-Blocker, Alkohol, Antazida, Omeprazol, Chloramphenicol, Ciprofloxacin, Phenylbutazon, Salizylate, Sulfonamide

Glibenclamid	HWZ 2–5h, Qo 1.0, PPB 99%
Daonil Aventis *Tbl. 3.5mg* **Euglucon Roche** *Tbl. 5mg* **Glibenclamid Genericon** *Tbl. 3.5mg* **Glucobene** *Tbl. 1.75, 3.5mg* **Glucostad** *Tbl. 3.5mg* **Normoglucon** *Tbl. 3.5mg*	**Diabetes mellitus Typ 2:** 3.5–7mg/d p.o., max. 10.5mg/d **DANI** GFR < 30: KI
Gliclazid	HWZ 12h, Qo 0.8, PPB 95%
Diabrezide *Tbl. 80mg* **Diamicron** *Tbl. 30, 80mg*	**Diabetes mellitus Typ 2:** ini 1 x 30mg p.o., ggf. steigern auf 1 x 60–120mg **DANI** GFR < 30: KI
Glimepirid	HWZ 5–8h, Qo 1.0, PPB 99%, PRC C, Lact -
Amaryl *Tbl. 1, 2, 3mg* **Glimepirid 1A** *Tbl. 1, 2, 3, 4, 6mg* **Glimepirid Hexal** *Tbl. 1, 2, 3, 4, 6mg* **Glimepirid ratioph.** *Tbl. 1, 2, 3, 4, 6mg* **Glimepirid Sandoz** *Tbl. 1, 2, 3mg* **Glimestad** *Tbl. 1, 2, 3mg*	**Diabetes mellitus Typ 2:** 1 x 1–4mg p.o. morgens, max. 6mg/d **DANI** GFR < 30: KI
Gliquidon	HWZ 1.5h
Glurenorm *Tbl. 30mg*	**Diabetes mellitus Typ 2:** 15–120mg p.o., in 1–3 ED

6.3.2 Glinide

Wm: Blockade von ATP-abhängigen K^+-Kanälen
Wi: Insulinfreisetzung aus Pankreas-β-Zellen ↑
UW: BZ ↓, Nausea, Erbrechen, cholestatischer Ikterus, Panzytopenie
KI: Typ-I Diabetes mellitus, Ketose, Niereninsuffizienz, SS/SZ

Repaglinid	HWZ < 1h, PPB 98%, PRC C, Lact ?
Novonorm *Tbl. 0.5, 1, 2mg*	**Diabetes mellitus Typ 2:** 0.25–4mg vor Hauptmahlzeiten, max. 16mg/d **DANI** sorgfältige Dosiseinstellung

6.3.3 Gliptide und Kombinationen

Wm/Wi: Dipeptidylpeptidase-4-Inhibitor ⇒ Spiegel aktiver Inkretinhormone (GLP-1, GIP) ↑, Insulinfreisetzung aus Pankreas-β-Zellen ↑
UW (Sitagliptin): BZ ↓, Nausea, Flatulenz, Ödeme
UW (Vildagliptin): Angioödem, Leberfunktionsstörungen, Hepatitis, Tremor, Schwindel, Kopfschmerzen, Ödeme, Nasopharyngitis, Obstipation, Asthenie, Körpergewichtsanstieg
KI (Sitagliptin): bekannte Überempfindlichkeit, SS/SZ
KI (Vildagliptin): bekannte Überempfindlichkeit

Sitagliptin	HWZ 12.4h, PPB 38% PRC B, Lact?
Januvia *Tbl. 100mg*	**Diabetes mellitusTyp 2:** in Kombination mit Metformin/Thiazolidindin: 1 x 100mg **DANI** GFR< 50: nicht empfohlen **DALI** mäßige Leberinsuffizienz: 100%; schwere Leberinsuffizienz keine Daten
Vildagliptin	HWZ 2–3h, Q0 0.15, PPB 9%, PRC C, Lact C,
Galvus *Tbl. 50mg*	**Diabetes mellitus Typ 2:** 1 x 50–100mg p.o. **DANI:** Dosisreduktion bei GFR < 50
Vildagliptin + Metformin	
Eucreas *Tbl. 50 + 850, 50 + 1000mg*	**Kombinationstherapie des Diabetes mellitus Typ 2:** 1 x 50 + 850–1000mg

6.3.4 Glitazone (Thiazolidindione) und Kombinationen

Wm/WI: spezifische Bindung an Peroxysome Proliferator Activated (PPA)-Rezeptor in Insulinzielgeweben ⇒ verbesserte Insulinwirkung (Insulinsensitizer) ⇒ zelluläre Glucose-aufnahme ↑, hepatische Gluconeogenese ↓
UW (Kombination mit Metformin): Anämie, Hypoglykämie, Hyperglykämie, Kopfschmerz, Durchfall, Übelkeit, Bauchschmerzen, Müdigkeit, Ödeme
UW (Kombination mit Sulfonylharnstoff): Anämie, Thrombopenie, Hypoglykämie, Hyperglykämie, Gewichtszunahme, Ödeme
KI: Herzinsuffizienz, Leberfunktionsstörungen, SS/SZ, Kombination mit Insulin (Rosiglitazon)

Pioglitazon	HWZ 3–7h, Q0 >0.8, PPB 99%, PRC C, Lact ?
Actos *Tbl. 15, 30, 45mg*	**Diabetes mellitus Typ 2:** 1 x 15–30mg p.o.; Kombination mit Metformin und/oder Sulfonylharnstoff; Kombination mit Insulin **DANI** nicht erforderlich; HD: KI
Pioglitazon + Metformin	
Competact *Tbl. 15 + 850mg*	**Diabetes mellitus Typ 2:** 2 x 15 + 850mg p.o. **DANI** GFR <60: KI **DALI** KI

Rosiglitazon	HWZ 3–4h, Q0 >0.8, PPB 99%, PRC C, Lact -
Avandia *Tbl. 2, 4, 8mg*	**Diabetes mellitus Typ 2:** 1 x 4–8mg p.o., Kombination mit Metformin oder Sulfonylharnstoff **DANI** schwere Niereninsuffizienz: KI
Rosiglitazon + Metformin	
Avandamet *Tbl. 2 + 500mg, 2 + 1000mg, 4 + 1000mg*	**Diabetes mellitus Typ 2:** 2 x 2–4 + 500–1000mg p.o., max. 8 + 2000mg/d **DANI** GFR <70: KI
Rosiglitazon + Glibenclamid	
Avaglim *Tbl. 4 + 4mg, 8 + 4mg*	**Diabetes mellitus Typ 2:** ini 4 + 4mg p.o., ggf. nach 8 W. steigern auf 1 x 8 + 4mg **DANI** GFR <30: KI; **DALI** KI

6.3.5 Biguanide

Wm: Glucoseaufnahme in die Zelle ↑, nichtoxidativer Glucosemetabolismus ↑
UW: Laktatazidose, Nausea, Bauchschmerzen, Diarrhoe, Geschmacksstörungen, Blutbildveränderungen
KI: Typ-I Diabetes mellitus, Leber-/Niereninsuffizienz, respiratorische/kardiale Insuffizienz, fieberhafte Erkrankungen, SS/SZ

Metformin	HWZ 1.5–6.2h, Q0 <0.1, PPB 0%, PRC B, Lact ?
Diabetex *Tbl. 500, 850, 1000mg* **Glucophage** *Tbl. 500, 850, 1000mg* **Meglucon** *Tbl. 850mg* **Metformin 1A** *Tbl. 850, 1000mg* **Metformin Arcana** *Tbl. 850mg* **Metformin Germania** *Tbl. 850mg* **Metformin Hexal** *Tbl. 500, 850, 1000mg* **Metformin ratioph.** *Tbl. 850, 1000mg* **Metformin Sandoz** *Tbl. 850mg* **Metformin Stada** *Tbl. 850, 1000mg*	**Diabete mellitus Typ 2:** 2–3 x 500–850mg p.o., max. 3 x 1g **DANI** KI bei Niereninsuffizienz

6.3.6 Alpha-Glucosidase-Inhibitoren

Wm/Wi: Glucosidase-Hemmung ⇒ intestinale Glucosefreisetzung ↓
UW: Meteorismus, Bauchschmerzen, Diarrhoe
KI: entzündliche Darmerkrankungen, SS/SZ

Acarbose	HWZ 2h, PRC B, Lact ?
Glucobay *Tbl. 50, 100mg*	**Zusatztherapie bei Diabetes mellitus:** ini 3 x 50mg p.o. vor den Hauptmahlzeiten, ggf. steigern bis 3 x 100mg p.o.

Miglitol	HWZ 2h, PPB <4%, PRC B, Lact -
Diastabol *Tbl. 50, 100mg*	**Zusatztherapie bei Diabetes mellitus:** ini 3 x 50mg, nach 4 W. ggf. 3 x100mg **DANI** GFR > 25: 100%;< 25: KI

6.4 Antidiabetika, Insuline

6.4.1 Insuline – Übersicht

Wm/Wi: Glucoseaufnahme in Muskel- u. Fettzellen ↑, anaboler Stoffwechsel ↑, (Glykogen-, Lipid- , Proteinsynthese ↑), kataboler Stoffwechsel ↓ (Glykogenolyse, Lipolyse, Proteolyse ↓)

Insulingruppe	Wirkstoff	Wi-Eintritt (Onset)	Wi-Max. (Peak)	Wi-Dauer (Duration)
Schnellwirksame Insuline	**Insulin Aspart** **Insulin lispro**	10–20 min 15 min	1–3 h 0.5–1.5 h	3–5 h 2–5 h
Kurzwirksame Insuline	**Insulin normal**	15–30 min	1.5–3.5 h	6–8 h
Intermediärwirksame Insuline	**NPH-Insulin**	30–90 min	4–12 h	18–24 h
Insulin-Kombinationen	**Normal/NPH**	30 min	2–8 h	14–24 h
Langwirksame Insuline	**Insulindetemir** **Insulin Glargin** **Insulin-Zink-KS**	90–120 min 90 min 150 min	6–8 h 5 h 4–15 h	20 h 24 h 24 h

6.4.2 Schnellwirksame Insulin-Analoga

Wm/Wi: schnellere Resorption durch Veränderung der Aminosäuresequenz ⇒ Verkürzung des Spritz-Ess-Abstandes

Insulin Aspart	HWZ 81 min, PRC ?, Lact ?
NovoRapid	**Diabetes mellitus Typ 1/2:** nach Bedarf
Insulin lispro	HWZ 26–52 min, PRC B, Lact ?
Humalog	**Diabetes mellitus Typ 1/2:** nach Bedarf

6.4.3 Kurzwirksame Insuline

Wm/Wi (s. Insuline – Übersicht)

Insulin normal (Altinsulin) human	HWZ 0.1–0.25h (i.v.), 2h (i.m.), PPB gering, PRC B
Actrapid, Huminsulin Lilly Normal, Insuman Rapid	**Diabetes mellitus Typ 1/2:** nach Bedarf

6.4.4 Intermediärwirksame Insuline

Wm/Wi: Zusatz von Protamin als Depotstoff ⇒ Wi-Dauer ↑; NPH = neutrales Protamin Hagedorn

Intermediärinsulin (NPH-Insulin) human	
Huminsulin Lilly Basal, Insulatard, Insuman Basal	**Diabetes mellitus Typ 1/2:** nach Bedarf

6.4.5 Insulin-Kombinationen

Insulin normal/Intermediärinsulin	
Huminsulin Lilly Profil III *30/70%* **Insuman comb 15, 25, 50** *15/85, 25/75, 50/50%* **Mixtard 10, 20, 30, 40, 50** *10/90, 20/80, 30/70, 40/60, 50/50%*	**Diabetes mellitus Typ 1/2:** nach Bedarf
Insulin lispro/Intermediärinsulin	
Humalog Mix 25, 50 *25/75, 50/50%*	**Diabetes mellitus Typ 1/2:** nach Bedarf
Insulin Aspart/Intermediärinsulin	
Novomix 30 *30/70%*	**Diabetes mellitusTyp 1/2:** nach Bedarf

6.4.6 Langwirksame Insuline

Wm/Wi (Insulindetemir): gentechnisch verändertes Insulinmolekül, starke Selbstassoziation an der Injektionsstelle, Bindung an Albumin ⇒ langsamere Abgabe in peripheres Zielgewebe
Wm/Wi (Insulin Glargin): gentechnisch verändertes Insulinmolekül, im physiologischen pH-Bereich schwer löslich ⇒ langsame Resorption ⇒ Wirkdauer ↑

Insulindetemir	
Levemir	**Diabetes mellitus Typ 1/2:** nach Bedarf
Insulin Glargin	PRC C, Lact ?
Lantus	**Diabetes mellitus Typ 1/2:** nach Bedarf
Insulin-Zink-Kristallsuspension	HWZ 16–24h, PRC C, Lact ?
Monotard, Ultratard	**Diabetes mellitus Typ 1/2:** nach Bedarf

6.5 Inkretin-Mimetikum

Wm/Wi: Inkretin-Mimetikum mit verschiedenen antihyperglykämischen Wirkungen des Glucagon-like-Peptide (GLP-1)
UW: Übelkeit, Erbrechen, Diarrhoe, Hypoglykämie, verminderter Appetit, Kopfschmerzen, Schwindel, Bauchschmerzen, Reflux, vermehrtes Schwitzen, innere Unruhe
KI: bekannte Überempfindlichkeit, Typ-1-Diabetes, Typ-2-Diabetes mit Betazellversagen

Exenatid	HWZ 2.4h PRC C Lact?
Byetta *Pen 5µg/Dosis, 10µg/Dosis*	**Diabetes mellitus Typ 2 in Kombination mit Metformin u./od. Sulfonylharnstoff:** 2 x 5µg s.c. für 1M., dann ggf. 2 x 10µg, jeweils innerhalb 1h vor Mahlzeit **DANI** GFR < 30: nicht empfohlen **DALI** nicht erforderlich

6.6 Antihypoglykämika

Wm/Wi (Glucagon): cAMP-vermittelte Glykogenolyse in der Leber ⇒ Gluconeogenese ↑ ⇒ Blutglucose ↑ ; **UW** (Glucagon): Übelkeit, Erbrechen, Bauchschmerzen, RR ↓, Tachykardie, sekundäre Hypoglykämie; **KI** (Glucagon): bekannte Überempfindlichkeit, Phäochromozytom, vorsichtige Anwendung bei Glucagonom, Insulinom

Glucagon	HWZ 8-18min, PRC B, Lact ?
GlucaGen *Inj.Lsg. 1mg/1ml*	**Hypoglykämie:** 0.5-1mg s.c./ i.m./ i.v. **Relaxation Magen-Darm-Trakt:** 0.2-0.5mg i.v.; 1mg i.m.
Glucose 50%	
Glucose 50% *Dstfl. 50ml*	**Hypoglykämie:** 20-100ml i.v.

6.7 Abmagerungsmittel

6.7.1 Cannabinoidrezeptorantagonisten

Wm: selektive Hemmung von Cannabinoid-1-Rezeptoren im ZNS und peripherem Gewebe ⇒ günstige Beeinflussung von Energiebilanz, Glukose-/Lipidstoffwechsel u. Körpergewicht **UW:** Infektionen des oberen Respirationstrakts, Nausea/Übelkeit, Kopfschmerzen, Rücken- und Gelenkschmerzen, Schwindel, Stimmungsveränderungen mit depressiven Symptomen, Ängstlichkeit, Nervosität, Gedächtnisverlust; **KI:** bekannte Überempfindlichkeit, SZ, Anwendung in SS nicht empfohlen

Rimonabant	HWZ 9-16d, PPB 99%
Acomplia *Tbl. 20mg*	**Übergewicht, Adipositas (BMI > 27kg/m²) + mindestens 1 Risikofaktor:** 1 x 20mg p.o. **DANI** Anwendung bei schwerer Niereninsuffizienz nicht empfohlen; **DALI** Anwendung bei schwerer Leberinsuffizienz nicht empfohlen

6.7.2 Zentral wirksame Mittel

Wm/Wi: Hemmung des neuronalen Re-uptakes von Serotonin und Noradrenalin ⇒ Sättigungsgefühl ↑ , Körpertemperatur ↑ ; **UW:** Appetitlosigkeit, Obstipation, Mundtrockenheit, Schlaflosigkeit, Tachykardie, Hypertonie, Übelkeit, Schwindel, Kopfschmerzen, Parästhesien, Angstgefühl, Vasodilatation; **KI:** Anorexia bzw. Bulimia nervosa, psychiatrische Erkrankungen, Gilles-de-la-Tourette-Syndrom, KHK, dekompensierte Herzinsuffizienz, HRST, AVK, Hyperthyreose, SS/SZ; **Ink:** Dextromethorphan, Lithium, MAO-Hemmer, SSRI, Tryptophan

Sibutramin	HWZ 1.1 (14-16)h, PPB 90%, PRC C, Lact -
Reductil *Kps. 10, 15mg*	**Adipositas (BMI > 30kg/m²):** ini 1 x 10mg p.o., bei Gewichtsverlust < 2kg in 4 W. 1 x 15mg **DANI** KI bei schwerer Niereninsuffizienz

6.7.3 Abmagerungsmittel – Lipasehemmer

Wm: Hemmung der gastrischen und der pankreatischen Lipase; **Wi:** Triglyceride können nicht mehr in freie Fettsäuren und Monoglyceride hydrolysiert werden und somit nicht resorbiert werden; **UW:** Bauchschmerzen, Fettstuhl, Flatulenz mit Stuhlabgang, Stuhldrang, Kopfschmerzen, Abgeschlagenheit, Resorption fettlöslicher Vitamine ↓ ; **KI:** chronisches Malabsorbtionssyndrom, Cholestase, SS/SZ

Orlistat	HWZ 1–2h, PPB 99%, PRC B, Lact ?
Xenical *Kps. 120mg*	**Adipositas:** 120mg zur oder bis 1h nach Hauptmahlzeit

6.8 Kalziumstoffwechselregulatoren

6.8.1 Bisphosphonate

Wm/Wi: Osteoklastentätigkeit ↓ ⇒ ossäre Calciumfreisetzung ↓, Knochenabbau ↓
UW: allergische Hautreaktionen, Hypokalzämie, GI-Störungen; **KI:** Niereninsuffizienz, akute Entzündungen des GI-Traktes, SS/SZ, Kinder; **Ink:** Calciumpräparate

Alendronsäure	HWZ bis zu 10a (im Knochen), Q_0 0, PPB 78%, PRC C, Lact ?
Alendronat Nycomed *Tbl. 70mg* **Alendron Hexal** *Tbl. 10mg* **Alendronsäure Interph.** *Tbl. 70mg* **Alendronsäure ratioph.** *Tbl. 70mg* **Alendronstad** *Tbl. 10, 70mg* **Fosamax** *Tbl. 10, 70mg*	**Osteoporose:** 1 x 10mg, 1 x 70mg/W. p.o. **DANI** GFR 35–60: 100%; < 35: KI
Alendronsäure + Colecalciferol	
Fosavance *Tbl. 70mg + 70µg*	**Osteoporose:** 1 x 70mg + 70µg/W. p.o. **DANI** GFR 35–60: 100%; < 35: KI
Clodronsäure	HWZ 2h, geringe PPB
Bonefos *Tbl. 400, 800mg; Amp. 300mg/5ml* **Lodronat** *Tbl. 520mg; Amp. 300mg/5ml*	**Tumorinduzierte Hyperkalzämie, Osteolyse:** ini 2400–3200mg/d p.o., langsam reduz. auf 1600mg/d; 1500mg i.v. (einmalig) od. 300mg/d i.v. für 10d; **DANI** KI bei Niereninsuffizienz
Etidronsäure	HWZ 1–6h, PRC C, Lact -
Didronel *Tbl. 200, 400mg*	**Osteoporose:** 400mg p.o. für 14d, dann 500mg Kalzium für 76d; **M. Paget:** 5mg/kg für max. 6 M., Wdh. evtl. nach 3 M. **DANI** KI bei schwerer Niereninsuffizienz
Ibandronsäure	HWZ 10–16h
Bondronat *Tbl. 50mg; Amp. 2mg/2ml, 6mg/6ml* **Bonviva** *Tbl. 150mg; Amp. 3mg/3ml*	**Tumorinduzierte Hyperkalzämie:** 2–4mg, max. 6mg i.v. als ED; **Pro. Komplikationen bei Knochenmetastasen:** 1 x 50mg p.o.; 6mg i.v. alle 3–4W.; **Osteoporose:** 150mg p.o. 1 x /M.; 3mg i.v. alle 3 M.; **DANI** GFR > 30: 100%; < 30: 2mg i.v. alle 3–4W. od. 50mg p.o. 1 x /W.

Pamidronsäure	HWZ 1.6–27h, Q0 0.5, PPB 54%, PRC C, Lact ?
Aredia *Inj.Lsg. 30mg/10ml, 90mg/10ml* **Ebedronat** *Inj.Lsg. 15mg/5ml, 30mg/10ml, 90mg/10ml* **Pamidronat Dinatrium Mayne** *Inj.Lsg. 15mg/5ml, 90mg/10ml; Amp. 30mg/2ml, 60mg/4ml, 90mg/6ml* **Pamitor** *Inj.Lsg. 30mg/2ml, 60mg/4ml, 90mg/6ml*	**Tumorinduzierte Hyperkalzämie, osteolytische Metastasen, Plasmozytom:** 90mg i.v. alle 4 W. **M. Paget:** 1 x 30mg/W. über 6 W. i.v. **DANI** nicht erforderlich

Risedronsäure	HWZ 1.5 (24)h, PPB 24%, PRC C, Lact ?
Actonel *Tbl. 5, 30, 35 (ret.)mg*	**Osteoporose:** 1 x 5mg/d p.o.; 1 x /W. 35mg (ret.) **M. Paget:** 1 x 30mg/d p.o. für 2 M., evtl. Wdh. nach 2 M. **DANI** GFR < 30: KI

Zoledronsäure	HWZ 167h, Q0 0.1, PPB 56%
Aclasta *Inf. Lsg. 5mg/100ml* **Zometa** *Inf.Lsg. 4mg/5ml*	**Tumorinduzierte Hyperkalzämie:** 4mg in 50ml NaCl 0.9% über 15min i.v. **DANI** GFR 50–60: 3.5mg; 40–49: 3.3mg; 30–39: 3mg; < 30: Anwendung nicht empfohlen **M. Paget:** einmalig 5mg i.v. **DANI** GFR >30: 100%; < 30: nicht empfohlen

6.8.2 Calcitonin

Wm/Wi: vermehrter ossärer Calcium- und Phosphateinbau, vermehrte renale Calcium- und Phosphatausscheidung; **UW:** Hitzegefühl, Flush, Übelkeit, Erbrechen, Diarrhoe
KI: Hypokalzämie, SS/SZ

Calcitonin (vom Lachs)	HWZ 5h, Q0 0.95, PRC C, Lact ?
Calcitonin Novartis *Amp. 50 IE/1ml, 100 IE/1ml; Nasenspray 100 IE/ Hub* **Ucecal** *Amp. 100 IE/1ml; Nasenspray 100 IE/ Hub, 200 IE/Hub*	**Postmenopausale Osteoporose:** Intervalltherapie 6–8 W.: 1 x 50 IE/d oder 100 IE alle 2d s.c./i.m.; tgl. 100 IE in jedes Nasenloch an 5d/W. **Knochenschmerzen bei Osteoporose:** 5–10 IE/kg s.c./i.m. **hyperkalzämische Krise:** ini 5–10 IE/kg über 6h i.v. **Sudeck-Syndrom:** 1 x 100 IE/d s.c./i.m., nach 2–4 W. 3 x /W. 100 IE s.c./i.m. für insgesamt 6 W. **M. Paget:** ini 1 x 100 IE s.c./i.m., Erh.Dos. 100 IE s.c./i.m. alle 2d

6.8.3 Knochenmorphogene Proteine und sonstige

Wm/Wi (Dibotermin alfa): = osteoindukives Protein, bindet an Oberflächenrezeptoren von Mesenchymzellen ⇒ Bildung von trabekulärem Knochen
Wm/Wi (Strontiumranelat): Knochenaufbau ↑ und Replikation der Präosteoblasten ↑, Hemmung der Osteoklastendifferenzierung und deren Resorptionsaktivität
UW (Dibotermin alfa): Amylase ↑, Kopfschmerzen, Tachykardie, Hypomagnesiämie
UW (Strontiumranelat): Übelkeit, Diarrhoe, Kopfschmerzen, Dermatitis, Ekzem, Bewußtseinsstörungen, Gedächtnisschwund, Krampfanfälle, CK ↑
KI (Dibotermin alfa): bekannte Überempfindlichkeit gegen Dibotermin alfa bzw. Rinderkollagen Typ I, noch nicht ausgewachsener Knochenbau, akute Infektion an der Frakturstelle, Kompartmentsyndrom, pathologische Fraktur, M. Paget, Malignome, SS
KI (Strontiumranelat): bekannte Überempfindlichkeit

Dibotermin alfa	
InductOs *Implantationskit 12mg/8ml*	**Tibiafraktur:** Lösung auf Matrix auftragen und Frakturoberfläche damit bedecken
Strontiumranelat	HWZ 60 h
Protelos *Btl. 2g*	**postmenopausale Osteoporose:** 1 x 2g p.o. **DANI** GFR 30–70: 100%; <30: nicht empfohlen

6.9 Orphan drugs

Orphan drugs: Medikamente zur Therapie seltener Erkrankungen
Wm (Agalsidase, Imiglucerase, Laronidase): Enzymsubstitution der entsprechenden Mangelerkrankung
Wm/Wi (Hämin): Ausgleich des bei Porphyrien auftretenden Häminmangels, Verhinderung einer erhöhten δ-Aminolaevulinsäure-Synthase-Aktivität, Reduktion der Porphyrinsynthese bzw. der Bildung toxischer Zwischenprodukte
Wm (Miglustat): Hemmung der Glucosylceramidsynthase
UW, KI (alle): s. Pck.Beil.

Agalsidase alfa	keine PPB zu erwarten
Replagal *Inf.Lsg. 1mg/1ml, 3.5mg/3.5ml*	**M. Fabry (α-Galactosidase A-Mangel):** alle 2 W. 0.2mg/kg über 40 min i.v. **DANI** nicht erforderlich
Agalsidase beta	HWZ 45–102min PRC B, Lact ?
Fabrazyme *Inf. Lsg. 5, 35mg*	**M. Fabry (α-Galactosidase A-Mangel):** alle 2 W. 1mg/kg über 2h i.v. **DANI** nicht erforderlich
Alglucosidase alfa	HWZ 2–3h PRC B, Lact ?
Myozyme *Inf. Lsg. 50mg*	**M. Pompe (α-Glucosidase-Mangel):** alle 2 W. 20mg/kg i.v. **DANI, DALI** keine Daten

Hämin	HWZ 11h
Normosang *Amp. 250mg/10ml*	**akute Schübe der akuten intermittierenden Porphyrie, Porphyria variegata, hereditäre Koproporphyrie:** 1 x 3mg/kg i.v. für 4d
Idursulfase	HWZ 45min
Elaprase *Inj.Lsg. 6mg/3ml*	**Hunter-Syndrom (Mukopolysaccharidose II):** 0.5mg/kg über 3h i.v.
Imiglucerase	
Cerezyme *Inf.Lsg. 200, 400 U*	**M. Gaucher Typ I:** alle 2 W. 60 U/kg über 3h i.v. **DANI** nicht erforderlich
Laronidase	HWZ 1.5-3.6h PRC B, Lact ?
Aldurazyme *Inf.Lsg. 100 U/1ml*	**Mukopolysaccharidose I:** 1 x /W. 100 U/kg i.v.
Miglustat	HWZ 6-7h, keine PPB
Zavesca *Kps. 100mg*	**M. Gaucher Typ I:** 3 x 100mg p.o. **DANI** GFR 50-70: 2 x 100mg; 30-50: 1 x 100mg; <30: KI

6.10 Ionen, Salze, Elektrolyte, Mineralien, Vitamine

Siehe Blut →67

6.11 Schilddrüse

6.11.1 Schilddrüsenhormone

Wm/Wi: Stimulation von Wachstum, körperlicher/geistiger Entwicklung, Proteinsynthese↑, oxidativer Abbau von Fetten/Kohlenhydraten↑ (Grundumsatz↑); **UW:** Tachykardie, Extrasystolie, AP, Gewicht↓, Hyperthermie, Schwitzen, Diarrhoe, Nervosität, Schlaflosigkeit, Tremor, Muskelschwäche; **KI:** Hyperthyreose; **Ink**: Ketamin

Levothyroxin (T_4)	HWZ 7d (22h), Qo 1.0 (1.0), PPB 99%, PRC A, Lact ?
Euthyrox *Tbl. 25, 50, 75, 100, 125, 150, 175, 200µg* **L-Thyroxin** *Tbl. 25, 50, 75, 100, 125, 150µg* **Thyrex** *Tbl. 50, 100, 160µg*	**Hormonsubstitution bei Hypothyreose:** ini 1 x 25-50µg, alle 2-4 W. um 25-50µg steigern bis 100-200µg/d **Ki.:** ini 12.5-50µg/m², dann 100-150µg/m² **Euthyreote Struma, Pro. Rezidivstruma:** 75-200µg/d
Liothyronin (T_3)	HWZ 22h, Qo 1.0, PPB 99%, PRC A, Lact ?
Trijodthyronin Sandoz *Tbl. 25µg*	**Hormonsubstitution bei Hypothyreose:** ini 25µg/d p.o., Erh.Dos. 50-75µg/d in 3 ED

$T_4 + T_3$	PRC A, Lact ?
Combithyrex *Tbl. 50 + 12.5, 100 + 25µg* **Novothyral** *Tbl. 100 + 20µg*	**Hormonsubstitution bei Hypothyreose, euthyreote Struma, Pro. Rezidivstruma:** ini 50µg T_4/d, nach 2W. evtl. 75µg T_4/d, Erh.Dos. 50–100µg T_4/d
T_4 + Kaliumiodid	PRC A
Jodthyrox *Tbl. 100 + 131µg*	**Euthyreote Struma, Pro. Rezidivstruma:** 1 x 50–100µg T_4 p.o.

6.11.2 Thyreostatika

Wm/Wi: Hemmung der thyreoidalen Peroxidase ($J^- \rightarrow J$) und Hormonsynthese, Inkretion bereits fertiger Hormone wird nicht gehemmt
Wm/Wi (Propylthiouracil): zusätzlich partielle Hemmung der Konversion von T_4 zu T_3
Wm/Wi (Perchlorat): kompetitive Hemmung thyroidaler Iodidaufnahme
UW: Agranulozytose, Leukozyten↓, allergische Hautreaktionen, Strumaentwicklung, GI-Beschwerden, Hepatitis, transiente Cholestase
KI: schwere vorausgegangene Überempfindlichkeitsreaktion (z.B. Agranulozytose)

Carbimazol	HWZ 0.5 (4) h, Qo 1.0 (0.9), PPB 0%, PRC C
Carbistad *Tbl. 5mg*	**Hyperthyreose:** ini 3 x 5–10mg p.o., Erh.Dos.: 1 x 5–20mg
Propylthiouracil	HWZ 0.9-4.3 h, Qo 0.9, PPB 80%, PRC D, Lact ?
Prothiucil *Tbl. 50mg*	**Hyperthyreose:** ini 3 x 75–100mg p.o., Erh.Dos.: 25–150mg/d **Ki.:** 6–10J.: ini 50–150mg/d, Erh.Dos. 25–50mg/d **DANI** nicht erforderlich
Thiamazol	HWZ 3 h, Qo 0.9, PPB 0%, PRC C
Thiamazol Sandoz *Tbl. 20mg; Amp. 40mg/1ml* **Thiamazol** *Amp. 40mg/1ml*	**Hyperthyreose:** ini 20–40mg/d p.o. in 2–4 Einzeldosen, Erh.Dos.: 5–10mg p.o. **thyreotoxische Krise:** ini 80mg i.v., dann Dauerinfusion 120–240mg/d
Natriumperchlorat	
Irenat *Gtt. (15Gtt. = 300mg)*	**Hyperthyreose:** ini 4–5 x 10Gtt., nach 1–2W. 4 x 5Gtt. **Schilddrüsenblockade vor szintigraphischer Untersuchung:** 10–20Gtt. **Pro. jodinduzierte Hyperthyreose:** 600–900mg p.o. 2h vor Jodexposition, dann 200mg/d für 1W.

6.11.3 Parathormon

Wm/Wi: rekombinantes Parathormon ⇒ Knochenbildung ↑ durch Osteoblastenstimulation, intestinale Calciumresorption ↑, tubuläre Calciumreabsorption ↑, renale Phosphatausscheidung ↑; **UW:** Gliederschmerzen, Kopfschmerzen, Schwindel, Nausea, Emesis, Depression, Anämie, Hypercholesterinämie, Müdigkeit, Thoraxschmerzen, Schwitzen
KI: bekannte Überempfindlichkeit, Ca^{++} ↑, schwere Niereninsuffizienz, M. Paget, Hyperparathyreoidismus, ungeklärte aP ↑, Z.n. Strahlentherapie des Skeletts

Teriparatid	HWZ 1 h, PRC C, Lact -
Forsteo *Injector 750µg/3ml (20µg/Dosis)*	**Therapie der manifesten postmenopausalen Osteoporose:** 1 x 20µg s.c. für max. 18 M. **DANI** KI bei schwerer Niereninsuffizienz

6.12 Sexualhormone

6.12.1 Östrogene

Siehe Kap. Gynäkologie, Geburtshilfe →241

6.12.2 Gestagene

Siehe Kap. Gynäkologie, Geburtshilfe →241

6.12.3 Kombinationspräparate (Östrogene/Gestagene), synthetische Steroide

Siehe Kap. Gynäkologie, Geburtshilfe →243

6.12.4 Selektive Östrogenrezeptor-Modulatoren

Siehe Kap. Gynäkologie, Geburtshilfe →244

6.12.5 Antiöstrogene

Siehe Kap. Gynäkologie, Geburtshilfe →244

6.12.6 Androgene

Wm/Wi: Entwicklungsförderung der sekundären männlichen Geschlechtsmerkmale, Regulation der Spermienproduktion, Libido ↑, Potentia coeundi ↑, Eiweißaufbau ↑, Talgproduktion ↑; **UW:** Cholestase, Spermatogenesehemmung, Priapismus, beschleunigte Knochenreifung, Virilisierung bei Frauen, Ödeme, Gewichtszunahme, Alopezie, Libido ↑, Prostataschmerzen, Kopfschmerzen, Nausea, Polyzythämie; **KI:** Prostata-Ca, Mamma-Ca, SS; **Ink:** Cumarine

Testosteron	HWZ 10–100min (i.m.), PRC X, Lact ?
Andriol *Kps. 40mg* **Testogel** *Gel-Btl. 50mg* **Testoviron-Depot** *Amp. 250mg/1ml; Fertigspritze 250mg*	**Hodenunterfunktion, Hypogonadismus:** ini 120–160mg/d p.o., nach 2–3W. 40–120mg/d; 50–100mg alle 1–3W. i.m.; 250mg alle 2–4W. i.m.; TTS: täglich 2 Pflaster; Gel: 1 x 50mg auftragen, max. 100mg/d **aplastische, renale Anämie beim Mann:** 250mg 2–3 x /W. i.m.

Testosteronundecanoat	HWZ 10–100min (i.m.), PRC X, Lact ?
Andrion Testocaps *Kps. 40mg* **Nebido** *Amp. 1g/4ml*	**Hodenunterfunktion, Hypogonadismus:** 1–2 x 40mg Kps. in Zahnfleischregion einlegen; 1g alle 10–14W. i.m.

6.12.7 Antiandrogene

Wm/Wi (Cyproteronacetat): kompetitiver Antagonismus am Androgenrezeptor, starke gestagene Wirkung ⇒ LH ↓ ⇒ Testosteron ↓
Wm/Wi (Bicalutamid, Flutamid): reines Antiandrogen ohne gestagene Wirkung
UW (Cyproteronacetat): Übelkeit, Erbrechen, Gynäkomastie, Libido- und Potenzverlust, Leberfunktionsstörungen
KI (Cyproteronacetat): Lebererkrankungen, idiopathischer SS-Ikterus, SS-Pruritus bzw. Herpes gestationes in Anamnese, konsumierende Erkrankung (außer Prostata-Ca), schwere Depressionen, Thromboembolien, Sichelzellenanämie, Diabetes mellitus mit Gefäßveränderungen, Jugendliche vor Abschluss der Pubertät, Kinder, SS/SZ

Bicalutamid	HWZ 5.8d, PPB 96%, PRC X, Lact ?
Casodex *Tbl. 50, 150mg*	**Prostata-Ca:** 1 x 50mg p.o. **DANI** nicht erforderlich
Cyproteronacetat	HWZ 38–58h, Q0 1.0, PRC X, Lact -
Androcur *Tbl. 50, 100mg; Depot-Amp. 300mg/3ml* **Androdiane** *Tbl. 10mg*	**Prostata-Ca:** nach Orchiektomie 1–2 x 100mg p.o.; 300mg i.m. alle 14d; ohne Orchiektomie: 2–3 x 100mg p.o.; 300mg i.m. alle 7d **Triebdämpfung bei Sexualdeviation:** ini 2 x 50mg p.o., evtl. nach 4 W. 2–3 x 100mg, bei Therapie-Erfolg langsame Dosisreduktion je nach Wirkung bis 2 x 25mg; 300mg i.m. alle 10–14d **Androgenisierungserscheinungen bei Frauen:** Zyklustag 1–15: 10mg p.o., Kombination mit Estrogen, s. Fachinfo
Flutamid	HWZ 9.6 (5–6)h, Q0 1.0, PRC D, Lact ?
Flutabene *Tbl. 250mg* **Flutamid Arcana** *Tbl. 250mg* **Flutastad** *Tbl. 250mg* **Fugerel** *Tbl. 250mg*	**Prostata-Ca:** 3 x 250mg p.o.

6.12.8 LH-RH-Agonisten

Siehe Kap. Gynäkologie, Geburtshilfe →245

6.13 Hormonelle Kontrazeptiva

Siehe Kap. Gynäkologie, Geburtshilfe →245

6.14 Hypophysenhinterlappenhormone

Wm/Wi (Desmopressin): renale H_2O-Rückresorption ↑, Vasokonstriktion
Wm/Wi (Oxytocin): Kontraktion der Uterusmuskulatur, Förderung der Milchejektion durch Kontraktion der glatten Muskulatur der Milchdrüse; **UW** (Terlipressin): Bronchospasmus, RR-Schwankungen, Kopfschmerzen, Diarrhoe; **KI** (Terlipressin): schwere Hypertonie, Arteriosklerose, AP, Epilepsie, SS, Anw.Beschr. bei Asthma bronchiale, Herzinsuffizienz

Desmopressin	HWZ 75min i.v; 90–150min p.o., Q0 1.0, PRC B, Lact ?
Minirin *Tbl. 0.1, 0.2mg; Spray (10µg/Hub); Rhinyle (0.1ml = 10µg); Amp. 4µg/1ml* **Nocutil** *Spray (10µg/Hub)* **Octostim** *Spray (150µg/Hub), Amp. 15µg/1ml*	**Zentraler Diabetes insipidus:** 1–2 x 10–20µg nasal; 3 x 100–200mg p.o.; 1 x 1–4µg i.m./s.c. **Ki.:** 1 x 0.4–1µg/d i.m./s.c.; Kleinkinder: 1 x 0.1 µg/d i.m./s.c. **diagnostisch:** 1 x 40µg nasal; 4µg i.m./s.c. **Ki.:**< 1J: 1 x 10µg nasal; 0.4µg i.m./s.c.; > 1J: 1 x 20µg nasal; 1–2µg i.m./s.c. **Enuresis nocturna:** ini 1 x 10–20µg nasal; 100–200µg p.o zur Nacht, Steigerung auf 1 x 40µg nasal bzw. 400µg p.o. **Steigerung der Faktor VIII-Gerinnungs-Aktivität, Thrombozytendysfunktion:** 0.3–0.4µg/kg über 30min i.v. prä-OP; 300µg nasal 1–2h prä-OP
Oxytocin	
siehe →249, →36	
Terlipressin	HWZ 24min
Glycylpressin *Inj.Lsg. 1mg/5ml* **Haemopressin** *Inj.Lsg. 1mg/5ml*	**Ösophagusvarizenblutung:** ini 1–2mg i.v., Erh.Dos. 1mg alle 4–6h für 2–3d, max. 6 x 20µg/kg/d

6.15 Wachstumshormon-Rezeptorantagonisten

Wm/Wi: selektive Bindung an Wachstumshormonrezeptoren ⇒ Hemmung der Wachstumshormonwirkung ⇒ IGF-1↓, IGF-Bindungsproteine↓; **UW**: Diarrhoe, Übelkeit, Erbrechen, grippeähnliche Symptome, Müdigkeit, Arthralgie, Myalgie, Kopfschmerzen, Schwindel, Somnolenz, Tremor, Schwitzen, Pruritus, Exanthem; **KI**: bekannte Überempfindlichkeit

Pegvisomant	HWZ 6d, PRC B, Lact. ?
Somavert *Inj.Lsg. 10mg/1ml, 15mg/1ml, 20mg/1ml*	**Akromegalie**: ini 80mg s.c., dann 10–20mg/d s.c., Dosisanpassung alle 4–6W. in 5mg-Schritten je nach IGF-1 Serumspiegel, max. 30mg/d

6.16 Prolactinhemmer

Siehe Kap. Gynäkologie, Geburtshilfe →250

6.17 Wehenhemmer

Siehe Kap. Gynäkologie, Geburtshilfe →249

6.18 Anabolika

Wm/Wi: Eiweißaufbau↑, Mucopolysaccharidbildung↑, Retention von Kreatinin, K^+, Ca^{2+}, PO_4^{3-}; **UW:** Virilisierung bei Frauen, Spermatogenese↓, vorzeitige Pubertätszeichen bei Knaben, Knochenreifung↑; **KI:** Prostata-Ca, Mamma-Ca beim Mann, Hyperkalzämie, Hyperkalzurie, Leberfunktionsstörungen, Lebertumore, SS/SZ

Nandrolon	HWZ 6–8d, PRC X, Lact ?
Deca-Durabolin *Amp. 25mg/1ml, 50mg/1ml*	**Osteoporose, metastasiertes Mamma-Ca:** 25–50mg i.m. alle 3–4 W.

6.19 Endokrinologische Diagnostik

Corticorelin (CRH)	
CRH Ferring *Inj.Lsg. 0.1mg/1ml*	**Test der corticotropen Partialfunktion der HVL:** 0.1mg i.v., bei übergewichtigen Pat. 2µg/kg; ACTH- und Cortisolbestimmung zuvor und nach 15, 30, 60, 90min
Gonadorelin (LHRH)	PPB <15%
Kryptocur *Nasenspray. 0.2mg/Hub* **Lutrelef** *Amp. 0.8mg/10ml, 3.2mg/1ml* **Relefact LH-RH** *Amp. 0.1mg/1ml*	**Diagnostik hypothalamischer, hypophysärer und gonadaler Funktionsstörungen:** 0.1mg i.v.; **Ki.:** 60µg/m² KOF, mindestens 25µg i.v.; LH- und FSH-Bestimmung zuvor und nach 30min; **ein-u. beidseitiger Kryptorchismus:** 3 x 0,2mg nasal pro Nasenloch
Protirelin (TRH)	
Antepan *Spray (1Hub = 1mg); Amp. 0.2mg/1ml, 0.4mg/1ml* **Relefact TRH** *Amp. 0.2mg/1ml, 0.4mg/1ml*	**Diagnostik von Hypophysen- und Schilddrüsenfunktionsstörungen:** 2mg nasal; 0.2–0.4mg i.v.; **Ki.:** 1mg nasal; 1µg/kg oder 50–100µg i.v.; TSH-Bestimmung vor Gabe und 30min (Amp.) bzw. 30–45min (Spray) danach
Tetracosactid (ACTH)	
Synacthen *Amp. 0.25mg/1ml (= 25 IE); Depot-Amp. 1mg/1ml*	**Test der Nebennierenrindenfunktion:** 0.25mg i.v./i.m.; Cortisolbestimmung zuvor und nach 30min; **Nebennierenrindenstimulation bei chronischen Erkrankungen:** ini 1 x 1mg i.m., nach 3d Reduktion auf 1 x alle 3–7d; **Ki.:** halbe Dosis

7 Magen, Darm

7.1 Ulkustherapeutika

7.1.1 H_2-Blocker

Wm: kompetitiver Antagonismus an H_2-Rezeptoren der Belegzellen
Wi: basale und histaminstimulierende Säuresekretion ↓
UW: Exanthem, Kopfschmerzen, Schwindel, Verwirrtheit, Agranulozytose, Gynäkomastie, Cholestase, Transaminasen ↑
KI: Kinder, cave in SS/SZ
Ink: Ketoconazol, Sulfonylharnstoff
Ink (Cimetidin): β–Bocker, Carbamazepin, Carmustin, Chinin, Cumarine, Opioide, Propafenon, Theophyllin

Cimetidin	HWZ 2h, Qo 0.3, PPB 20%, PRC B, Lact +
Cimetag *Tbl. 400mg* **Cimetidin Genericon** *Tbl. 400, 800mg* **Neutromed** *Tbl. 400, 800mg* **Neutronorm** *Tbl. 380 (ret.)mg; Amp. 200mg/2ml* **Sodexx Cimetidin** *Tbl. 200mg* **Ulcometin** *Tbl. 200, 400, 800mg; Amp. 200mg/2ml* **Ulcostad** *Tbl. 200, 400, 800mg; Amp. 200mg/2ml*	**Gastroduodenale Ulzera:** 800–1000mg/d p.o. in 1–2 ED **Stressulkus-Pro.:** 1–2g/d i.v. in 3–5 ED oder Dauerinfusion, max. 80mg/h **Refluxösophagitis:** 2 x 400–800mg p.o. **Zollinger-Ellison-Syndrom:** 1–2g/d p.o. in 2–3 ED **Ki.:**15–30mg/kg/d p.o., max. 1600mg/d in 4 ED **DANI** GFR 30–50: 800mg/d; 15–30: 600mg/d; 0–15: 400mg/d
Famotidin	HWZ 2.6–4h, Qo 0.2, PPB 20% PRC B, Lact ?
Famohexal *Tbl. 20, 40mg* **Famosin** *Tbl. 20, 40mg* **Famotidin Genericon** *Tbl. 20, 40mg* **Famotidin Interph.** *Tbl. 40mg* **Famotidin ratioph.** *Tbl. 20, 40mg* **Famotidin Stada** *Tbl. 20, 40mg* **Sodexx Famotidin** *Tbl. 10mg* **Ulcosan** *Tbl. 20, 40mg; Amp. 20mg*	**Gastroduodenale Ulzera:** 1 x 40mg p.o. zur Nacht, 2 x 20mg langsam i.v. **Rezidiv-Pro.:** 1 x 20mg p.o. **Zollinger-Ellison-Syndrom:** 4 x 20mg p.o., je nach Wirkung steigern bis 800mg/d; 20mg i.v. alle 6h **Sodbrennen:** 1–2 x 10mg p.o. **DANI** GFR < 30: 20mg/d
Nizatidin	HWZ 1.5(3.5) h, Qo 0.3 (0.25), PPB 30%, PRC B, Lact -
Ulxit *Kps. 150, 300mg*	**Gastroduodenale Ulzera:** 1 x 300mg p.o. zur Nacht **Rezidiv-Pro.:** 1 x 150mg **DANI** GFR 20–40: 150mg/d; < 20: 150mg alle 2d

Ranitidin	HWZ 2.5h, Qo 0.25, PPB 15%, PRC B, Lact +
Ranitidin Hexal *Tbl. 150, 300mg* **Raninorm Genericon** *Tbl. 75mg* **Ranitidin 1A** *Tbl. 300mg* **Ranitidin Arcana** *Tbl. 150, 300mg* **Ranitidin ratioph.** *Tbl. 75, 150, 300mg; lösl. Tbl. 150, 300mg* **Ranitidin Sandoz** *Tbl. 150, 300mg* **Ranitidin Stada** *Tbl. 150, 300mg* **Ulsal** *Tbl. 150, 300mg; lösl. Tbl. 150, 300mg; Amp. 50mg/5ml*	**Gastroduodenale Ulzera, Refluxösophagitis:** 1 x 300mg oder 2 x 150mg p.o. **Stressulkus-Pro.:** 3–4 x 50mg i.v. **Zollinger-Ellison-Syndrom:** 3 x 150mg p.o., je nach Wi steigern bis 900mg/d **Ki.:** > 10J.: 2 x 2mg/kg p.o. **Sodbrennen:** 1–2 x 75mg p.o., max. 300mg/d **DANI** GFR > 30: 300mg/d p.o.; 3–4 x 50mg i.v.; < 30: 150mg/d p.o.; 3–4 x 25mg i.v.

7.1.2 Protonenpumpenblocker

Wm/Wi: Blockade der H^+/K^+-ATPase ⇒ stärkste Suppression der Säurebildung
UW: Schwindel, Kopfschmerzen, Diarrhoe, Obstipation, Blähungen, Exanthem, Leberenzyme↑
KI: Cave in SS/SZ
Ink: Itroconazol, (Omeprazol:) Sulfonylharnstoffe

Esomeprazol	HWZ 1.5h, Qo >0.9, PPB 97%, PRC B, Lact ?
Nexium Mups *Tbl. 20, 40mg* **Nexium** *Inf.Lsg. 40mg*	**Refluxösophagitis:** ini 1 x 40mg p.o. für 4–8W., dann 1 x 20mg p.o.; 1 x 20–40mg i.v. **H.P.-Eradikation:** 2 x 20mg p.o. + Antibiose **Pro. gastroduodenale Ulzera bei NSAR-Therapie:** 1 x 20mg **DANI** nicht erforderlich

Lansoprazol	HWZ 0.9–1.5h, Qo 1.0 (0.7), PPB 97%, PRC B, Lact ?
Agopton *Kps. 15, 30mg* **Lansobene** *Kps. 15, 30mg* **Lansohexal** *Kps. 15, 30mg* **Lansoprazol Alternova** *Kps. 15, 30mg* **Lansoprazol Sandoz** *Kps. 15, 30mg* **Lansoprazol Stada** *Kps. 15, 30mg*	**Gastroduodenale Ulzera, Refluxösophagitis:** 1 x 30mg p.o. **Rezidiv-Pro.:** 1 x 15mg p.o. **H.P.-Eradikation:** 2 x 30mg p.o. + Antibiose **Zollinger-Ellison-Syndrom:** ini 1 x 60mg p.o., je nach Wirkung bis 180mg/d **DANI** max. 30mg/d

Omeprazol	HWZ 0.5–1.5h, Qo 1.0, PPB >90%, PRC C, Lact ?
Antra *Tbl. 10, 20mg; Inf.Lsg. 40mg* **Gastracid** *Tbl. 20mg* **Omep** *Tbl. 20mg; Kps. 10, 20, 40mg* **Omeprazol ratioph. NT** *Kps. 10, 20, 40mg* **Omeprazol Dura** *Kps. 10, 20, 40mg* **Ulnor** *Kps. 20mg*	**Gastroduodenale Ulzera:** 1 x 20–40mg p.o.; 1 x 10–20mg i.v. **Refluxösophagitis:** 1 x 20mg p.o. **H.P.-Eradikation:** 2 x 20mg p.o. **Zollinger-Ellison-Syndrom:** ini 1 x 60mg p.o., je nach Wirkung steigern bis 2 x 40–60mg, max. 200mg/d i.v. **DANI** nicht erforderlich

Pantoprazol	HWZ 1h, Q_0 0.7, PPB 98%, PRC B, Lact ?
Pantoloc *Tbl. 20mg; Inj.Lsg. 40mg* **Zurkal** *Tbl. 20, 40mg; Inj.Lsg. 40mg*	**Gastroduodenale Ulzera, Refluxösophagitis:** 1 x 40mg p.o.; 1 x 40mg i.v. **LZ-Th. und Rezidiv-Pro. Refluxösophagitis, Pro. gastroduodenale Ulzera bei NSAR-Th.:** 1 x 20mg p.o.; **Zollinger-Ellison-Syndrom:** 1 x 80mg p.o./i.v., ggf. zeitweilig 2 x 80mg **H.P.-Eradikation:** 2 x 40mg p.o. + Antibiose **DANI** max. 40mg/d

Rabeprazol	HWZ 1-2h, Q_0 0.8, PPB 97%, PRC B, Lact ?
Pariet *Tbl. 10, 20mg*	**Gastroduodenale Ulzera, Refluxösophagitis:** 1 x 20mg p.o.; **Rezidiv-Pro.:** 1 x 10mg **H.P.-Eradikation:** 2 x 20mg p.o. + Antibiose **DANI** nicht erforderlich

7.1.3 Antazida

Wm/Wi: Neutralisierung der Magensäure; **UW** (Aluminium): Obstipation, Ileus, Phosphatverarmung; **UW** (Magnesium): Diarrhoe; **Ink**: ASS, Fluorochinolone, Sulfonylharnstoffe

Al-Hydroxid	
Antiphosphat Gry *Kautbl. 500mg*	**Säurebedingte Magenbeschwerden:** 3-4 x 500-1000mg, max. 6g/d; **DANI** GFR < 30: Ktr. Al-und Mg-Spiegel erforderlich

Hydrotalcit	
Talcid *Kautbl. 500mg*	**Säurebedingte Magenbeschwerden:** 3-4 x 500-1000mg max. 6g/d; **DANI** GFR< 30: Ktr. Al-, Mg-Spiegel!

Magaldrat	PRC B, Lact ?
Riopan *Kautbl. 400, 800mg; orale Susp. 800mg*	**Säurebedingte Magenbeschwerden:** 3-4 x 400-1600mg; **DANI** GFR < 30: Ktr. Al-und Mg-Spiegel erforderlich

Na-Hydrogencarbonat	PRC B, Lact ?
Bullrich Salz *Tbl. 850mg; Plv. 250g*	**Säurebedingte Magenbeschwerden:** 3-4 x 250mg p.o.; Plv.: 1 TL bei Bedarf; **DANI** GFR < 30: Ktr. Al-und Mg-Spiegel erforderlich

Al-Na-Carbonat-Dihydroxid	
Antacidum Pfizer *Lutschtbl. 340mg*	**Säurebedingte Magenbeschwerden:** 1-4 x 340mg p.o.; **DANI** GFR < 30: KI

Al-Hydroxid + Ca-Carbonat	
Solugastril *Gel (10g = 3.5g + 600mg)*	**Säurebedingte Magenbeschwerden:** 3 x 1 Btl. p.o.; **DANI** GFR < 30: KI

Al-Hydroxid + Mg-Hydroxid	PRC B, Lact ?
Alucol *Tbl. 180 + 60mg* **Maalox** *Tbl. 400 + 400mg; Susp. (1 Btl. = 600 + 900mg)*	**Säurebedingte Magenbeschwerden:** 1–3 Tbl. bzw. 2–4 Btl.; **DANI** GFR < 30: Ktr. Al-und Mg-Spiegel erforderlich
Mg-Carbonat + Ca-Carbonat	
Rennie Antacidum Peppermint *Lutschtbl. 80 + 680mg* **Rennie Antacidum zuckerfrei Spearmint** *Lutschtbl. 80 + 680mg*	**Säurebedingte Magenbeschwerden:** 3 x 80 + 680mg p.o. **DANI** GFR < 30: KI
Al-Hydroxid + Mg-Hydroxid + Oxetacain	
Tepilta *Btl. 290 + 100 + 10mg*	**Säurebedingte Magenbeschwerden:** 4 x 1/2 Btl. p.o.; **DANI** GFR < 30: Ktr. Al-und Mg-Spiegel erforderlich
Al-Hydroxid + Mg-Hydroxid + Ca-Carbonat	
Trigastril Magengel *Btl. (1 Beutel = 970 + 350 + 300)*	**Säurebedingte Magenbeschwerden:** 3 x 1 Btl. p.o.; **DANI** GFR < 30: Ktr. Al-und Mg-Spiegel erforderlich

7.1.4 Bismut, Anticholinergika, Schleimhautprotektiva

Wm/Wi (Bismut): Schutzfilmbildung an der Schleimhaut, bakterizid gg. Helicobacter pylori
Wm/Wi (Pirenzepin): Parasympathikolyse durch kompetitive Blockade der Muscarinrezeptoren ⇒ Säure- und Pepsinogensekretion ↓
Wm/Wi (Misoprostol): Prostaglandinvermittelte Hemmung der Säuresekretion, Aktivierung der Bikarbonat- und Schleimsekretion
UW (Bismut): Schwarzfärbung von Zunge, Zähnen u. Stuhl, neurologische/psychische Strg.
UW (Pirenzepin): Kopfschmerzen, Akkommodationsstrg., Mundtrockenheit, Diarrhoe, Obstipation
UW (Sucralfat): Obstipation, Aluminiumspiegel ↑ bei Niereninsuffizienz
UW (Misoprostol): Diarrhoe, Schwindel, Kopfschmerzen, Metrorrhagien, Übelkeit, Erbrechen
KI (Bismut): Niereninsuffizienz, Ki. < 14J., SS/SZ
KI (Pirenzepin): SS (1. Trim.), SZ
KI (Misoprostol): entzündliche Darmerkrankungen, SS/SZ
Ink (Sucralfat): Fluorochinolone

Pirenzepin	HWZ 10–14h, Q0 0.6, PPB 12%.
Gastrozepin *Tbl. 50mg; Amp. 10mg/2ml*	**Gastritis, Duodenitis, Stressulkus-Pro.:** 2 x 25–50mg p.o.; 2 x 10mg i.v. **DANI** nicht erforderlich
Misoprostol	HWZ 0.5 h, Q0 1.0, PPB 85%, PRC X, Lact -.
Cyprostol *Tbl. 200µg*	**Ulkus-Pro. bei NSAR-Therapie:** 2–4 x 200µg p.o.

Sucralfat	PRC B, Lact +
Sucralan *Tbl. 1g; Kautbl. 1g; Susp. (5ml=1g)* **Sucralbene** *Tbl. 1g; Susp. (5ml = 1g)* **Sucralfat Genericon** *Tbl. 1g; Susp. (5ml = 1g)* **Sucramed** *Tbl. 1g* **Ulcogant** *Tbl. 1g; Btl. 1g; Susp. (5ml = 1g); Granulat 1g*	**Gastroduodenale Ulzera, Refluxösophagitis:** 4 x 1g p.o.; Rezidiv-Pro. 2 x 1g **DANI** HD: KI

7.2 Motilitätssteigernde Mittel

Wm/Wi (Domperidon, Metoclopramid = MCP): Antagonismus an zentralen und peripheren Dopaminrezeptoren ⇒ Acetylcholinfreisetzung ↑
UW (MCP): Diarrhoe, Müdigkeit, akute Dyskinesien, Dystonien, Parkinsonismus, Kopfschmerzen, Schwindel, Angst, Ruhelosigkeit, Exanthem, HRST, Prolaktin ↑
KI (MCP): bekannte Überempfindlichkeit, Phäochromozytom, prolaktinabhängige Tumore, mechanischer Darmverschluß, Darmdurchbruch, Epilepsie, extrapyramidalmotorische Strg., Ki. bis 2 J., SZ, cave in SS

Domperidon	HWZ 7h, Qo 1.0, PPB 80–90%
Domperidon Alternova *Tbl. 10mg* **Motilium** *Tbl. 10mg; Supp. 10, 30mg; Susp. 1mg/ml*	**Erbrechen, fkt. Oberbauchbeschwerden, diabetische Gastroparese:** 3 x 10–40mg p.o. **Ki:** < 15kg: 2 x 10mg supp.; > 15kg: 2 x 30mg supp. **DANI** 1–2 x 10–40mg p.o.

Metoclopramid	HWZ 2.5–5h, Qo 0.7, PPB 40%, PRC B, Lact ?
Gastrosil *Kps. 30 (ret.)mg; Gtt. (15Gtt. = 5mg); Amp. 10mg/2ml* **Metrogastron** *Gtt. (1ml=3.6mg); Amp. 10 mg* **Paspertin** *Tbl. 10mg; Gtt. (30Gtt. = 10mg); Amp. 10mg/2ml, 50mg/10ml*	**Übelkeit, Erbrechen, diabetische Gastroparese:** 3–4 x10mg p.o.; 2 x 30mg (ret.); 1–3 x10mg i.v. **Ki.:** 2–14J.: 0.1mg/kg/ED p.o./i.v., max. 0.5mg/kg/d **Übelkeit, Erbrechen bei Chemotherapie:** 30min vor Chemotherapie 2mg/kg über 15min i.v., Wdh. nach 2, 4, 6 u. 9h, max. 10mg/kg/d **DANI** GFR 11–60: 1 x 10 + 1 x 5mg; 0–10: 1 x 10mg

7.3 Laxantien

Wm/Wi (Bisacodyl): nach Resorption und Metabolisierung in der Leber biliäre Exkretion, im Darm als freies Diphenol wirksam ⇒ antiresorptiv, hydragog
Wm/Wi (Lactulose): osmotische Wirkung, Vergärung durch Bakterien zu Säuren ⇒ Anregung der Peristaltik
Wm/Wi (Macrogol) = Polyethylenglycol: nicht resobierbar, keine Metabolisierung, Wasserbindung ⇒ Auslösung von Diarrhoe
Wm/Wi (Plantago ovata): Stuhlvolumen ↑ ⇒ Darmpassage ↑ (Gleit- und Füllmittel)
Wm/Wi (Senna): Spaltung der enthaltenen Anthraglykoside durch Colibakterien zu Anthronen bzw. Anthranolen ⇒ antiresorptive und hydragoge Wi
UW: Elektrolytverlust (v.a. K^+), Melanosis coli, Albuminurie, Hämaturie, (Plantago ovata): Blähungen, Völlegefühl, allergische Reaktionen
KI: Ileus, SS/SZ

Bisacodyl	PRC B, Lact ?
Dulcolax *Tbl. 5mg; Supp. 10mg* **Laxbene** *Supp. 10mg*	**Obstipation:** 5–10mg p.o.; 10mg rect. **Ki.:** > 2J.: 5mg p.o./rect.
Lactulose	PRC B, Lact ?
Bifiteral *Btl. 10g* **Lactulose Arcana** *Orale Lsg. (1EL = 10g)* **Lactulose Genericon** *Orale Lsg. (1EL = 9g)* **Lactulose Hexal** *Orale Lsg. (1EL = 10g)* **Lactulose MIP** *Lsg. 650mg/ml (1EL = 10g)* **Laevolac Lactulose** *orale Lsg. (1EL = 10g)*	**Obstipation:** 1–2 x 5–10g p.o. **Ki.:** 1–2 x 3–6g p.o. **hepatische Enzephalopathie:** ini 3 x 5–10g p.o., langsam steigern bis 3 x 20–30g bis 2–3 weiche Stühle/d entleert werden
Macrogol	
Drinkalax *Btl. 10g* **Forlax** *Btl. 10g* **Mixalax** *Btl. 10g*	**Obstipation:** 1–2 x 10g p.o.
Macrogol + NaCl + NaHCO3 + KCl	
Movicol *Btl. 13,1g + 351mg + 179 + 47mg* **Movicol Junior** *Btl. 6,56g + 75mg + 89 + 23mg*	**Obstipation**: 1–3 x 1 Btl. p.o. **Koprostase**: 8 Btl./d p.o. **Ki.:** 5–11J.: Movicol Junior: 4–12 Btl./d
Na-Picosulfat	
Agaffin *Gel 36mg/100ml; Drg. 5mg; Gtt (15 Gtt = 7.5mg)*	**Obstipation**: 5–10mg vor dem Schlafengehen
Plantago ovata (Flohsamen)	
Agiocur *5g Granulat = 3,25g* **Pascomucil** *5g Plv. = 2.5g*	**Obstipation:** 1–3 x 5–10g
Plantago ovata (Flohsamen) + Sennoside	
Agiolax *Granulat (5g = 2.6g + 15mg)*	**Obstipation:** 1–2 x 1 TL Granulat

7.4 Darmlavage-Lösungen

Wm/Wi: Macrogol = Polyethylenglycol: nicht resobierbar, keine Metabolisierung; Wasserbindung ⇒ Auslösung von Diarrhoe; Na_2SO_4 = Natriumsulfat: verhindert Resorption von Na-Ionen ⇒ osmotische Diarrhoe
UW: Übelkeit, Völlegfühl, Erbrechen, Magenkrämpfe, Reizung des Darmausgangs
KI: Ileus, V.a. Ileus, GI-Obstruktion oder Perforation, hochfloride Kolitis, toxisches Megacolon, Entleerungsstörung des Magens, Bewußtseinsstörung mit Aspirationsneigung

Macrogol + Na_2SO_4 + $NaHCO_3$ + NaCl + KCl	
Klean Prep *1 Btl. = 59 + 5.68 + 1.68 + 1.46 + 0.74g*	**Coloskopie-Vorbereitung:** 1 Btl. in 1 l Wasser lösen, 3-4l über 4-6h trinken
Sennesfrüchte-Extrakt	
X-Prep *1 Fl. 1.95g*	**Coloskopie-u. OP-Vorbereitung:** 1 Fl.

7.5 Karminativa

Wm/Wi: Senkung der Oberflächenspannung ⇒ entschäumend, antimeteoristisch
UW/KI: keine

Simeticon	
Antiflat *Kautbl. 40mg; Gtt. (1ml = 40mg)* **Lefaxin** *Kautbl. 42mg; Gtt. (1ml = 40mg)* **sab simplex** *Gtt. (25 Gtt. = 69mg)*	**Meteorismus:** 3-4 x 40-160mg p.o. **Säuglinge:** 15 Gtt. zu jeder Flaschennahrung **Kleinki.:** 3-4 x 15 Gtt. p.o. **Schulki.:** 4-6 x 20-30 Gtt. **Spülmittelvergiftung:** 1-3 TL p.o. **Ki.:** 1/2 bis 1 TL; **DANI** nicht erforderlich

7.6 Antidiarrhoika

Wm/Wi (Loperamid): Stimulation peripherer Opiatrezeptoren ⇒ Hemmung der Peristaltik
Wm/Wi (Carbo medicinalis): Adsorption v. Bakterientoxinen
UW (Loperamid): Kopfschmerz, Müdigkeit, Schwindel, Mundtrockenheit, Nausea
KI (Loperamid): Ileus, Ki < 2J., SS/SZ

Loperamid	HWZ 7-15h, Q0 1.0, PRC B, Lact +
Enterobene *Tbl. 2mg* **Imodium** *Kps. 2mg; Saft (1ml = 0.2mg)* **Loperamid ratioph.** *Tbl. 2mg* **Normakut** *Brausetbl. 2mg*	**Akute Diarrhoe:** ini 4mg p.o., nach jedem Durchfall 2mg, max. 16mg/d; **Ki.:** 2-8J.: 0.04mg/kg/d p.o.; > 8J.: ini 2mg p.o., max. 8mg/d; **chronische Diarrhoe:** 4mg/d p.o.
Carbo medicinalis	
Biocarbon *Tbl. 250mg* **Carbo medicinalis Alternova** *Kps. 175mg; Tbl. 250mg* **Kolemed** *Tbl. 300mg* **Norit Carbomix** *Granulat 50g; Kps. 200mg*	**Diarrhoe:** 3-4 x 500-1000mg p.o. **Ki.:** 3-4 x 250-500mg p.o. **Vergiftungen:** 50g in 400ml H_2O suspendieren => p.o./Magensonde

Saccharomyces boulardii	
Yomogi *Kps. 250mg*	**Akute Diarrhoe, Reisediarrhoe-Pro.:** 1–2 x 250mg p.o. **Ki.:** > 2J.: s. Erw.

7.7 Stoffe zur Auflösung von Gallensteinen

Wm: Hemmung der biliären Cholesterinsekretion und der intestinalen Cholesterinresorption, Hemmung der HMG-CoA-Reduktase ⇒ Cholesterinsynthese ↓; **Wi:** Auflösung von Cholesterinsteinen; **UW:** Durchfall, Transaminasen ↑; **KI:** Entzündung der Gallenblase/-wege, Choledochus- oder Zystikusverschluss, gestörte Kontraktionsfähigkeit der Gallenblase, kalzifizierte Gallensteine, SS

Ursodeoxycholsäure	HWZ 3.5–5.8 d
Ursofalk *Kps. 10, 40, 50, 250mg; Susp. (5ml = 250mg)*	**Auflösung von Cholesteringallensteinen (bis 15mm):** 10mg/kg p.o. **Gallenrefluxgastritis:** 1 x 250mg p.o. **primär biliäre Zirrhose:** 10–15mg/kg p.o.

7.8 Verdauungsenzyme

Pankreatin	PRC C, Lact ?
Kreon *Kps. 10000, 25000, 40000 E*; Btl. 20800 E*; Pelllets (1 Messl. = 5000 E*)* **Panzynorm** *Tbl. 18000E**	**Verdauungsstörungen bei exokriner Pankreasinsuffizienz:** 10000–40000 E p.o. zu jeder Mahlzeit **Ki.:** 5000 E zu jeder Mahlzeit
Pankreatin + Dimeticon (Simeticon)	
Helopanflat *Drg. 3600E* + 42mg* **Pankreoflat** *Drg. 6500E* + 80mg*	**Verdauungsstörungen, Meteorismus bei exokriner Pankreasinsuff.:** 3 x 1–2 Drg. p.o.

* = Gehalt an Triacylglycerollipase

7.9 Schwer resorbierbare Antiphlogistika

Wm: Beeinflussung der Prostaglandinbiosynthese, Hemmung der Leukotrienbildung **Wi:** lokal antiphlogistisch; **UW:** Kopfschmerzen, Schwindel, Nausea, Agranulozytose, Panzytopenie, allergische Reaktionen, Nierenfunktionsstörung; **KI:** schwere Leber-/Nierenfunktionsstörung, SZ, cave in SS (absolute KI in letzten 2 W.)

Mesalazin (=5-ASA)	HWZ 0.5–2.4 (6–9) h, Q0 0.75, PPB 43%
Claversal *Tbl. 250, 500mg; Supp. 250, 500mg* **Mesagran** *Granulat 500, 1000 (ret.)mg* **Pentasa** *Tbl. 500 (ret.)mg; Granulat 1g (ret.); Supp. 1g; Klysma 1g* **Salofalk** *Tbl. 250, 500mg; Rektalschaum 1g/Sprühstoß; Supp. 250, 500mg; Klysma 4g*	**Chronisch entzündliche Darmerkrankungen:** 3 x 400–1000mg p.o.; 3 x 250–500mg rect.; 1 x 1g rect.; Klysma: 1 x 1–4g rect. zur Nacht; Rektalschaum: 1 x 2g rect.

Olsalazin	HWZ 0.9h, PRC C, Lact ?
Dipentum *Tbl. 500mg; Kps. 250mg*	**Colitis ulcerosa: Akuttherapie:** 3 x 500–1000mg p.o.; **Rezidiv-Pro.:** 2 x 500mg
Sulfasalazin	HWZ 7.6h, PPB >95%, PRC B, Lact ?
Salazopyrin *Tbl. 500mg; Supp. 500mg*	**Chronisch entzündliche Darmerkrankung, Strahlen-, kollagene Colitis: Akuttherapie:** 3–4 x 1g p.o.; **Rezidiv-Pro.:** 2 x 1–1.5g p.o.; 2 x 500–1000mg rect.; **Ki.:** ini 40–60mg/kg p.o., Erh.Dos. 30–40mg/kg p.o. in 3–4 ED

7.10 Glukokortikoide (zur lokalen Anwendung)

KI: Abszessbildungen und Perforationen im Dickdarmbereich, Peritonitis, ausgedehnte Fistelbildungen, lokale Superinfektionen

Budesonid	HWZ 2–3h, Q0 1.0, PPB 90%, PRC C, Lact ?
Budosdan *Kps. 3mg* **Entocort Kapseln** *Kps. 3mg* **Entocort Klistiertablette** *Klysma 2.3mg*	**M. Crohn:** 1 x 9mg oder 3 x 3mg p.o. **Colitis ulcerosa:** 1 x 2.3mg rect.
Hydrocortison	HWZ 1–2h, Q0 1.0, PRC C, Lact -
Colifoam *Schaum (1g enth. 100mg)*	**Proktosigmoiditis bei M. Crohn, Colitis ulcerosa:** 1–2 x 100mg rect., nach 2W. 1 x 100mg

7.11 Antiemetika, Antivertiginosa

Wm/Wi (Aprepitant): selektiver Antagonismus am Human-Substanz-P-Neurokinin(NK1)-Rezeptor ⇒ antiemetisch; **Wm/Wi** (Dimenhydrinat, Meclozin): kompetitive Hemmung zentraler Histaminrezeptoren ⇒ antiemetisch; **Wm/Wi** (Scopolamin): Antagonist am Muscarinrezeptor ⇒ Parasympathikolyse, zentrale antiemetische Wirkung durch Hemmung der cholinergen Reizübertragung; **UW** (Aprepitant): Kopfschmerzen, Schluckauf, Appetitlosigkeit, Obstipation, Diarrhoe, Müdigkeit, Transaminasen ↑; **UW** (Betahistin): Magen-Darm-Unverträglichkeit, Übelkeit, Augenbrennen, Herzklopfen, Brustbeklemmungen, Kopfdruck, Hitzegefühl, Benommenheit, Nervosität, flüchtiger Hautausschlag; **UW** (Dimenhydrinat): Sedierung, Glaukomauslösung, Miktionsstörungen; **UW** (Scopolamin): Mundtrockenheit, Mydriasis, Verschwommensehen, Glaukom; **KI** (Betahistin): Asthma bronchiale, Phäochromozytom, SS; **KI** (Dimenhydrinat, Meclozin): Eklampsie, Epilepsie, Prostataadenom, Glaukom, Alkoholabusus, zerebrovaskuläre Insuffizienz, Früh- und Neugeborene, SS/SZ
KI (Scopolamin): Kinder bis 10J, Engwinkelglaukom; **Ink** (Aprepitant): Pimozid

Aprepitant	HWZ 9–13h, PPB 97%
Emend *Kps. 80, 125mg*	**Übelkeit, Erbrechen bei Chemotherapie:** 1h vor Chemotherapie 125mg p.o.; d 2 + 3 1 x 80mg, Kombination mit Dexamethason u. 5-HT3-Antagonisten; **DANI** nicht erforderlich

Betahistin	PPB 1–5%
Betahistin ratioph. *Tbl. 8, 16mg* **Betaserc** *Tbl. 8, 16, 24mg*	**Schwindelanfälle, M. Menière:** 3 x 8–16mg p.o., 1–2 x 24mg
Dimenhydrinat	HWZ 5–10 h, Q0 >0.7, PPB 99%, PRC B, Lact +
Emedyl *Supp. 50mg* **Travel-Gum** *Kaugummi 10, 20mg* **Vertirosan** *Drg. 50mg; Gtt. (20 Gtt. = 50mg); Supp. 50, 100mg; Amp. 50, 150mg*	**Reisekrankheit: Pro.:** 3 x 20–50mg p.o.; **Th.:** 50–100mg p.o. alle 4h, max. 300mg/d **Ki.:** 6–12J: 5mg/kg p.o. in 4 ED, max.150mg/d **Übelkeit, Erbrechen, zentrales vestibuläres Reizsyndrom:** 3–4 x 50–100mg p.o.; 100–200mg i.m.; 50–150mg i.v. **Ki.:** 1–2mg/kg i.v./i.m.; 6–15kg: 1–2x 50mg rect.; 15–25kg: 2–3 x 50mg rect.; > 25kg: 2–4 x50mg rect.; 6–14J.: 3 x50mg p.o.
Cinnarizin	PPB (Cinnarizin) 80%
Cinnabene *Kps. 75mg* **Pericephal** *Kps. 75mg* **Stutgeron** *Kps. 75mg*	**Schwindel verschiedener Genese:** 1–3 x 1 Tbl. p.o.
Meclozin + Vit. B6	HWZ 2–3 h, PRC B
Contravert B6 *Tbl. 25 + 50mg*	**Reisekrankheit:** 25 + 50mg,1h vor Reiseantritt **Übelkeit, Erbrechen:** 25–50 + 50–100mg/d **Ki.:** 25–50%
Scopolamin	HWZ 1 (4,5) h, Q0 0.9
Scopoderm TTS *TTS 1mg/72h*	**Reisekrankheit:** 1 Pflaster 5–6h oder am Abend vor Reiseantritt auf unbehaarte Haut hinter dem Ohr aufkleben; Wi-Dauer: bis 72h

7.12 Serotoninantagonisten

Wm: selektive Blockade zentraler 5-HT_3-Rezeptoren
Wi: antiemetisch
UW: Kopfschmerzen, Obstipation, Müdigkeit, Fieber, Schlafstörungen., Appetitlosigkeit
KI: SS/SZ

Granisetron	HWZ 10–11 h, Q0 0.85, PPB 65%, PRC B, Lact ?
Kytril *Tbl. 2mg; Amp. 3mg/3ml*	**Übelkeit, Erbrechen (Chemotherapie):** 1h vor Chemotherapie 2mg p.o.; vor Chemotherapie 1–3mg i.v., max. 3 x 3mg/d i.v. **Ki.:** > 1J.: 20µg/kg p.o. 1h vor Chemotherapie, bis 2 x 20µg/kg p.o. für 5d; > 2J.: 40µg/kg i.v. vor Chemotherapie, ggf. zusätzlich 2 x 20µg/kg i.v. **DANI** nicht erforderlich

Ondansetron	HWZ 3h, Qo >0.8, PPB 70–76%, PRC B, Lact ?
Ondansetron Ebewe *Tbl. 4, 8mg* **Ondansetron Hexal** *Tbl. 4, 8mg* **Ondansetron Sandoz** *Tbl. 4, 8mg* **Zofran** *Tbl. 4, 8mg; Saft (5ml = 4mg); Supp. 16mg; Amp. 4mg/2ml, 8mg/4ml*	**Übelkeit, Erbrechen (Chemotherapie):** 1–2 h vor Chemotherapie 8mg p.o., dann 2 x 8mg; vor Chemotherapie 8mg i.v., ggf. zusätzlich 2 x 8mg i.v.; **Ki.:** > 5J.: 5mg/m^2 KOF vor Chemotherapie i.v., dann 2 x 4mg p.o. **postoperative Übelkeit u. Erbrechen:** 16mg p.o. 1h präop. od. 4mg i.v. bei Narkosebeginn **Ki.:** 0.1mg/kg i.v.; **DANI** nicht erforderlich

Palonosetron	HWZ 40h, PPB 62%
Aloxi *Inj.Lsg. 250µg/5ml*	**Übelkeit, Erbrechen (Chemotherapie):** 30min vor Chemotherapie 250µg i.v., Wdh. innerhalb von 7d nicht empfohlen **DANI** nicht erforderlich

Tropisetron	HWZ 8h, Qo 0.9, PPB 71%
Navoban *Kps. 5mg; Amp. 2mg/2ml, 5mg/5ml*	**Übelkeit, Erbrechen (Chemotherapie):** vor Chemotherapie 5mg i.v., dann 1 x 5mg p.o. **Ki.:** 0.2mg/kg i.v.; **DANI** nicht erforderlich

7.13 Regulatorische Peptide

Wm/Wi (Lanreotid): Octapeptidanalogon des natürlichen Somatostatins, Hemmung der Wachstumshormonsekretion durch Bindung an Somatostatinrezeptoren, v.a. SSTR 2 und 5 **Wm/Wi** (Octreotid, Somatostatin): Hemmung der Freisetzung von Wachstumshormon, Gastrin, Insulin und Glucagon, Vasokonstriktion im Splanchnikusbereich; **UW** (Lanreotid): Diarrhoe, Bauchschmerzen, Nausea, Erbrechen, Dyspepsie, Flatulenz, Choletithiais, Kopfschmerzen, Müdigkeit, Sinusbradykardie, Hypo- und Hyperglykämie; **UW** (Octreotid): Übelkeit, Erbrechen, Diarrhoe, Bauchschmerzen, Hepatitis; **UW** (Somatostatin): ini Blutzucker↓, Brechreiz, Hitzegefühl; **KI** (Lanreotid): bekannte Überempfindlichkeit, Anwendung in SS/SZ nicht empfohlen; **KI** (Octreotid): Cave in SS/SZ; **KI** (Somatostatin): peri- u. postnatal, SS/SZ

Lanreotid	HWZ 23–33d (s.c.)
Somatuline Autogel *Fertigspr. 60, 90, 120mg; Inj. Lsg. 30 (ret.)mg*	**Akromegalie:** ini 60mg s.c., Wdh. alle 4W.; ini 30mg (ret.) i.m. alle 4 W.; nach 3 M. Dosisanpassung je nach Wi bzw. GH- u. IGF-1-Spiegel; **DANI** nicht erforderlich

Octreotid	HWZ 1.5h, Qo 0.8, PPB 65%, PRC B, Lact ?
Sandostatin *Inj.Lsg. 0.05mg/1ml, 0.1mg/1ml, 0.5mg/1ml; Dstfl. 1mg/5ml* **Sandostatin LAR Monatsdepot** *Inj.Lsg. 10 (ret.)mg/2ml, 20 (ret.)mg/2ml, 30 (ret.)mg/2ml*	**Hormonaktive Tumore des GI-Trakts:** ini 1–2 x 0.05mg s.c., dann steigern bis 3 x 0.1–0.2mg s.c., max. 3 x 0.5mg s.c.; 10–30mg (ret.) alle 4 W. i.m.; **Akromegalie:** ini 2–3 x 0.05–0.1mg s.c., Erh.Dos. 0.3mg/d s.c., max. 1.5mg/d s.c.; **Pro. postoperative pankreatische Komplikationen:** 3 x 0.1mg s.c. f. 7d

Somatostatin	HWZ 1.1–3 min
Somatin *Inj.Lsg. 3mg* **Somatostatin UCB** *Inj.Lsg. 0.25, 3, 6mg*	**Schwere gastrointestinale Blutung, stark sezernierende postoperative Pankreasfisteln:** ini 3.5µg/kg über 1min i.v., dann 3.5µg/kg/h i.v.

7.14 Hämorrhoidalmittel

Wm/Wi (Benzocain, Lidocain): Lokalanästhetika ⇒ schmerzstillend
Wm/Wi (Bufexamac): antiphlogistisch
Wm/Wi (Glucocortikoide): antiphlogistisch, antiinflammatorisch
UW (Glukokortikoide): Hautatrophie, Sekundärinfektion
KI (Glucocortikoide): vorhandene lokale Infektion

Benzocain	
Anaestherit *Salbe 10%; Streupuder 6%* **Anaesthesinsalbe** *Salbe 5, 10%*	**Hämorrhoiden, Pruritus, Fissuren:** 1–3 x tgl. auftragen
Hydrocortison	
Colifoam *Rektalschaum (100g enth. 10mg)* **F-Agepha** *Salbe (1g enth. 10mg)* **Hydroderm** *Salbe (1g enth. 10mg)* **Locoidon** *Salbe (1g enth. 1mg)*	**Hämorrhoiden, Analekzem:** 2 x tgl. auftragen
Lidocain	
Lidocain *Supp. 20, 40mg* **Xylocain** *Salbe (1g enth. 50mg)*	**Hämorrhoiden, Fissuren, Proktitis:** 2–3 x tgl. auftragen bzw. 1 Supp. rect.; max. 4g Salbe/Einzelanwendung
Fluocinonid	
Topsym-F *Salbe (1g enth. 0.5mg)*	**Hämorrhoiden, Analekzem:** 2 x tgl. auftragen
Fluocortolon	
Ultralan *Salbe (1g enth. 5mg); Fettsalbe (1g enth. 5mg)*	**Hämorrhoiden, Proktitis:** ini bis 3 x tgl. auftragen, dann 1–2 x/d
Prednisolon + Cinchocain	
Scheriproct *Salbe (1g enth. 1.9 + 5mg); Supp. 1.3 + 1mg*	**Hämorrhoiden, Entzündungen im Analbereich, Fissuren:** mehrmals tgl. auftragen bzw. 1 Supp.
Bufexamac	
Parfenac *Salbe (1g enth. 50mg); Fettsalbe (1g enth. 50mg)*	**Hämorrhoiden, Fissuren, Analekzem, Proktitis:** 2 x tgl. auftragen bzw. 1 Supp.

8 Infektionen

8.1 Keimempfindlichkeit: Keim – Antibiotika

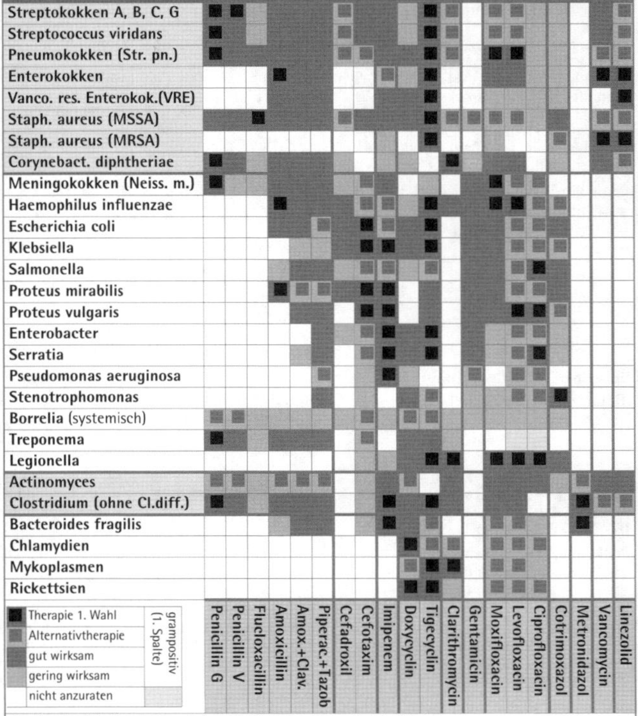

Quelle: Antibiotika pocketcard 2009; Hof, Börm Bruckmeier Verlag

8.2 Penicilline

8.2.1 Benzylpenicilline

empf.: Pneumo-, Strepto-, Meningo-, Staphylokokken, Aktinomyceten, Leptospiren, Corynebacterium diphteriae, Treponemen, Borrelien, Pasteurella multocida, Fusobakterien, Peptokokken, Clostridien
resist.: Enterobakterien, Pseudomonas, B. fragilis, E. faecium, Nocardia, Mycoplasmen, Chlamydien, β-Lactamasebildner, Vibrio cholerae
UW: allergische Hautreaktionen, Lyell-Syndom, Anaphylaxie, Vaskulitis, Myoklonien, Krampfanfälle, Mundtrockenheit, Nausea, Erbrechen, Diarrhoe, Herxheimer-Reaktion, Blutbildveränderungen, hämolytische Anämie, interstitielle Nephritis, Superinfektion durch resistente Bakterien oder Sprosspilze
KI: Penicillinüberempfindlichkeit, cave in SZ
Ink (Penicilline): Methotrexat, Tetracycline

Penicillin G (Benzylpenicillin)	HWZ 20–50 min, Q0 0.4, PPB 45–65%, PRC B, Lact +
Penicillin G-Natrium Sandoz *Inf.Lsg. 1, 5, 10 Mio IE*	**Normal empfindliche Keime:** 1–5Mio IE/d i.v. in 4–6 ED **Meningitis, Endokarditis:** 20–60 Mio IE/d **Ki.:** 1–12M.: 0.05–1 Mio IE/kg/d i.v. in 3–4 ED; 1–12J.: 0.05–0.5 Mio IE/kg/d i.v. in 4–6 ED **DANI** GFR 46–120: 5 Mio IE in 3 ED; 19–45: 4 Mio IE in 3 ED; 9–18: 5 Mio IE in 2 ED; 3–8: 3 Mio IE in 2 ED;< 2: 2 Mio IE in 2 ED
Benzylpenicillin-Benzathin	HWZ 20–50 min
Retarpen *Inf.Lsg. 2.4 (ret.) Mio IE*	**Rezidiv-Pro. rheumatisches Fieber:** 1–2 x /M. 1.2 Mio IE i.m. **Lues I und II:** 2.4 Mio IE i.m. (verteilt auf 2 verschiedene Injektionsstellen)

8.2.2 Oralpenicilline (Phenoxypenicilline)

empf. u. resist.: s. Benzylpenicilline
UW/KI: s. Benzylpenicilline)

Penicillin V (Phenoxymethylpenicillin)	HWZ 35 min Q0 0.6 PPB 71–89% PRC B Lact+
Ospen *Tbl. 1, 1.5Mio IE; Saft (5ml = 0.4 Mio IE, 0.75 Mio IE)* **Pen-V Genericon** *Tbl. 1, 1.5Mio IE* **Penbene** *Tbl. 1, 1.5Mio IE; Trockensaft (5ml = 0.4 Mio IE)* **Penstad** *Tbl. 1, 1.5Mio IE* **Star-Pen** *Tbl. 1, 1.5Mio IE*	**HNO-, Atemwegs-, Haut-, Mund-Kiefer-Zahn-Infektion, Endokarditis-, Rezidiv-Pro. des rheumat. Fiebers, Scharlach, Erysipel, Lymphadenitis:** 3 x 0.6–1.5 Mio IE p.o. **Ki.:** 4 M.–12J.: 40000–60000 IE/kg/d p.o. in 3–4 Einzeldosen **DANI** GFR > 15: 100%; < 15: 2 x 0.6–1.5 Mio IE

8.2.3 Beta-Lactamase-resistente Penicilline (Isoxazolylpenicilline)

empf. und resist.: gute Aktivität gegen β-lactamasebildende Staphylokokken; bei übrigen grampositiven Bakterien jedoch schwächere Aktivität als Penicillin G
UW/KI: s. Benzylpenicilline

Flucloxacillin	HWZ 0.7–1 h, Qo 0.3, PPB 92–96%
Floxapen *Kps. 500mg; Inf.Lsg. 1g*	**Staphylokokken-Infektion:** 3 x 1g p.o.; 3 x 1–2g i.v., max. 12g/d p.o./i.v. **Ki.:** < 6J.: 40–50mg/kg/d p.o./i.v. in 3 ED; 6–10J.: 3 x 250–500mg p.o./i.v.; 10–14J.: 3–4 x 500mg p.o./i.v. **DANI** GFR 18: 1.5g in 4 ED; 8: 1.5g in 3 ED; 2: 1g in 3 ED; 0.5: 2g 1x/d

8.2.4 Breitbandpenicilline (Aminobenzylpenicilline)

empf.: im Vergleich zu Penicillin G zusätzlich Enterokokken, Hämophilus influenzae, E. coli, Listerien, P. mirabilis, Salmonellen, Shigellen
resist.: B. fragilis, Pseudomonas, E. faecium, Nocardia, Mykoplasmen, Chlamydien, Beta-Lactamasebildner, Klebsiellen, Yersinien
UW/KI: s. Benzylpenicilline→142
KI (Ampicillin, Amoxicillin, Bacampicillin): infektiöse Mononukleose
Ink (Ampicillin, Amoxicillin, Bacampicillin): Allopurinol

Amoxicillin	HWZ 1–2 h, Qo 0.12, PPB 17–20%, PRC B, Lact +
Amoxicillin ratioph. *Tbl. 500, 1000mg; Trockensaft (1Messl.=250, 500mg)* **Amoxihexal** *Tbl. 1000mg; lösl. Tbl. 750, 1000mg; Saft (1 Messl. = 250, 500mg)* **Amoxilan** *Tbl. 500, 1000mg; Trockensaft (1 Messl. = 250, 500mg)* **Amoxistad** *Tbl. 500, 1000mg; Trockensaft (1 Messl. = 250mg)* **Clamoxyl** *Tbl. 500, 1000mg; Trockensaft (4ml = 200mg)* **Ospamox** *Tbl. 500, 750, 1000mg; Plv. für orale Susp. (5ml enth. 250, 500mg)*	**HNO-, Atemwegs-, Harnwegs-, Magen-Darm-Trakt-, Haut-, Weichteilinfektion, Listeriose, Osteomyelitis:** 3 x 750–1000mg p.o. **Ki.:** < 6J.: 50mg/kg/d in 3–4 Einzeldosen; 6–12J.: 900–2000mg/d in 3–4 Einzeldosen **Endokarditis-Pro.:** 3g p.o. 3h vor Eingriff **Ki.:** 50mg/kg **H.P.-Eradikation:** 2 x 1g p.o. + 2 x 500mg Clarithromycin + 2 x 20mg Omeprazol **DANI** GFR: 20–30: 66%; < 20: 33%
Ampicillin	HWZ 0.9 h, Qo 0.06, PPB 20%, PRC B, Lact +
Standacillin *Inf.Lsg. 1, 2g*	**HNO-, Atemwegs-, Harnwegs-, Magen-Darm-Trakt-, Haut-, Weichteilinfektion, Listeriose, Osteomyelitis, Typhus, Meningitis, Endokarditis:** 1.5–6g/d i.v. in 2–4 ED, max. 15g/d; **Ki.:** > 6J.: s. Erw.; < 6J.: 100 (–150–200) mg/kg/d i.v. in 3–4 ED **Meningitis < 6J.:** 200–400mg/kg/d i.v. **DANI** GFR: 20–30: 66%; < 20: 33%

Bacampicillin	HWZ 1 h, Qo 0.2, PPB 20%, PRC B, Lact +
Penglobe *Tbl. 0.8g*	**HNO-, Atemwegs-, Harnwegs-, Magen-Darm-Trakt-, Haut-, Weichteilinfektion, Listeriose, Osteomyelitis, Typhus, Meningitis, Endokarditis:** 25–50mg/kg KG p.o. **DANI** GFR: 20–30: 66%; < 20: 33%
Pivmecillinam	HWZ 1 h, Qo 0.2, PPB 10%, PRC B, Lact +
Selexid *Tbl. 200mg*	**HNO-, Atemwegs-, Harnwegs-, Magen-Darm-Trakt-, Haut-, Weichteilinfektion, Listeriose, Osteomyelitis, Typhus, Meningitis, Endokarditis:** 2 x 200mg **Ki.:** 6–14J.: 2 x 100mg **DANI** GFR: 20–30: 66%; < 20: 33%

8.2.5 Breitbandpenicilline mit Pseudomonaswirkung (Acylaminopenicilline)

empf. und resist.: weitgehend identisch mit Breitbandpenicillinen; Piperacillin: zusätzlich gute Aktivität bei Pseudomonas aeruginosa; **UW/KI:** s. Benzylpenicilline →142

Mezlocillin	HWZ 0.7–1.1 h, Qo 0.4, PPB 30–40%, PRC B, Lact ?
Baypen *Inf.Lsg. 2, 5g*	**Sepsis, Endokarditis, Meningitis, Peritonitis, Pneumonie, abdominelle, gynäkolog., Knochen-, Weichteilinfektion:** 3 x 2–5g i.v. bis 2 x 10g i.v. **Ki.:** < 3kg: 2 x 75mg/kg; > 3kg–14J.: 3 x 75mg/kg **DANI** GFR > 10: 100%; < 10: Dosisintervall 12h, max. 2 x 5g
Piperacillin	HWZ 1 h, Qo 0.3, PPB 16–21%, PRC B, Lact +
Piperacillin Curasan *Inf.Lsg. 1, 2, 4g*	**Ind.:** s. Mezlocillin: 6–12g/d i.v. in 2–4 Einzeldosen, max. 24g/d **Ki.:** Neugeborene: < 7d od. < 2kg: 150mg/kg/d i.v. in 3 ED; > 7d und > 2kg: 300mg/kg/d in 3–4 ED; 1 M.–12J: 100–200mg/kg/d in 2–4 ED **DANI** GFR 40–80: max. 4 x 4g; 20–40: 3 x 4g; < 20: 2 x 4g; HD: 3 x 2g

8.3 Betalactamaseinhibitoren

empf.: Erweiterung des Spektrums von Penicillinen um β-Lactamasebildende Stämme von Staphylokokken, M. catarrhalis, E. coli, Hämophilus influenzae, Klebsiellen, Proteus, Gonokokken, B. fragilis; nur zusammen mit Betalaktamantibiotika wirksam

Clavulansäure	HWZ 60–75min
nur in Kombination mit Amoxicillin →145	

Sulbactam	HWZ 1–2h, Qo 0.13, PPB 38%
Combactam *Inf.Lsg. 1g*	**Mittelschwere und schwere HNO-, Atemwegs, Harnwegs-, Magen-Darm-Trakt-, Haut-, Weichteilinfektion:** 3–4 x 0.5–1g i.v. **DANI** GFR 15–30: max. 2g/d; <15: max. 1g/d; HD: 1g alle 48h
Tazobactam	
nur in Kombination mit Piperacillin →146	

8.3.1 Breitbandpenicilline + Betalactamaseinhibitoren

Ampicillin + Sulbactam	PRC B, Lact +
Unasyn *Amp. 1.5, 3g*	**Atemwegs-, Harnwegs-, Haut-, Weichteil-, abdominelle Infektion:** 3–4 x 1.5–3g i.v. **Ki.:** <1. W.: 75mg/kg/d i.v. in 2 Einzeldosen; > 1. W.: 150mg/kg/d in 3–4 Einzeldosen **DANI** > 30: 100%; 15–30: Dos.Intervall 12h; 5–14: 24h; < 5: 48h
Amoxicillin + Clavulansäure	PRC B, Lact +
Amoclanhexal *Tbl. 500 + 125mg; Trockensaft (5ml = 400 + 57mg)* **Amoxiclavulan 1A** *Tbl. 500 + 125, 875 + 125mg* **Amoxicomp** *Tbl. 875 + 125mg* **Amoxiplus ratioph.** *Tbl. 500 + 125, 875 + 125mg; Trockensaft (5ml = 125 + 31.25, 250 + 62.5mg)* **Amoxistad plus** *Tbl. 875 + 125mg; Trockensaft (5ml = 125 + 31.25, 250 + 62.5,mg)* **Augmentin** *Tbl. 500 + 125mg, 875 + 125; lösl. Tbl. 500 + 125; Trockensaft (5ml = 125 + 31.25, 250 + 62.5, 400 + 57mg); Amp. 500 + 50, 1000 + 100, 2000 + 200mg* **Calvamox** *Tbl. 500 + 125mg, 875 + 125; lösl. Tbl. 500 + 125; Trockensaft (5ml = 125 + 31.25, 250 + 62.5mg); Saft (1ml = 80 + 11.4 mg); Amp. 500 + 50, 1000 + 100, 2000 + 200mg* **Xiclav** *Tbl. 500 + 125mg, 875 + 125; Trockensaft (5ml = 125 + 31.25, 250 + 62.5, 400 + 57mg)*	**Atemwegs-, Harnwegs-, Haut-, Weichteil-, abdominelle Infektion:** 3 x 500 + 125mg p.o., 2 x 875 + 125mg p.o.; 3 x 1000–2000 + 100–200mg i.v. **Ki.:**< 2J: 30 + 7.5mg/kg/d p.o. in 2 ED; 2–12J.: 70 + 10mg/kg/d p.o. in 2 ED **DANI** GFR 10–30: 2 x 500 + 125mg p.o.; ini 1000 + 100mg, dann 2 x 500 + 50mg i.v.; < 10: 1 x 500 + 125mg p.o.; ini 1000 + 100mg, dann 1 x 500 + 50mg i.v.

Piperacillin + Tazobactam	PRC B, Lact +
Tazonam *Inf.Lsg 2 + 0.5g; 4 + 0.5g*	**Abdominelle, Atemwegs-, Haut-, Weichteilinfektion:** 3 x 4 + 0.5g i.v.; **Ki.:** 2–12J: 3 x 100 + 12.5mg/kg i.v.; **DANI** GFR: > 20: 100%; 2–19, HD: 2 x 4 + 0.5g
Sultamicillin	
Unasyn *Tbl. 375mg*	**Atemwegs-, Harnwegs-, Haut-, Weichteilinfektion:** 2 x 375–750mg p.o. **Ki.:** 50mg/kg/d p.o. in 2 ED; **DANI** GFR 5–14: 1 x 375–750mg; < 5: 375–750mg alle 2d

8.4 Cephalosporine

8.4.1 Parenterale Cephalosporine Gruppe 1 (Cefazolin-Gruppe)

empf.: Staphylo-, Strepto-, Meningo-, Pneumokokken, E. coli, Klebsiella, P. mirabilis, Hämophilus influenzae; **resist.:** Enterokokken, Pseudomonas, Acinetobacter, Listerien, Chlamydien, Mykoplasmen, gramnegative Beta-Lactamasebildner; **UW:** allergische Hautreaktion, Lyell-Syndrom, Anaphylaxie, Nausea, Erbrechen, Diarrhoe, Transaminasen ↑, Cholestase, interstitielle Pneumonie, Blutbildveränderungen, hämolytische Anämie, Kreatinin ↑, interstitielle Nephritis, Superinfektion durch Bakterien od. Sprosspilze
KI: Überempfindlichkeit, cave in SS/SZ; **Ink:** Alkohol

Cefazolin	HWZ 2h, Q0 0.06, PPB 65-92%, PRC B, Lact +
Cefazolin Sandoz *Inf.Lsg. 1, 2g* **Kefzol** *Inf.Lsg. 1, 2g* **Zolicef** *Inf.Lsg. 2g*	**Atem-, Harn-, Gallenwegs-, Haut-, Weichteil-, Knocheninfektion, Sepsis, Endokarditis: grampositive Erreger:** 1.5–2g/d **gramnegative Erreger:** 3–4g/d in 2–3 ED, max. 12g/d; **Ki.:** > 2M.: 25–50mg/kg in 3–4 ED, max. 100mg/kg/d **DANI** GFR > 35: 100%; 10–34: 50% alle 12h; < 10: 50% alle 18–24h

8.4.2 Parenterale Cephalosporine Gruppe 2 (Cefuroxim-Gruppe)

empf.: vergleiche Cefazolin-Gruppe, deutlich besser bei E. coli, Klebsiella, P. mirabilis, Hämophilus influenzae, β-Lactamasebildnern; **resist.:** Enterokokken, Pseudomonas, Acinetobacter, Listerien, Chlamydien, Mykoplasmen; **UW/KI:** → parenterale Cephalosporine Gruppe I

Cefotiam	HWZ 0.7–1h, Q0 0.35, PPB 40%, PRC B
Spizef *Inf.Lsg. 2g*	**Atem-, Harnwegs-, HNO-, Haut-, Weichteil-, Knochen-, abdominelle Infektion, Sepsis:** 2–3 x 1–2g i.v., max. 6g/d **Gonorrhoe:** 1 x 1g i.m.; **Ki.:** 3M.–12J.: 50mg/kg/d i.v. in 2 ED, max. 100mg/kg/d **DANI** GFR 45: 3 x 1g; 18: 3 x 0.75g; 8: 3 x 0.5g; 2: 1 x 1g

Cefuroxim	HWZ 80min, Q0 0.1, PPB 30%, PRC B, Lact +
Cefuroxim Astro *Inf.Lsg. 0.25, 0.75, 1.5g* **Cefuroxim Sandoz** *Inf.Lsg. 0.25, 0.75, 1.5g* **Curocef** *Inf.Lsg. 0.25, 0.75, 1.5g* **Furoxim** *Inf.Lsg. 1.5g*	**Atem-, Harnwegs-, Haut-, HNO-, Knochen-, abdominelle Infektion, Sepsis:** unkomplizierte Infektion: 1.5 -2.25g/d; schwere Infektion: 3-4.5g/d i.v. in 2-3 ED, max. 6g/d **Gonorrhoe:** 1 x 1.5g i.m. **Ki.:** 1M.-12J: 30-100mg/kg/d in 3 ED **DANI** GFR > 30: 100%; 10-30: ini 750-1500 mg, dann 2 x 500-750mg; < 5: 500-750mg alle 48h
Orales Cefuroxim s. Oralcephalosporine Gruppe 2 →149	

8.4.3 Parenterale Cephalosporine Gruppe 3a (Cefotaxim-Gruppe)

Cefotaxim	HWZ 1h, Q0 0.35, PPB 25-40%, PRC B, Lact +
Claforan *Inf.Lsg. 0.5, 1, 2g*	**Atemwegs-, Harnwegs-, Haut-, Weichteil-, Knochen-, abdominelle Infektion, Sepsis, Endokarditis, Meningitis:** 2 x 1-2g i.v.; schwere Infektion: 3-4 x 2-3g **Ki.:** bis 12J.: 50-100mg/kg/d i.v. in 2 ED **DANI** GFR<10: 50%;< 5: 1g in 2 ED
Ceftriaxon	HWZ 8h, Q0 0.5, PPB 85-95%, PRC B, Lact +
Cefotrix *Inf.Lsg. 1, 2g* **Ceftriaxon Delta select** *Inf.Lsg. 0.5, 1, 2g* **Ceftriaxon Sandoz** *Inf.Lsg. 1, 2g* **Ceftriaxon Torrex** *Inf.Lsg. 1, 2g* **Rocephin Roche** *Inf.Lsg. 1, 2g*	**Atemwegs-, Harnwegs-, Haut-, Weichteil-, Knochen-, abdominelle Infektion, Meningitis, Borreliose II-III:** 1 x 1-2g i.v.; schwere Infektion: 1 x 4g **Ki.:** bis 12J: 1 x 20-80mg/kg **Meningitis:** 100mg/kg i.v. **DANI** GFR: < 10: max. 2g/d

8.4.4 Parenterale Cephalosporine Gruppe 3b (Ceftazidim-Gruppe)

empf. und resist.: weitgehend identisch mit Cefotaxim-Gruppe, jedoch erheblich stärkere Pseudomonas-Aktivität
UW/KI: →146 (parenterale Cephalosporine Gruppe I)

Cefepim	HWZ 2h, Q0 0.07, PPB <19%, PRC B, Lact ?
Maxipime *Inf.Lsg. 0.5, 1, 2g*	**Sepsis, schwere Pneumonie, Harnwegs-, Gallenwegsinfektion:** 2 x 2g i.v. **DANI** GFR 11-30: 1 x 1-2g i.v.; <10: 1 x 0.5-1g i.v.

Ceftazidim	HWZ 1.7h, Q0 0.05, PPB 10%, PRC B, Lact +
Ceftazidim Sandoz *Inf.Lsg. 0.5, 1, 2g* **Fortum** *Inf.Lsg. 0.5, 1, 2g* **Kefazim** *Inf.Lsg. 0.5, 1, 2g*	**Atemwegs-, Harnwegs-, Haut-, Weichteil-, Knochen-, abdominelle Infektion, Sepsis, Meningitis:** 2–3 x 1–2g i.v. **Ki.:** 0–8W.: 2 x 12.5–30mg/kg i.v.; 2M.–1J.: 2 x 25–50mg/kg; 1–14J.: 2 x 15–50mg/kg od. 3 x 10–33mg/kg, max. 3 x 50mg/kg bzw. 6g/d **DANI** GFR 31–50: 2 x 1g; 16–30: 1 x 1g; 6–15: 1 x 0.5g; < 5: 0.5g alle 48h

8.4.5 Parenterale Cephalosporine Gruppe 5 (Cefoxitin-Gruppe)

empf. u. resist.: weitgehend identisch mit Cefuroxim-Gruppe, gute Wirksamkeit gegen β-Lactamasebildende Anaerobier (z.B. Bacteroides)
UW/KI: →146 (parenterale Cephalosporine Gruppe I)

Cefoxitin	HWZ 1(3)h, Q0 0.3 (0.1), PPB 73%, PRC B, Lact +
Mefoxitin *Inf.Lsg. 1, 2g*	**Atemwegs-, Harnwegs-, Haut-, Weichteil-Knochen-, abdominelle Infektion, Sepsis, Endokarditis:** 3 x 1–2g i.v.; **Gonorrhoe:** 1 x 2g i.m. p.o.; **Ki.:** 20–40mg/kg alle 6–8h i.v. **DANI** GFR 30–50: 2–3 x 1–2g; 10–29: 1–2 x 1–2g; 9–5: 1–2 x 0.5–1g; < 5: 0.5–1g alle 24–48h

8.4.6 Oralcephalosporine Gruppe 1

empf.: ähnliches Spektrum wie Cefazolin-Gruppe, gute Aktivität gegen grampositive, geringe gegen gramnegative Keime; **resist.:** Pseudomonas, Enterokokken, P. vulgaris, Morganella, Citrobacter, Serratia, Enterobacter, Acinetobacter, B. fragilis, Listerien, Mykoplasmen, Chlamydien; **UW/KI:** →146 (parenterale Cephalosporine Gruppe I)

Cefaclor	HWZ 30–60min, Q0 0.25, PPB 25%, PRC B, Lact +
CEC Hexal *Tbl. 500mg; Trockensaft (5ml = 125, 250mg)* **Ceclor** *Tbl. 500, 750mg; Trockensaft (5ml = 125, 250, 375mg)* **Cefaclor 1A** *Kps. 500mg* **Cefastad** *Kps. 250, 500mg; Trockensaft (5ml = 125, 250mg)*	**Atemwegs-, HNO-, Harnwegs-, Haut-, Weichteilinfektion:** 3 x 500mg p.o., max. 4g/d **Gonorrhoe:** 1 x 3g p.o. **Ki.:** < 6J.: 3 x 10mg/kg p.o., max. 1g/d; 6–10J.: 3 x 250mg p.o.; > 10J.: s. Erw. **DANI** nicht erforderlich
Cefadroxil	HWZ 1.2–1.7h, Q0 0.1, PPB 20%, PRC B, Lact +
Duracef *Tbl. 1g; Kps. 500mg; Trockensaft (5ml = 250mg)*	**Atemwegs-, HNO-, Harnwegs-, Haut-, Weichteil-, Knochen-, gynäkologische Infektion:** 2 x 1g p.o., max. 4g/d **Ki.:** bis 40kg: 25–100mg/kg/d p.o. in 2–4 ED **DANI** GFR 25–50: ini 1g, dann 2 x 500mg; 10–24: ini 1g, dann 1 x 500mg; < 10: ini 1g, dann 500mg alle 36h

Cefalexin	HWZ 1h, Q0 0.04, PPB 6–15%, PRC B, Lact +
Cephalobene *Tbl. 500, 1000mg; Trockensaft (5ml = 250mg)* **Keflex** *Tbl. 1g* **Ospexin** *Tbl. 500, 1000mg; Trockensaft (5ml = 250, 375mg)* **Sanaxin** *Tbl. 500, 1000mg; Trockensaft (5ml = 375mg)*	**Atemwegs-, HNO-, Harnwegs-, Haut-, Weichteil-, Knocheninfektion:** 3–4 x 0.5–1g p.o. **unkomplizierte Gonokokken-Urethritis:** Einmalig 3g (Mann) bzw. 2g (Frau) **Ki.:**<12J.: 25–100mg/kg/d in 2–4 ED **DANI** GFR 15–30: Dosierungsintervall 8–12h; 5–14: 24h; < 5: 48h

8.4.7 Oralcephalosporine Gruppe 2

empf. u. resist.: weitgehend identisch mit Cefuroxim-Gruppe
UW/KI: →146 (parenterale Cephalosporine Gruppe I)

Cefuroxim-Axetil	HWZ 1.1–1.3h, Q0 0.1, PPB 20–50%, PRC B, Lact +
Cefuroxim Hexal *Tbl. 250, 500mg* **Cefuroxim Sandoz** *Tbl. 250, 500mg; Trockensaft (5ml = 125mg)* **Zinnat** *Tbl. 250, 500mg; Granulat 250mg; Trockensaft (5ml = 125mg)*	**Atemwegs-, HNO-, Haut, Weichteil-infektion:** 2 x 250–500mg p.o. **Harnwegsinfektion:** 2 x 125–250mg p.o. **Gonorrhoe:** 1 x 1g p.o. **Erythema migrans:** 2 x 500mg p.o. für 20d **Ki.:** 3M.–5J.: 2 x 10mg/kg p.o.; >5J.: 2 x 125–250mg p.o.; **DANI** max. 1g/d

8.4.8 Oralcephalosporine Gruppe 3

empf. und resist.: höhere Aktivität und breiteres Spektrum als Gruppe 2 gegen gramnegative Keime, etwas geringere Aktivität gegen grampositive Keime
UW/KI: →146 (parenterale Cephalosporine Gruppe I)

Cefixim	HWZ 3–4h, Q0 0.5, PPB 65%, PRC B, Lact ?
Aerocef *Tbl. 200, 400mg; Trockensaft (5ml = 100mg)* **Cefixim Hexal** *Tbl. 200, 400mg* **Cefixim Sandoz** *Trockensaft (5ml =100mg)* **Tricef** *Tbl. 200, 400mg; Trockensaft (5ml = 100mg)*	**Atemwegs-, HNO-, Harnwegs-, Gallenwegsinfektion:** 2 x 200mg p.o, 1 x 400mg p.o. **Ki.:** < 12J.: 8mg/kg/d p.o. **DANI** GFR < 20: 50%
Cefpodoxim-Proxetil	HWZ 2.4h, Q0 0.2, PPB 40%
Biocef *Tbl. 200mg; Trockensaft (5ml = 50, 100mg)* **Otreon** *Tbl. 200mg; Trockensaft (5ml = 50, 100mg)*	**Atemwegs-, HNO-, Harnwegsinfektion:** 2 x 200mg p.o. **Gonorrhoe:** 1 x 200mg p.o. **Ki.:** 5–12mg/kg/d in 2 ED **DANI** GFR < 40: 100%; 10–40: Dosierungs-intervall 24h; < 10: 48h; HD: 100–200mg nach Dialyse

8.5 Cycline

8.5.1 Tetracycline

empf.: zahlreiche grampositive und gramnegative Bakterien, u.a. Chlamydien, Mykoplasmen, Rickettsien, Yersinien, Borrelien, Leptospiren, Treponemen, Aktinomyceten
resist.: Pseudomonas aeruginosa, Providencia, Serratia, Proteus, Morganella
UW: allergische Hautreaktionen, phototoxische Reaktionen, reversible Knochenwachstumsverzögerung (Ki. < 8J.), irreversible Zahnverfärbung und Zahnschmelzschädigung (Ki. < 8J.), intrakranieller Druck↑, Blutbildveränderungen, Superinfektion durch Bakterien oder Sprosspilze; **KI:** bekannte Überempfindlichkeit, schwere Leberfunktionsstörung Niereninsuffizienz, Ki. < 8J., SS/SZ; **Ink:** Penicilline, (Doxycyclin): Barbiturate, Carbamazepin, Phenytoin, Rifampicin

Doxycyclin	HWZ 12–24h, Q0 0.7, PPB 80–90%, PRC D, Lact ?
Doxybene *lösl. Tbl. 100, 200mg; Kps. 100, 200mg* **Doxycyclin Genericon** *lösl. Tbl. 100, 200mg; Kps. 100mg* **Doxyderm** *Tbl. 50mg* **Doxydyn** *Tbl. 200mg* **Doxyhexal** *lösl. Tbl. 100, 200mg; Kps. 100, 200mg* **Doxystad** *lösl. Tbl. 100, 200mg* **Vibravenoes** *Amp. 100mg/5ml*	**HNO-, Atemwegs-, Harnwegsinfektion, diverse Infektionen mit o.g. Erregern:** d 1: 1 x 200mg p.o./i.v., dann: 1 x 100mg p.o./i.v. **Borreliose:** 1 x 200mg p.o. für 14–21d **Syphilis b. Penicillinallergie:** 1 x 300mg p.o. für 15d **Acne vulgaris, Rosacea:** →223 **DANI** nicht erforderlich

Minocyclin	HWZ 11–22h, Q0 0.85, PPB 70–75%, PRC D, Lact +
Auramin *Kps. 50mg* **Minostad** *Kps. 50mg* **Udima** *Kps. 50mg*	**HNO-, Atemwegs-, Harnwegsinfektion, diverse Infektionen mit o.g. Erregern:** ini 200mg, dann 2 x 100mg p.o. **Akne vulgaris:** →223 **Ki.:** > 8J.: ini 4mg/kg, dann 2 x 2mg/kg **DANI** nicht erforderlich

8.5.2 Glycylcycline

empf.: bakteriostatisch gegen zahlreiche grampositive und gramnegative Bakterien, u.a. auch MRSA, vancomycinresistenter E. faecalis; **resist.:** Pseudomonas aeruginosa; **UW:** Übelkeit, Erbrechen, Diarrhoe, Abszeß, Infektionen, verlängerte aPTT u. Prothrombinzeit, Schwindel, Phlebitis, Bauch-/Kopfschmerzen, Dyspepsie, Anorexie, Transaminasen↑, Bilirubinämie, Pruritus, Exanthem, Amylase- und Harnstoffanstieg; **KI:** bekannte Überempfindlichkeit, SS

Tigecyclin	HWZ 42h, PPB 71–89%, PRC D, Lact ?
Tygacil *Inf.Lsg. 50mg*	**Komplizierte Haut-, Weichteil-, intraabdominelle Infektion:** ini 100mg i.v., dann 2 x 50mg i.v. für 5–14d **DALI** Child-Pugh C: ini 100mg, dann 2 x 25mg i.v.; **DANI** nicht erforderlich

8.6 Makrolide, Ketolide

empf.: Streptokokken, Pneumokokken, Chlamydien, Legionellen, Mycoplasma pneumoniae, Listerien, Aktinomyceten, Campylobacter, Helicobacter, M. avium intracellulare (MAC)
resist.: Brucellen, Enterobakterien, Nocardia, Mycoplasma hominis, B. fragilis, Fusobakterien, Pseudomonas; **UW:** allergische Hautreaktionen, Nausea, Erbrechen, Cholestase
KI: SZ; **Ink**: Carbamazepin, CSE-Hemmer, Ergotamine, Theophyllin; **Ink** (Erythromycin): Alfentanil, Grapefruitsaft, Methadon, Moxofloxacin; **Ink** (Clarithromycin): Rifabutin

Azithromycin	HWZ 40h, Qo 0.8, PPB 12–52%, PRC B, Lact ?
Azithromycin ratioph. *Tbl. 500mg* **Zithromax** *Tbl. 250, 500mg; lösl. Plv. 500mg; Trockensaft (5ml = 200mg)*	**HNO-, Atemwegs-, Haut-, Weichteilinfektion:** 1 x 500mg für 3d p.o. **Ki.:** 1 x 10mg/kg für 3d; **Gonorrhoe, Genitalinfektion mit Chlamydia trachomatis:** 1 x 1g p.o.; **MAC-Pro.:** 1 x /W. 1200mg p.o.; **DANI** GFR > 40: 100%
Clarithromycin	HWZ 3–7h, Qo 0.6, PPB 72%, PRC C, Lact ?
Clarithromycin 1A *Tbl. 250, 500mg* **Clarithromycin Arcana** *Tbl. 250, 500mg* **Clarithromycin Hexal** *Tbl. 250, 500mg* **Clarithromycin Interph.** *Tbl. 250, 500mg* **Clarithromycin Sandoz** *Tbl. 250, 500mg; Saft (5ml=125, 250mg)* **Clarithromycin Stada** *Tbl. 250, 500mg* **Clarithromycin ratioph.** *Tbl. 250, 500mg* **Klacid** *Tbl. 250, 500mg; Trockensaft (5ml = 125, 250mg); Inf.Lsg. 500mg*	**HNO-, Atemwegs-, Hautinfektion:** 2 x 250–500mg p.o.; 2 x 500mg i.v. **Ki.:** 6M.–12J.: 15mg/kg/d p.o. in 2 ED **H.P.-Eradikation:** 2 x 500mg p.o. + 2 x 1g Amoxycillin + 2 x 20mg Omeprazol **DANI** GFR < 30: p.o.: 50%; i.v.: d1 100%, ab d2: 50%
Erythromycin	HWZ 2–3h, Qo >0.8, PPB 60–70%, PRC B, Lact +
Erystad *Tbl. 500mg* **Erythrocin** *Tbl. 500mg; Granulat 1g; Trockensaft (5ml = 200, 400mg); Inf.Lsg. 1g* **Erythromycin Genericon** *Trockensaft (5ml = 200, 400mg)*	**HNO-, Haut-, Atemwegsinfektion, atypische Pneumonie:** 3–4 x 500mg p.o.; 4 x 0.5–1g i.v., max. 4g/d; **Ki.:** < 8J.: 30–50mg/kg/d p.o. in 3–4 ED; 8–14J.: 1200–1600mg/d p.o. in 4 ED **Gonorrhoe:** 3 x 1g p.o. für 7d **Lues Primärstadium:** 3 x 1g p.o. für 15d **Urethritis (durch Chlamydia trachomatis, Ureaplasma uralyticum):** 3 x 1g p.o. für 7d **DANI** Krea (mg/dl) > 2: max. 2g/d
Roxithromycin	HWZ 12h, Qo 0.7, PPB 95%
Roxithromycin Genericon *Tbl. 150, 300mg* **Roxithromycin Sandoz** *Tbl. 150, 300mg* **Roxithrostad** *Tbl. 150, 300mg* **Rulide** *Tbl. 150, 300mg, lösl. Tbl. 50mg*	**HNO-, Atemwegs-, Haut-, Urogenitalinfektion:** 2 x 150mg p.o., 1 x 300mg p.o. **Ki.:** <40kg: 5–7.5mg/kg/d p.o. in 2 ED; > 40kg: s. Erw.; **DANI** nicht erforderlich
Telithromycin	HWZ 10h, PPB 60–70%
Ketek *Tbl. 400mg*	**HNO-, Atemwegsinfektion:** 1 x 800mg p.o. **DANI** GFR < 30: 50%

8.7 Lincosamide

empf.: Pneumokokken, Staphylokokken, Streptokokken, Corynebacterium diphteriae, Anaerobier, B. fragilis, Clostridium perfringens; **resist.:** Enterobakterien, Pseudomonas aeruginosa, Enterokokken, Gonokokken, Meningokokken, Hämophilus influenzae, Mycoplasmen, Listerien; **UW:** Übelkeit, Erbrechen, Diarrhoe, pseudomembranöse Kolitis, allergische Hautreaktionen, Erythema exsudativum, Thrombophlebitis (i.v.-Anw.); **KI:** SS/SZ, Anw.Beschr. bei Myasthenia gravis; **Ink:** Aminoglykoside

Clindamycin	HWZ 1.5–5h, Qo >0.8, PPB 90%, PRC B, Lact ?
Clindac *Tbl. 450, 600mg; Kps. 150, 300mg* **Clindamycin 1A** *Tbl. 450, 600mg; Kps. 300mg* **Clindamycin MIP** *Tbl. 300, 600mg; Dstfl. 150mg/ml* **Clindamycin ratioph.** *Kps. 300mg; Amp. 300mg/2ml, 600mg/4ml* **Dalacin C** *Kps. 150, 300mg; Trockensaft (5ml = 75mg); Amp. 300mg/2ml, 600mg/4ml, 900mg/6ml* **Lanacine** *Kps. 300mg; Trockensaft (5ml = 75mg) ; Amp. 300mg/2ml, 600mg/4ml, 900mg/6ml*	**HNO-, Zahn-, Kiefer-, Atemwegs-, abdominelle, Haut-, Knochen-, Weichteilinfektion:** 4 x 150–450mg p.o.; 2–4 x 200–600mg i.v./i.m., max. 4.8g/d i.v. **Ki.:** 4W.–5J.: 8–25mg/kg/d p.o. in 3–4 ED; 6–14J.: 4 x 75–150mg p.o.; 4W.–14J.: 20–40mg/kg/d i.v./i.m. in 3–4 ED **DANI** nicht erforderlich

8.8 Aminoglykoside

empf.: Enterobakterien, Pseudomonas, Staphylokokken, Serratia, Yersinien, Pasteurellen, Brucellen; **resist.:** Streptokokken, Pneumokokken, Enterokokken, Anaerobier
UW: Schädigung des N. vestibulocochlearis, neuromuskuläre Blockade, Parästhesien, Nierenschäden, Blutbildveränderungen, allergische Reaktionen; **KI:** Vorschädigung des N. vestibulocochlearis, terminale Niereninsuffizienz, SS, SZ

Amikacin	HWZ 2,3h, Qo 0.02, PPB 10%, th. Serumspiegel (mg/l): min: < 10, max: 25
Biklin *Inf.Lsg. 100, 250, 500mg*	**Atemwegs-, abdominelle, Urogenital-, Haut-, Weichteil-, Knocheninfektion, Sepsis, Endokarditis:** 10–15mg/kg i.v./i.m. in 2–3 ED; **Ki.:** < 6J: ini 10mg/kg i.v./i.m., dann 2 x 7.5mg/kg i.v./i.m.; > 6J: s. Erw. **DANI** ini 7.5mg/kg i.v./i.m., dann Krea (mg/dl) x 9 = Dosisintervall (h); Ktr. Serumspiegel!

Gentamicin	HWZ 2h, Qo 0.02, PPB <10%, th. Serumspiegel (mg/l): min:< 2, max: 10–12
Gentamicin Sandoz *Amp. 40mg/1ml, 80mg/2ml, 160mg/2ml* **Refobacin** *Amp. 10mg/2ml, 40mg/1ml, 80mg/2ml, 120mg/2ml*	**Abdominelle, Urogenital-, Knocheninfektion, nosokomiale Pneumonie, Sepsis, Endokarditis, gramnegative Meningitis:** 1 x 3–6mg/kg i.v./i.m.; **Ki.:** <3W.: 4–7mg/kg/d i.v./i.m. in 1–2 ED; > 4W.: 3 x 1.5–2.5mg/kg i.v./i.m.; **DANI** s. Fachinfo

Netilmicin	HWZ 2,6h, Q0 0.01, PPB <10%, th.Serumspiegel (mg/l) min: 2, max: 12
Certomycin *Amp. 20mg/2ml, 50mg/1ml, 100mg/1ml, 150mg/1.5ml, 200mg/2ml, 300mg/3ml*	**Atemwegs-, Urogenital-, Knochen-, Weichteil-, Magen-Darminfektion, Sepsis, Peritonitis:** 1 x 4-6mg/kg, max. 7.5mg/kg/d i.v./i.m. **Ki.:** < 1 W.: 2 x 3mg/kg i.v./i.m.; > 1 W.: 3 x 2-3mg/kg **DANI** GFR > 70: 100%; 40-54: 50%; 20-29: 25%; 10-12: 10%; HD: nach Dialyse 2mg/kg i.v.

Paromomycin	HWZ 2.6h
Humatin *Kps. 250mg; Pulver (1Fl. = 1g); Saft (5ml=125mg)*	**Leberkoma:** 1-2g/d p.o., max. 3g/d **Darmdekontamination präoperativ:** 4g/d p.o. für 2d **nichtinvasive Amöbenenteritis:** 15-25mg/kg/d p.o. für 5d

Tobramycin	HWZ 2h, Q0 0.02, keine PPB, th. Serumspiegel (mg/l): min < 2, max: 12
Tobrasix *Inj.Lsg. 20mg/2ml, 40mg/1ml, 80mg/2ml, 160mg/2ml* **Tobi** *Inhal.Amp. 300mg/5ml*	**Atemwegs-, Harnwegs-, abdominelle, Knochen-, Haut-, Weichteilinfektion, Sepsis, Endokarditis, gramnegative Meningitis:** 3 x 1-2mg/kg i.v./ i.m. **Ki.:** 3 x 2-2.5mg/kg i.v./i.m. **chronische Lungeninfektion mit Pseudomonas aeruginosa bei Mukoviszidose: >6J.:** 2 x 300mg inhalieren für 28d, dann 28d Pause **DANI** s. Fachinfo

8.9 Chinolone

8.9.1 Fluorierte Chinolone (Gyrasehemmer) – Gruppe I

empf.: Enterobakterien, Campylobacter, Salmonellen, Shigellen, Gonokokken
resist.: Anaerobier, Chlamydien, Mykoplasmen, E. faecium, Ureaplasmen
UW: Psychosen, reduzierte Krampfschwelle, Übelkeit, Erbrechen, Tendinitis, allergische Hautreaktionen, Photosensibilisierung, Muskelschwäche, Tachykardie, Cholestase, Hepatitis
KI: Kinder in der Wachstumsphase, Epilepsie, Tendinitis unter Chinolontherapie, SS/SZ
Ink: Antazida, Calziumsalze, Didanosin, Sucralfat, Theophyllin
Ink (Norfloxacin): Milch

Norfloxacin	HWZ 2-4h, Q0 0.7, PPB <15%, PRC C, Lact ?
Floxacin *Tbl. 400mg* **Norfloxacin Sandoz** *Tbl. 400mg* **Norfloxacin ratioph.** *Tbl. 400mg* **Zoroxin** *Tbl. 400mg*	**Harnwegsinfektion, Prostatitis, bakterielle Enteritis:** 2 x 400mg p.o. **DANI** GFR < 30: 1 x 400mg

8.9.2 Fluorierte Chinolone (Gyrasehemmer) – Gruppe II

Gruppe II: hohe Aktivität gegen Enterobakterien, Hämophilus influenzae, Legionella, unterschiedliche Aktivität gegen Pseudomonas aeruginosa, schwache Aktivität gegen Staphylokokken, Pneumokokken, Enterokokken, Mycoplasmen, Chlamydien
UW/KI: s. Fluorierte Chinolone Gruppe I →153
Ink: s. Fluorierte Chinolone Gruppe I →153; **Ink** (Ciprofloxacin): Milch, Sulfonylharnstoffe

Ciprofloxacin	HWZ 3–6h, Q0 0.5, PPB 20–30%, PRC C, Lact -
Ciflox *Tbl. 250, 500mg* **Ciprofloxacin 1A** *Tbl. 250, 500mg* **Ciprofloxacin Arcana** *Tbl. 250, 500mg* **Ciprofloxacin Genericon** *Tbl. 250, 500mg* **Ciprofloxacin Hexal** *Tbl. 250, 500mg* **Ciprofloxacin Interph.** *Tbl. 250, 500mg* **Ciprofloxacin Sandoz** *Tbl. 250, 500mg* **Ciprofloxacin ratioph.** *Tbl. 250, 500mg* **Cipromed** *Tbl. 250, 500mg* **Ciprostad** *Tbl. 250, 500mg* **Ciproxin** *Tbl. 250, 500, 750mg; Trockensaft (5ml = 250, 500mg); Inf.Lsg. 100mg/50ml, 200mg/100ml, 400mg/200ml* **Ciprobay** *Trockensaft (5ml = 250, 500mg)* **Vegarex** *Tbl. 250, 500mg*	**HNO-, Atemwegs-, Urogenital-, abdominelle, Haut-, Weichteil-, Knocheninfektion, Sepsis, Neutropenie:** 2 x 250–750mg p.o.; 2 x 200–400mg i.v. **unkomplizierte Harnwegsinfektion:** 2 x 125mg p.o./i.v. **DANI** GFR < 30: max. 500mg/d p.o., max. 400mg/d i.v.

Ofloxacin	HWZ 5–7.5h, Q0 0.1, PPB 25%, PRC C, Lact -
Oflox *Tbl. 200, 400mg* **Ofloxacin Arcana** *Tbl. 200, 400mg* **Ofloxacin ratioph.** *Tbl. 200, 400mg* **Tarivid** *Tbl. 200, 400mg*	**HNO-, Atemwegs-, Urogenital-, abdominelle, Haut-, Weichteil-, Knocheninfektion, Enteritis, Neutropenie:** 2 x 200mg p.o./i.v. **unkomplizierte Harnwegsinfektion:** 2 x 100mg p.o./i.v. für 3d **Gonorrhoe:** 1 x 400mg p.o. **DANI** GFR 20–50: 100–200mg/d; < 20, HD: 100mg/d

8.9.3 Fluorierte Chinolone (Gyrasehemmer) – Gruppe III

Gruppe III: zusätzlich Aktivität gegen Staphylokokken, Pneumokokken, Streptokokken, Chlamydien, Mykoplasmen; **UW/KI/Ink:** s. Fluorierte Chinolone Gruppe I →153

Levofloxacin	HWZ 7h, Q0 0.23, PPB 30–40%, PRC C, Lact -
Tavanic *Tbl. 250, 500mg; Inf.Lsg. 250mg/50ml, 500mg/100ml*	**Atemwegs-, Haut-, Weichteil-, komplizierte Harnwegsinfektion, Sinusitis:** 1–2 x 250–500mg p.o./i.v. **DANI** GFR 20–50: max. 2 x 250mg p.o./i.v.; 10–19: max. 2 x 125mg; < 10, HD: max. 1 x 125mg

8.9.4 Fluorierte Chinolone (Gyrasehemmer) – Gruppe IV

Gruppe IV: zusätzlich verbesserte Aktivität gegen Anaerobier; **UW:** s. Fluorierte Chinolone Gruppe I →153; zusätzlich QT-Verlängerung; **KI:** s. Fluorierte Chinolone Gruppe I →153; zusätzlich HRST, Herzinsuffzienz; **Ink:** s. Fluorierte Chinolone Gruppe I →153; zusätzlich Amiodaron, Chinin, Erythromycin, Sotalol

Moxifloxacin	HWZ 12h, Q0 0.8, PPB 41%, PRC C
Avelox *Tbl. 400mg; Inf.Lsg. 400mg/250ml*	**Atemwegsinfektion, ambulant erworbene Pneumonie, Sinusitis, komplizierte Haut- und Weichteilinfektion:** 1 x 400mg p.o./i.v. **DANI** nicht erforderlich **DALI** Child-Pugh C: KI

8.10 Trimethoprim und Sulfonamid-Kombinationen

empf. (Cotrimoxazol): fast alle aeroben Bakterien, Pneumocystis jiroveci (carinii)
resist. (Cotrimoxazol): Pseudomonas aeruginosa, Treponemen, Clostridien, Leptospiren, Rickettsien, Chlamydia psittaci, Mykoplasmen; **UW** (Cotrimoxazol): Exantheme, Photodermatosen, Lyell-Syndrom, Blutbildveränderungen, hämolytische Anämie
KI (Cotrimoxazol): Sulfonamidüberempfindlichkeit, G-6-PDH-Mangel, schwere Blutbildveränderungen, schwere Niereninsuffizienz, SS/SZ; **Ink** (Cotrimoxazol): Didanosin

Trimethoprim	HWZ 5–17h, Q0 0.5, PRC C, Lact +
Infectotrimet *Saft (5ml = 50, 100mg)* **Motrim** *Tbl. 100, 200mg* **Solotrim** *Tbl. 100, 200mg* **Triprim** *Tbl. 100, 200, 300mg*	**Unkomplizierte Harnwegsinfektion:** 2 x 150–200mg p.o. **Ki.:** < 12J: 2 x 3mg/kg **DANI** GFR: 15–25: 2 x 200mg für 3d, dann 2 x 100mg; 10–15: 2 x 100mg **Pro. rezidivierende Harnwegsinfektion:** 1 x 100mg **Ki.:** < 12J: 1 x 2mg/kg

Trimethoprim + Sulfamethoxazol (Cotrimoxazol)	Q0 (T/S) 0.5/0.8, PPB 65%/40%, PRC C, Lact ?
Bactrim forte *Tbl. 160 + 800mg* **Cotribene** *Tbl.160 + 800mg* **Cotrimoxazol Genericon** *160 + 800mg* **Eusaprim** *Tbl. 80 + 400, 160 + 800mg; Saft (5ml = 40 + 200mg); Amp (5ml= 80 + 400mg)* **Lidaprim** *Tbl. 20 + 100, 80 + 400, 160 + 800mg; Saft (5ml = 40 + 200mg); Infusionsfl. (250ml = 160 + 800)* **Oecotrim fte.** *Tbl.160 + 800mg*	**Atemwegs-, HNO-, Urogenitalinfektion, bakterielle Enteritis, Salmonellose, Shigellose, Nocardiose:** 2 x 160 + 800mg p.o./i.v. **Ki.:** 6W.–5M.: 2 x 20 + 100mg p.o./i.v. ; 6M.–5J.: 2 x 40 + 200mg p.o./i.v.; 6–12J.: 2 x 80 + 400mg p.o./i.v. **Pneumocystis-carinii-Pneumonie:** 20 + 100mg/kg/d i.v. in 4 Einzeldosen für 21d **Pro.:** 3 x /W. 160 + 800mg p.o. **DANI** GFR > 30: 100%; 15–30: 50%; < 15: KI

8.11 Nitroimidazole

empf.: obligat anaerobe Bakterien (u.a. Bacteroides, Clostridien), Campylobacter, Helicobacter, Gardnerella vaginalis, Protozoen: Trichomonas vaginalis, Giardia lamblia, Entamoeba histolytica
resist.: alle aeroben und fakultativ anaeroben Bakterien, Aktinomyzeten, Propionibakterien
UW: GI-Störungen, bitterer Geschmack, ZNS-Störungen, allergische Hautreaktionen, Alkoholunverträglichkeit
KI: SS (1. Trim.), SZ; **Ink:** Alkohol, Disulfiram, Fluorouracil

Metronidazol HWZ 7 (10) h, Q_0 0.85 (0.3), PPB <20%, PRC B, Lact ?

Anaerobex *Tbl. 500mg; Supp. 1g; Infusionsfl. 0.5% (1ml=5mg)* **Metronidazol Arcana** *Tbl. 250, 1000mg; Inf.Lsg. 500mg* **Metronidazol Genericon** *Inf.Lsg. 500mg* **Metronidazol HMW** *Infusionsfl. 0.5% (1ml=5mg)* **Metronidazol Sandoz** *Tbl. 250, 500mg; Inf.Lsg. 500mg* **Trichex** *Tbl. 500mg; Vaginal-Kps. 500mg*	**Abdominelle, Genital-, Atemwegs-, Knochen, Zahn-Mund-Kieferinfektion, Sepsis, Endokarditis, Hirnabszess, Amöbiasis, Lambliasis:** 1g/d p.o., max. 2g/d in 2–3 ED; 2–3 x 500mg i.v., Th.-Dauer max. 10d **Ki.:** 20–30mg/kg/d p.o./i.v. **Trichomoniasis:** 1 x 500mg vaginal für 6d, Mitbehandlung des Partners: 1 x 2g p.o. **DANI** GFR < 10: max. 1g/d

8.12 Carbapeneme

empf.: fast alle grampositiven und gramnegativen Bakterien
resist.: Mykoplasmen, Chlamydien, Legionellen, Burkholderia cepacia, Xanthonomas maltophilia, E. faecium
UW: Erbrechen, Diarrhoe, Transaminasen ↑, allergische Reaktionen, Blutbildveränderungen, ZNS-Störungen
KI: SS, SZ, Kinder < 3 M.
Ink (Imipenem/Cilastatin): Ganciclovir

Ertapenem HWZ 4h, PPB 92–95% , PRC B, Lact ?

Invanz *Inf.Lsg. 1g*	**Abdominelle, akute gynäkologische Infektion, ambulant erworbene Pneumonie:** 1 x 1g i.v.; **DANI** GFR > 30: 100%; < 30, HD: KI

Imipenem + Cilastatin HWZ 0.9/1 h, Q_0 0.3/0.1, PPB 20/35%, PRC C, Lact ?

Zienam *Inf.Lsg. 250 + 250mg/60ml, 500 + 500mg/120ml*	**Atemwegs-, Harnwegs-, abdominelle, Genital-, Haut-, Knochen-, Weichteilinfektion, Sepsis:** 3–4 x 500 + 500–1000 + 1000mg i.v., max. 50 + 50mg/kg/d bzw. 4 + 4g/d i.v. **Ki.:** > 3M.: 60 + 60mg/kg/d i.v. in 4 ED **DANI** GFR 41–70: max. 3 x 750 + 750mg i.v.; 21–40: max. 4 x 500 + 500mg i.v.; 6–20: max. 2x 500 + 500mg

Meropenem	HWZ 1h, Qo 0.12, PPB 2%, PRC B, Lact ?
Optinem *Inf.Lsg. 500, 1000mg*	**Atemwegs-, Harnwegs-, abdominelle, Genital-, Haut-, Weichteilinfektion, Sepsis, neutropenisches Fieber:** 3 x 0.5–1g i.v. **Ki.:** > 3M.: 3 x 10–20mg/kg i.v. **Meningitis:** 3 x 2g i.v.; **Ki.:** 3 x 40mg/kg i.v. **DANI** GFR > 50: 100%; 26–50: 2 x 0.5–1g; 10–25: 2 x 250–500mg; < 10: 1 x 250–500mg

8.13 Glykopeptide

empf.: an-/aerobe grampositive Bakterien, MRSA; **resist.:** alle gramnegativen Bakterien, Mykoplasmen, Chlamydien, Enterobakterien; **UW:** allergische Reaktionen, Thrombophlebitis, oto-/nephrotoxisch, Blutbildveränderungen; **KI:** SS/SZ
Ink (Vancomycin): Aminoglykoside, stabilisierende Muskelrelaxantien

Teicoplanin	HWZ 70–100h, Qo 0.3, PPB 90%
Targocid *Amp. 100/1.8ml, 200mg/3.2ml, 400mg/3.2ml*	**Atemwegs-, Harnwegs-, Magen-Darm-, Haut-, Knochen-, Weichteilinfektion, Sepsis, Endokarditis:** d 1: 1 x 400mg, max. 800mg, dann: 1 x 200–400mg i.v./i.m. **Ki.:** < 2M.: d1: 16mg/kg i.v./i.m., dann 1 x 8mg/kg; 2M.–12J.: d1: 10mg/kg i.v./i.m. alle 12h, dann 1 x 6–10mg/kg; **DANI** GFR 40–60: ab d4 50%; < 40: GFR/100 x normale Dosis; HD: ini 800mg, dann 1 x 400mg/W.

Vancomycin	HWZ 4–6(15)h, Qo 0.05, PPB 55%, th.Serumsp.(mg/l) min 5–10 max. 30–40
Vancomycin Lilly *Kps. 125, 250mg; Inf.Lsg. 0.5, 1g* **Vancomycin** *Kps. 250mg*	**Knochen-, Weichteilinfektion, Pneumonie, Sepsis, Endokarditis:** 4 x 500mg oder 2 x 1g i.v.; **Ki.:** < 12J.: 4 x 10mg/kg i.v. **pseudomembranöse Enterocolitis:** 0.5–2g/d p.o. in 3–4 ED; **Ki.:** 40mg/kg/d **DANI** GFR 100: 100%; 70: 70%; 30: 30%; 10: 10%; HD: ini 1g, dann 1g alle 7–10d

8.14 Streptogramine

empf.: alle grampositiven Kokken incl. MRSA, E. faecium, Penicillin-G-resistente Pneumokokken, M. catarrhalis, Legionellen, Mycoplasma pneumoniae, Chlamydien, Prevotella, Fusobakterien, Peptostreptokokken, Clostridien; **resist.:** Hämophilus influenzae, E. faecalis, B. fragilis; **UW:** Juckreiz, Venenreizung, Erythem und Brennen im Gesicht und am Oberkörper, Übelkeit, Arthralgien, Myalgien, Transaminasen↑, Bilirubin↑, aP↑
KI: SS, schwere Leberinsuffizienz; **Ink:** QT-↑-Medikation

Quinupristin + Dalfopristin	PRC B, Lact ?
Synercid *Inf.Lsg. 150 + 350mg*	**Nosokomiale Pneumonie, Haut-, Weichteilinfektion, Infektion durch E. faecium:** 3 x 7.5mg/kg i.v. (ZVK)

8.15 Oxazolidinone

empf.: alle grampoitiven Keime; **resist.:** alle gramnegativen Keime; **UW:** Kopfschmerzen, Venenreizung, Juckreiz, Übelkeit, Erbrechen, Diarrhoe, Candidiasis, metallischer Geschmack, Blutbildveränderungen, Transaminasen ↑, Bilirubin, aP, LDH; **KI:** unkontrollierbare Hypertonie; **Ink:** MAO-A-Hemmer, Sympathomimetika, Serotoninreuptakehemmer, trizyklische Antidepressiva, $5HT_1$-Rezeptor-Antagonisten

Linezolid	HWZ 5h, PPB 31%, PRC C, Lact ?
Zyvoxid *Tbl. 600mg; Granulat (5ml = 100mg); Inf.Lsg. 600mg/300ml*	**Nosokomiale, ambulant erworbene Pneumonie, schwere Haut-, Weichteilinfektion:** 2 x 600mg p.o./i.v. **DANI** nicht erforderlich

8.16 Sonstige Antibiotika

empf. (Aztreonam): gramnegative aerobe Bakterien; **resist.** (Aztreonam): grampositive und anaerobe Bakterien; **empf.** (Fosfomycin): Staphylokokken, Streptokokken, E. coli, Enterobacter, Proteus, Pseudomonas aeruginosa, Neisseria, Hämophilus influenzae, Citrobacter, Serratia; **resist.** (Fosfomycin): Morganella, Bacteroides; **Ink** (Pentamidin): Didanosin, Foscarnet

Atovaquon	HWZ 50–84h, PPB 99%, PRC C, Lact ?
Wellvone *Susp. (5ml = 750mg)*	**Pneumocystis carinii–Pneumonie:** 3 x 750mg p.o.
Aztreonam	HWZ 1.6h, Q0 0.2, PPB 56%, PRC B, Lact +
Azactam *Inf.Lsg. 0.5, 1, 2g*	**Atemwegs-, Harnwegs-, Knochen-, Haut-, Weichteil-, abdominelle, gynäkologische Infektion, Sepsis, Meningitis:** 2–3 x 0.5–2g i.v./i.m., max. 8g/d **Ki.:** 1W.–2J.: 3–4 x 30mg/kg i.v./i.m.; > 2J.: 3–4 x 50mg/kg i.v./i.m. **DANI** GFR > 30: 100%; 10–30: 50%; < 10: 25%
Fosfomycin	HWZ 2h, Q0 0.1, keine PPB, PRC B, Lact ?
Fosfomycin Sandoz *Inf.Lsg. 1, 4, 8g* **Monuril** *Granulat 3g*	**Atemwegs-, HNO-, Harnwegs-, Gallenwegs-, Haut-, Weichteil-, Knocheninfektion, Meningitis, Sepsis, Endokarditis:** 2–3 x 3–5g i.v., max. 20g/d **Ki.:** < 4W.: 2 x 50mg/kg i.v.; 5W.–1J.: 200–250mg/kg/d i.v. in 3 ED; 1–12J.: 100–200mg/kg i.v., max. 300mg/kg in 3 ED **unkomplizierte Harnwegsinfektion:** 1 x 3g p.o. **DANI** GFR 45: 80%; 8: 40%; 2: 20%; 0.5:10%

Nitrofurantoin	HWZ 20min–1h, Qo 0.7, PPB 50–60%, PRC B, Lact
Furadantin *Kps. 100 (ret.)mg* **Nitrofurantoin Agepha** *Tbl. 50 (ret.)mg*	**Harnwegsinfektion:** 2–3 x 100mg (ret.) p.o. **Ki.:** 5mg (ret.)/kg/d **Langzeitth.:** 2–3 x 50mg (ret.); 1–2x100mg (ret.) **Ki.:** 2–3mg (ret.)/kg/d **DANI** KI

Pentamidin	HWZ 6–9h, Qo 0.95, PPB 70%, PRC C, Lact -
Pentacarinat *Inf.Lsg. 300mg* **Pentam** *Inf.Lsg. 300mg*	**Pneumocystis carinii-Pneumonie:** **Therapie:** für 14d 4mg/kg i.v. oder 300–600mg/d inhalieren; **Pro.:** 200mg über 4d, dann 300mg alle 4 W. inhalieren **Leishmaniasis:** 3–4mg/kg alle 2d i.m., 10x **Trypanosomiasis:** 4mg/kg alle 2d i.v./i.m., 7–10x **DANI** s. Fachinfo

8.17 Tuberkulostatika

8.17.1 Monopräparate

empf. (EMB): M. tuberculosis, M. kansasii, M. avium-intracellulare
empf. (INH): M. tuberculosis, M. kansasii; **empf.** (PTH): M. tuberculosis, M. kansasii, M. leprae; **empf.** (PZA): M. tuberculosis; **empf.** (RMP): M. tuberculosis, grampositive Kokken, Legionellen, Chlamydien, M. leprae, Meningokokken, Gonokokken, Hämophilus influenzae, Bacteroides; **UW** (EMB): N. opticus-Schädigung, Transaminasen↑, allergische Reaktionen; **UW** (INH): periphere Neuropathie, Transaminasen↑, Akne, Leukopenie, Mikrohämaturie; **UW** (PTH): GI-Störungen, Transaminasen↑, allergische Reaktionen
UW (PZA): Hyperurikämie, Transaminasen↑, Erbrechen, Störungen der Hämatopoese
UW (RMP): Transaminasen↑, Cholestase, Rotfärbung des Urins, Neutro- und Thrombopenie, Nierenversagen; **KI** (EMB): Vorschädigung des N. opticus; **KI** (INH): akute Lebererkrankung, periphere Neuropathien; **KI** (PTH, PZA): schwere Leberfunktionsstörungen, SS (PTH)
KI (RMP): schwere Leberfkt.strg., SZ, cave in SS; **Ink** (INH): Zalcitabin; **Ink** (RMP): Azole, Calciumantagonisten, Chloramphenicol, CSE-Hemmer, Dapson, Doxyclyclin, Propafenon

Ethambutol (EMB)	HWZ 2.5–4h, Qo 0.8, PPB 10–20%, PRC B, Lact +
Etibi *Tbl. 500mg; Amp. 500mg/5ml* **Myambutol** *Tbl. 400mg; Amp. 400mg/5ml*	**TBC:** 1 x 25mg/kg p.o./i.v./i.m., nach 2–3 M. 1 x 20mg/kg **DANI** GFR 40–75: 1 x 15mg/kg; 30–39: 15mg/kg alle 2d; < 30: nach Serumspiegel

Isoniazid (INH)	HWZ 0.7–4h, Qo 0.6, PPB 30%, PRC C, Lact +
INH Agepha *Tbl. 50, 100mg* **INH Waldheim** *Tbl. 200mg* **Tebesium-S** *Inf.Lsg. 100, 250mg*	**TBC:** 1 x 5mg/kg p.o./i.v.; Steigerung auf 5–10mg/kg p.o./i.v. **Ki.:** 1 x 200mg/m² KOF p.o./i.v. **DANI** nicht erforderlich, evtl. 1–2d/W. Pause

Pyrazinamid (PZA)	HWZ 9–23h, Q0 1.0, PPB 50%, PRC C, Lact ?
Pyrafat *Tbl. 500mg* **Pyrazinamid Provita** *Tbl. 500mg*	**TBC:** 1 x 30–40mg/kg p.o., max. 2.5g/d für 2–3 M. **Ki.:** 1 x 30–35mg/kg p.o. **DANI** 2 x/W. 3g
Rifampicin (RMP)	HWZ 2–3h; Q0 0.85, PPB 90%, PRC C, Lact -
Eremfat *Tbl. 450, 600mg* **Rifoldin** *Kps. 150, 300mg; Drg. 450, 600mg; Sirup (5ml = 100mg); Inf.Lsg. 600mg* **Rimactan** *Kps. 150, 300mg; Drg. 450, 600mg*	**TBC:** 1 x 10mg/kg p.o./i.v., max. 750mg/d **Ki.:** < 2M.: 10mg/kg p.o./i.v.; 2M.–6J.: 15mg/kg p.o./i.v.; > 6J.: 10mg/kg p.o./i.v., max. 450mg/d **andere Infektionen:** 600–1200mg/d p.o./i.v. in 2–3 ED; **Meningokokken-Pro.:** 2 x 600mg p.o. für 2d **Ki.:** 3–11M.: 2 x 5mg/kg p.o. für 2d; 1–12J.: 2 x 10mg/kg p.o. für 2d **DANI** nicht erforderlich

8.17.2 Kombinationspräparate

Rifampicin + Isoniazid	
Rifoldin *Drg. 150 + 100, 300 + 200mg*	**TBC:** 1 x 10 + 5mg/kg p.o.
Rifampicin + Isoniazid + Pyrazinamid	
Rifater *Tbl. 120 + 50 + 300mg*	**TBC:** < 40kg: 1 x 3 Tbl.; 40–49kg: 1 x 4 Tbl.; 50–65kg: 1 x 5 Tbl.; > 65kg: 1 x 6 Tbl.

8.17.3 Tuberkulostatika – Reservemittel

empf. (Dapson): M. tuberculosis, M. leprae, Pneumocystis carinii
empf. (Rifabutin): M. tuberculosis, M. marinum, M. kansasii, M. leprae, M. avium intracellulare, grampositive Kokken, Legionellen, Chlamydien, Gonokokken
UW (Rifabutin): rot-orange Färbung des Urins, Übelkeit, Erbrechen, Leberenzyme ↑, Gelbsucht, Leukopenie, Eosinophilie, Thrombopenie, Anämie, Fieber, Hautrötung, Bronchospasmen, Schock, reversible Uveitis, Wi hormoneller Kontrazeptiva u.a. ↓
KI (Rifabutin): Überempfindlichkeit gegen andere Rifamycine, Verschlussikterus, Leberzirrhose, akute Hepatitis, cave in SS/SZ
Ink (Dapson): Rifampicin, Zalcitabin
Ink (Rifabutin): Azole, Clarithromycin, CSE-Hemmer, Proteaseinhibitoren

Dapson	HWZ 10–50h, PPB 70–90%, PRC C, Lact -
Dapsonum *Tbl. 100mg*	**TBC:** 50–200mg p.o. **Lepra:** 1 x 50–100mg p.o.
Paraaminosalicylsäure	HWZ 1h, PPB 50–70%
PAS *(Int. Apotheke) Tbl. 0.5g; Granulat 4g*	**TBC:** 150mg/kg p.o. in 2 Einzeldosen

Rifabutin	HWZ 45h, Qo 0.9, PPB 91–94%, PRC B, Lact ?
Mycobutin *Kps. 150mg*	**TBC:** 1 x 150mg p.o. für 6–9 M.; vorbehandelte und immunsupprimierte Pat.: 1 x 300–450mg p.o. **Mycobacterium avium-Infektion: Therapie:** 1 x 450–600mg p.o.; **Pro.:** 1 x 300mg p.o. **DANI** GFR < 30: 50%

8.17.4 Kombinationspräparate

Isoniazid + Protionamid + Dapson	
Isoprodian *Tbl. 175 + 175 + 50mg*	**TBC:** < 50 kg: 1 Tbl./d; 50–80 kg: 2 Tbl./d; >80 kg: 3 Tbl./d

8.18 Virustatika

8.18.1 Herpes-Präparate

Wm (Aciclovir): Hemmung der viralen DNA-Polymerase
Wm (Brivudin): Nukleosidanalogon, Replikationshemmung des Varizella-Zoster-Virus
Wm (Famciclovir): Hemmung der viralen DNA-Polymerase
Wm (Valaciclovir): bessere Resorption als Aciclovir
UW (Aciclovir): Nierenfunktionsstörungen, Exanthem, Blutbildveränderungen
UW (Brivudin): Übelkeit, Kopfschmerzen, Erbrechen, Diarrhoe, Schwindel, Pruritus
KI (Aciclovir): SS/SZ
KI (Brivudin): bereits voll ausgeprägte Hautmanifestation, SS/SZ
Ink (Brivudin): 5-Fluoropyrimidine (z.B. 5-FU)

Aciclovir	HWZ 3h, Qo 0.25, PPB 9–33%, PRC B, Lact ?
Aciclobene *Tbl. 200, 400, 800mg; Inf.Lsg. 250, 500mg* **Aciclostad** *Tbl. 200, 400, 800mg* **Aciclovir 1A** *Tbl. 200, 400, 800mg* **Aciclovir Genericon** *Tbl. 200, 400, 800mg* **Nycovir** *Tbl. 200, 400, 800mg; Inf.Lsg. 250mg* **Viromed** *Tbl. 200, 400, 800mg* **Xorox** *Tbl. 200, 400, 800mg* **Zovirax** *Tbl. 200, 400, 800mg; Susp. (5ml = 400mg); Inf.Lsg. 250mg*	**Herpes zoster:** 5 x 800mg p.o.; 3 x 5mg/kg i.v. für 5–7d **immunsupprimierte Pat.:** 3 x 10mg/kg i.v. **Herpes genitalis:** 5 x 200mg p.o.; 3 x 5mg/kg i.v. für 5d **Herpes-Enzephalitis:** 3 x 10mg/kg i.v. für 10d; **Ki.:** <3M. und > 12J.: 3 x 10mg/kg i.v.; 3M.–12J.: 3 x 200–400mg/m² KOF i.v. **DANI** GFR: > 50: 100%; 25–50: Dosierungsintervall 2 x i.v.; 10–25: Dosierungsintervall 1 x i.v.; < 10, HD: 50% 1 x i.v., nach Dialyse

Brivudin	HWZ 16h, PPB >95%
Mevir *Tbl. 125mg*	**Herpes zoster** (immunkompetente Pat.): 1 x 125mg p.o. für 7d **DANI** nicht erforderlich

Famciclovir	HWZ 2.2h, Qo 0.14, PPB <20%, PRC B, Lact ?
Famvir *Tbl. 125, 500mg*	**Herpes genitalis, Ersterkrankung:** 3x 250mg p.o. für 5d **immunsupprimierte Pat.:** 2 x 500mg p.o. **Frührezidiv:** 2 x 125mg p.o. **Herpes zoster:** 3 x 250mg p.o. für 7–10d **immunsupprimierte Pat., Zoster ophthalmicus:** 3 x 500mg **DANI** GFR > 40: 100%, 10–39: max. 1 x 500mg

Valaciclovir	HWZ 3h, Qo 0.25
Valtrex *Tbl. 250, 500, 1000mg*	**Herpes zoster:** 3 x 1g p.o. für 7d **Herpes genitalis:** 2 x 500mg p.o. für 10d **DANI** GFR 15–30: max. 2 x 1g; < 15, HD: max. 1 x 1g nach Dialyse

8.18.2 CMV-Präparate

Wm (Cidofovir): Nukleosidanalogon, Hemmung der DNS-Polymerase
Wm (Foscarnet): Hemmung viraler Polymerasen
Wm (Ganciclovir): Nukleosidanalogon, Hemmung der DNA-Synthese
Wm (Valganciclovir): Prodrug von Ganciclovir
UW (Cidofovir): Proteinurie, Kreatinin ↑, Neutropenie, Fieber, Dyspnoe, Übelkeit, Diarrhoe, Alopezie, Hautausschlag
UW (Ganciclovir): Neutropenie, Thrombopenie, Fieber, Kopfschmerzen, Nausea
KI (Aciclovir): SS/SZ
KI (Cidofovir): Krea > 1.5mg/dl bzw. Krea-Clearance < 55ml/min, Proteinurie > 100mg/dl, SS/SZ
KI (Ganciclovir): schwere Leuko- bzw. Thrombopenie, SS/SZ, Kinder < 18J.
Ink (Foscarnet): Aminoglykoside, Ciclosporin, Radiokontrastmittel, Pentamidin
Ink (Ganciclovir): Imipenem, Zidovudin

Cidofovir	HWZ 2.2h, Qo 0.13, PPB bis10%, PRC C, Lact?
Vistide *Inf.Lsg. 375mg*	**CMV-Retinitis:** 5mg/kg i.v. d 1 und 8, dann alle 14d **DANI** KI

Foscarnet	HWZ 3–6h, Qo 0.1, PPB <20%, PRC C, Lact ?
Foscavir *Inf.Lsg. 6g*	**CMV-Infektion:** W. 1–3: 3 x 60mg/kg i.v., dann: 1 x 90–120mg/kg i.v. **Herpesinfektion (Aciclovir-resistent):** 3 x 40mg/kg i.v. **DANI** s. Fachinfo

Ganciclovir	HWZ 2.5–5h, Q_0 0.05, PPB 2%, PRC C, Lact ?
Cymevene Roche *Kps. 500mg; Inf.Lsg. 500mg*	**CMV-Retinitis:** W. 1–2: 2 x 5mg/kg i.v., dann: 1 x 5mg/kg i.v.; 3 x 1g p.o. **DANI** GFR 50–69: 2 x 2.5mg/kg i.v.; 3 x 500mg p.o.; 25–49: 1 x 2.5mg/kg i.v.; 2 x 500mg p.o.; 10–24: 1 x 1.25mg/kg i.v.; 2 x 250mg p.o.; < 10: 1.25mg i.v. 3 x /W.; 2 x 250mg 3 x /W.

Valganciclovir	HWZ 3h
Valcyte *Tbl. 450mg*	**CMV-Retinitis:** 2 x 900mg p.o. für 21d **DANI** GFR < 60: ini 2 x 900mg, dann 1 x 900mg; 40–59: ini 2 x 450mg, dann 1 x 450mg; 25–39: ini 1 x 450mg, dann 450mg alle 2d; 10–24: ini 450mg alle 2d, dann 450mg 2x /W. < 10, HD: KI

8.18.3 Sonstige Virustatika

Wm (Amantadin): verhindert Uncoating und Reifung von Influenza-Viren
Wm (Ribavirin): Guanosinanalogon, Hemmung der RNA-Polymerase
Wm (Oseltamivir): Hemmung der viralen Neuraminidase, Hemmung der Freisetzung neu gebildeter Influenza-A und B-Viren; **UW** (Amantadin): Schlafstörungen, motorische und psychische Unruhe, Ataxie, Angstzustände, Livedo reticularis, Gedächtnis- und Konzentrationsstörungen; **KI** (Amantadin): HF↓, Hypokaliämie, Hypomagnesiämie, long-QT-Syndrom; **Ink** (Amantadin): Klasse IA und III-Antiarrhythmika sowie zahlreiche andere Wirkstoffe (s. Fachinfo)!; **Ink** (Ribavirin): Zidovudin

Amantadin	HWZ 10–14h, Q_0 0.1, keine PPB, PRC C, Lact -
Amantadinsulfat Fresenius *Inf.Lsg. 200mg* **Amantadinsulfat gespag** *Inf.Lsg. 200mg* **Amantadin** *Inf.Lsg. 200mg* **Hofcomant** *Tbl. 100mg; Inf.lsg. 200mg/500ml* **PK Merz Schoeller** *Tbl. 100mg; Inf.Lsg. 200mg*	**Influenza-A Virusgrippe:** 2 x 100mg p.o. für 10d; > 65J.: 1 x 100mg **Ki.:** 5–9J.: 1 x 100mg; > 10J.: 2 x 100mg **DANI** GFR 50–60: 1 x 150mg; 30–49: 1 x 100mg; 20–29: 200mg 2 x /W.; 10–19: 100mg 3 x /W.; < 10, HD: 100mg 1 x /W.

Oseltamivir	HWZ 6–10h, Q_0 0.01, PPB 3%
Tamiflu *Kps. 75mg; Trockensaft (1ml = 12mg);*	**Influenza: Therapie:** 2 x 75mg p.o. für 5d **Pro.:** 1 x 75mg für 7d **Ki.: Therapie:** >1J., <15kg: 2 x 30mg; 15–23kg: 2 x 45mg; 23–40kg: 2 x 60mg; >40kg: 2 x 75mg; **DANI** GFR >30: 1 x 75mg; 10–30: 75mg alle 2d oder 30mg/d; <10, Dialyse: nicht empfohlen

Ribavirin	HWZ 9.5h (Inhal.), 79h (p.o.), Q0 0.6, PRC X, Lact ?
Copegus *Tbl. 200mg* **Rebetol** *Kps. 200mg; Saft (5ml = 200mg)*	**Chronische Hepatitis C:** (Kombination mit Interferon →178): < 75kg: 400-0-600mg p.o.; > 75kg: 2 x 600mg **Respiratory Syncytial Virus-Infektion:** kontinuierliche Inhalation für 3-7d **DANI** GFR < 50: KI

8.18.4 Nukleosidische und nukleotidische Reverse-Transkriptase-Inhibitoren (NRTI)

Wm/Ind (Nukleosidanaloga): Blockade der Umwandlung von RNA in DNA durch chemisch verändertes Nukleosid; **UW** (Abacavir): Übelkeit, Müdigkeit, Fieber, Kopfschmerzen, Diarrhoe, Anorexie; **UW** (Adefovir): Asthenie, Bauch-/Kopfschmerz, Übelkeit, Diarrhoe, Kreatinin ↑; **UW** (Didanosin, Stavudin): Polyneuropathie, Pankreatitis, Diarrhoe, Exanthem **UW** (Emtricitabin): Kopfschmerz, Übelkeit, Diarrhoe, CK ↑, Exanthem; **UW** (Lamivudin): Kopfschmerz, Übelkeit, Pankreatitis; **UW**(Tenofovir): Diarrhoe, Übelkeit, Erbrechen, Hypophosphatämie, Flatulenz; **UW** (Zidovudin): Anämie, Leukozyten ↓, Myopathie, Übelkeit, Kopfschmerzen; **KI** (Abacavir): schwere Leberfunktionsstörungen, SS/SZ **KI** (Adefovir): bekannte Überempfindlichkeit; **KI** (Didanosin): akute Pankreatitis, SS/SZ **KI** (Emtricitabin): bekannte Überempfindlichkeit; **KI** (Lamivudin, Stavudin): SS/SZ **KI** (Tenofovir): schwere Nierenfunktionsstörung; **KI** (Zidovudin): Leukozyten ↓ < 750/µl, Hb < 7.5g/dl, SS/SZ; **Ink** (Didanosin): Cotrimoxazol, Fluorochinolone, Kortikosteroide, Pentamidin, Rifampicin **Ink** (Zidovudin): Ribavirin

Abacavir (ABC)	HWZ 1-2h, Q0 0.95, PPB 50%, PRC C, Lact -
Ziagen *Tbl. 300mg; Saft (1ml = 20mg)*	**HIV-Infektion:** 2 x 300mg p.o. **Ki.:** 3M.-12J.: 2 x 8mg/kg, max.600mg/d **DANI** nicht erforderlich
Abacavir + Lamivudin	PRC C, Lact -
Kivexa *Tbl. 600 + 300mg*	**HIV-Infektion:** 1 x 600 + 300mg p.o. **DANI** GFR < 50: Anwendung nicht empfohlen
Adefovir	HWZ 1-2h, PPB <4%, PRC C, Lact -
Hepsera *Tbl. 10mg*	**Chronische Hepatitis B**: 1 x 10mg p.o. **DANI** GFR > 50: 100%; 20-49: 10mg alle 48h; 10-19: 10mg alle 72h; HD: 10mg alle 7d
Didanosin (DDI)	HWZ 1.3-1.5h, Q0 0.5, PPB <5%, PRC B, Lact ?
Videx *Kps. 125, 200, 250, 400mg; Trockensaft (10ml = 200mg)*	**HIV-Infektion:** < 60kg: 250mg/d p.o.; > 60kg: 400mg/d in 1-2 ED **Ki.:** > 3M.: 240mg/m² KOF p.o. in 1-2 ED; 180mg/m² bei Kombination mit Zidovudin **DANI** GFR > 60: 100%; 30-59: ≥ 60kg: 200mg/d, < 60kg: 150mg/d; 10-29: ≥ 60kg: 150mg/d, < 60kg: 100mg/d; < 10: ≥ 60kg: 100mg/d, < 60kg: 75mg/d

Emtricitabin (FTC)	HWZ 10h, PPB <4%, PRC B, Lact -
Emtriva *Kps. 200mg*	**HIV-Infektion:** 1 x 200mg p.o. **Ki.:** >33kg.: s. Erw. **DANI** GFR > 50: 100%; 30–49: 200mg alle 48h; 15–29: 200mg alle 72h; < 15, HD: 200mg alle 96h
Emtricitabin + Tenofovir	PRC B, Lact -
Truvada *Kps. 200 + 136mg*	**HIV-Infektion:** 1 x 200 + 136mg p.o. **DANI** GFR >50: 100%; 30–49: 1 Kps. alle 48h; <30, HD: Anwendung nicht empfohlen
Entecavir	HWZ 128–149h, PPB 13%, PRC C, Lact-
Baraclude *Tbl. 0.5, 1mg; Saft (1ml = 0.05mg)*	**Chronische Hepatitis B: nukleosid-naive Pat./Lamivudin-refraktäre Pat.:** 1 x 0.5/1mg p.o. **DANI** GFR 30–49: 0.25/0.5mg/d; 10–29: 0.15/0.3mg/d; <10, HD: 0.05/0.1mg/d **DALI** nicht erforderlich
Lamivudin (3TC)	HWZ 3–7h, Q_0 0.03, PPB 16–36%, PRC C, Lact?
Epivir *Tbl. 150, 300mg; Saft (1ml = 10mg)* **Zeffix** *Tbl. 100mg; Saft (1ml = 5mg)*	**HIV-Infektion:** 300mg/d p.o. in 1–2 ED **Ki.:** > 3M.: 2 x 4mg/kg p.o. **DANI** GFR > 50: 100%; 30–50: 1 x 150mg; 15–29: 1 x 100mg; 5–14: 1 x 50mg; < 5: 1 x 25mg **chronische Hepatitis B:** 1 x 100mg p.o. **DANI** GFR 30–49: ini 100mg, dann 50mg/d; 15–29: ini 100mg, dann 25mg/d; 5–14: ini 35mg, dann 15mg/d; < 5: ini 35mg, dann 10mg/d
Lamivudin + Zidovudin (CBV)	PRC C, Lact ?
Combivir *Tbl. 150 + 300mg*	**HIV-Infektion:** 2 x 1 Tbl. p.o. **DANI** GFR < 50: Monopräparate empfohlen
Lamivudin + Zidovudin + Abacavir	PRC C, Lact -
Trizivir *Tbl. 150 + 300 + 300mg*	**HIV-Infektion:** 2 x 1 Tbl. p.o. **DANI** GFR < 50: Monopräparate empfohlen
Stavudin (D4T)	HWZ 1–1.5h, Q_0 0.6, PPB unerheblich, PRC C, Lact ?
Zerit *Kps. 20, 30, 40mg; Trockensaft (1ml = 1mg)*	**HIV-Infektion:** < 60kg: 2 x 30mg p.o.; > 60kg: 2 x 40mg **Ki.:** > 3M., <30kg: 2 x 1mg/kg; >30kg: s. Erw. **DANI** GFR 26–50: 2 x 15–20mg; < 26, HD: 1 x 15–20mg

Telbivudin	HWZ 42 h, PPB 3%, PRC B Lact -
Sebivo *Tbl. 600mg*	**Chronische Hepatitis B:** 1 x 600mg p.o. **DANI** GFR 30–49: 600mg alle 2d; <30: 600mg alle 72h; terminale Niereninsuffizienz: 600mg alle 96h **DALI** nicht erforderlich
Tenofovir (TDF)	HWZ 12–18 h, PPB <0.7%
Viread *Tbl. 245mg*	**HIV-Infektion:** 1 x 245mg p.o. **DANI** GFR 30–49: 245mg alle 48h; 10–29: 245mg alle 72–96h; HD: 1 x 245mg/W.
Zidovudin (AZT)	HWZ 1 h, Q0 0.85, PPB 35%, PRC C, Lact ?
Retrovir *Tbl. 300mg; Kps. 100, 250mg; Saft (5ml = 50mg); Inf.Lsg. 200mg*	**HIV-Infektion:** 500–600mg/d p.o. in 2–3 ED; 6 x 1–2mg/kg i.v. **Ki.:** 3M.–12J.: 360–480mg/m² KOF p.o. in 3–4 ED; 4 x 80–160mg/m² KOF i.v. **DANI** GFR < 10: 300–400mg/d p.o.; 3–4 x 1mg/kg i.v.

8.18.5 Non-nukleotidische Reverse-Transkriptase-Inhibitoren (NNRTI)

Wm/Ind (Efavirenz, Nevirapin): direkte Bindung an Reverse Transkriptase ⇒ Blockade der DNA-Polymerase von HIV-1
UW (Efavirenz): Schwindel, Benommenheit, Konzentrationsstörungen, Schlaflosigkeit, Exanthem, Leberenzyme ↑
UW (Nevirapin): Hautausschlag, Übelkeit, Fieber, Kopfschmerzen, Leberwerte ↑
KI (Efavirenz): SS/SZ, Ki. < 3 J
KI (Nevirapin): SS/SZ
Ink (Efavirenz): Midazolam, Triazolam, Ergotaminderivate

Efavirenz (EFV)	HWZ 40–55 h, Q0 >0.9, PPB 99%, PRC C, Lact -
Stocrin *Tbl. 600mg; Kps. 200mg; Saft(1ml = 30mg)*	**HIV-Infektion:** 1 x 600mg p.o. **Ki.:** 3–17J.: < 15kg: 200mg p.o.; 15–19kg: 250mg; 20–24kg: 300mg; 25–32kg: 350mg; 32.5–39kg: 400mg; > 40kg: 600mg **DANI** nicht erforderlich
Nevirapin (NVP)	HWZ 22–84 h, Q0 0.95, PPB 60%, PRC C, Lact ?
Viramune *Tbl. 200mg; Saft (5ml = 50mg)*	**HIV-Infektion:** 1 x 200mg p.o., nach 14d 2 x 200mg **Ki.:** 2M.–8J.: 1 x 4mg/kg p.o., nach 14d 2 x 7mg/kg; 8–16J.: 1 x 4mg/kg, nach 14d 2 x 4mg/kg

8.18.6 Proteaseinhibitoren (PI)

Wm/Ind: spezifische Hemmung der HIV-Protease ⇒ Produktion wichtiger Virusproteine ↓ (z.B. reverse Transkriptase)
UW (Amprenavir): GI-Symptome, Hautausschläge, periorale Paraesthesien
UW (Indinavir, Ritonavir): Übelkeit, Kopfschmerz, Diarrhoe, Müdigkeit, Exanthem
UW (Nelfinavir, Saquinavir): Diarrhoe, Übelkeit, Exanthem
UW (Atazanavir): Ikterus, Lipodystrophie, Kopfschmerz, Schlaflosigkeit, Sklerenikterus, Bauchschmerz, Diarrhoe, Dyspepsie, Übelkeit, Erbrechen, Ausschlag, Asthenie
UW (Fosamprenavir): Diarrhoe, Triglyzeride ↑, Kopf-/Unterleibsschmerzen, Schwindel, weiche Stühle, Übelkeit, Erbrechen, Müdigkeit, erythematöse/makulopapuläre Hauteruptionen, Transaminasen ↑, Lipase ↑
UW (Tipranavir): Hautausschlag, Pruritus, Photosensibilität, Lebertoxizität, Hypertriglyceridämie, Anorexie, Kopf-/Bauchschmerzen, Diarrhoe, Übelkeit, Erbrechen, Flatulenz, Dyspepsie, Erschöpfung
KI (Amprenavir): Ki. < 4J., Leber- und Nierenversagen, SS
KI (Atazanavir): bekannte Überempfindlichkeit, mäßige bis schwere Leberinsuffizienz
KI (Fosamprenavir): bekannte Überempfindlichkeit, schwere Leberinsuffizienz
KI (Indinavir): SS/SZ
KI (Nelfinavir): SS/SZ
KI (Ritonavir): schwere Leberinsuffizienz, cave in SS/SZ
KI (Saquinavir): SS/SZ
KI (Tipranavir): bekannte Überempfindlichkeit, Leberinsuffizienz (Child B–C)
Ink (Amprenavir): Disulfiram, Metronidazol
Ink (Atazanavir): Rifampicin, Johanniskraut, CYP3A4-Substrate wie Pimozid, Chinidin, Mutterkorn-Alkaloide
Ink (Fosamprenavir): Rifampicin, Johanniskrautpräparate, Propafenon, Flecainid, CYP3A4-Substrate wie Pimozid, Chinidin, Mutterkorn-Alkaloide
Ink (Indinavir): Benzodiazepine, Amiodaron, Rifabutin, Rifampicin
Ink (Nelvinavir): Rifabutin, Rifampicin
Ink (Ritonavir): Amiodaron, Benzodiazepine, Chinin, Flecainid, Propafenon, Rifabutin, Rifampicin, Zolpidem
Ink (Saquinavir): Benzodiazepine, Grapefruitsaft, Rifampicin
Ink (Tipranavir): Rifampicin, Johanniskraut, Amiodaron, Chinidin, Ergotaminderivate, Pimozid, Triazolam, Simvastatin, Lovastatin, Flecainid, Propafenon

Amprenavir (APV)	HWZ 7–10h, PPB 90%, PRC C, Lact -
Agenerase *Kps. 150mg; Saft (15mg/ml)*	**HIV-Infektion:** 2 x 1200mg p.o., bei Kombination mit Ritonavir 2 x 600mg; Saft: 3 x 17mg/kg p.o. **Pat. < 50kg, Ki. 4–12J.:** Tbl.: 2 x 20mg/kg, max. 2.4g/d; Saft: 3 x 17mg/kg, max. 2.8g/d **DANI** nicht erforderlich
Atazanavir (AZV)	HWZ 8,6 h, PPB 86%, RCB, Lact -
Reyataz *Kps. 150, 200mg*	**HIV-Infektion:** 1 x 300mg p.o., Kombination mit 1 x 100mg Ritonavir **DANI:** nicht erforderlich

Darunavir	HWZ 15h, PPB 95%, PRC B, Lact -
Prezista *Tbl. 300mg*	**HIV-Infektion:** 2 x 600mg p.o., Kombination mit 2 x 100mg Ritonavir **DANI** nicht erforderlich **DALI** Child C: KI
Fosamprenavir (FPV)	HWZ 15-23h (b. Komb. m. RTV), PPB 90%, PRC C, Lact -
Telzir *Tbl. 700mg; Susp. (5ml = 250mg)*	**HIV-Infektion:** 2 x 700mg p.o., Kombination mit 2 x 100mg Ritonavir **DANI:** nicht erforderlich
Indinavir (IDV)	HWZ 1.5-2h, Q0 0.8, PPB 40%, PRC C, Lact -
Crixivan *Kps. 200, 333, 400mg*	**HIV-Infektion:** 3 x 800mg p.o. **Ki.:** 4-17J.: 3 x 500mg/m² KOF
Lopinavir + Ritonavir	
Kaletra *Kps. 133 + 33mg; Saft (5ml = 400 + 100mg)*	**HIV-Infektion:** 2 x 3 Kps. p.o.; 2 x 5ml p.o. **Ki.:** > 2J.: 2 x 230 + 57mg/m² KOF **DANI** nicht erforderlich
Nelfinavir (NFV)	HWZ 3.5-5h, Q0 1.0, PRC B, Lact ?
Viracept *Tbl. 250, 625mg*	**HIV-Infektion:** 3 x 750mg p.o. **Ki.:** 3-13J.: 3 x 25-30mg/kg
Ritonavir (RTV)	HWZ 3-3.5h, Q0 0.7, PPB 99%, PRC B, Lact ?
Norvir *Kps. 100mg*	**HIV-Infektion:** 2 x 600mg p.o. **Ki.:** > 2J.: 2 x 250-350mg/m² KOF
Saquinavir (SQV)	HWZ 13h, Q0 >0.95, PPB 97%, PRC B Lact ?
Fortovase *Kps. 200mg* **Invirase** *Tbl. 500mg; Kps. 200mg*	**HIV-Infektion:** 2 x 1g p.o., Kombination mit 2 x 100mg Ritonavir **DANI** nicht erforderlich
Tipranavir (TPV)	HWZ 5-6h, PPB 99%, PRC C Lact -
Aptivus *Kps. 250mg*	**HIV-Infektion:** 2 x 500mg p.o., Kombination mit 2 x 200mg Ritonavir **DANI** nicht erforderlich

8.18.7 Fusionsinhibitoren

Wm/Wi (Enfuvirtid)**:** Hemmung viraler und zellulärer Membranen-Fusion ⇒ Hemmung des Eintritts von HIV-1 in menschliche Zellen; **UW** (Enfuvirtid): Diarrhoe, Übelkeit, Müdigkeit, Pneumonie, Pankreatitis, Hautreaktionen an der Einstichstelle
KI (Enfuvirtid): bekannte Überempfindlichkeit

Enfuvirtid (T20)	HWZ 3.8h, PPB 92%, PRC B, Lact -
Fuzeon *Inj.Lsg. 90mg/1ml*	**HIV-1-Infektion**: 2 x 90mg s.c. **Ki.:** 6-16J.: 2 x 6mg/kg s.c., max. 2 x 90mg

8.19 Antimykotika

8.19.1 Azole

empf. (Fluconazol): Candida-Arten (außer C. krusei, C. glabrata), Cryptococcus, Histoplasma, Trichosporon, Dermatophyten, Blastomyces, keine Aktivität gegen Schimmelpilze
empf. (Posaconazol): Aspergillus spezies, Coccidioides immitis, Fonsecaea pedrosoi, Fusarium spezies
UW (Fluconazol): Nausea, Bauch-/Kopfschmerzen, Diarrhoe, Exanthem, periphere Neuropathie, Veränderung von Leberfunktionswerten
UW (Itraconazol): Bauchschmerzen, Übelkeit, Dyspepsie
UW (Posaconazol): Neutropenie, Anorexie, Schlaflosigkeit, Schwindel, Kopf-/Bauch-/Rückenschmerzen, Parästhesien, Somnolenz, Hitzewallungen, Diarrhoe, Übelkeit, Erbrechen, Exanthem, Pruritus, , Asthenie, Müdigkeit, Fieber
UW (Voriconazol): Fieber, Kopf-/Bauchschmerzen, Hypotonie, Thrombophlebitis, Übelkeit, Erbrechen, Durchfall, Panzytopenie, Ödeme, Exanthem, Sehstörungen, akutes Nierenversagen
KI (Fluconazol): schwere Leberfunktionsstörungen, SS/SZ, Anw.Beschr. bei Kindern
KI (Itraconazol): Niereninsuffizienz (GFR <30), SS/SZ
KI (Posaconazol): bekannte Überempfindlichkeit
Ink: Carbamazepin, CSE-Hemmer, Grapefruitsaft, Phenobarbital, Primidon, Rifabutin, Rifampicin
Ink (Itraconazol): Chinidin, orales Midazolam, Triazolam, Phenytoin, Pimozid, Protonenpumpenblocker
Ink (Posaconazol): Mutterkornalkaloide, Pimozid, Chinidin
Ink (Voriconazol): Barbiturate, Chinin, Pimozid

Fluconazol	HWZ 30h, Q0 0.2, PPB 11%, PRC C, Lact -
Diflucan *Kps. 50, 100, 150, 200mg; Trockensaft (5ml = 50, 200mg); Inf.Lsg. 100, 200, 400mg* **Difluzol** *Kps. 150mg* **Fluconazol 1A** *Kps. 150mg* **Fluconazol Genericon** *Kps. 150mg* **Fluconazol Hexal** *Kps. 150mg* **Fluconazol ratioph.** *Kps. 50, 100, 150, 200mg* **Fluconazol Sandoz** *Kps. 150mg* **Flucosept** *Kps. 150mg* **Fungata** *Kps. 150mg*	**Schleimhautcandidosen:** 1 x 50–100mg p.o. **Ki.:** > 1J.: 1 x 1–2mg/kg p.o. **Systemcandidosen, Kryptokokkenmeningitis:** d1: 1 x 400mg, dann 1 x 200–400mg p.o/i.v., max. 800mg/d **Ki.:** > 1J.: 1 x 3–6mg/kg p.o./i.v. **DANI** GFR: > 50: 100%; 11–50: 50%; HD: 100% nach jeder Dialyse

Itraconazol	HWZ 24–36h, Q0 1.0, PPB >95%, PRC C, Lact ?
Itrabene *Kps. 100mg* **Itraconazol Sandoz** *Kps. 100mg* **Itraconazol Stada** *Kps. 100mg* **Sporanox** *Kps. 100mg; Saft (1ml = 10mg)*	**Dermatomykosen, Systemmykosen, Aspergillose:** 1–2 x 100–200mg p.o. **DANI** GFR <30: KI

Posaconazol	HWZ 35h, PPB 98%
Noxafil *Saft (5ml = 200mg)*	**Aspergillose, Fusariose, Myzetom, Chromoblasto-, Kokzidioidomykose:** 2 x 400mg p.o., bei Pat. ohne enterale Ernährung 4 x 200mg **DANI** nicht erforderlich

Voriconazol	HWZ 6h, PPB ca. 58%, PRC D, Lact -
VFEND *Tbl. 50, 200mg; Trockensaft (1ml = 40mg); Inf.Lsg. 200mg*	**Invasive Aspergillose, schwere Candida-Infektion (Fluconazol-resistent), Pilzinfektion (Scedo-sporium, Fusarium spp.):** d1: 2x 400mg p.o.; 2 x 6mg/kg i.v. ; ab d2: 2 x 200mg p.o.; 2 x 4mg/kg i.v.; Pat. < 40kg: d1: 2 x 200mg p.o., ab d2: 2 x 100mg **Ki.:** 2–12J.: d1 2 x 6mg/kg i.v./p.o., ab d2: 2 x 4mg/kg **DANI** möglichst orale Anwendung

8.19.2 Sonstige Antimykotika

empf. (Amphotericin B): Candida-Arten, Aspergillus, Histoplasma, Sporothrix, Blastomyces, Cryptococcus, Coccidioides
empf. (Caspofungin): Aspergillus
empf. (Flucytosin): Candida, Cryptococcus, Aspergillus
empf. (Nystatin): Candida, Blastomyces, Coccidioides, Histoplasma, Aspergillus
UW (Amphotericin B): Fieber, Schüttelfrost, Nausea, Erbrechen, Diarrhoe, generalisierte Schmerzzustände, Anämie, Nierenfunktionsstörung, Hypokaliämie
UW (Caspofungin): Fieber, lokale Phlebitis, Übelkeit, Erbrechen, Flush, Exanthem, Kopfschmerzen, Anämie, Thrombopenie, Leukopenie, Leberenzyme ↑
UW (Flucytosin): Blutbildveränderungen, Leberenzyme ↑, Schwindel
UW (Nystatin): bei hoher Dosierung Brechreiz
KI (Amphotericin B): schwere Leber-, Nierenfunktionsstörungen, cave in SS/SZ
KI (Caspofungin): bekannte Überempfindlichkeit
KI (Flucytosin): SS, Anw.Beschr. bei Niereninsuffizienz, Leberschädigung, Knochenmarksdepression
KI (Nystatin): keine
Ink (Amphotericin B): Aminoglykoside, Ciclosporin

Amphotericin B	HWZ 24h (15d), Q_0 0.95, PPB 90–95%, PRC B Lact ?
Abelcet *Inf.Lsg. 100mg* **Ampho-Moronal** *Tbl. 100mg; Lutschtbl. 10mg; Susp. (1ml = 100mg)* **Amphotericin B BMS** *Inf.Lsg. 50mg*	**Soor:** Susp.: 4 x 100mg p.o.; Lutschtbl.: 4 x 10mg p.o. **generalisierte Mykosen:** ini 0.1mg/kg i.v., dann: 1 x 0.5–0.7mg/kg i.v., max. 1mg/kg **Ki.:** 1–2g/d, max. 0.25mg/kg/d i.v. **DANI** nicht erforderlich

Amphotericin B liposomal	HWZ 7–153h, Q0 0.95, PRC B Lact ?
AmBisome *Inf.Lsg. 50mg*	**Schwere systemische Mykosen:** ini 1 x 1mg/kg i.v., steigern bis 3mg/kg **Ki.:** s. Erw. **DANI** nicht erforderlich
Caspofungin	HWZ 9–11h, PPB 93–96%, PRC C, Lact ?
Cancidas *Inf.Lsg. 50, 70mg*	**Invasive Aspergillose/Candidiasis:** d1 1 x 70mg i.v., dann 1 x 50mg; > 80kg: 1 x 70mg i.v. **DANI** nicht erforderlich
Flucytosin	HWZ 3–8h, Q0 0.03, PPB 5%, PRC C, Lact ?
Ancotil *Inf.Lsg. 2.5g/250ml*	**Schwere Systemcandidose, Chromoblastomykose, Kryptokokkose:** 150–200mg/kg i.v. in 4 Einzeldosen **Candida-Endokarditis:** 150–200mg/kg/d i.v. **DANI** GFR 20–40: Dosierungsintervall 12h; 10–19: Dosierungsintervall 24h; HD: 50mg/kg nach jeder Dialyse
Nystatin	PRC C, Lact ?
Adiclair *Drg. 500000 IE; Mundgel (1g = 100000 IE)*	**Candida-Infektion:** Mundhöhle: 4–6 x 100000 IE p.o.; Magen-Darm-Trakt: 3–4 x 1 Mio IE p.o., nach 8d 3–4 x 500000 IE **Ki.:** s. Erw. **DANI** nicht erforderlich
Terbinafin	HWZ 17h, Q0 1.0, PPB 99%, PRC B, Lact -
Amykal *Tbl. 125, 250mg* **Lamisil** *Tbl. 125, 250mg* **Myconafin** *Tbl. 250mg* **Myconormin** *Tbl. 250mg* **Terbiderm** *Tbl. 250mg* **Terbinac** *Tbl. 125, 250mg* **Terbinafin Arcana** *Tbl. 250mg* **Terbinafin Genericon** *Tbl. 125, 250mg* **Terbinafin Interph.** *Tbl. 125, 250mg* **Terbinafin Stada** *Tbl. 125, 250mg* **Terbinafin ratioph.** *Tbl. 125, 250mg*	**Schwere Dermatophyteninfektion der Haut:** 1 x 250mg p.o. **DANI** GFR < 50: 50%

8.20 Antihelminthika

Albendazol	HWZ 8h, PRC C, Lact ?
Eskazole *Tbl. 400mg*	**Echinokokkose:** 2 x 400mg p.o. für 28d, dann 14d Pause, 2–3 Zyklen **Trichinose:** 2 x 400mg für 6d **Strongyloidiasis:** 400–800mg/d für 3d **Pat. < 60kg:** 15mg/kg/d in 2 Einzeldosen
Mebendazol	HWZ 2–8h, Q0 0.95, PRC C, Lact ?
Pantelmin *Tbl. 250mg; Saft (5ml = 250mg)*	**Askariasis:** 2 x 250mg **Necator americanus:** 2 x 250mg für 3d
Pyrantel	HWZ 26h PRC C, Lact ?
Combantrin *Kautbl. 250mg; Saft (5ml = 250mg)*	**Enterobiasis, Askariasis, Ancylostomiasis:** 1 x 10mg/kg p.o., max. 1g **Hakenwurm:** 20mg/kg für 2d
Pyrvinium	PRC B
Molevac *Saft (5ml = 50mg)*	**Enterobiasis:** 1 x 5mg/kg p.o., max. 400mg **DANI** nicht erforderlich

8.21 Antimalariamittel

UW (Chinin): Kopfschmerzen, Schwindel, Tinnitus, Blutbildveränderungen, Hämolyse, Erregungsleitungsstörungen
UW (Chloroquin): Hornhauttrübung, Retinopathia pigmentosa, Exantheme
UW (Mefloquin): GI-, ZNS-, Rhythmusstörungen, Psychosen, Leuko- und Thrombopenie
UW (Proguanil): GI-Störungen, Mund-Ulzera, Haarausfall
KI (Chinin): G-6-PDH-Mangel, Myasthenia gravis
KI (Chloroquin): Retinopathie, G-6-PDH-Mangel, SS/SZ
KI (Mefloquin): SS/SZ, Psychosen, Kardiomyopathie, Epilepsie
KI (Proguanil): schwere Nierenfunktionsstörungen
Ink: Amiodaron, Flecainid, Chinidin, Sotalol
Ink (Chinin): Amilorid, Cimetidin, Moxifloxacin, Ritonavir, Verapamil, Voriconazol

Chinin	HWZ 8–12h, Q0 0.85, PPB ca. 70%
Int. Apotheke	**Komplizierte Malaria tropica Therapie:** ini 20mg/kg über 4h i.v., dann 3 x 10mg/kg i.v.; dann 1.25g/d p.o.
Chloroquindiphosphat	HWZ 30–60 d, Q0 0.3, PPB 50–60%, PRC C, Lact +
Resochin *Tbl. 250mg*	**Malaria Pro.:** 1 x /W. 8mg/kg p.o., 1W. vor bis 4W. nach Exposition **Therapie:** ini 16mg/kg p.o., nach 6h 8mg/kg, dann 1 x 8mg/kg für 2–3d **Ki.:** s. Erw.

Mefloquin	HWZ 13-30 d, Q0 0.9, PPB 98%, PRC C, Lact ?
Lariam *Tbl. 250mg*	**Malaria tropica Pro.:** 1 x /W. 250mg p.o., 1W. vor bis 4W. nach Exposition **Ki.:** > 5kg: 1 x /W. 5mg/kg **Malaria-Therapie:** ini 750mg p.o., nach 6h 500mg, nach 12h 250mg **Ki.:** > 5kg: 20-25mg/kg Gesamtdosis in 2-3 Einzeldosen
Primaquin	HWZ 4-7h, PRC C, Lact ?
Int. Apotheke	**Malaria tertiana Nachbehandlung:** 1 x 15mg p.o. für 14d
Proguanil	HWZ 20h, Q0 0.7, PPB 75%, PRC B
Paludrine *Tbl. 100mg*	**Malaria Pro.:** 1 x 200mg p.o. (Kombination mit Chloroquin) **Ki.:** < 1J.: 1 x 25mg; 1-4J.: 1 x 50mg; 5-8J.: 1 x 100mg; 9-14J.: 1 x 150mg **DANI** GFR: > 60: 100%; 20-59: 1 x 100mg; 10-19: 50mg alle 2d; < 10: 1 x /W. 50mg
Proguanil + Atovaquon	
Malarone *Tbl. 100 + 250mg* **Malarone junior** *Tbl. 25 + 62.5mg,*	**Malaria Pro.:** (1-2d vor bis 7d nach Exposition): 1 x 100 + 250mg p.o. **Ki.:** 11-20kg: 1 x 25 + 62.5mg p.o.; 21-30kg: 1 x 50 + 125mg; 31-40kg: 1 x 75 + 187.5mg **unkomplizierte Malaria tropica Therapie:** 1 x 400 + 1000mg p.o. für 3d **Ki.:** 11-20kg: 1 x 100 + 250mg für 3d; 21-30kg: 1 x 200 + 500mg für 3d; 31-40kg: 1 x 300 + 750mg für 3d **DANI** GFR > 30: 100%; < 30: KI

9 Immunsystem

9.1 Immunsuppressiva

Wm/Wi (Azathioprin): Umwandlung in 6-Mercaptopurin = Purinantimetabolit
Wm/Wi (Ciclosporin): Blockade ruhender Lymphozyten in der G0- oder G1-Phase, Hemmung von Produktion und Freisetzung von Lymphokinen und T-Zell-Wachstumsfaktor
Wm/Wi (Glatirameracetat): Polymer aus 4 Aminosäuren mit spezifischen immunmodulatorischen Eigenschaften ⇒ Erhöhung der Zahl spezifischer Supressorzellen, die antiinflammatorische Zytokine sezernieren; **Wm/Wi** (Mycophenolat): Hemmung der Inosinmonophosphatdehydrogenase ⇒ Hemmung der Synthese von Guanosin-Nukleotiden ⇒ zytostatischer Effekt auf Lymphozyten; **Wm/Wi** (Tacrolimus): hemmt Bildung zytotoxischer T-Zellen, hemmt Lymphokin-Bildung sowie Expression des Interleukin-2-Rezeptors
UW (Azathioprin): Nausea, Erbrechen, Diarrhoe, Panzytopenie, Fieber, Infektionsrisiko ↑, Cholestase, Pankreatitis, Alopezie; **UW** (Ciclosporin): Nierenschädigung, Störung der Leberfunktion, Kardiotoxizität, Tremor, Hirsutismus, Gingivahypertrophie, Ödeme
UW (Everolimus): Infektionen, Knochenmarksdepression, Hyperlipidämie, Hypertonie, Thromboembolie, Bauchschmerzen, Diarrhoe, Erbrechen, Nausea, Akne, Ödeme, Schmerzen
UW (Glatirameracetat): Reaktionen an der Injektionsstelle, Schmerzen, Herzklopfen, Übelkeit, Obstipation, Diarrhoe, Arthralgie, Dyspnoe, Schwindel, Depression; **KI** (Azathioprin): Überempfindlichkeit gegen 6-Mercaptopurin, schwere Leber-, Nieren- und Knochenmarksschäden, schwere Infektionen; **KI** (Ciclosporin): Nierenfunktionsstörungen, unkontrollierte arterielle Hypertonie, unkontrollierte Infektionen, Tumoren, schwere Lebererkrankungen, SZ, cave in SS; **KI** (Glatirameracetat): bekannte Überempfindlichkeit, SS; **KI** (Everolimus): Überempfindlichkeit gegen Everolimus od. Sirolimus; **Ink** (Ciclosporin): Amphotericin B, Etoposid

Azathioprin	HWZ 4.5h, Q0 1.0, PPB 30%, PRC D, Lact -
Azathioprin Hexal *Tbl. 50mg* **Imurek** *Tbl. 50mg; Inj.Lsg. 50mg*	**Nach Organ-Transplantation (Organ-Tx):** d1: 5mg/kg p.o./i.v., dann 1–3mg/kg/d **Autoimmunerkrankungen:** ini 1–3mg/kg, dann je nach Wi niedrigst mögliche Erh.Dos.; **Ki.:** s. Erw.; **DANI** sorgfältige Dosiseinstellung

Ciclosporin	HWZ 7–8 (16–19)h, Q0 1.0, PPB 90%, th. Serumspiegel (µg/l): 100–300
Ciclorahexal *Kps. 25, 50, 100mg; Lsg. (1ml = 100mg)* **Neoimmun** *Kps. 25, 50, 100mg; Lsg. (1ml = 100mg)* **Sandimmun** *Kps. 25, 50, 100mg; Susp.(1ml = 100mg); Amp. 50mg/5ml, 250mg/5ml*	**Nach Organ-Tx:** ini 10–14mg/kg p.o. (3–5mg/kg i.v.) 4–12h vor Tx, dann 1 x 10–14mg/kg/d p.o. für 1–2W., dann 2–6mg/kg/d p.o. in 1–2 Einzeldosen; **nach Knochenmark-Tx:** 12.5–15mg/kg p.o. 1d vor Tx, dann 12.5–15mg/kg f. 5d, dann 12.5mg/kg für 3–6M. **nephrotisches Syndrom:** 5mg/kg p.o. **Ki.:** 6mg/kg p.o. **schwere Psoriasis:** 2.5mg/kg p.o. in 2 Einzeldosen, max. 5mg/kg **DANI** KI, Ausnahme nephrotisches Syndrom

Daclizumab	HWZ 44–360h, PRC C, Lact ?
Zenapax *Amp. 25mg/5ml*	**Pro. der akuten Transplantatabstoßung:** 1mg/kg i.v., Wdh. alle 14d bis max. 5 Dosen **DANI** nicht erforderlich
Everolimus	HWZ 21–35 h, PPB ca. 74%, th. Serumspiegel (ng/ml): 3–8
Certican *Tbl. 0.5, 0.75mg; Susp. 0.25mg*	**Pro. Transplantatabstoßung bei Nieren- und Herz-Tx:** 2 x 0.75mg p.o.; Dosisanpassung nach Serumspiegel; Kombination mit Ciclosporin **DANI** nicht erforderlich
Glatirameracetat	
Copaxone *Fertigspr. 20mg/1ml*	**Schubförmig remittierende Multiple Sklerose:** 1 x 20mg s.c.
Mycophenolatmofetil	HWZ 6h, Q_0 >0.7, PPB 97%
CellCept *Tbl. 500mg; Trockensaft (5ml = 1g); Inj.Lsg. 500mg*	**Nach Nieren-Tx:** 2 x 1g p.o./i.v. **nach Herz-Tx:** 2 x 1.5g p.o. **nach Leber-Tx:** d1–4: 2 x 1g i.v., dann 2 x 1.5g p.o.; Pat. > 65J.: 2 x 1g p.o./i.v. **Ki.:** 2–18J.: 2 x 600mg/m² KOF p.o., max. 2g/d **DANI** GFR < 25: max. 2 x 1g
Mycophenolatnatrium	HWZ 12h, Q_0 >0.7,
Myfortic *Tbl. 180, 360mg*	**Nach Nieren-Tx:** 2 x 720mg p.o.
Sirolimus	HWZ 57–63h, Q_0 1.0, th. Serumsp. (ng/ml): 4–12 (12–20 n. Absetzen v. Ciclosporin)
Rapamune *Tbl. 1, 2mg; Lsg. (1mg/ml)*	**Nach Nieren-Tx:** ini 6mg, dann 1 x 2mg p.o., bzw. nach Serumspiegel, Kombination in ersten 2–3 M. mit Ciclosporin und Steroiden **DANI** nicht erforderlich
Tacrolimus	HWZ 11–15h, Q_0 1.0, PPB 99%, PRC C, Lact -
Prograf *Kps. 0.5, 1, 5mg; Amp. 5mg/1ml*	**Nach Nieren-Tx:** 0.2–0.3mg/kg/d p.o. in 2 ED **nach Leber-Tx:** ini 0.02–0.05mg/kg i.v., nach 2–4d 0.1–0.2mg/kg/d p.o. in 2 ED **Ki.:** < 12J.: 0.3mg/kg p.o. in 2 ED **DANI** nicht erforderlich

9.2 Selektive Immunsuppressiva

Wm/Wi (Adalimumab): spezifische Bindung an Tumornekrosefaktor-Alpha (TNF-α)
Wm/Wi (Anakinra): kompetitiver Antagonismus am Interleukin-1 Typ-I-Rezeptor ⇒ Neutralisierung der proinflammatorischen Interleukin-1-Aktivität
Wm/Wi (Etanercept): rekombinantes, dimeres Protein, das Tumornekrosefaktor bindet und dadurch kompetitiv hemmt
Wm/Wi (Infliximab): chimärer, monoklonaler, human-muriner Antikörper von Tumornekrosefaktor-Alpha (TNF-α) ⇒ Hemmung der Entzündungsaktivität bei M. Crohn und rheumatoider Arthritis
UW (Adalimumab): Blutbildveränderungen, Kopfschmerzen, Atemwegs- und Harnwegsinfektion, Übelkeit, Diarrhoe, Hautausschlag, Herpes simplex, Grippesyndrom
UW (Anakinra): Kopfschmerz, Reaktion an der Einstichstelle, Infektionen, Neutrophile ↓
UW (Etanercept): Kopfschmerz, Reaktion an der Einstichstelle, Infektionen, Rhinitis
UW (Infliximab): virale Infektion, Bronchitis, Pneumonie, Sinusitis, Kopfschmerzen, Schwindel, Benommenheit, RR ↑, Nausea, Diarrhoe, Hautausschlag, Harnwegsinfektion, Brustschmerz, Ermüdung
KI (Adalimumab): aktive Tuberkulose, schwere bzw. opportunistische Infektion, Herzinsuffizienz NYHA III–IV
KI (Anakinra): bekannte Überempfindlichkeit, schwere Nierenfunktionsstörung
KI (Etanercept): bekannte Überempfindlichkeit, akute Infektionen
KI (Infliximab): Sepsis, manifeste Infektionen, Abszesse, Tuberkulose, SS/SZ, Ki. < 17J., wiederholte Verabreichung nach arzneimittelfreiem Intervall von 15 W. bis 2 J.

Adalimumab	HWZ 10–20d, PRC B Lact ?
Humira *Fertigspr. 40mg/0.8ml*	**Chronische Polyarthritis:** 40mg alle 2W. s.c. bei Kombination mit MTX; bei Monotherapie bis 40mg 1 x /W.
Anakinra	HWZ 4–6 h, PRC B, Lact ?
Kineret *Fertigspr. 100mg/0.67ml*	**Chronische Polyarthritis:** 1 x 100mg s.c.; Kombination mit Methotrexat →107 **DANI** GFR < 30: KI
Etanercept	HWZ 90–300h, PRC B, Lact ?
Enbrel *Fertigspr. 25mg/1ml, 50mg/1ml*	**Chronische Polyarthritis:** 2 x 25mg/W. s.c. **Ki.:** 2 x 0.4mg/kg/W. s.c.; **DANI** nicht erforderlich
Infliximab	HWZ 9.5d, PRC C, Lact ?
Remicade *Inf.Lsg. 100mg*	**Chronische Polyarthritis:** 3mg/kg über 2h i.v., Wdh. nach 2 u. 6W., dann alle 8W.; Kombination mit Methotrexat →107; **M. Crohn, Colitis ulcerosa, M.Bechterew, Psoriasis, Psoriasis-Arthritis**: 5mg/kg über 2h i.v., Wdh. in W. 2 und 6; bei gutem Ansprechen Wdh. alle 6–8W. (s. Fachinfo); **DANI** keine Angaben

Natalizumab	HWZ 16d, PRC C, Lact ?
Tysabri *Inf.Lsg. 300mg/15ml*	**Hochaktive, remittierende Multiple Sklerose:** 300mg über 1h i.v. alle 4W. **DANI, DALI** keine Daten, vermutlich nicht erforderlich

9.3 Wachstumsfaktoren

Wm/Wi (Filgrastim, Lenograstim): humaner Granulozyten-koloniestimulierender Faktor (G-CSF), reguliert Entstehung und Freisetzung funktionsfähiger neutrophiler Granulozyten aus dem Knochenmark
Wm/Wi (Palifermin): Protein, stimuliert über spezifische Rezeptoren der Epithelzellen Proliferation, Differenzierung und Hochregulierung zytoprotektiver Mechanismen
UW (Filgrastim): Knochenschmerzen, Miktionsbeschwerden, LDH↑, AP↑, gGT↑, Harnsäure↑, Übelkeit, Erbrechen, Kopfschmerzen
UW (Palifermin): Geschmacksirritationen, Anschwellen von Mund/Zunge, Exanthem, Pruritus, Erythem, Arthralgien, Ödeme, Schmerzen, Fieber, Lipase↑, Amylase↑
KI (Filgrastim): Überempfindlichkeit gegen Filgrastim, Kostmann-Syndrom (kongenitale Neutropenie)
KI (Palifermin): Überempfindlichkeit gegen Palifermin bzw. gegen aus E. coli hergestellten Proteinen

Filgrastim (G-CSF)	HWZ 2–7h, PRC C, Lact ?
Neupogen 30 *Inj.Lsg. 300µg; Fertigspr. 300µg* **Neupogen 48** *Inj.Lsg. 480µg; Fertigspr. 480µg*	**Neutropenie nach Chemotherapie:** 5µg/kg/d s.c. **Mobilisierung peripherer Blutstammzellen:** 10µg/kg/d als s.c.-Dauerinfusion über 24h für 5–7d
Lenograstim (G-CSF)	HWZ 3–4h
Granocyte 13 *Inj.Lsg. 105µg (13.4 Mio IE)* **Granocyte 34** *Inj.Lsg. 263µg (33.6 Mio IE)*	**Neutropenie nach Chemotherapie, Mobilisierung peripherer Blutstammzellen:** 150µg/m² KOF/d s.c.
Palifermin	HWZ 4.5h
Kepivance *Inj.Lsg 6.25mg*	**Pro. Mukositis bei myeloablativer Chemotherapie:** 60µg/kg/d i.v. 3d vor und 3d nach Chemotherapie **DANI** nicht erforderlich
Pegfilgrastim (G-CSF)	
Neulasta *Fertigspr. 6mg/0.6ml*	**Neutropenie nach Chemotherapie:** 6mg s.c. einmalig pro Chemo-Zyklus

9.4 Interferone

Wm/Wi: antiviral, wachstumshemmend und immunregulatorisch
UW: Fieber, Schwitzen, Schüttelfrost, Müdigkeit, Gelenk- und Weichteilschmerzen, Blutbildveränderungen, HRST, Depression, Tremor, Krampfanfälle, Parästhesien, GI-Störungen, Haarausfall, Exantheme, Pruritus
KI: Herzerkrankung, ZNS-Erkrankung, schwere Leberfunktionsstörung, Niereninsuffizienz, schwere Knochenmarkschäden, cave in SS/SZ
Ink (Interferon alpha): Theophyllin

Interferon alfa-2a	HWZ 3.7–8.5h, Qo 1.0,
Roferon A *Fertigspr. 3, 4.5, 6, 9 Mio IE; Pen 18 Mio IE*	**Chronische Hepatitis B:** 3 x /W. 2.5–5 Mio IE/m² KOF s.c. **chronische Hepatitis C:** 3 x /W. 3–4.5 Mio IE s.c., Kombination mit Ribavirin →164 andere Ind. s. Pck.Beil.
Interferon alfa-2b	HWZ 2–3h, Qo 1.0.
Intron A *Inj.Lsg. 18, 25 Mio IE; Pen 18, 30, 60 Mio IE*	**Chronische Hepatitis B:** 3 x /W. 5–10 Mio IE s.c. **chronische Hepatitis C:** 3 x /W. 3 Mio IE s.c., Kombination mit Ribavirin →164 andere Ind. s. Pck.Beil.
Interferon beta-1a	HWZ 10h, Qo 1.0.
Avonex *Fertigspr. 6 Mio IE; Inj.Lsg. 6 Mio IE* **Rebif** *Fertigspr. 6, 12 Mio IE*	**Multiple Sklerose:** Avonex: 1 x /W. 6 Mio IE i.m. Rebif: 3 x /W. 2.4–12 Mio IE s.c., (2-wöchentliche Steigerung von 2.4 auf 12 Mio IE)
Interferon beta-1b	HWZ 5h, Qo 1.0.
Betaferon *Inj.Lsg. 9.6 Mio IE*	**Multiple Sklerose:** alle 2d 8 Mio IE (1ml) s.c.
Interferon gamma-1b	HWZ 7h, Qo 1.0.
Imukin *Inj.Lsg. 2 Mio IE*	**Chronische Granulomatose:** Pat. < 0.5m² KOF: 3 x /W. 1.5µg/kg s.c. Pat. > 0.5m² KOF: 3 x /W. 50µg/m² KOF s.c.
Peginterferon alfa-2a	HWZ 50–130h
Pegasys *Fertigspr. 135µg, 180µg*	**Chronische Hepatitis C:** 180µg s.c. 1 x /W., Kombination mit Ribavirin →164 **DANI** ini 135µg 1 x /W.

9.5 Impfkalender

Impfung	Monate				Jahre			
	3	5	7	13–24	7–9	9–16	>18	≥ 60
Diphtherie (D) [a] Tetanus (T) Pertussis (aP)	DTaP	DTaP	DTaP	DTaP	DT (A)	DTaP (A)		
H. infl. B (Hib)	Hib	Hib [c]	Hib	Hib				
Polio (IPV)	IPV	IPV [c]	IPV	IPV	IPV (A)			
Hepatitis B (HB) [b]	HB	HB [c]	HB	HB	HB (A)	HB (G) (vor 13. Lj.)		
Pneumokokken (P)	P	P	P	P				P (S)
Meningokokken (M)	M			M				
Masern, Mumps, Röteln (MMR)				2 x MMR				
Varizellen (V)				V		V		
Influenza (I)								I (S)

(hellgrau) Zeitpunkt empfohlener Impfungen mit Impfstoff; (A) = Auffrischimpfung

(mittelgrau) Grundimmunisierung für alle Kinder und Jugendliche, die bisher nicht geimpft wurden, bzw. Komplettierung eines unvollständigen Impfschutzes (G)

(dunkelgrau) Standardimpfungen mit allgemeiner Anwendung = Regelimpfungen (S)

a Ab 5 oder 6 Jahren wird zur Auffrischung ein Impfstoff mit reduziertem Diphterietoxoid-Gehalt (d) verwendet

b Postexpositionelle Hepatitis-B-Prophylaxe bei Neugeborenen von HBsAg-positiven Müttern bzw. von Müttern mit unbekanntem HBsAg-Status: post partum innerhalb von 12h mit der Immunisierung gg. Hepatitis B beginnen

c Bei monoval. Anwendung bzw. bei Kombinationsimpfstoffen ohne Pertussiskomponente kann diese Dosis entfallen

d Siehe Fachinfo: Bei Anwendung des Kombi-Impfstoffes MMRV bitte Angaben des Herstellers beachten

Impftabelle nach "Impfempfehlungen 2008" des obersten Sanitätsrates Österreich

10 Anästhesie

10.1 Opioid-Analgetika

Wm: Stimulation zentraler Opioid-Rezeptoren
Wi: analgetisch, sedativ, atemdepressiv, antitussiv, emetisch u. antiemetisch; vgl. auch UW
UW: Atemdepression, Sedierung, HF↓, hypotensive Kreislaufstörung, Pruritus, Bronchospasmus, Schwitzen, Spasmen der Gallen- und Pankreaswege, Obstipation, Krampfanfälle, Miosis, Toleranzentwicklung, Blasenentleerungsstörung
KI: Anw.Beschr. bei Kindern < 1J., Opioidabhängigkeit, Pankreatitis, Atemstörung, cave in SS/SZ
Ink (Opioide): Cimetidin
Ink (Alfentanil): Erythromycin

Alfentanil	HWZ 1,5h, Q_0 1.0, PPB 92%, PRC C, Lact?
Rapifen *Amp. 1mg/2ml, 5mg/10ml*	**Anästhesie:** Erw. und Ki. je nach OP-Dauer als Bolus: bis 10min: 15–20μg/kg i.v.; 10–30min: 20–40μg/kg; 0.5–1h: 40–80μg/kg; > 1h: 80–150μg/kg; Dauerinf.: 1μg/kg/min

Fentanyl	HWZ 3–12h, Q_0 0.9, PPB 80–85%, PRC C, Lact ?
Fentanyl Janssen *Amp. 0.1mg/2ml, 0.5mg/10ml* **Fentanyl Nycomed** *Amp. 0.1mg/2ml, 0.5mg/10ml* **Fentanyl Torrex** *Amp. 0.1mg/2ml*	**Neuroleptanalgesie:** 50–100μg i.v. in Kombination mit Neuroleptikum, evtl. Wdh. nach 30–45min; **Intubationsnarkose:** ini 2–50μg/kg i.v., dann 25–250μg je nach OP-Verlauf; **Ki.:** 2–12J.: 2–3μg/kg i.v. **Schmerzth.:** →95

Remifentanil	HWZ 3–10min, Q_0 >0.9, PPB 70%, PRC C, Lact?
Ultiva *Inj.Lsg. 1mg/3ml, 2mg/5ml, 5mg/10ml*	**Anästhesie bei Spontanatmung:** 0.04μg/kg/min i.v. ; **Anästhesie mit Beatmung:** ini 0.5–1μg/kg/min i.v., dann je nach Narkoseverfahren **Ki.:** 1–12J.: ini 0.25μg/kg/min i.v., dann je nach Narkoseverfahren 0.05–1.3μg/kg/min

Sufentanil	HWZ 158–164min, Q_0 1.0, PPB 92%, PRC C, Lact?
Sufenta *Amp. 0.05mg/1ml, 0.25mg/5ml, 1mg/20ml* **Sufentan Torrex** *Amp. 0.05mg/10ml, 0.25mg/5ml, 1mg/20ml*	**Anästhesie bei Kombinationsnarkose:** ini 0.7–2μg/kg i.v., dann 0.15–0.7μg/kg **Monoanästhesie:** ini 15–20μg/kg i.v., dann 25–50μg nach Bedarf **epidural:** intra-OP 10–15ml Bupivacain 0.25% + 1μg Sufentanil/ml, post-OP kontinuierlich Bupivacain 0.175% + 1μg Sufentanil/ml; 4–14ml/h

(Siehe auch Opioid-Analgetika →94)

10.2 Sedativa, Hypnotika

10.2.1 Injektionsnarkotika - Barbiturate

Wm/Wi (Methohexital): kurzwirksames Barbiturat, hypnotisch, keine Analgesie
Wm/Wi (Thiopental): Barbiturat, hypnotisch, antikonvulsiv, hirndrucksenkend
UW (Methohexital): RR-Senkung, Atemdepression, Bronchospasmus; **UW** (Thiopental): Atemdepression, euphorische Stimmungslagen, Traumerlebnisse z. T. unangenehmer Art, Übelkeit, Erbrechen, Singultus, Husten, Niesen, allergische u. pseudoallergische Reaktionen, Broncho- und Laryngospasmus, Hautrötung; **KI** (Methohexital): cave in SS/SZ
KI (Thiopental): bekannte Überempfindlichkeit gegen Barbiturate, akute Vergiftungen mit Alkohol, Schlafmitteln, Schmerzmitteln und Psychopharmaka, akute hepatische Porphyrie, maligne Hypertonie, Schock, Status asthmaticus, SZ, cave in SS; **Ink:** Pethidin

Methohexital	HWZ 70–125min, Qo 1.0, PPB 73%, PRC B, Lact ?
Brietal *Inj.Lsg. 500mg*	**Narkoseeinleitung:** 50–120mg oder 1–1.5mg/kg i.v.
Thiopental	HWZ 3–18h, Qo 1.0, PPB 50–80%
Thiopental Sandoz *Inj.Lsg. 1g*	**Narkoseeinleitung:** 5mg/kg i.v.

10.2.2 Injektionsnarkotika - Benzodiazepine

Siehe Psychiatrie →212

10.2.3 Injektionsnarkotika - Nichtbarbiturate

Wm/Wi (Etomidat): Hypnotikum zur Narkoseeinleitung, keine Analgesie
Wm/Wi (4-Hydroxybuttersäure): hypnotisch, keine Analgesie; **Wm/Wi** (Ketamin): analgetisch, hypnotisch ohne wesentliche Atemdepression; **Wm/Wi** (Propofol): Hypnotikum zur Narkoseeinleitung/-aufrechterhaltung, keine Analgesie; **UW** (Etomidat): Atemdepression, Myoklonien; **UW** (4-Hydroxybutteräure.): Myoklonien; **UW** (Ketamin): RR↑, Tachykardie, Hirndruck↑, Hypersalivation, unangenehme Träume; **UW** (Propofol): RR↓, Apnoe, Exzitationssymptome, Husten, Übelkeit, Erbrechen, Kopfschmerzen, Euphorie, Hypertonie, Flush, Singultus, Brady-/Tachykardie, Arrhythmien, Kältegefühl, Hyperventilation, Überempfindlichkeitsreaktionen, Fieber, sexuelle Hemmschwelle↓; **KI** (Etomidat): Ki. < 6J., SZ, cave in SS
KI (4-Hydroxybuttersäure): Nephropathie, Hypertonie, Epilepsie, Alkoholismus; **KI** (Ketamin): schwere Hypertonie, Präeklampsie, Hirndruck↑ ohne adäquate Beatmung, SZ, SS (1. Trim.)
KI (Propofol): bekannte Überempfindlichkeit, auch gg. Soja, Erdnuss, Ki. < 1M. zur Narkose, Ki. < 16J. zur Sedierung, (Propofol 2%): Ki. < 3J.; **Ink** (Ketamin): Schilddrüsenhormone

Esketamin	HWZ 2–4h, PPB 47%
Ketanest S *Amp. 25mg/5ml, 50mg/2ml, 250mg/10ml*	**Narkose:** ini 0.5–1mg/kg i.v.; 2–4mg/kg i.m., dann 50% der Initialdosis alle 10–15min oder 0.5–3mg/kg/h **Analgesie Notfallmedizin:** 0.125–0.25mg/kg i.v.; 0.25–0.5mg/kg i.m. **Analgesie bei Beatmung:** ini 0.25mg/kg i.v., dann 0.2–0.5mg/kg/h

Etomidat	HWZ 3-5h, Qo 1.0, PPB 76%, PRC C, Lact ?
Etomidat Lipuro *Amp. 20mg/10ml* **Hypnomidate** *Amp. 20mg/10ml*	**Narkoseeinleitung:** 0.15-0.3mg/kg i.v, max. 60mg Gesamtdosis **Ki.:** bis 15J.: 0.15-0.2mg/kg i.v.

4-Hydroxybuttersäure	
Somsanit *Amp. 2g/10ml*	**Narkose:** 60-90mg/kg i.v.

Ketamin	HWZ 2-3h, Qo 1.0, PPB 47%, PRC D, Lact -
Ketamin *Kps. 10, 50mg; Dstfl. 500mg/20ml*	**Narkose:** ini 1-2mg/kg i.v.; 4-8mg/kg i.m., dann 50% der Initialdosis alle 10-15 min **Analgesie Notfallmedizin:** 0.25-0.5mg/kg i.v.; 0.5-1mg/kg i.m.; **Analgesie bei Beatmung:** ini 0.5mg/kg i.v., dann 0.4-1mg/kg/h; **Status asthmaticus:** 1-2mg/kg i.v., bei Bedarf bis 5mg/kg/min

Propofol	HWZ 40-200min, Qo 1.0, PPB 98%, PRC B, Lact ?
Diprivan *Amp. 200mg/20ml; Inj.Lsg. 500mg/50ml, 1g/50ml* **Diprivan PFS** *Fertigspr. 500mg/50ml* **Propofol Fresenius** *Amp. 200mg/20ml; Inj.Lsg. 1% 500mg/50ml, 1g/100ml; 2% 1g/50ml* **Propofol Nycomed** *Amp. 200mg/20ml; Inj.Lsg. 1% 500mg/50ml; 2% 1g/50ml* **Propofol Lipuro** *Amp. 200mg/20ml; Inj.Lsg. 1% 500mg/50ml, 1g/100ml; 2% 1g/50ml*	**Narkoseeinleitung:** 1.5-2.5mg/kg langsam i.v., Pat. > 55J. oder Risikopat. 1mg/kg **Narkoseaufrechterhaltung:** 4-12mg/kg/h i.v. **Sedierung bei chirurgischen oder diagnostischen Eingriffen:** ini 0.5-1mg/kg über 1-5min i.v., dann 1.5-4.5mg/kg/h **Sedierung bei Intensivbehandlung:** 0.3-4mg/kg/h i.v.

10.3 Muskelrelaxantien

10.3.1 Stabilisierende Muskelrelaxantien

Wm/Wi: kompetitive Verdrängung von Acetylcholin an Nikotinrezeptoren der motorischen Endplatte ⇒ Verhinderung der Depolarisation; **UW:** Bronchospasmus, Tachykardie, Urtikaria, RR ↓; **KI:** Unmöglichkeit der künstlichen Beatmung, Anw.Beschr. bei Myasthenia gravis und Eaton-Lambert-Syndrom; **Ink**: Verapamil, Vancomycin

Alcuronium	HWZ 2-4.6h, Wi 30min, Qo 0.2,
Alloferin *Amp. 10mg/2ml*	**Muskelrelaxierung i.R. einer Narkose:** ini 150µg/kg i.v., dann 30µg/kg alle 15-25min

Atracurium	HWZ 20-30min, Wi 25min, Qo 1.0, PPB 82%
Tracrium *Amp. 25mg/2.5ml, 50mg/5ml*	**Muskelrelaxierung i.R. einer Narkose:** ini 0.3-0.6mg/kg i.v., dann 0.1-0.2mg/kg alle 15-20min oder 0.3-0.6mg/kg/h Dauerinfusion; **DANI** nicht erforderlich

Cisatracurium	HWZ 22–29min, Wi 35min, Qo 0.85, PRC B, Lact ?
Nimbex *Amp. 5mg/2.5ml, 10mg/5ml, 20mg/10ml*	**Muskelrelaxierung i.R. einer Narkose:** ini 0.15mg/kg i.v., dann 0.03mg/kg alle 20min **DANI** nicht erforderlich
Mivacurium	HWZ 1.8–2min, Wi 15min, PRC C, Lact ?
Mivacron *Amp. 10mg/5ml, 20mg/10ml*	**Muskelrelaxierung i.R. einer Narkose:** ini 0.2mg/kg i.v., dann 0.1mg/kg alle 15min oder 0.5–0.6mg/kg/h **DANI** ini 0.15mg/kg i.v.
Rocuronium	HWZ 84–131min, Wi 35min, Qo 0.8, PRC B, Lact ?
Esmeron *50mg/5ml, 100mg/10ml*	**Muskelrelaxierung i.R. einer Narkose:** ini 0.6mg/kg i.v., dann 0.15mg/kg
Vecuronium	HWZ 65–80min, Wi 25min, Qo 0.8, PPB 30%, PRC C, Lact?
Norcuron *Inj.Lsg. 10mg*	**Muskelrelaxierung i.R. einer Narkose:** ini 0.08–0.1mg/kg i.v., dann 0.02–0.03mg/kg oder 0.8–1.4µg/kg/min

10.3.2 Depolarisierende Muskelrelaxantien

Wm/Wi: Dauerdepolarisation der motorischen Endplatte, Verhinderung der sofortigen Repolarisation
UW: allergische Hautreaktionen, Faszikulationen, Muskelschmerzen, HRST, maligne Hyperthermie
KI: Unmöglichkeit der künstlichen Beatmung, maligne Hyperthermie in der Anamnese
Ink: Digoxin

Suxamethonium	HWZ 2–10min, Qo 1.0, PPB 30%
Lysthenon *Amp. 100mg/5ml*	**Muskelrelaxierung i.R. einer Narkose:** 1–1.5mg/kg i.v. **Ki.:** 1–1.5mg i.v.; 2–3mg/kg i.m.

10.4 Lokalanästhetika

Wm: Membranpermeabilität für Kationen↓, v.a. Na^+
Wi: verminderte bis aufgehobene Erregbarkeit von Nervenfasern
UW: Schwindel, Erbrechen, Benommenheit, Krämpfe, HF↓, HRST, Schock
KI: schwere Überleitungsstörung, akut dekompensierte Herzinsuffizienz, Schock, Infektion im Injektionsbereich, bekannte Allergie

Bupivacain	HWZ 3.5h, Qo >0.9, PPB 92–96%, PRC B
Bucain *Amp. 0.25%, 0.5%: 5, 10, 20, 50ml* **Carbostesin** *Amp. 0.25%, 0.5%, 0.5% (hyperbar): 4, 5, 20ml* **Doloanaest** *Amp. 0.25%: 5ml*	**Leitungsanästhesie:** z.B. N. ischiadicus-Blockade: 10–20ml 0.25–0.5%; max. 2mg/kg **Spinalanästhesie:** 0.5–4ml 0.5% hyperbar subarachnoidal

Levobupivacain	HWZ 80min, PPB>97%
Chirocain *Amp. 25mg/10ml, 50mg/10ml, 75mg/10ml*	**Chirurgische Anästhesie:** Epiduralbolus ilio-inguinaler/iliohypogastrischer Block: 50–150mg; **Ki.:** <12: 1.25–2.5mg/kg **Geburtsanalgesie:** Epiduralbolus 15–25mg, Epiduralinfusion (1.25mg/ml) 5–12.5mg/h **Postoperative Schmerzen:** 12.5–18.75mg/h
Lidocain	HWZ 1.5–2 (3.5) h, Q_0 0.9, PPB 60%, PRC B, Lact+
Lidocrit *Amp. 2%: 10ml* **Xylanaest purum** *Amp. 2%: 2, 5, 10ml; Dstfl. 0.5, 1, 2%* **Xylocain** *Gel 2% (1g enth. 20mg); Spray (1 Sprühstoß = 10mg); Salbe (1g = 50mg); Amp. 2%: 5ml; Dstfl. 1, 2, 4%* **Xylocard** *Amp. 2%: 5ml; Inf.Konz. 20%* **Xyloneural** *Amp. 2%: 5ml; Dstfl. 1%*	**Infiltrationsanästhesie:** bis max. 300mg 0.5–2% **Periduralanästhesie:** lumbal: 1–1.5ml/Segment 0.5–1%
Mepivacain	HWZ 1.9–3.2 h, Q_0 0.95, PPB 65–78%, PRC C, Lact ?
Mepinaest purum *Amp. 0.5%, 1%, 2%: 5ml; Dstfl. 0.5%, 1%, 2%: 50ml* **Scandicain** *Amp. 0.5%, 1%, 2%, 3% (ohne Vasoconstrictor), 4%(hyperbar): 1.8, 2, 5ml; Dstfl. 0.5%, 1%, 2%: 50ml*	**Infiltrationsanästhesie:** bis max. 300mg (30ml 1%), max. 200mg i. HNO-Bereich **Spinalanästhesie:** 0.5–2ml 4% (hyperbar) **Leitungsänasthesie:** z.B. Intercostal-blockade: 2–4ml 1%
Prilocain	HWZ 1.5 h, PPB 55%
Xylonest *Amp. 1%, 2%: 10, 50ml*	**Infiltrationsanästhesie:** bis max. 400mg (40ml 1%) **Oberst-Leitungsanästhesie:** 2ml 2%
Procain	HWZ 0.5–1 h
Gerovital *Amp. 2%: 5ml* **Novanaest purum** *Amp. 1%, 2%: 2, 5, 50ml; Dstfl. 2%: 100ml* **Novocain** *Amp. 10%: 20ml* **Procain HCl** *Amp. 0.05%, 0.5%, 1%, 2%: 50, 250ml*	**Schmerzen:** 4mg/kg als 1-promillige Lsg. über 20min i.v. **Neuralgie, Neuritis:** 5–30ml 1–2% perineural
Ropivacain	HWZ 1.8 h, Q_0 1.0, PPB 94%
Naropin *Amp. 20mg/10ml, 40mg/20ml, 75mg/10ml, 100mg/10ml, 150mg/20ml, 200mg/20ml; Inf.Lsg. 200mg/100ml, 400mg/200ml*	**Postoperative Analgesie:** 12–28mg/h epidural ⇒ Lsg. 2mg/ml ⇒ 6–14ml/h **Plexusblockaden:** 225–300mg ⇒ Lsg. 7.5mg/ml ⇒ 30–40ml

11 Neurologie

11.1 Antiepileptika

11.1.1 Antiepileptika (Antikonvulsiva) – Übersicht zur Wirksamkeit

		Standard-Antiepileptika							Neue Antiepileptika							Sonst.	
		Nicht-Barbitur.					Barb.										
Klasse	Typ	Carbamazepin	Ethosuximid	Mesuximid	Phenytoin	Valproinsäure	Phenobarbital	Primidon	Gabapentin	Lamotrigin	Levetiracetam	Oxcarbazepin	Pregabalin	Tiagabin	Topiramat	Sultiam	Vigabatrin
Fokale Epilepsien	Fokale Anfälle	1. Wahl			2. Wahl	1. Wahl	weitere Wahl	weitere Wahl	2. Wahl	1. Wahl	2. Wahl	1. Wahl	2. Wahl	2. Wahl	2. Wahl	2. Wahl	weitere Wahl
	Sek. generalisierte Anfälle	1. Wahl			2. Wahl	1. Wahl	weitere Wahl	weitere Wahl	2. Wahl	1. Wahl	2. Wahl	1. Wahl	2. Wahl	2. Wahl	2. Wahl	weitere Wahl	weitere Wahl
Generalisierte Epilepsien	Prim. gen. ton.-klon. Anfälle	weitere Wahl			weitere Wahl	1. Wahl	weitere Wahl	weitere Wahl		1. Wahl	2. Wahl	weitere Wahl	2. Wahl		2. Wahl		
	Myoklonische Anfälle		weitere Wahl	weitere Wahl		1. Wahl	weitere Wahl	weitere Wahl		2. Wahl	2. Wahl		2. Wahl		2. Wahl		
	Absencen		1. Wahl	1. Wahl		1. Wahl				1. Wahl	weitere Wahl		weitere Wahl		weitere Wahl		

Legende:
- Mittel 1. Wahl
- Mittel 2. Wahl
- Mittel weiterer Wahl

Quelle: v. Stuckrad, modif. n. Stodieck, Püst 2002

11.1.2 Standardantiepileptika – Nichtbarbiturate

Wm/Wi (Carbamazepin): Dämpfung der verstärkten Reizantwort nach wiederholter Reizung der Afferenzen; **Wm/Wi** (Ethosuximid): im Detail unbekannt, GABA-Abbau ↓
Wm/Wi (Phenytoin): Ionenpermeabilität ↓ ⇒ Membranstabilisierung
Wm/Wi (Valproinsäure): enzymatischer Abbau von GABA ↓ ; **UW** (Carbamazepin): Kopfschmerzen, Schwindel, Ataxie, Sehstörungen, cholestatische Hepatitis, Hämatopoesestrg., bradykarde HRST, allergische Reaktionen; **UW** (Ethosuximid): Übelkeit, Erbrechen, Singultus, Leibschmerzen, Schlaf-/Appetitstörungen, Gewicht ↓ , Diarrhoe, Verstopfung, Ataxie, Lethargie, Kopfschmerzen; **UW** (Phenytoin): Gingivahyperplasie, Hypertrichose, Schwindel, Ataxie, Blutbildveränderungen, Hyperpigmentierung, allergisches Exanthem, HRST, Kopfschmerzen, Doppelbilder, Dupytren-Kontraktur; **UW** (Valproinsäure): Müdigkeit, Tremor, Haarausfall, Leberschäden, Gerinnungsstrg.; **KI** (Carbamazepin): AV-Block, schwere Leberfunktionsstrg., SS (1. Trim.); **KI** (Ethosuximid): bekannte Überempfindlichkeit, SZ
KI (Phenytoin): AV-Block II°–III°, Sick-sinus, Herzinsuffizienz, cave in SS/SZ
KI (Valproinsäure): familiäre Lebererkrankung, SS (1. Trim.), s. Sedativa/Barbiturate →187, Sedativa/Benzodiazepine →212; **Ink** (Carbamazepin): Cimetidin, Chloramphenicol, Danazol, Doxycyclin, Grapefruitsaft, Makrolide, MAO-Hemmer, Voriconazol; **Ink** (Phenytoin): Cimetidin, Chloramphenicol, Doxycyclin, Etoposid, Fluoxetin, Fluvoxamin, Itraconazol, Levodopa, Pethidin, Phenylbutazon, Sulfonamide; **Ink** (Valproinsäure): Salizylate

Carbamazepin	HWZ 15h (mult. Dosis), 36h (1xDosis), Q_0 1.0, PPB 70–80%, th. Serumspiegel: 3–8mg/l
Deleptin *Tbl. 200, 400mg* **Neurotop** *Tbl. 200, 400, 300 (ret.), 600 (ret.)mg* **Tegretol** *Tbl. 200, 400, 200 (ret.), 400 (ret.)mg; Saft (5ml = 100mg)*	**Alle Ind.:** ini 200–400mg/d p.o. in 2–4 (unret.) bzw. 1–2 (ret.) Einzeldosen, langsam steigern bis Erh.Dos. **Epilepsien:** Erh.Dos. 600–1200mg p.o. **Ki.:** 10–20mg/kg/d p.o. **Trigeminusneuralgie:** Erh.Dos. 400–800mg/d **diabetische PNP:** Erh.Dos. 600mg/d, max. 1200mg/d **Pro. manisch depressive Phasen:** Erh.Dos. 200–400mg/d, max. 800mg/d **Anfalls-Pro. bei C_2-Entzug:** 600mg/d, in schweren Fällen 1200mg/d in den ersten d **DANI** nicht erforderlich

Clonazepan	HWZ 30–40h, Q_0 1.0, PPB 83–87%
Rivotril Roche *Tbl. 0.5, 2mg; Amp. 2mg/1ml*	**Epilepsien:** ini 2 x 0.5mg p.o., über 2–4W. steigern bis Erh.Dos. 4–8mg/d in 3–4 ED **Ki.:** Erh.Dos.: Säuglinge: 0.5–1mg/d p.o.; Kleinki.: 1.5–3mg/d p.o.; Schulki.: 3–6mg/d p.o. **Status epilepticus:** 1mg langs. i.v., Wdh. nach Bedarf, max. 13mg/d **Ki., Säuglinge:** 0.5mg i.v. **DANI** nicht erforderlich

Ethosuximid	HWZ 33–55h, Q_0 0.8, keine PPB, Serumspiegel: 40–100mg/l
Petinimid *Kps. 250mg; Saft (5ml = 250mg)* **Suxinutin** *Kps. 250mg; Saft (5ml = 250mg)*	**Absencen, myoklonische Anfälle:** ini 5–10mg/kg p.o., alle 4–7d um 5mg/kg steigern; Erh.Dos.: 15mg/kg, max. 30mg/kg **Ki.:** Erh.Dos.: 20mg/kg, max. 40mg/kg in 1–3 Einzeldosen; **DANI** nicht erforderlich

Phenytoin	HWZ 22h, Q_0 1.0, PPB 83–94%, th. Serumspiegel 10–20mg/l
Epanutin *Kps. 100mg; Saft (5ml = 30mg); Amp. 250mg/5ml* **Epilan D Gerot** *Tbl. 100mg* **Phenhydan** *Amp. 250mg/5ml*	**Epilepsie:** ini 3 x 100mg p.o., dann nach Wi bzw. Serumspiegel **Ki.:** <12J: ini 5–8mg/kg/d p.o. **Status epilepticus:** 250mg über 10min i.v., ggf. Wdh. nach 20min, dann Wdh. alle 1,5–6h; 750mg über 20–30min i.v., max. 17mg/kg/d; **Ki.:** <12J: d1: 30mg/kg i.v.; d2: 20mg/kg; d3: 10mg/kg, max. 1mg/kg/min i.v. **DANI** nicht erforderlich

Valproinsäure	HWZ 6-16h, Q0 0.95, PPB 90-95%, th. Serumspiegel: 50-100mg/l
Convulex *Tbl. 300(ret.), 500(ret.)mg; Kps. 150, 200, 300, 500mg; Gtt. (1ml = 300mg); Sirup (1ml = 50mg); Amp. 500mg/5ml* **Depakine** *Gtt. (1ml = 300mg); Amp. 400mg/4ml* **Depakine chrono** *Tbl. 300(ret.), 500(ret.)mg* **Depakine chronosphere** *Granulat Btl. 50(ret.), 250(ret.), 500(ret.)mg* **Natriumvalproat 1A** *Tbl. 300(ret.), 500(ret.)mg* **Natriumvalproat Hexal** *Tbl. 300(ret.), 500(ret.)mg* **Natriumvalproat ratioph.** *Tbl. 300(ret.), 500(ret.)mg*	**Epilepsie:** ini 5-10mg/kg/d p.o., alle 4-7d um 5mg/kg steigern, Erh.Dos.: 20mg/kg/d; ini 5-10mg/kg langsam i.v., dann 1mg/kg/h bis Plasmaspiegel 0.075mg/ml, MTD 2.5g/d i.v. **Ki.:** 30mg/kg/d p.o.; Jugendliche: 25mg/kg/d p.o.; parenterale Dosierung für Ki. und Jugendliche s. Fachinfo **DANI** nicht erforderlich

11.1.3 Standardantiepileptika – Barbiturate und Derivate

Wm: Verstärkung der GABA-ergen Hemmwirkung im ZNS
Wi: sedierend, schlafinduzierend, anxiolytisch, antiaggressiv, antikonvulsiv, muskelrelaxierend
UW: Müdigkeit, Benommenheit, antegrade Amnesie, Schwindel, Ataxie, Sehstörungen, Porphyrie, Nausea, Erbrechen, Leberfunktionsstörungen, HF↓, Atemdepression, Hautreaktionen, Blutbildveränderungen, Enzyminduktion, Abhängigkeit
KI: Porphyrie, schwere Leber- und Nierenfunktionsstörungen, Status asthmaticus, respiratorische Insuffizienz, SS/SZ
Ink: Alkohol, Azole, Chloramphenicol, Cumarine, Doxycyclin
Ink (Phenobarbital): Etoposid, Pethidin

Phenobarbital	HWZ 60-150h, Q0 0.7, PPB 40-60%, PRC D, Lact -
Luminal *Kps. 5, 10, 50mg; Amp. 200mg/1ml* **Luminaletten** *Tbl. 15mg*	**Epilepsie:** 1-3mg/kg/d p.o. in 2 ED; 200-400mg i.v., max. 800mg/d i.v. **Ki.:** 3-4mg/kg p.o. in 2 ED; 2-3 x 20-75mg i.v.

Primidon	HWZ 8 (80)h, Q0 0.6 (0.2), geringe PPB, th. Serumspiegel 5-10mg/l
Cyral *Tbl. 250mg* **Mysoline** *Tbl. 250mg*	**Epilepsien, Absencen:** ini 60-125mg/d p.o., alle 3d um 125mg steigern, Erh.Dos.: 15mg/kg/d **Ki.:** Erh.Dos.: 20mg/kg/d **DANI** Krea (mg/dl) > 8: max. 250mg/d

11.1.4 Neue Antiepileptika

Wm/Wi (Gabapentin): GABA-Analogon, bindet an Bindungsstellen, die mit alpha$_2$delta-Untereinheiten von spannungsabhängigen Ca-Kanälen assoziiert sind ⇒ Freisetzung verschiedener Monoamin-Neurotransmitter ↓ ; **Wm/Wi** (Lamotrigin): Hemmung spannungsabhängiger Na^+-Kanäle, Glutamatfreisetzung ↓ ; **Wm/Wi** (Levetiracetam): unbekannt **Wm/Wi** (Pregabalin): GABA-Analogon, bindet an spannungsabhängige Ca-Kanäle im ZNS ⇒ Verdrängung von Gabapentin; **Wm/Wi** (Oxcarbazepin, Topiramat): Membranstabilisierung durch Blockade von Na^+-Kanälen, Antagonisierung der exzitatorischen Glutamatwirkung, GABA-Hemm-Wi ↑ ; **Wm/Wi** (Tiagabin): Hemmung der Wiederaufnahme von GABA in Neuronen; **Wm/Wi** (Zonisamid): Hemmung spannungsabhängiger Na^+- und Ca^{2+}-Kanäle, Modulation der GABA-Inhibition; **UW** (Gabapentin): Müdigkeit, Schwindel, Kopfschmerzen, Übelkeit, Erbrechen, Gewichtszunahme, Nervosität, Schlaflosigkeit, Ataxie, Nystagmus, Kribbelparästhesien, Anorexie, Schwächegefühl, Sehstörungen, Tremor, Dysarthrie, Denkstörungen, Amnesie, Mundtrockenheit, Depression, emotionale Labilität **UW** (Lamotrigin): sexuelle Erregbarkeit und Aktivität ↑ , Hautausschläge, Fieber, Lymphadenopathie, Gesichtsödeme, Veränderungen der Blut-/Leberwerte, Stevens-Johnson-Syndrom, Lyell-Syndrom, Quinke-Ödem, aplastische Anämie, Agranulozytose, Leberfkt.-strg., Leberversagen, Kopfschmerzen, Müdigkeit, Schwindel; **UW** (Levetiracetam): Somnolenz, Asthenie, Benommenheit, Kopfschmerz, Nausea, Diarrhoe, Depression, Schwindel, Exanthem; **UW** (Oxcarbazepin): Müdigkeit, Schwindel, Kopfschmerz, Übelkeit, Doppelbilder, Na^+ ↓ , Akne, Alopezie, Exanthem; **UW** (Pregabalin): Benommenheit, Schläfrigkeit, Appetit ↑ , Euphorie, Verwirrung, Libido ↓ , Reizbarkeit, Ataxie, Aufmerksamkeits-, Koordinations- Gedächtnisstrg., Tremor, Dysarthrie, Parästhesie, Verschwommensehen, Diplopie, Schwindel, Mundtrockenheit, Verstopfung, Erbrechen, Flatulenz, erektile Dysfunktion, Müdigkeit, periphere Ödeme, Trunkenheitsgefühl, Ödeme, Gangstörung, Gewicht ↑ ; **UW** (Tiagabin): Schwindel, Asthenie, Somnolenz, nonkonvulsiver Status epilepticus, Verwirrung, Halluzination, Agitiertheit, Wahnvorstellungen, Gesichtsfeldeinschränkung; **UW** (Topiramat): Müdigkeit, Schwindel, Ataxie, Sprachstörungen, Nystagmus, Parästhesie, Tremor, Ängstlichkeit, Übelkeit, Gewicht ↓ , Benommenheit, psychomotorische Verlangsamung, Nervosität, Gedächtnisstrg., Verwirrtheit, Depressionen, Konzentrationsstörungen, Doppelbilder, Sehstrg., Appetitlosigkeit, Leukopenie; **UW** (Zonisamid): Schläfrigkeit, Schwindel, Anorexie, Diplopie, Verwirrtheit, Depression, Agitiertheit, Ataxie, Gedächtnisstrg. Fieber, Diarrhoe; **KI:** bekannte Überempfindlichkeit; **KI** (Gabapentin): akute Pankreatitis; **KI** (Lamotrigin): Ki. < 2J. **KI** (Levetiracetam, Oxcarbazepin, Pregabalin): SS/SZ; **KI** (Tiagabin): schwere Leberfkt.strg., Ki. < 12 J., SS/SZ; **KI** (Topiramat): Ki. < 2J.; **Ink** (Zonisamid): Sulfonamide

Gabapentin	HWZ 5–7 h, Qo 0.08, PPB <3%, PRC C, Lact ?
Gabapentin Arcana *Kps. 300, 400mg* **Gabapentin Torrex** *Kps. 300, 400mg* **Gabapentin ratioph.** *Tbl. 600, 800mg; Kps. 300, 400mg* **Gabatal** *Tbl. 600, 800mg; Kps. 300, 400mg* **Neurontin** *Tbl. 600, 800mg; Kps. 300, 400mg*	**Epilepsien, neuropathische Schmerzen:** d1 300mg/d, d2 600mg/d, d3 900mg/d in 1–3 ED p.o., dann 1200–2400mg/d in 3 ED, max. 3600mg/d; **DANI** GFR > 80: 900–2400mg/d; 50–79: 600–1800mg/d; 30–49: 300–900mg/d; < 30: 3 x 100mg alle 2d; HD: ini 300–400mg, nach 4-stündiger HD jeweils 300–400mg; an dialysefreien d keine Einnahme

Lamotrigin	HWZ 29h, Qo 0.9, PPB 55%, PRC C, Lact ?
Gerolamic *Tbl. 5, 25, 50, 100, 200mg* **Lamictal** *Tbl. 5, 25, 50, 100, 200mg* **Lamotrigin 1A** *Tbl. 25, 50, 100, 200mg* **Lamotrigin Allen** *Tbl.5, 25, 50, 100, 200mg* **Lamotrigin Generikon** *Tbl. 5, 25, 50, 100, 200mg* **Lamotrigin Hexal** *Tbl. 25, 50, 100, 200mg* **Lamotrigin Interph.** *Tbl. 5, 25, 50, 100, 200mg* **Lamotrigin ratioph.** *Tbl. 5, 25, 50, 100, 200mg* **Lamotrigin Sandoz** *Tbl. 25, 50, 100, 200mg* **Lamotrigin Standa** *Tbl. 25, 50, 100, 200mg*	**Epilepsien:** d1–14: 1 x 25mg p.o., d15–29: 1 x 50mg, dann alle 1–2W. um 50–100mg steigern, Erh.Dos.: 100–200mg/d in 1–2 Einzeldosen **Ki.:** 4–11J.: d1–14: 0.6mg/kg, d15–29: 1.2mg/kg, dann alle 1–2W. um 1.2mg/kg steigern, Erh.Dos. 5–15mg/kg/d, max. 400mg/d; bei Kombinationstherapie s. Fachinfo →206
Levetiracetam	HWZ 6–8h, PPB <10%, PRC C, Lact ?
Keppra *Tbl. 500, 750, 1000mg; Lsg. (1ml = 100mg); Saft 100mg/ml*	**Epilepsien:** ini 2 x 500mg p.o., nach Bedarf alle 2–4W. um 2 x 500mg/d steigern bis 2 x 1500mg; **DANI** GFR: > 80: 100%; 50–79: max. 2 x 1g; 30–49: max. 2 x 750mg; < 30: max. 2 x 500mg; HD: 1 x 0.5–1g, nach HD zusätzlich 250–500mg
Oxcarbazepin	HWZ 1–2.5 (9)h, Qo 1.0 (0.7), PPB 40%, PRC C, Lact ?
Trileptal *Tbl. 150, 300, 600mg; Saft (5ml = 300mg)*	**Epilepsien:** ini 2 x 300mg p.o., um 600mg/W. steigern, Erh.Dos.: 600–2400mg/d **DANI** GFR < 30: ini 1 x 300mg
Pregabalin	HWZ 6.3 h, keine PPB
Lyrica *Kps. 25, 50, 75, 100, 150, 200, 300mg*	**Neuropathische Schmerzen, Epilepsien**: ini 150mg p.o. in 2–3 ED, nach Bedarf nach 3–7d steigern auf 300mg/d, max. 600mg/d **DANI** GFR 30–60: ini 75mg/d, max. 300mg/d; 15–29: ini 25–50mg/d, max. 150mg/d; <15: ini 25mg/d, max. 75mg/d
Tiagabin	HWZ 7–9h, Qo 1.0, PPB 96%, PRC C, Lact ?
Gabitril *Tbl. 5, 10, 15mg*	**Epilepsie:** ini 7.5–15mg p.o. in 3 ED, um 5–15mg/W. steigern, Erh.Dos.: 30–50mg/d **DANI** nicht erforderlich
Topiramat	HWZ 18–24h, Qo <0.5, PPB 13–17%, PRC C, Lact ?
Topamax *Tbl. 25, 50, 100, 200mg; Kps. 15, 25mg*	**Epilepsie:** ini 1–2 x 15–25mg p.o., alle 1–2W. um 25–50mg steig., Erh.Dos.: 200–400mg/d **Ki.:** > 2J.: ini 0.5–1mg/kg/d p.o., alle 1–2W. um 1mg/kg steigern, Erh.Dos.: 5–9mg/kg/d **DANI** GFR < 60: sorgfältige Dosiseinstellung

Zonisamid	HWZ 60h, PPB 40–50%
Zonegran *Kps. 25, 50, 100mg*	**Epilepsie:** ini 2 x 25mg p.o., nach 1 W. 2 x 50mg, dann um100mg/W. steigern, Erh.Dos.: 300–500mg/d **DANI** sorgfältige Dosiseinstellung

11.1.5 Sonstige Antiepileptika

Wm/Wi (4-Hydroxybuttersäure): genauer Wm unbekannt, dämpfend auf ZNS, antikataplektisch
Wm (Sultiam): Hemmung der Carboanhydrase
Wm/Wi (Vigabatrin): Hemmung des enzymatischen Abbaus von GABA
UW (4-Hydroxybuttersäure): Schlafstörungen Schwindel, Kopfschmerzen, Nausea, Appetitlosigkeit, abnormes Denken, Verwirrung, Müdigkeit, Muskelkrämpfe, Atemdepression, Tremor, RR ↑, Depressionen
UW (Sultiam): Magenbeschwerden, Parästhesien in den Extremitäten und im Gesicht, Tachypnoe, Hyperpnoe, Dyspnoe, Schwindel, Kopfschmerenz, Stenokardien, Tachykardie, Doppelbilder, Singultus, Gewichtsverlust, Appetitlosigkeit, Hypersensitivität, Schwitzen
UW (Vigabatrin): Gesichtsfelddefekte, Sedierung, Benommenheit, Müdigkeit, Konzentrationsschwäche, Magen-Darm-Beschwerden, Kopfschmerzen, Tremor, Ödeme, Schwindel, Parästhesien, Konzentrations- und Gedächtnisstörungen, Agitation, Aggression, Nervosität, Erregbarkeit, Depression, Denkstörungen., paranoide Reaktionen, Verschwommensehen, Diplopie, Nystagmus, Kinder: Erregung, Agitiertheit
KI (4-Hydroxybuttersäure): Überempfindlichkeit gegen 4-Hydroxybuttersäure, Succinatsemialdehyddehydrogenase-Mangel
KI (Sultiam): Überempfindlichkeit gg. Sultiam, akute Porphyrie, Hyperthyreose, RR ↑, SS/SZ
KI (Vigabatrin): bekannte Überempfindlichkeit, Gesichtsfeldstörungen, SZ
Ink (4-Hydroxybuttersäure): Opioide, Barbiturate
Ink (Sultiam): Sulfonamide

4-Hydroxybuttersäure (Natriumoxybat)	PPB <1% (Btm)
Xyrem *Saft (1ml = 500mg)* **Alcover** *Saft (1ml = 175mg)*	**Kataplexie mit Narkolepsie:** ini 2 x 2.25g p.o., ggf. um 1.5g/d steigern bzw. reduzieren, max. 9g/d **DANI** nicht erforderlich
Sultiam	HWZ 3–30h, PPB 29%
Ospolot *Tbl. 50, 200mg*	**Rolando-Epilepsie:** Erh.Dos. 5–10mg/kg p.o.
Vigabatrin	HWZ 5–8h, Q0 0.01, keine PPB
Sabril *Tbl. 500mg; Granulat 500mg*	**Fokale Anfälle:** ini 1g p.o., steigern um 0.5g/W., Erh.Dos.: 2–3g/d **Ki.:** ini 40mg/kg/d, Erh.Dos.: 50–100mg/kg/d; **infantile Spasmen:** ini 50mg/kg/d p.o., Erh.Dos.: bis 150mg/kg/d **DANI** GFR < 60: sorgfältige Dosiseinstellung

11.2 Antiparkinsonmittel

11.2.1 L-Dopa (Dopaminergikum)

Wm/Wi (Levodopa): passiert Blut-Hirn-Schranke, Aufnahme in dopaminerge Zellen, Decarboxylierung zu Dopamin, Beeinflussung aller Parkinsonsymptome, v.a. Akinesie und psychische Störungen
Wm/Wi (Benserazid, Carbidopa: Decarboxylase-Hemmstoffe, DDI = Dopamin-Decarboxylase-Inhibitoren): passieren Blut-Hirn-Schranke nicht, verhindern Decarboxylierung von L-Dopa in der Peripherie
UW: Nausea, Appetitlosigkeit, Arrhythmien, orthostatische Regulationsstörungen, Unruhe, Ängstlichkeit, Schlafstörungen später Halluzinationen, Wahnideen
Spätkomplikationen: biphasische Dystonien (On-off-Phänomen) mit abruptem Beginn einer Akinesie („off", schmerzhafte Verkrampfung der Muskulatur) gefolgt von plötzlicher Rückkehr der Medikamenten-Wi („on", evtl. mit sog. Peak-Dose-Hyperkinesien)
KI: Glaukom, schwere Psychosen, SS/SZ
Ink (Levodopa): Phenytoin, Pyridoxin, Tiaprid

L-Dopa + Benserazid	HWZ (L-D) 1.5 h, Qo (L-D/B) 1.0/1.0
Levopar *Kps. 50 + 12.5, 100 + 25, 200 + 50mg* **Madopar** *Tbl. 100 + 25, 200 + 50mg; lösl. Tbl. 100 + 25mg; Kps. 50 + 12.5, 100(ret.) + 25mg* **Restex** *Tbl. 100 + 25mg; Kps.100 (ret.) + 25mg*	**M. Parkinson, Parkinson-Syndrome:** ini 100–200 + 25–50mg/d p.o. in 3 ED, je nach Wi alle 3–7d um 50–100 + 12.5–25mg steigern, max. 800 + 200mg/d **Restless-leg-Syndrom:** 100 + 25mg p.o. zur Nacht, evtl. zusätzlich 100 (ret.) + 25mg
L-Dopa + Carbidopa	HWZ L/C 1.5/10h Qo L/C 1.0/>0.7, PRC C, Lact ?
Levocar retard *Tbl. 200(ret.) + 50mg* **Sinemet** *Tbl. 100 + 25, 100 (ret.) + 25mg, 250 + 25mg*	**M. Parkinson, Parkinson-Syndrome:** ini 50–200 + 12.5–25mg/d p.o., je nach Wi alle 3–7d um 50–125 + 12.5mg steigern, max. 2000 + 200mg/d in 3–4 Einzeldosen; 2–4 x 200 (ret.) + 50mg
L-Dopa + Carbidopa + Entacapon	
Stalevo *Tbl. 50 + 12.5 + 200mg, 100 + 25 + 200mg, 150 + 37.5 + 200mg*	**M. Parkinson**: Einstellung entsprechend L-Dopa-Vormedikation; s. Pck.Beil.

11.2.2 Dopaminagonisten (Dopaminergika)

Wm/Wi: direkter dopaminerger Agonismus, Beeinflussung aller Parkinsonsymptome, v.a. Akinesie und psychische Störungen
UW (Bromocriptin): Übelkeit, Erbrechen, Magen-Darm-Beschwerden, Appetitlosigkeit, Verstopfung, Kopfschmerzen, Schwindel, Müdigkeit, depressive Verstimmung, psychomotorische Unruhe, Schlafstörungen, Sehstörungen, visuelle Halluzinationen, Psychose, Verwirrung, Benommenheit, Angst, Nervosität, Dyskinesie, Ataxien, orthostatische Hypotonie, Synkope, Miktionsbeschwerden, allergische Hautreaktionen, Muskelkrämpfe, Mundtrockenheit, Haarausfall, Gefühl der verstopften Nase
UW (Rotigotin): Somnolenz, Schwindel, Übelkeit, Erbrechen, Reaktion an Applikationsstelle, Appetitlosigkeit, Schlafattacken, Halluzinationen, Ängstlichkeit, Schlaflosigkeit, Kopfschmerzen, Dyskinesie, Lethargie, orthostatische Hypotonie, Husten, Singultus, Obstipation, Mundtrockenheit, Diarrhoe, Dyspepsie, Hyperhidrosis, Erythem, Juckreiz, Schwächezustände
KI: (Bromocriptin): bekannte Überempfindlichkeit, Schwangerschaftstoxikose, unkontrollierte Hypertonie, KHK, arterielle Verschlusskrankheit, schwere psychische Störungen
KI (Rotigotin): bekannte Überempfindlichkeit, MRT, elektrische Kardioversion

Bromocriptin	HWZ 1 (38)h, Q0 1.0, PPB 95%, PRC B, Lact -
Parlodel *Tbl. 2.5mg* **Umprel** *Tbl. 2.5mg; Kps. 5mg*	**M. Parkinson:** ini 1 x 1.25mg p.o. zur Nacht, um 1.25mg/W. steigern bis 3 x 2.5mg, max. 30mg/d **DANI** nicht erforderlich
Cabergolin	HWZ 63–68h, PPB 41–42%, PRC B, Lact ?
Cabaseril *Tbl. 1, 2, 4mg* **Dostinex** *Tbl. 0.5mg*	**M. Parkinson:** ini 1 x 1mg p.o., alle 1–2 W. um 0.5–1mg steigern, Erh.Dos.: 1 x 2–6mg **DANI** nicht erforderlich
Lisurid	HWZ 24h, Q0 1.0, PPB 66%
Dopergin *Tbl. 0.2mg*	**Parkinson Syndrom:** ini 0.1mg p.o., dann um 0.1mg/W. steigern, Erh.Dos.: 0.6–2mg/d in 3 Einzeldosen
Pergolid	HWZ 7–16h, PPB 90%, PRC B, Lact ?
Permax *Tbl. 0.05, 0.25, 1mg*	**M. Parkinson:** d1–2: 1 x 0.05mg p.o., dann alle 3d um 0.1–0.15mg steigern, ab d17 alle 3d um 0.25mg steigern, Erh.Dos.: 3 x 1mg p.o.
Pramipexol	HWZ 8–12h, PPB <20%, PRC C, Lact ?
Sifrol *Tbl. 0.088, 0.18, 0.35, 0.7mg*	**M. Parkinson:** W.1: 3 x 0.088mg p.o., W.2: 3 x 0.18mg, W.3: 3 x 0.35mg, nach Bedarf weiter um 0.54mg/W. steigern, max. 3.3mg/d **DANI** GFR > 50: 100%; 20–49: 100% in 2 ED; < 20: 100% in 1 ED

Ropinirol	HWZ 6h, Q0 0.9, P3PB 10–40%, PRC C, Lact ?
ReQuip *Tbl. 0.25, 1, 2, 5mg*	**M. Parkinson:** W.1: 3 x 0.25mg p.o., W.2: 3 x 0.5mg, W.3: 3 x 0.75mg, W.4: 3 x 1mg, dann um 0.5–1mg/W. steigern, Erh.Dos.: 3–9mg/d, max. 24mg/d **Restless-leg-Syndrom:** d1 + 2: 1 x 0.25mg p.o., d3–7: 1 x 0.5mg p.o., d8–14: bis 1mg/d, dann nach Bedarf um 0.5mg/W. bis 1 x 2mg steigern, max. 4mg/d; **DANI** GFR > 30: 100%; < 30: KI

Rotigotin	HWZ 5–7h, PPB 92%
Neupro *TTS 2mg/24h, 4mg/24/h, 6mg/24h, 8mg/24h*	**M. Parkinson:** ini 1 x 2mg/24h, dann wöchentlich um 2mg/24h steigern auf 4–8mg/24h, max. 8mg/24h **DANI** nicht erforderlich

11.2.3 MAO-B-Hemmer (Dopaminergika)

Wm: irreversible Hemmung der dopaminabbauenden Monoaminoxidase B (MAO-B) ⇒ Dopamingehalt im Striatum ↑, Verstärkung der Wi und UW von L-Dopa
Wi: Beeinflussung aller Parkinsonsymptome, v.a. Akinesie und psychische Störungen
UW (Rasagilin): Kopf-, Nackenschmerzen, allergische Reaktion, Fieber, AP, Dyspepsie, Depression, Dyskinesie, Konjunktivitis, Melanom, Hypotonie
UW (Selegilin): Mundtrockenheit, Schwindel, Schlafstörungen, Arrhythmien, Verwirrtheit, Psychose
KI (Rasagilin): bekannte Überempfindlichkeit
KI (Selegilin): SS/SZ
Ink (Rasagilin): MAO-Hemmer, Pethidin, Fluoxetin, Fluvoxamin, Sympathomimetika, Dextrometorphan
Ink (Selegilin): SSRI, MAO-Hemmer, Opioide, Pethidin, Serotoninagonisten (Triptane)

Rasagilin	HWZ 0.6–2h, PPB 60–70%
Azilect *Tbl. 1mg*	**M. Parkinson:** 1 x 1mg p.o. **DANI** nicht erforderlich

Selegilin	HWZ 1.5h, Q0 1.0, PPB 94%
Amboneural *Tbl. 5, 10mg* **Cognitiv** *Tbl. 5, 10mg* **Jumbex** *Tbl. 5, 10mg* **Selegilin Generricon** *Tbl. 5, 10mg* **Xilopar** *Lingualtbl. 1.25mg*	**M. Parkinson:** 5–10mg/d p.o. in 1–2 Einzeldosen (morgens u. mittags), max. 10mg/d; Lingualtbl.: 1 x 1.25mg **DANI** KI

11.2.4 COMT-Hemmer (Dopaminergika)

Wm: Hemmung der Catechol-O-Methyltransferase ⇒ L-Dopa-Plasmaspiegel ↑ (Anwendung nur kombiniert mit L-Dopa); **Wi:** Beeinflussung aller Parkinsonsymptome, v.a Akinesie u. psychische Strg.; **UW:** Urinverfärbung, Dyskinesien, Übelkeit, Diarrhoe, Abdominalschmerz **KI:** Leberinsuffizienz, Phäochromozytom, malignes neuroleptisches Syndrom bzw. atraumatische Rhabdomyolyse in der Anamnese, SS/SZ; **Ink:** nicht-selektive MAO-Hemmer

Entacapon	HWZ 2.4h, Q0 1.0, PPB 98%, PRC C, Lact ?
Comtan *Tbl. 200mg*	**M. Parkinson:** 200mg p.o. zu jeder L-Dopa-Dosis, max. 2g/d; **DANI** nicht erforderlich

11.2.5 Zentral wirksame Anticholinergika

Wm: Hemmung zentraler cholinerger Neurone; **Wi:** Reduktion v.a. der Plus-Symptome Rigor und Tremor; **UW:** Verwirrung bis Psychose, Mydriasis, Akkommodationsstörung, Glaukom, Mundtrockenheit, Miktionsstörungen, Müdigkeit, Tachykardie, Wärmestau **KI**: Glaukom, Miktionsstörungen, Tachyarrhythmie, kognitive Defizite, strenge Ind. > 65 J.

Benzatropinmesilat	HWZ ?, PRC C
Cogentin *Tbl. 2mg*	**Parkinson-Syndrom, medikamentös bedingte extrapyramidale Symptomatik:** ini 1 x 0.5–1mg p.o.,schrittweise Erhöhung um 0.5mg/d bei Bedarf, MTD 6mg
Biperiden	HWZ 24h, Q0 1.0, PPB 94%, PRC C, Lact ?
Akineton *Tbl. 2, 4 (ret.)mg; Amp. 5mg/1ml*	**Parkinson-Syndrom:** ini 2 x 1mg p.o., um 2mg/d steigern, Erh.Dos.: 3–4 x 1–4mg, max. 16mg/d; 1–3 x 4mg (ret.); 10–20mg i.m./langsam i.v.; **medikamentös bedingte extrapyramidale Symptomatik:** 1–4 x 1–4mg p.o.; 2.5–5mg i.m./langsam i.v., ggf. Wdh. nach 30min; **Ki.:** 3–15J.: 1–3 x 1–2mg p.o.; < 1J.: 1mg i.v.; 1–6J.: 2mg i.v.; < 10J.: 3mg i.v. **Nikotinvergiftung:** 5–10mg i.m.
Bornaprin	HWZ 5.2h, PPB 72%
Sormodren *Tbl. 4mg*	**Parkinson-Syndrom, medikamentös bedingte extrapyramidale Symptomatik:** ini 1 x 2mg p.o., Erh.Dos.: 6–12mg/d in 2–3 Einzeldosen; **Hyperhidrosis:** 4–8mg/d
Procyclidin	HWZ 12h
Kemadrin *Tbl. 5mg*	**Parkinson-Syndrom, medikamentös bedingte extrapyramidale Symptomatik:** ini 3 x 2.5mg p.o., alle 2–3d um 2.5–5mg steigern, Erh.Dos.: 3 x 5–10mg

11.2.6 Glutamatrezeptorantagonisten

Wm: Blockade striataler Glutamatrezeptoren ⇒ ACh-Freisetzung ↓; **Wi:** Beeinflussung v.a. von Akinesie und Rigor (s. auch Virustatika →224); **UW:** GI-Strg., Übelkeit, Übererregbarkeit, paranoid gefärbte Psychose mit optischen Halluzinationen; **KI:** Verwirrung, Anfallsleiden, schwere Leberfunktionsstörungen, Niereninsuffizienz, SS/SZ

Amantadin	HWZ 10–30h, Qo 0.1, PPB 67%, PRC C, Lact -
Amantadinsulfat Fresenius *Inf. Lsg. 200mg* **Amantadinsulfat gespag** *Inf. Lsg. 200mg* **Hofcomant** *Tbl. 100mg; Inf.lsg. 200mg/500ml* **PK Merz Schoeller** *Tbl. 100mg; Inf.Lsg. 200mg/500ml*	**M. Parkinson, medikamentös bedingte extrapyramidale Symptomatik:** ini 1 x 100mg p.o., um 100mg/W. steigern, Erh.Dos.: 200–600mg/d in 2–3 ED.; 1–3 x 200mg i.v. **DANI** GFR 60–80: 2 x 100mg p.o.; 50–59: 100/200mg im Wechsel; 30–49: 1 x 100mg; 20–29: 200mg 2 x /W.; 10–19: 100mg 3 x /W.; < 10, HD: 100mg 1 x /W.

11.3 Migränemittel

11.3.1 Secalealkaloide (Ergotamine)

Wm/Wi (Dihydroergotamin): Konstriktion der venösen Kapazitätsgefäße v.a. durch Stimulation von Serotoninrezeptoren, Intervalltherapie; **Wm/Wi** (Ergotamin): Vasokonstriktion v.a. durch α-adrenergen Agonismus, Therapie des Migräne-Anfalls
UW (Dihydro-, Ergotamin): Nausea, Erbrechen, periphere Mangeldurchblutung
KI (Dihydro-, Ergotamin): Überempfindlichkeit gegen Secalealkaloide, schwere KHK, Gefäßerkrankung, schwere Leberfunktionsstörung, SS/SZ; **Ink**: Adrenalin, Betablocker, Dopamin, Makrolide, NNRT-Inhibitoren, Proteaseinhibitoren, Sumatriptan, Voriconazol

Dihydroergotamin	HWZ 7–9h, Qo 0.95, PPB 93%, PRC X, Lact -
Detemes *Kps. 2.5 (ret.), 5 (ret.)mg; Gtt. (20Gtt. = 2mg)* **DHE ratioph.** *Kps. 2.5 (ret.), 5 (ret.)mg* **Dihydergot** *Tbl. 2.5mg; Gtt. (20Gtt. = 2mg)* **Ergont** *Gtt. (20Gtt. = 2mg)* **Ergovasan** *Kps. 2.5 (ret.), 5 (ret.)mg; Gtt. (20Gtt. = 2mg)*	**Migräne-Pro.:** 2 x 5mg p.o.; 1 x 2.5–5mg (ret.) p.o. **vaskuläre Kopfschmerzen:** 3 x 2–3mg p.o.; 1–3 x 2.5–5mg (ret.) p.o. **Hypotonie:** 3 x 1–3mg p.o.; 1–2 x 2.5–5mg (ret.) p.o. **DANI** nicht erforderlich
Dihydroergotamin + Coffein	
Migranal *Nasalspray 4mg (1 Sprühstoß = 0.5mg)*	**Migräneanfall:** 1 Sprühstoß pro Nasenöffnung, ggf. Wdh. nach 15min, max. 4 Sprühstöße pro Tag, max. 16 Sprühstöße/W.
Ergotamin	HWZ 20–34h, Qo 0.5, PPB >90%
Ergokapton *Drg. 1mg*	**Migräneanfall, vaskuläre Kopfschmerzen:** 1–2mg p.o., ggf. erneut 1mg nach 30min

Ergotamin + Mecloxicam + Camylofin + Coffein + Propyphenazon	
Avamigran *Tbl 0.75 + 20 + 25 + 80 + 125mg; Supp. 1.5 + 40 + 100 + 160 + 300mg*	**Initial-Th. vaskulärer Kopfschmerzen, echte und atypische Migräne**: 1–2 Tbl., max. 4 Tbl./d; 1–2 Supp., max 2 Supp./d
Ergotamin + Dimenhydrinat + Coffein	
Synkapton *Drg. 1 + 25 + 100mg*	**Initial-Th. vaskulärer Kopfschmerzen, echte und atypische Migräne**: 1–2 Drg., evtl. Wdh. nach 1/2 h, max. 4 Drg. pro Tag, max. 10 Drg. pro Woche

11.3.2 Triptane

Wm/Wi: Serotoninagonismus (5-HT1D- Rezeptor) ⇒ Vasokonstriktion; **UW:** Schwere-, Druckgefühl, Flush, Müdigkeit, Schwindel; **KI:** bekannte Überempfindlichkeit, KHK, MI, Prinzmetal-Angina, M. Raynaud, RR↑; **Ink:** Ergotamine

Almotriptan	HWZ 3.5h
Almogran *Tbl. 12.5mg*	**Migräneanfall:** 12.5mg p.o. nach Einsetzen der Kopfschmerzen, Wdh. nach frühestens 12h möglich, wenn innerhalb von 24h neuer Anfall auftritt; **DANI** bei schwerer Niereninsuffizienz max. 12.5mg/d
Eletriptan	HWZ 4h, PPB 85%
Relpax *Tbl. 20, 40mg*	**Migräneanfall:** 1 x 40mg p.o., ggf. Wdh. nach 2h, max. 80mg/d; **DANI** 20mg, max. 40mg/d; KI bei schwerer Niereninsuffizienz
Frovatriptan	HWZ 26 h, PPB ca. 15%
Eumitan *Tbl. 2.5mg*	**Migräneanfall:** 2.5mg p.o., ggf. Wdh. nach 2h, max. 5mg/d; **DANI** nicht erforderlich
Naratriptan	HWZ 6h, Q0 0.5, PPB 30%, PRC C, Lact ?
Antimigrin *Tbl. 2.5mg* **Naramig** *Tbl. 2.5mg*	**Migräneanfall:** 1 x 2.5mg p.o., ggf. Wdh. nach 4h; **DANI** GFR < 15: KI
Rizatriptan	HWZ 2–3h, Q0 >0.8, PPB 14%, PRC C, Lact ?
Maxalt *Tbl. 5, 10mg; Lingualtbl. 5, 10mg*	**Migräneanfall:** 1 x 10mg p.o., ggf. Wdh. nach 2h, max. 20mg/d; Kombination mit Propranolol; **DANI** 5mg
Sumatriptan	HWZ 2h, Q0 0.8, PPB 14–21%, PRC C, Lact -
Imigran *Tbl. 50, 100mg; Supp. 25mg; Pen 6mg/0.5ml; Nasenspray (1 Hub = 20mg)* **Sumatriptan 1A** *Tbl. 50, 100mg* **Sumatriptan Allen** *Tbl. 50, 100mg; Nasenspray (1 Hub = 20mg)* **Sumatriptan Hexal** *Tbl. 50, 100mg* **Sumatriptan Sandoz** *Tbl. 50, 100mg*	**Migräneanfall, Horton-Syndrom:** 1 x 50–100mg p.o., ggf. Wdh. nach 4h, max. 300mg/d; 6mg s.c., ggf. Wdh. nach 2h, max. 12mg/d; 25mg rect., ggf. Wdh. nach 2h, max. 50mg/d; 20mg nasal, ggf. Wdh. nach 2h, max. 40mg/d **DANI** nicht erforderlich

Zolmitriptan	HWZ 2.5–3h, Q0 0.7, PPB 25%, PRC C, Lact ?
Zomig *Tbl. 2.5mg; Lingualtbl. 2.5mg; Nasenspray (1 Hub = 5mg)*	**Migräneanfall:** 1 x 2.5mg p.o., 1 x 5mg nasal, bei erneutem Anfall 5mg p.o./nasal, max. 10mg/d; **DANI** GFR < 15: KI

s. auch Analgetika →94

11.3.3 Sonstige Migränemittel

Topiramat siehe auch →189	HWZ 18–24h, Q0 <0.5, PPB 13–17%, PRC C, Lact ?
Topamax Migräne *Tbl. 25, 50, 100, 200mg; Kps. 15mg*	**Migräne-Pro.:** ini 1 x 15–25mg p.o., alle 1–2W. um 25mg steigern, Erh.Dos. 50–100mg/d

11.4 Muskelrelaxantien

11.4.1 Stabilisierende Muskelrelaxantien

Siehe Anästhesie → 182

11.4.2 Depolarisierende Muskelrelaxantien

Siehe Anästhesie → 183

11.4.3 Sonstige peripher wirksame Muskelrelaxantien

Wm/Wi (Clostridium Toxine): spezifische Bindung an den präsynaptischen Akzeptor cholinerger Nervenenden, Blockierung der ACh-Freisetzung
UW (Clostridium Toxine): Mundtrockenheit, Dysphagie, lokale Schmerzen, Torticollis, Blepharoptosis, vertikale Diplopie, Lagophthalmus, Verdauungsstörungen, Myasthenie, Geschmacksveränderungen; **UW** (Dantrolen): Müdigkeit, Schwindel, Schwächegefühl, Hepatitis, Ikterus; **KI** (Clostridium Toxine): neuromuskuläre Erkrankung, SS/SZ
KI (Dantrolen): Lebererkrankung, SS/SZ; **Ink** (Dantrolen): Verapamil

Clostridium-botulinum-Toxin Typ A	
Botox *Inj.Lsg. 100 E* **Dysport** *Inj.Lsg. 5000 E*	s. Pck.Beil.

Clostridium-botulinum-Toxin Typ B	Wi-dauer: 4–16 W.
NeuroBloc *Inj.Lsg. 2500 E/0.5ml, 5000 E/1ml, 10000 E/2ml*	**Cervikale Dystonie:** 10000 IE i.m.

Dantrolen	HWZ 8.7h, Q0 0.95, PPB 90%, PRC C, Lact ?
Dantrolen i.v. *Inj.Lsg. 20mg/60ml*	**Maligne Hyperthermie:** 2.5mg/kg i.v., Infusion fortsetzen, solange Hyperthermie anhält, Gesamtdosis: ca. 10mg/kg/d

11.4.4 Zentral wirksame Muskelrelaxantien (Myotonolytika)

UW: Müdigkeit, Schwindel, Nausea, Mundtrockenheit, Leberenzyme ↑
KI: Myasthenia gravis, SS/SZ

Baclofen	HWZ 3.5h, Qo 0.3, PPB 20–41%, PRC C, Lact +
Lioresal *Tbl. 10, 25mg; Amp. 0.05mg/1ml, 10mg/5ml, 10mg/20ml*	**Spastische Syndrome:** ini 3 x 5mg p.o., Steigerung um 1–3 x 5mg/d frühestens alle 3d; Erh.Dos.: 30–75mg/d, max. 120mg/d **Ki.:** ini 4 x 2.5mg p.o., langsam steigern; < 10J: max. 0.75–2mg/kg/p.o.; > 10J: max. 2.5mg/kg/d **intrathekal:** Erh.Dos.: 300–800µg/d **DANI** KI bei terminaler Niereninsuffizienz
Orphenadrin	HWZ 14h, Qo 0.9, PPB 90%
Norflex *Tbl. 100 (ret.)mg; Amp. 60mg/2ml*	**Skelettmuskelspasmen verschiedener Ursache:** 2 x 100mg (ret.) p.o., max. 400mg/d p.o.; 60mg langsam i.v./i.m, ggf. Wdh. nach 8–12h
Pridinol	HWZ 4h
Myoson *Tbl. 4mg; Amp. 2mg/1ml*	**Muskelspasmen, Torticollis, nächtliche Beinkrämpfe:** ini 3 x 2–8mg p.o., Dauertherapie 4–8mg/d; 1–3 x 2–4mg i.m. **Ki.:** > 12J.: 3 x 2mg p.o.; 3 x 1mg i.m. **Parkinson-Syndrom, essentieller Tremor, M. Little:** ini 4mg p.o., Erh.Dos. 3 x 4mg, max. 30mg/d
Tetrazepam	HWZ 13–44h, Qo 1.0, PPB 70%
Myolastan *Tbl. 50mg*	**Schmerzhafte Muskelverspannung, spastische Syndrome:** ini 50mg/d p.o., je nach Wi tgl. um 25mg steigern bis zu 200mg, max. 400mg/d; **Ki.:** > 1J.: 4mg/kg/d p.o. in 3 ED
Tizanidin	HWZ 2.5h, Qo 1.0, PPB 30%, PRC C, Lact ?
Sirdalud *Tbl. 2, 4, 6mg*	**Spasmen, schmerzhafte Muskelverspannungen:** ini 3 x 2mg p.o., alle 4–7d um 2–4mg/d steigern, Erh.Dos. 12–24mg/d in 3–4 ED, max. 36mg/d **DANI** sorgfältige Dosiseinstellung
Tolperison	HWZ 2.5 h, Qo 1.0
Mydocalm *Tbl. 50mg*	**Schmerzhafte Muskelverspannungen:** 3 x 50–100mg p.o., max. 3 x 150mg **Ki.:** 3M.–6J.: 5mg/kg/d; 6–14J.: 2–4mg/kg/d

11.5 Cholinergika

Wm/Wi: Hemmung der Cholinesterase ⇒ ACh-Konzentration ↑ im synaptischen Spalt ⇒ Parasympathikotonus ↑, Tonus der quergestreiften Muskulatur ↑; **UW:** Faszikulationen, Spasmen, Krämpfe, Speichelfluss, Diarrhoe, HF ↓; **KI:** Asthma bronchiale, Iritis, Thyreotoxikose, Obstruktionsileus, Stenosen oder Spasmen des Darmtraktes, der Gallen- oder Harnwege, Myotonie, Parkinsonismus, postop. Schock- u. Kreislaufkrisen, SZ, cave in SS

Distigmin	HWZ 65–69h
Ubretid *Amp. 0.5mg/1ml*	**Postop. Darm-, Blasenatonie:** 0.5mg i.m., ggf. steigern auf 0.01mg/kg
Neostigmin	HWZ 24–80min, Q0 0.45, PRC C, Lact +
Normastigmin *Amp. 2.5mg/1ml* **Prostigmin** *Dstfl. 2.5mg/ml*	**Antagonisierung nichtdepolarisierender Muskelrelaxantien:** 0.5–2mg i.v., ggf. bis 5mg; **Ki.:** < 20kg: 50µg/kg i.v. **Myasthenia gravis:** mehrmals tgl. 0.5mg i.m.
Pyridostigmin	HWZ 1.7 h, Q0 0.2, PRC C, Lact +
Mestinon *Drg. 60mg*	**Darm-, Blasenatonie:** 60mg p.o. alle 4h **Ki.: paralytischer Ileus:** Säuglinge: 10mg p.o. alle 4h für 2d; Klein-/Schulki.: 20–30mg p.o. alle 4h für 2d **Myasthenia gravis:** 2–4 x 60–180mg p.o.

11.6 Antidementiva

Dihydroergotoxin	HWZ 13–15h
Ergomed *Tbl. 1mg; Kps. 2.5 (ret.)mg; Gtt. (1ml = 1mg)* **Hydergin** *Tbl. 2, 4.5, 6 (ret.)mg; Gtt. (1ml = 2mg)*	**Hirnleistungsstörung im Alter:** 4–8mg/d p.o. in 1–3 Einzeldosen; 2 x 2.5 mg (ret.)
Donepezil	HWZ 70h, Q0 0.95, PPB 95%, PRC C, Lact ?
Aricept *Tbl. 5, 10mg*	**Alzheimer-Demenz:** 1 x 5mg p.o. zur Nacht, nach 4W. evtl. 1 x 10mg
Galantamin	HWZ 7–8h, PPB 18%
Reminyl *Tbl. 4, 8, 12mg; Kps. 8 (ret.), 16 (ret.), 24 (ret.)mg; Lösung (1ml = 4mg)*	**Alzheimer-Demenz:** ini 2 x 4mg p.o., nach 4 W. 2 x 8mg, evtl. nach 8 W. 2 x 12mg; ini 1 x 8mg (ret.), nach 4 W. 1 x 16mg (ret.), evtl. nach 8W. 1 x 24mg (ret.) **DANI** GFR > 9: 100%; < 9: KI
Memantin	HWZ (60–100)h, PPB 45%
Axura *Tbl. 10mg; Gtt. (20Gtt. = 10mg)* **Ebixa** *Tbl. 10mg; Gtt. (20Gtt. = 10mg)*	**Alzheimer-Demenz:** W.1: 1 x 5mg p.o., W.2: 2 x 5mg, W.3: 10–0–5–0mg, ab W. 4: 2 x 10mg; **DANI** GFR 40–60: 10mg/d

Nicergolin	HWZ 7.3h, PPB 82–87%
Ergotop *Tbl. 10, 20, 30mg* **Nicergin** *Tbl. 30mg* **Sermion** *Tbl. 30mg; Drg. 10mg; Brausetbl. 30mg*	**Hirnleistungsstörung im Alter:** 2–3 x 10mg p.o.; 2 x 15–30mg p.o.

Nimodipin	HWZ 8–9h, Q0 1.0, PPB 98%, PRC C, Lact ?
Nimotop *Tbl. 30mg; Inf.Lsg. 10mg/50ml*	**Hirnleistungsstrg. im Alter:** 3 x 30mg p.o.; **Vasospasmen nach Subarachnoidalblutung:** ini 15µg/kg/h i.v., nach 2h 30µg/kg/h

Piracetam	HWZ 4.5–5.5h, Q0 0.02, PPB 15%
Cerebryl *Tbl. 800, 1200mg; Inf.Lsg. 48mg/ml* **Nootropil** *Tbl. 800, 1200mg; Gran. 1.2, 2.4g; Gtt. (1ml = 333mg); Saft 0.33g/ml; Amp. 3g/15ml; Inf.Lsg. 12g/60ml* **Novocephal** *Inf.Lsg. 12g/100ml* **Pirabene** *Tbl. 800, 1200mg; Amp. 1g/5ml*	**Dementielles Syndrom:** 2.4g/d p.o. in 2–3 ED, max. 4.8g/d; 3–12g i.v.; **post-commotionelles Syndrom:** 3 x 800–1600mg p.o. **postanoxisches Myoklonus-Syndrom:** ini bis 12g/d i.v., nach 1–2 W. Dosisreduktion u. Umstellung auf orale Therapie; **DANI** Krea (mg/dl) bis 3: 50%; 3–8: 12.5%; HD: 100%

Rivastigmin	HWZ 1h, Q0 1.0, PPB 40%, PRC B, Lact ?
Exelon *Kps. 1.5, 3, 4.5, 6mg; Lsg. (1ml = 2mg)*	**Alzheimer-Demenz:** ini 2 x 1.5mg/d p.o., nach 2 W. 2 x 3mg, je nach Verträglichkeit alle 2W. um 2 x 1.5 mg steigern bis 2 x 6mg **DANI** nicht erforderlich

11.7 Sonstige ZNS-Medikamente

Wm (Tiaprid): Blockade von Dopamin-2-Rezeptoren in Nucleus caudatus, Putamen u. Corpus striatum; **UW** (Tiaprid): Schwäche, Müdigkeit, Agitation, Schwindel, Kopfschmerz, Gleichgültigkeit, Schlaflosigkeit, Muskelrigidität, Amenorrhoe, Galaktorrhoe; **KI** (Tiaprid): Prolaktinom, Mamma-Ca, Phäochromozytom; **Ink** (Tiaprid): Haloperidol, L-Dopa, Phenothiazine

Flunarizin	HWZ 18d, Q0 1.0, PPB >90%
Flunarium *Tbl. 10mg* **Sibelium** *Kps. 10mg*	**Vestibulärer Schwindel, Migräne-Intervalltherapie:** ini 10mg zur Nacht; Pat. > 65J.: 5mg, Erh.Dos.: 5–10mg alle 2d

α-Liponsäure	HWZ 1h
Tioctan *Inf.Lsg.50mg/5ml, 150mg/15ml* **Thioctacid** *Tbl. 600mg; Amp. 600mg/24ml; Inf.Lsg. 600mg/50ml*	**Diabetische Polyneuropathie:** 600mg/d p.o. in 1–3 Einzeldosen; 300–600mg/d i.v.

Tiaprid	HWZ 3h, Q0 0.25, PPB 0%
Delpral *Tbl. 100mg; Amp. 100mg*	**Dyskinesien:** 3 x 100–200mg p.o./i.m./i.v. **Chorea:** 300–1000mg/d in 3–5 ED p.o./i.v./i.m.; **DANI** GFR 50–80: 75%; 10–49: 50%; < 10: 25%

11.8 Glasgow Coma Scale

Glasgow Coma Scale (GCS)		
Öffnen d. Augen	spontan	4
	auf Ansprache	3
	nach Schmerzreiz	2
	keine Reaktion	1
verbale Antwort	orientiert	5
	verwirrt	4
	unzusammenh. Worte	3
	unverständl. Laute	2
	keine Antwort	1
beste motor. Antwort	befolgt Aufforderung	6
	gezielte Abwehr	5
	Zurückziehen	4
	Beugesynergismen	3
	Strecksynergismen	2
	keine Antwort	1
GCS-Score		3–15

GCS > 8 = Bewusstseinstrübung		
>12	leicht	
12–9	mittelschwer	
Somnolenz: schläfrig, leicht erweckbar		
Stupor: schlafähnlich, leicht erweckbar		
GCS < 8 = Bewusstlosigkeit		
8–7	Koma Grad **I**	leichtes Koma
6–5	Koma Grad **II**	
4	Koma Grad **III**	schweres Koma
3	Koma Grad **IV**	

Koma Grad I: gezielte Abwehrbewegungen, normaler Tonus, keine Pupillen-, Augenbewegungsstörung, vestibulokulärer Reflex (VOR) positiv
II: ungezielte Abwehrbewegungen, normaler bis erhöhter Tonus, Lichtreaktion erhalten, Anisokorie/Bulbusdivergenz möglich
III: ungezielte Bewegungen, Streck- u. Beugesynergismen, erhöhter Tonus, Pupillen variabel, eher eng, anisokor, abgeschwächte Lichtreatkion, path. VOR
IV: keine Schmerzreaktion, Tonus schlaff, Pupillen weit u. starr, VOR -, kraniokaudaler Ausfall der Hirnstammreflexe.

11.9 Dermatome

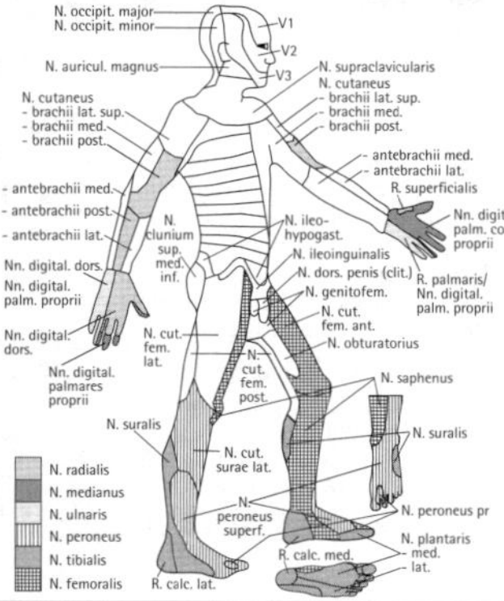

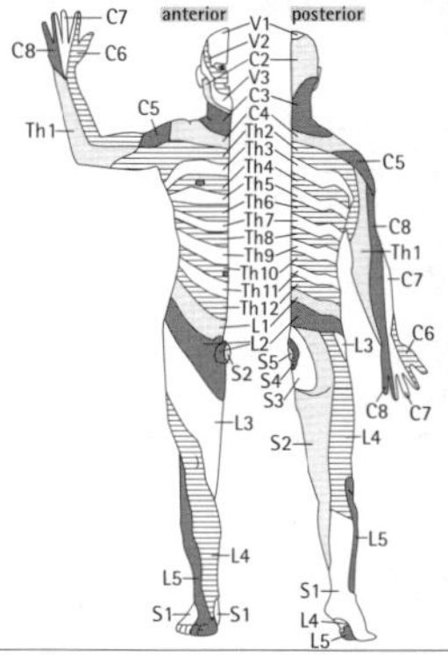

12 Psychiatrie

12.1 Antidepressiva

12.1.1 Nicht selektive Monoamin-Reuptake-Inhibitoren (NSMRI), trizyklische Antidepressiva

Wm (NSMRI): Wiederaufnahmehemmung der Monoamine Noradrenalin und Serotonin in präsynaptische Vesikel ⇒ Stimmungsaufhellung durch Verstärkung der noradrenergen und serotoninergen Übertragung im ZNS
Wi (Amitriptylin): ausgeprägt sedierende Komponente, antinozizeptiv
Wi (Clomipramin): gering sedierend, antinozizeptiv, leicht antriebsfördernd
Wi (Dibenzepin): geringe bis fehlende sedierende Komponente
Wi (Dosulepin): psychomotorisch dämpfend
Wi (Doxepin): anxiolytisch, antidepressiv, leicht sedierend
Wi (Nortriptylin): gering sedierend
UW (NSMRI): Mundtrockenheit, Glaukomanfall, Obstipation, Miktionsstörungen, RR ↓, HRST, Kardiomyopathie, Schwindel, Kopfschmerzen, Unruhe, Schlafstörungen, Verwirrung
KI (NSMRI): Glaukom, AV-Block III°, strenge Indikationsstellung in SS/SZ
Ink (NSMRI): Clonidin, MAO-Hemmer

Amitriptylin	HWZ 15h, Qo 1.0, PPB 95%, PRC D/C, Lact ?
Saroten *Tbl. 10, 25, 25 (ret.), 75 (ret.)mg* **Tryptizol** *Tbl. 25, 75mg*	**Depression:** ini 3 x 20–25mg p.o., je nach Wi steigern bis 3 x 50 oder 2 x 75mg, ältere Pat. 50%; bis 300mg/d bei stationärer Behandlung **chronische Schmerzen:** 50–150mg/d p.o.; 25 bis max. 75mg (ret.) zur Nacht **DANI** nicht erforderlich
Clomipramin	HWZ 21 (36)h, Qo 1.0, PPB 98%, PRC C, Lact +
Anafranil *Tbl. 25, 75 (ret.)mg; Amp. 25mg/2ml*	**Depression, Zwangsstörung, Phobie:** ini 50–75mg/d p.o./i.v./i.m., über 7d steigern auf 100–150mg/d; bis 300mg/d bei stationärer Behandlung **Narkolepsie:** 25–75mg/d **chronische Schmerzen:** 25–150mg/d **DANI** nicht erforderlich
Dibenzepin	HWZ 5h, Qo 3.0, PPB 80%, PRC C, Lact –
Noveril *Tbl. 240 (ret.)mg*	**Depression, Angstsyndrom:** ini 1 x 480–720mg (ret.) p.o., nach 4–9 W. Dosisreduktion auf 1/2 **DANI** nicht erforderlich
Dosulepin	HWZ 18–22 (23–46)h
nur in Kombination mit Diazepam	

Dosulepin + Diazepam	HWZ 10h, Qo 30.0, PPB 91%, PRC D, Lact +
Harmomed *Tbl. 14 + 2.5, 28 + 5mg*	**Depression, generalisierte Angststörung:** 1–2 x 14–28 + 2.5–5mg p.o. **DANI** nicht erforderlich
Doxepin	HWZ 17 (51)h, Qo 1.0, PPB 80%, PRC C, Lact –
Sinequan *Kps. 25, 50mg*	**Depression, Angstsyndom.:** ini 1 x 50mg p.o. zur Nacht, nach 3–4d 75mg, nach 7–8d 100–150mg/d; bis 300mg/d bei stationärer Behandlung **Entzugssyndrom:** ini 3 x 50mg p.o., nach 4d langsame Dosisreduktion **DANI** nicht erforderlich
Nortriptylin	HWZ 18–56h, Qo 1.0, PPB 94%, PRC D, Lact ?
Nortrilen *Tbl. 25mg*	**Depression:** 2–3 x 12.5–50mg p.o., max. 3 x 75mg bei stationärer Therapie **DANI** nicht erforderlich

12.1.2 Alpha-2-Rezeptor-Antagonisten, tetrazyklische Antidepressiva

Wm (Maprotilin): v.a. Hemmung des Noradrenalin-Reuptakes, daneben antihistaminerge und alpha-1-antagonistische Wirkung
Wm (Mianserin): starke antiserotoninerge und antihistaminerge Wirkung, daneben alpha-1 und 2-Antagonismus und Hemmung des Noradrenalin-Reuptakes
Wi (Maprotilin, Mianserin): antidepressiv, psychomotorisch dämpfend, angstdämpfend
Wi (Maprotilin): stimmungsaufhellend, sedierend
Wi (Mianserin): stimmungsaufhellend, sedierend, anxiolytisch
UW (Maprotilin, Mianserin): Müdigkeit, Schläfrigkeit, Schwindel, RR ↓; s. UW NSMRI →202
KI (Maprotilin, Mianserin): Manie, Alkohol-, Schlafmittel- und Psychpharmaka-Intoxikation; s. auch KI NSMRI →202

Maprotilin	HWZ 27–58h (43h), Qo 1.0, PPB 88%, PRC B, Lact ?
Ludiomil *Tbl. 10, 25, 50, 75mg; Amp. 25mg/5ml* **Maprotilin Hydrochlorid 1A** *Tbl. 25, 50, 75mg*	**Depression:** ini 25–75mg p.o., nach 2W. um 25mg/d steigern bis 150mg/d, max. 225mg/d bei stationärer Behandlung; ini 25–75mg i.v., ggf. steigern bis 150mg/d, max. 225mg/d bei stationärer Behandlung **DANI** nicht erforderlich
Mianserin	HWZ 21–61h, Qo 0.95, PPB 90%
Mianserin Arcana *Tbl. 30mg* **Mianserin ratioph.** *Tbl. 30mg* **Tolvon** *Tbl. 30, 60mg*	**Depression:** ini 30mg p.o., Erh.Dos.: 30–90mg/d **DANI** nicht erforderlich

12.1.3 MAO-Hemmer

Wm: selektive reversible Hemmung der MAO-A
Wi: zunächst stark antriebssteigernd, nach ca. 2 Wochen stimmungsaufhellend
UW: RR-Schwankungen, Schlafstörungen Unruhe, Schwindel, Kopfschmerzen, Potenzstörungen
KI: schwere Leberschäden, schwere Hypertonie, akute Delirien, cave in SS/SZ
Ink: andere Antidepressiva, Carbamazepin, Pethidin, L-Dopa

Moclobemid	HWZ 2–4h, Q0 1.0, PPB 50%
Aurorix Roche *Tbl. 150, 300mg* **Moclobemid Alternova** *Tbl. 150, 300mg* **Moclobemid Torrex** *Tbl. 150, 300mg*	**Depression:** ini 300mg p.o., Erh.Dos.: 300–600mg/d **soziale Phobie:** ini 2 x 150mg, nach 4d 2 x 300mg **DANI** nicht erforderlich

12.1.4 Selektive Serotonin-Reuptake-Inhibitoren (SSRI)

Wm: selektive Hemmung der Serotoninwiederaufnahme ⇒ Serotoninanreicherung im synaptischen Spalt
Wi: antidepressiv, psychomotorisch aktivierend
UW: Schlaflosigkeit, Agitiertheit, Somnolenz, Kopfschmerzen, Übelkeit, Erbrechen, Durchfall, HRST, Ejakulationsstörungen
KI: SS/SZ, Kinder und Jugendliche < 18J.
Ink: MAO-Hemmer, Oxitriptan, Sibutramin, Sympathomimetika, Tryptophan
Ink (Fluoxetin): Cumarine, Haloperidol, Phenothiazine
Ink (Fluvoxamin): Cumarine, Lithium, Methadon, Theophyllin

Citalopram	HWZ 33–37h, Q0 >0.7, PPB 80%, PRC C, Lact ?
Citalopram 1A *Tbl. 20mg* **Citalopram Arcana** *Tbl. 10, 20mg* **Citalopram Genericon** *Tbl. 10, 20, 40mg* **Citalopram Hexal** *Tbl. 20, 30, 40, 60mg* **Citalopram Interph.** *Tbl. 10, 20, 60mg* **Citalopram Sandoz** *Tbl. 10, 20, 40mg* **Citalopram Torrex** *Tbl. 10, 20, 40mg* **Citalopram ratioph.** *Tbl. 10, 20, 40mg* **Citalostad** *Tbl. 10, 20, 40mg* **Eostar** *Tbl. 10, 20, 40mg* **Pram** *Tbl. 10, 20, 40mg* **Seropram** *Tbl. 10, 20mg; Inf.Konz. 20mg/0.5ml, 40mg/1ml*	**Depression:** 1 x 20mg p.o., max. 60mg/d **Panikstörung:** ini 1 x 10mg p.o., nach 1 W. 1 x 20mg, je nach Ansprechen steigern bis max. 60mg/d; bei stationärer Behandlung ini 1 x 20mg i.v., Steigerung bis 60mg i.v. **DALI** max. 30mg/d **DANI** nicht erforderlich
Escitalopram	HWZ 30h, PPB 80%
Cipralex *Tbl. 5, 10mg*	**Depression:** 1 x 10mg p.o., ggf. 1 x 20mg **Panikstörung:** ini 1 x 5mg, nach 7d 1 x 10mg, ggf. 1x 20mg **DANI** GFR < 30: sorgfältige Dosisanpassung

Fluoxetin	HWZ 4 (7)d, Q_0 0.85, PPB 95%, PRC C, Lact -
Felicium *Tbl. 20mg; Kps. 20mg* **Floccin** *Saft (5ml = 20mg)* **Fluctine** *lösl. Tbl. 20mg; Kps. 20mg; Saft (5ml = 20mg)* **Fluoxetin 1A** *Tbl. 20, 40mg; Kps. 20mg* **Fluoxetin Arcana** *Kps. 20mg* **Fluoxetin Genericon** *Tbl. 20mg; Kps. 20, 40mg; Saft (5ml = 20mg)* **Fluoxibene** *Kps. 20mg* **Flux Hexal** *Tbl. 20, 40mg; Kps. 20mg; Saft (5ml = 20mg)* **Fluxil** *Kps. 20mg* **Fluxomed** *Kps. 20mg* **Mutan** *Tbl. 20, 40mg; Kps. 20mg* **Positivum** *Kps. 20mg*	**Depression:** 1 x 20mg p.o. **Zwangsstörung:** 1 x 20mg, ggf. 60mg/d **Bulimie:** 60mg/d; **DANI** nicht erforderlich
Fluvoxamin	HWZ 17–22h, Q_0 1.0, PPB 80%, PRC C, Lact ?
Floxyfral *Tbl. 50, 100mg*	**Depression:** ini 50mg p.o., Erh.Dos.: 1 x 100–200mg, max. 300mg/d; **Zwangsstrg.:** ini 50mg/d, Erh.Dos.: 200–300mg/d; **Ki.:** > 8J.: ini 25–50mg p.o., um 25–50mg/W. steigern, max. 200mg/d; **DANI** nicht erforderlich
Paroxetin	HWZ 17–24h, Q_0 0.95, PPB 95%, PRC C, Lact ?
Allenopar *Tbl. 20mg* **Parocetan** *Tbl. 20mg* **Paroxat Hexal** *Tbl. 20, 40mg* **Paroxetin 1A** *Tbl. 20mg* **Paroxetin Arcana** *Tbl. 20mg* **Paroxetin Interph.** *Tbl. 20mg* **Paroxetin Sandoz** *Tbl. 20mg* **Paroxetin ratioph.** *Tbl. 20mg* **Seroxat** *Tbl. 20mg; Saft (1ml = 2mg)*	**Depression, Angststörung, soziale Phobie:** 1 x 20mg p.o., ggf. steigern, max. 50mg/d **Panik-, Zwangsstörung:** ini 10mg, um 10mg/W. steigern, Erh.Dos.: 40mg, max. 60mg/d **DANI** GFR < 30: reduzierte Dosis
Sertralin	HWZ 24h, Q_0 1.0, PPB 98%, PRC C, Lact ?
Adjuvin *Tbl. 50, 100mg* **Galdem** *Tbl. 50mg* **Sertralin 1A** *Tbl. 50, 100mg* **Sertralin Alternova** *Tbl. 50, 100mg* **Sertralin Hexal** *Tbl. 50, 100mg* **Sertralin Interph.** *Tbl. 50, 100mg* **Sertralin Ranbaxy** *Tbl. 50, 100mg* **Sertralin Stada** *Tbl. 50mg* **Sertralin ratioph.** *Tbl. 50, 100mg* **Treslen** *Tbl. 50mg*	**Depression:** 1 x 50mg p.o., je nach Wi steigern auf 1 x 100mg, max. 200mg/d **DANI** nicht erforderlich

12.1.5 Sonstige Antidepressiva

Wm (Duloxetin): kombinierter Serotonin- und Noradrenalin-Reuptake-Hemmer
Wm (Mirtazapin): Blockade von α2-Rezeptoren, noradrenerge/serotoninerge Übertragung ↑
Wm (Opipramol): Antagonismus an H_1-, D_2-, 5-HT_{2A}-, α1-Rezeptoren, hohe Affinität für Sigmarezeptoren, Beeinflussung von NMDA-Rezeptoren
Wm (Reboxetin): selektiver Noradrenalin-Reuptake-Inhibitor (SNRI)
Wm (Trazodon): präsynaptische Hemmung des Serotonin-Reuptakes, postsynaptische Blockade von 5-HT_1-Rezeptoren, Blockade von α1-Rezeptoren
Wm (Venlafaxin): selektiver Serotonin-Noradrenalin-Reuptake-Inhibitor (SSNRI)
UW (Duloxetin): Schlaflosigkeit, Mundtrockenheit, Durst, Übelkeit, Erbrechen, Obstipation, Diarrhoe, Müdigkeit, Angst, Libido ↓, Anorgasmie, Kopfschmerz, Schwindel, Tremor, Verschwommensehen, Nervosität, Schwitzen ↑, Lethargie, Pruritus, Schwäche
UW (Mirtazapin): Agranulozytose, Neutropenie, Müdigkeit, Benommenheit, Ikterus, RR ↓, Tremor, HRST, epileptische Anfälle, Ödeme, Exanthem, Transaminasen ↑, Parästhesien, Verschlechterung psychotischer Symptome
UW (Opipramol): Benommenheit, Müdigkeit, Schwindel, Mundtrockenheit, Durstgefühl, verstopfte Nase, RR ↓, Schlafstörungen, Unruhe, Tremor, Obstipation, paralytischer Ileus, Schwitzen, Akkomodations-, Miktionsstörungen, Verwirrung, Ödeme, Exanthem, sexuelle Störungen, Übelkeit, Tachykardie, Geschmacksstörungen
UW(Reboxetin): Schlaflosigkeit, Mundtrockenheit, Obstipation, Schwitzen, Schwindel, Tachykardie, Gefäßerweiterung, RR ↓,Harnverhalt, Akkomodations-, Appetit-, Erektionsstörungen, Hodenschmerz, Kältegefühl
UW (Trazodon): Müdigkeit, Schwindel, GI-Beschwerden, Mundtrockenheit, Schlafstörungen, Kopfschmerzen, RR ↓, Unruhe, HRST
UW (Venlafaxin): Somnolenz, Mundtrockenheit, Obstipation, Nervosität, Schwitzen ↑, Schwächegefühl, sexuelle Störungen, Schlafstörungen, Kopf-/Bauchschmerzen, Asthenie, Schwindel, Müdigkeit, RR ↑, Akkomodationsstörungen
KI (Duloxetin): Leberfunktionsstörungen, SS/SZ
KI (Mirtazapin): bekannte Überempfindlichkeit
KI (Opipramol): bekannte Überempfindlichkeit, akuter Harnverhalt, akute Delirien, unbehandeltes Engwinkelglaukom, Prostatahypertrophie mit Restharn, paralytischer Ileus, höhergradiger AV-Block, diffuse VES bzw. SVES
KI (Reboxetin): bekannte Überempfindlichkeit
KI (Trazodon): bekannte Überempfindlichkeit, akute Intoxikation mit zentral dämpfenden Pharmaka bzw. Alkohol, Karzinoid-Syndrom
KI (Venlafaxin): bekannte Überempfindlichkeit
Ink (Duloxetin): nicht-selektive MAO-Hemmer, Fluvoxamin, Ciprofloxacin
Ink (Opipramol, Venlafaxin): MAO-Hemmer
Ink (Tryptophan): Sibutramin, SSRI

Duloxetin	HWZ 8–17h, PPB 96%
Cymbalta *Kps. 30, 60mg* **Yentreve** *Kps. 20, 40mg*	**Depression:** 1 x 60mg p.o., max. 2 x 60mg **DANI:** GFR 30–80: 100%; <30: KI **DALI:** KI

Lamotrigin	HWZ 29h, Qo 0.9, PPB 55%, PRC C, Lact ?
Gerolamic *Tbl. 5, 25, 50, 100, 200mg* **Lamictal** *Tbl. 5, 25, 50, 100, 200mg* **Lamotrigin 1A** *Tbl. 5, 25, 50, 100, 200mg* **Lamotrigin Allen** *Tbl. 5, 25, 50, 100, 200mg* **Lamotrigin Genericon** *Tbl. 5, 25, 50, 100, 200mg* **Lamotrigin Hexal** *Tbl. 25, 50, 100, 200mg* **Lamotrigin Interph.** *Tbl. 5, 25, 50, 100, 200mg* **Lamotrigin ratioph.** *Tbl. 5, 25, 50, 100, 200mg* **Lamotrigin Sandoz** *Tbl. 5, 25, 50, 100, 200mg* **Lamotrigin Stada** *Tbl. 5, 25, 50, 100, 200mg*	**Pro. depressiver Episoden bei bipolaren Störungen:** W. 1–2: 1 x 25mg p.o., W. 3–4: 50mg in 1–2 Einzeldosen, ab W. 5: 100mg/d in 1–2 Einzeldosen, Zieldosis 200mg/d, max. 400mg/d; bei Kombinations-Therapie s. Fachinfo; →189
Mirtazapin	HWZ 20–40h, PPB 85%, PRC C, Lact ?
Mirtabene ratioph. *Tbl. 45mg* **Mirtabene** *Tbl. 30mg* **Mirtaron** *Tbl. 30mg* **Mirtazapin Alternova** *Tbl. 30mg* **Mirtazapin Hexal** *Tbl. 15, 30, 45mg* **Mirtazapin Sandoz** *Tbl. 15, 30, 45mg* **Mirtazapin Stada** *Tbl. 15, 30, 45mg* **Mirtel** *Tbl. 30, 45mg* **Remeron SolTab** *Tbl 30mg; Schmelztbl. 15, 30, 45mg*	**Depression:** ini 15mg p.o., Erh.Dos. 1 x 15–45mg **DANI** GFR 11–40: 66%; < 10: 50%
Opipramol	HWZ 6–9h, PPB 91%
Insidon *Drg. 50mg*	**Depression, Angst-, Unruhe-, Spannungszustände:** 50–300mg/d p.o. in 1–3 ED
Reboxetin	HWZ 13h, Qo >0.8, PPB 92–97%
Edronax *Tbl. 4mg*	**Depression:** 2 x 4mg p.o., max. 12mg/d **DANI** ini 2 x 2mg, dann nach Wi steigern
Trazodon	HWZ 7 (10–12)h, Qo 1.0 (0.7), PPB 89–95%, PRC C, Lact ?
Trittico *Tbl. 75 (ret.), 100 (ret.)mg; Amp. 50mg/5ml*	**Depression:** ini 75–100mg (ret.)/d p.o., nach 1 W. 200–400mg (ret.)/d; ini 100–200mg i.v., Steigerung bis 600mg/d möglich **DANI** nicht erforderlich
Tryptophan	HWZ 2.5h, Qo 1.0, PPB 85%
Kalma *Tbl. 500mg*	**Depression:** 3 x 500–1000mg p.o. **Schlafstörung:** 1–2g p.o. zur Nacht
Venlafaxin	HWZ 5 (12)h, Qo 0.45 (0.5), PPB 27%, PRC C, Lact ?
Effectin *Tbl. 50mg; Kps. 75 (ret.), 150 (ret.)mg*	**Depression:** ini 2 x 50mg oder 1 x 75–150mg (ret.) p.o., Erh.Dos.: 3 x 50mg; 1 x 150–375mg (ret.)

12.2 Antimanika, Phasenprophylaktika

Wm: Beeinflussung des Phosphatidylinositolstoffwechsels; **Wi**: Phasenverschiebung biologischer Rhythmen **UW**: Durst, Polyurie, GI-Strg., Tremor, Struma, Hypothyreose, Nierenschäden; **KI**: schwere Herzfunktionsstörung, M. Addison, Niereninsuffizienz, SS/SZ **Ink**: Diltiazem, Fluvoxamin, Haloperidol, Jodsalze, Methyldopa, Sibutramin, Urinalkalisierer (Zitrate, Bikarbonate), Verapamil

Lithiumcarbonat.	HWZ 14–24h, Q0 0.02, keine PPB, th. Serumspiegel 0.6–1.2mmol/l.
Neurolepsin *Tbl. 300mg* **Quilonorm retard** *Tbl. 450 (ret.)mg*	**Therapie/Pro. manisch-depressiver Erkrankungen:** d1–3: 2 x 300mg/d p.o., d4–7: 3 x 300mg; 1–2 x 450mg (ret.); weitere Dosisanpassung nach Serumspiegel **DANI** KI bei schwerer Nierensinsuffizienz

12.3 Neuroleptika

12.3.1 Schwach potente Neuroleptika

Wm: Antagonismus an Dopamin-Rezeptoren im ZNS; **Wi:** antipsychotisch, sedierend (je höher die antipsychotische Wirkung, desto geringer die sedierende und umgekehrt), sympathikolytisch, anticholinerg, antihistaminerg, antiserotoninerg; **UW:** Früh- u. Spätdyskinesien, Parkinsonoid, Akathisie, Unruhe, Erregung, depressive Stimmung, Lethargie, Hyperprolaktinämie, Amenorrhoe, Mydriasis, Akkommodations-, Miktionsstrg., Obstipation, Glaukomanfall, Krampfbereitschaft↑, Hypotonie, Tachykardie, Erregungsleitungsstörungen, allergische Reaktionen, Blutbildveränderungen, Cholestase; **KI:** M. Parkinson, schwere Leberfkt.strg., Blasenentleerungsstrg., Glaukom, akute Intoxikation mit zentraldämpfenden Pharmaka; **Ink** (Neuroleptika): Noradrenalin; **Ink** (Phenothiazine): Fluoxetin, Tiaprid

Chlorprothixen.	HWZ 8–12h, Q0 1.0, PPB 99%.
Truxal *Tbl. 15, 50mg; Saft (1ml = 10mg); Amp. 50mg/1ml*	**Unruhe-, Erregungszustände, Schizophrenie, Psychose:** 2–4 x 15–100mg p.o.; 50–100mg i.v.; **Ki.:** > 3J.: 0.5–1mg/kg/d p.o. in 2 ED; **DANI** sorgfältige Dosiseinstellung
Levomepromazin.	HWZ 17h, Q0 1.0, PPB 98%.
Nozinan *Tbl. 25, 100mg; Gtt. (20Gtt. = 40mg); Amp. 25mg/1ml*	**Unruhe-, Erregungszustände, Psychose:** ini 15–30mg p.o., Erh.Dos. 75–150mg; bei stationärer Behandlung ini 75–100mg/d p.o., auf 150–300mg/d steigern, max. 600mg/d; 25–50mg i.m., ggf. Wdh.; bis 150mg/d i.m. **Ki.:** 1mg/kg/d; **chronische Schmerzen:** ini 25–75mg/d p.o., langsam steigern bis 300mg/d; **DANI** sorgfältige Dosiseinstellung
Promethazin.	HWZ 7–15h, Q0 1.0, PPB >90%, PRC C, Lact ?
Atosil *Amp. 50mg/2ml*	**Unruhe-, Erregungszustände, allergische Reaktionen, Schlafstrg.:** 25–50mg i.v./i.m. **DANI** nicht erforderlich

Prothipendyl	HWZ 2.5h
Dominal fte. *Tbl. 80mg; Amp. 40mg/2ml*	**Unruhe-, Erregungszustände, Psychosen:** 2-4 x 40-80mg p.o.; 1-3 x 40mg i.v. **Ki.:** > 6J.: 2-3 x 40mg p.o.; 4-40mg i.m. (je nach Alter)
Sulpirid	HWZ 8h, Q0 0.3, kaum PPB
Dogmatil *Tbl. 200mg; Kps. 50mg* **Meresa** *Tbl. 200mg; Kps. 50mg*	**Akute/chronische Psychose:** ini 3 x 100mg p.o., Erh.Dos. 400-800mg/d in 2-4 ED, max. 1600mg/d **Ki.:** > 6J.: ini 1-2mg/kg/d p.o., Erh.Dos. 5mg/kg/d in 2-3 ED **Depression, Schwindel:** ini 1-3 x 50mg p.o., Erh.Dos. 150-300mg/d **DANI** GFR 30-60: 50%; 10-29: 30%; < 10: 20%

12.3.2 Mittelstark potente Neuroleptika

UW/KI: s. schwach potente Neuroleptika →208; **Ink** (Chlorpromazin): Pethidin

Chlorpromazin	HWZ 6h, Q0 1.0, PPB 95-98%, PRC C, Lact ?
Largactil *Gtt. (20gtt. =40mg); Supp. 5mg; Amp. 50mg/2ml*	**Unruhe-, Erregungszustände, Psychosen, Schlafstörungen:** 3 x 25-50mg p.o.; 3 x 25-50mg i.m./i.v. (nach 1 : 5 Verdünnung mit NaCl) **Ki.:** 5-10J.: 1-3 x 25mg p.o.; 1-3 x 10mg Supp.; 0.5-1.5mg/kg i.m./i.v. in 2-3 ED
Zuclopenthixol	HWZ 15-25h, PPB 98%
Cisordinol *Tbl. 2, 10, 25, 40mg; Gtt. (20Gtt. = 20mg); Amp. 50mg/1ml, 100mg/2ml, 200 (Dep.)mg/1ml, 500 (Dep.)mg/1ml*	**Unruhe-, Verwirrtheitszustände bei Demenz:** 2-6mg/d p.o. in 2-3 Einzeldosen **akute, chronische Psychosen:** ini 25-50mg/d p.o. in 2-3 ED, ggf. nach 2-3d steigern auf 75mg/d, bis 150mg/d bei stationärer Behandlung; ini 50-100mg i.m. evtl. Wdh. nach 2-3d; 200-500mg Dep. i.m. alle 2-4 W.

12.3.3 Stark potente Neuroleptika

UW/KI: s. schwach potente Neuroleptika →208

Perphenazin	HWZ 8-12h, Q0 1.0, PPB 90%, PRC C, Lact -
Decentan *Tbl. 4, 8mg*	**Psychosen, katatone, delirante Syndrome, psychomotorische Erregungszustände:** 3 x 4-8mg p.o; **DANI** sorgfältige Dosiseinstellung

12.3.4 Sehr stark potente Neuroleptika

UW/KI: s. schwach potente Neuroleptika →208
Ink (Haloperidol): Fluoxetin, Lithium, Tiaprid
Ink (Pimozid): Voriconazol

Fluphenazin	HWZ 20h, Qo 1.0, PPB >95%, PRC C, Lact ?
Dapotum *Tbl. 5mg; Amp. (Dep.) 12.5mg/0.5ml, 25mg/1ml, 50mg/0.5ml, 100mg/1ml* **Fluphenazin Strallhofer** *Tbl. 1mg*	**Akute, chron. Psychose, psychomotorische Erregungszustände:** ini 2 x 0.25 mg/d p.o.; Erh.Dos. 2–10mg/d, bei stationärer Behandlung 10–20mg/d, max. 40mg/d p.o.; 12.5–100mg (Dep.) i.m. alle 2–4 W.
Haloperidol	HWZ 24h, i.m.: ~3W.; Qo 1.0, PPB 92%, PRC C, Lact?
Haldol *Amp. 5mg/1ml* **Haldol Decanoat** *Amp. 50mg/1ml, 150mg/3ml*	**Akute psychotische und katatone Syndrome, psychomotorische Erregungszustände:** ini 5–10mg/d p.o./i.v./i.m., max. 100mg/d p.o., max. 60mg i.m./i.v.; Erh.Dos.: 3–15mg/d p.o. **chronische Psychose:** ini 1.5–4.5mg/d p.o., Erh.Dos. 3–15mg/d p.o. **Ki.:** > 3J.: 0.025–0.05mg/kg/d p.o./i.m./i.v, max. 0.2mg/kg/d **DANI** sorgfältige Dosiseinstellung
Pimozid	HWZ 5h, Qo 1.0, PPB 99%, PRC C, Lact ?
Orap *Tbl. 1, 4mg*	**Chronische Psychosen:** ini 1 x 2–4mg p.o., je nach Wirkung um 2–4mg/W. steigern, max. 16mg/d **psychisch bedingte Versagenszustände:** 1 x 1mg p.o.

12.3.5 Sonstige Neuroleptika

Ink (Clozapin): Ritonavir

Amisulprid	HWZ 12h, Qo 0.5, PPB 16%
Solian *Tbl. 50, 200, 400mg; Gtt. (1ml = 100mg)*	**Schizophrene Psychosen:** produktive Zustände: 400–800mg/d p.o., max. 1200mg/d; primär negative Zustände: 50–300mg/d; Einzeldosis bis 300mg **DANI** GFR 30–60: 50%; 10–29: 33%
Aripiprazol	HWZ 75h, PPB >99%, PRC C, Lact -
Abilify *Tbl. 10, 15, 30mg*	**Schizophrenie:** 1 x 15mg p.o., max. 30mg/d **DANI** nicht erforderlich

Buspiron	HWZ 4h, Qo 1.0, PPB >95%, PRC B, Lact ?
Buspar *Tbl. 10mg*	**Angstzustände:** ini 3 x 5–10mg p.o., max. 60mg/d
Clozapin	HWZ 8–12h, Qo 1.0, PPB 95%, PRC B, Lact -
Lanolept *Tbl. 25, 50, 100mg* **Leponex** *Tbl. 25, 100mg*	**Akute, chronische schizophrene Psychose:** d1: 1–2 x 12.5mg p.o., dann um 25–50mg/d steigern, Erh.Dos. 200–450mg/d p.o., max. 600mg/d p.o.; Pck.Beil. beachten!
Flupentixol	HWZ 22–36h, 70–190h (Dep.), PPB 99%
Fluanxol *Tbl.0.5, 1, 5mg; Amp. (Dep.) 20mg/1ml, 40mg/2ml, 100mg/1ml*	**Angst- und depressive Verstimmungszustände:** 1–2mg/d p.o. **akute/chronische Schizophrenie:** 5–60mg/d p.o. in 2–3 ED; 20–100 (Dep.)mg i.m. alle 2–4W.
Melperon	HWZ 4–8h, Qo 0.9, PPB 50%
Buronil *Drg. 25, 50mg; Amp. 50mg/2ml*	**Schlafstörungen, Unruhe-, Erregungs-, Verwirrtheitszustände, Psychosen:** 3 x 25–100mg p.o., höhere Dosis abends, max. 375mg/d; 50–100mg i.m., max. 200mg/d
Olanzapin	HWZ 34–52h, Qo >0.7, PPB 93%, PRC C, Lact ?
Zyprexa *Tbl. 2.5, 5, 10, 15mg; Lingualtbl. 5, 10, 15mg; Inj. Lsg. 10mg*	**Schizophrenie:** ini 1 x 10mg p.o., dann 1 x 5–20mg; 5–10mg i.v., Wdh. nach 2h, max. 20mg/d i.v. **DANI** nicht erforderlich
Quetiapin	HWZ 7h, PPB 83%, PRC C, Lact ?
Seroquel *Tbl. 25, 100, 200, 300mg; 4-Tages-Starterpackung (50-100-200-300mg)*	**Schizophrenie:** d1 50mg, d2 100mg, d3 200mg, d4 300mg; Erh.Dos.: 150–750mg **DANI** nicht erforderlich
Risperidon	HWZ 3 (24)h, Qo 0.95 (0.1), PPB 88%, PRC C, Lact ?
Risperdal *Tbl. 1, 2, 3, 4, 6mg; Lingualtbl. 1, 2mg; Gtt. (1ml = 1mg); Inj.Lsg. (Depot) 25, 37.5, 50mg* **Risperidon Sandoz** *Tbl. 1, 2, 3, 4, 6mg*	**Chronische Schizophrenie:** d1 2mg, d2 4mg, dann 4–6mg p.o. in 1–2 ED; 25 (Dep.)mg alle 2W. i.m., ggf. 37.5–50 (Dep.)mg alle 2W. **Schwere chronische Aggressivität mit Eigen- oder Fremdgefährdung, psychotische Symptome bei Demenz mit erheblicher Beeinträchtigung:** ini 2 x 0.25mg p.o., je nach Wi alle 2d um 2 x 0.25mg steigern, Erh.Dos. 2 x 0.5–1mg **DANI** sorgfältige Dosiseinstellung

Ziprasidon	HWZ 6.6h, PPB >99%
Zeldox *Kps. 20, 40, 60, 80mg; Inj.Lsg. 20mg/1ml*	**Schizophrenie:** ini 2 x 40mg p.o., max. 2 x 80mg, Erh.Dos. 2 x 20mg; 10–20mg i.m., ggf. nach 2–4 h erneut 10mg, max. 40mg/d **DANI** nicht erforderlich
Zotepin	HWZ 12h, PPB 97%
Nipolept *Tbl. 25, 50, 100mg*	**Schizophrenie:** 75–150mg p.o. in mehreren Einzeldosen, bei stationärer Behandlung max. 450mg/d **DANI** sorgfältige Dosiseinstellung
Flupentixol + Melitracen	
Deanxit *Drg. 0.5 + 10, 1 + 20mg*	**Depressive Verstimmung:** 1–2 x 0.5 + 10mg p.o., max. 2 x 1 + 20mg/d **DANI** sorgfältige Dosiseinstellung

12.4 Sedativa, Hypnotika

12.4.1 Benzodiazepine

Wm: Öffnung von Chloridkanälen ⇒ Verstärkung der hemmenden Funktion GABA-erger Neurone v.a. am limbischen System
Wi: sedierend, schlafinduzierend, anxiolytisch, antiaggressiv, antikonvulsiv, muskelrelaxierend
UW: Müdigkeit, Schläfrigkeit, Benommenheit, Verwirrtheit, paradoxe Reaktion, antegrade Amnesie, Atemdepression, psychische und physische Abhängigkeit
KI: Myasthenia gravis, schwere Leberschäden, respiratorische Insuffizienz, Ataxie, SZ, cave in SS
Ink: Alkohol, Azole, Grapefruitsaft, Methadon, Proteaseinhibitoren

Alprazolam	HWZ 13h, Qo >0.7, PPB 80%, PRC D, Lact ?
Alprastad *Tbl. 0.5, 1mg* **Alprazolam Arcana** *Tbl. 0.5mg* **Alprazolam ratioph.** *Tbl. 0.5, 1mg* **Xanor** *Tbl. 0.5, 1mg*	**Spannungs-, Erregungs-, Angstzustände:** 3 x 0.25–0.5mg p.o., max. 4mg/d, für max. 8–12W.
Bromazepam	HWZ 16h, Qo 1.0, PPB 70%
Bromazepam Genericon *Tbl. 3, 6mg* **Lexotanil** *Tbl. 3, 6mg*	**Spannungs-, Erregungs-, Angstzustände:** ini 1 x 1.5–3mg p.o. zur Nacht, ggf. steigern bis 1 x 6mg, bis 3 x 6mg bei stationärer Behandlung
Brotizolam	HWZ 5h, Qo 1.0, PPB 89–95%
Lendormin *Tbl. 0.25mg*	**Ein-und Durchschlafstörungen:** 0.125–0.25mg p.o. zur Nacht, max. 0.25mg/d

Clobazam	HWZ 18 (50)h, Qo 1.0, PPB 85–91%
Frisium *Tbl. 10mg*	**Spannungs-, Erregungs-, Angstzustände:** 20–30mg/d p.o. in 1–2 ED **Ki.:** 3–15J.: 5–10mg/d **Epilepsie:** ini 5–15mg/d, langsame Dosissteigerung, max. 80mg/d **Ki.:** 3–15J.: ini 5mg, Erh.Dos. 0.3–1mg/kg
Diazepam	HWZ 24–48 (100)h, Qo 1.0 (1.0), PPB 95–99%, PRC D,Lact?
Gewacalm *Tbl. 2, 5, 10mg; Amp. 10mg/2ml* **Psychopax** *Gtt. (30Gtt. = 10mg); Rektal Lsg. 5, 10mg* **Stesolid** *Rect. Tube 5, 10mg* **Umbrium Kwizda** *Tbl. 5, 10mg* **Valium Roche** *Tbl. 5, 10mg; Amp. 10mg/2ml*	**Spannungs-, Erregungs-, Angstzustände:** 5–20mg/d p.o./rect. in 1–2 ED, 30–60mg/d bei stationärer Behandlung **erhöhter Muskeltonus:** ini 10–20mg/d p.o./rect. in 2–4 ED, Erh.Dos. 1–2 x 5mg **Prämedikation vor OP:** 10–20mg p.o./rect./i.m. am Vorabend **Status epilepticus:** 5–10mg i.v./i.m., Wdh. nach Bedarf alle 10min bis 30mg **Ki.:** < 3J.: 2–5mg i.v.; 5–10mg i.m.; > 3J.: 5–10mg i.v.
Dikaliumclorazepat	HWZ 2–2.5 (25–82)h, Qo 1.0 (1.0), PPB 95%
Tranxilium *Tbl. 20, 50mg; Kps. 5, 10, 20mg; Inj.Lsg. 50mg/2.5ml, 100mg/5ml*	**Spannungs-, Erregungs-, Angstzustände:** 10–20mg p.o. in 1–3 ED; max. 150mg/d, bei stationärer Behandlung max. 300mg/d; 50–100mg i.v., evtl. Wdh. nach 2h, max. 300mg/d **Prämedikation vor OP:** 20–100mg p.o./i.v. **Ki.:** 0.3–1.25mg/kg
Flunitrazepam	HWZ 16–35 (28)h , Qo 1.0, PPB 78%, (Btm: Amp. 2mg)
Guttanotte *Gtt.(10gtt = 0.5mg)* **Rohypnol Roche** *Tbl. 1mg* **Somnubene** *Tbl. 1mg*	**Schlafstörung:** 0.5–1mg p.o., max. 2mg zur Nacht
Lorazepam	HWZ 12–16h, Qo 1.0, PPB 80–93%, PRC D, Lact ?
Merlit *Tbl. 2mg* **Temesta** *Tbl. 1, 2.5mg; Lyotbl. 2.5mg; Amp 2, 4mg/1ml* **Lorazepam neuraxph.** *Tbl. 1, 2.5mg*	**Spanngungs-, Erregungs-, Angstzustände:** 0.5–2.5mg/d p.o. in 2–3 ED, bis 7.5mg/d bei stationärer Behandlung **akute Angstzustände:** 0.05mg/kg i.v., evtl. Wdh. nach 2h **Schlafstörung:** 0.5–2.5mg p.o. zur Nacht **Prämedikation vor OP:** 1–2.5mg p.o. am Vorabend und/oder 2–4mg p.o. 1–2h prä-OP **Status epilepticus:** 4mg langsam i.v., ggf. Wdh. nach 10–15min, max. 8mg/12h **Ki.:** 0.05mg/kg i.v., ggf.Wdh. nach 10–15min

Lormetazepam	HWZ 10 (15) h, Qo 0.85 (1.0), PPB 88%
Noctamid *Tbl. 1mg*	**Ein- und Durchschlafstrg.:** 1–2mg p.o. zur Nacht **Prämedikation vor OP:** 2mg p.o. am Vorabend und/oder 2mg bis 1h prä-OP
Midazolam	HWZ 1.5–2.2 h, Qo 1.0, PPB 95%, PRC D, Lact ? (Btm: Amp > 50mg)
Dormicum Roche *Tbl. 7.5mg; Amp. 5mg/1ml, 5mg/5ml, 15mg/3ml, 50mg/10ml* **Midazolam Deltaselect** *Amp. 5mg/1ml, 5mg/5ml, 15mg/3ml, 50mg/10ml, 50mg/25ml* **Midazolam Nycomed** *Amp. 5mg/1ml, 5mg/5ml, 15mg/3ml, 50mg/10ml* **Midazolam Torrex** *Amp. 2mg/2ml, 5mg/1ml, 5mg/5ml, 15mg/3ml, 25mg/5ml, 50mg/10ml*	**Prämedikation vor OP:** 7.5–15mg p.o. 30–60min prä-OP; 3.5–7mg i.m. 20–30min prä-OP **Sedierung:** ini 2–2.5mg i.v., je nach Wi in 1mg-Schritten bis max. 7.5mg; Pat. >60J.: 50%; **Ki.:** 6M.–5J.: 0.05–0.1mg/kg iv., max 6mg; 6–12J.: 0.025–0.05mg/kg i.v., max. 10mg **Narkoseeinleitung:** 0.1–0.2mg/kg i.v. **Sedierung Intensivtherapie:** ini 0.03–0.3mg/kg i.v., dann 0.03–0.2mg/kg/h
Nitrazepam	HWZ 25–30 h, Qo 1.0, PPB 87%
Mogadan *Tbl. 5mg*	**Schlafstörung:** 2.5–5mg p.o., max. 10mg zur Nacht **BNS-Krämpfe Säuglinge,Kleinki.:** 2.5–5mg p.o.
Oxazepam	HWZ 6–25h, Qo 1.0, PPB 97%, PRC D, Lact ?
Adumbran *Tbl. 10mg* **Anxiolit** *Drg. 10,mg; Kps. 30 (ret.), 60 (ret.)mg* **Praxiten** *Tbl. 15, 50mg*	**Spannungs-, Erregungs-, Angstzustände:** 1–2 x 10–20mg p.o., max. 3 x 20mg, bei stationärer Behandlung 50–150mg/d in 2–4 ED **Ki.:** 0.5–1mg/kg/d in 3–4 ED **Durchschlafstörung:** 10–20mg p.o., max. 30mg / 30mg (ret.) zur Nacht
Prazepam	HWZ 1–3 h, Qo 1.0, PPB 88%
Demetrin *Tbl. 10mg*	**Spannungs-, Erregungs-, Angstzustände:** 1–2 x 5–10mg p.o., 20mg p.o. zur Nacht, max. 60mg/d
Triazolam	HWZ 1.4–4.6 h, Qo 1.0, PPB 75–90%, PRC X, Lact ?
Halcion *Tbl. 0.25mg*	**Schlafstörungen:** 0.125–0.25mg p.o. zur Nacht

12.4.2 Sonstige Hypnotika und Sedativa

Wm/Wi (Chloralhydrat): hypnotisch ohne Beeinflussung des REM-Schlafes
Wm/Wi (Clomethiazol): hypnotisch, sedativ, antikonvulsiv
Wm/Wi (Diphenhydramin): sedierendes und hypnotisches Antihistaminikum
Wm/Wi (Zaleplon, Zolpidem, Zopiclon): benzodiazepinähnliche Wirkung
UW (Clomethiazol): Atemdepression, RR↓, vermehrte Bronchialsekretion, Abhängigkeitsentwicklung, Sodbrennen
UW (Diphenhydramin): Schwindel, Kopfschmerzen, Krampfanfälle, HRST, Mundtrockenheit, Miktionsstörungen, paralytischer Ileus
UW (Zaleplon, Zolpidem, Zopiclon): allergische Reaktionen, Müdigkeit, Kopfschmerzen, Schwindel, Nausea, Abhängigkeitsentwicklung
KI (Clomethiazol): schwere Obstruktion mit drohender respiratorischer Insuffizienz
KI (Diphenhydramin): Glaukom, Prostatahypertrophie mit Restharn, akuter Asthmaanfall, Phäochromozytom, Epilepsie, SS/SZ
KI (Zaleplon, Zolpidem, Zopiclon): Myasthenia gravis, SS/SZ
Ink (Zolpidem): Ritonavir

Chloralhydrat	HWZ 4min (7h), Qo 1.0, PPB 40%, PRC C, Lact ?
Chloralhydrat *Saft 1g/10ml, 5g/50ml; RektalLsg. 1g*	**Schlafstörung, Erregungszustände:** 250–1000mg p.o. zur Nacht, max. 2g/d **Sedierung von Kindern, Krampfanfall:** > 6kg: 300mg rect.; > 12kg: 600mg rect.; > 24kg: max. 1200mg rect.
Clomethiazol	HWZ 2.3–5h, Qo 0.95, PPB 60–70%
Distraneurin *Kps. 192mg; Mixtur (1ml = 31.5mg)*	**Akute Entzugssymptomatik, Delirium tremens:** (stationäre Behandlung!): ini 384–768mg p.o., max. 1152–1536mg in den ersten 2h, dann max. 384mg alle 2h **Verwirrtheit, Unruhe älterer Pat.:** 3 x 192–384mg p.o. **Schlafstörungen älterer Pat.:** 384mg zur Nacht, evtl. Wdh. nach 30–60min
Diphenhydramin	HWZ 4–8h, Qo 0.9, PPB 85–99%, PRC B, Lact -
Calmaben *Drg. 50mg* **Dibondrin** *Drg. 50mg; Saft 2mg/ml; Amp. 30mg/2ml* **Noctor** *Tbl. 50mg*	**Schlafstörungen:** 25–50mg p.o. zur Nacht; 1mg/kg i.v. **vestibulärer Schwindel, Übelkeit, Erbrechen, Kinetose, Anaphylaxie:** 1–3 x 50mg p.o., max. 3 x 50mg p.o.; 1–3 x 30mg i.v., max. 3 x 60mg **Ki.:** 6–12J.: 1–2 x 25mg p.o.; 1-3 x 2mg/kg i.v., max. 300mg/d i.v.

Zaleplon	HWZ 1h, Qo 1.0, PPB 60%, PRC C, Lact -
Sonata *Kps. 5, 10mg*	**Einschlafstörungen:** 1 x 10mg p.o. zur Nacht, ältere Pat. 1 x 5mg **DANI** nicht erforderlich
Zolpidem	HWZ 2-2.6h, Qo 1.0, PPB 92%, PRC B, Lact ?
Ivadal *Tbl. 10mg* **Mondeal** *Tbl. 10mg* **Zoldem** *Tbl. 10mg* **Zolpidem Hexal** *Tbl. 5mg* **Zolpidem ratioph.** *Tbl. 10mg*	**Schlafstörungen:** 10mg p.o. zur Nacht, ältere Pat. 5mg **DANI:** nicht erforderlich
Zopiclon	HWZ 5h, Qo 0.95, PPB 45%
Somnal *Tbl. 7.5mg*	**Schlafstörungen:** 7.5mg p.o. zur Nacht, ältere Pat.: 3.75mg **DANI:** ini 3.57mg

12.5 Psychoanaleptika

Wm/Wi (Methylphenidat): Amphetaminderivat: zentral erregend durch Katecholaminfreisetzung
Wm/Wi (Modafinil): Potenzierung der zerebralen $alpha_1$-adrenergen Aktivität ⇒ Verbesserung der Vigilanz, Verringerung der Zahl plötzlicher Schlafepisoden
UW (Methylphenidat): Schwitzen, Hautausschläge, Krampfanfälle, Schlaflosigkeit, Erregungszustände, Psychosen, Abhängigkeit
UW (Modafinil): Kopfschmerzen, Übelkeit, Nervosität, Appetitlosigkeit, Schlafstörungen
KI (Methylphenidat): Hyperthyreose, Glaukom, Prostatahypertrophie, Depression, Psychose, Suchterkrankung, Phäochromozytom, SS/SZ
KI (Modafinil): Abhängigkeit in der Anamnese, SZ, Anw.Beschr. in der SS
Ink (Modafinil): Prazosin

Methylphenidat	HWZ 2-4h, Qo 0.95, PPB 10-33%, PRC C, Lact ? (Btm)
Concerta *Tbl. 18(ret.), 36(ret.)* **Ritalin** *Tbl. 10mg*	**Aufmerksamkeitsdefizit-Hyperaktivitäts-Störung:** ini 5mg p.o., wöchentlich um 5-10mg steigern, max. 60mg/d in 2-3 ED; 1 x 18-36mg (ret.), max. 54mg (ret.)/d **Narkolepsie:** 10-60mg/d in 2-3 ED
Modafinil	HWZ 10-12h, PPB 62%, PRC C, Lact ? (Btm)
Modasomil *Tbl. 100mg*	**Narkolepsie:** 200-400mg/d p.o. in 2 ED (morgens, mittags) **DANI** schwere Niereninsuffizienz: 50%

12.6 Alkoholentwöhnungsmittel

Ink (Disulfiram): Metronidazol

Acamprosat	HWZ 20.7h, keine PPB
Campral *Tbl. 333mg*	**Aufrechterhaltung der Abstinenz bei Alkoholabhängigkeit:** 3 x 666mg p.o.; Pat. < 60kg: 2–1–1 Tbl.
Clonidin	HWZ 12–16h, Q_0 0.4, PPB 30–40%, PRC C, Lact ?
Catapresan *Tbl. 0.075, 0.15mg; Amp. 0.15mg/1ml* **Clonidin Hydrochlorid** *Inj.Lsg. 1.5mg/10ml, 7.5mg/50ml*	**Alkoholentzugssyndrom:** ini 0.15–0.6mg i.v., max 0.9mg i.v. dann 0.3–4mg/d i.v., max. 10mg/d i.v.; Perf. (0.75mg) = 15µg/ml ⇒ 2–8ml/h
Disulfiram	HWZ 12h, Q_0 0.5, PRC C, Lact ?
Antabus *Tbl. 400mg*	**Alkoholabusus, -abhängigkeit:** d 1 + 2: 800mg p.o., ab d3: 200–400mg, Erh.Dos 200–400mg/d, max. 400mg/d

12.7 Rauchentwöhnungsmittel

Wm/Wi (Bupropion): Hemmung des Katecholamin-Reuptakes im Gehirn ⇒ Noradrenalin↑, Dopamin↑ in bestimmten Hirnregionen ⇒ Milderung von Nikotinentzugssymptomen, Rauchdrang↓; **Wm/Wi** (Vareniclin): bindet an neuronale nikotinerge Acetylcholinrezeptoren ⇒ lindert Symptome des Rauchverlangens u. des Rauchentzugs; **UW** (Amfebutamon): Fieber, Mundtrockenheit, Übelkeit, Erbrechen, Bauchschmerzen, Obstipation, Schlaflosigkeit, Konzentrationsstrg., Kopfschmerz, Tachykardie, RR↑, Depression, Ruhelosigkeit, Angst **UW** (Vareniclin): Übelkeit, Erbrechen, Obstipation, Diarrhoe, Magenbeschwerden, Dyspepsie, Flatulenz, Mundtrockenheit, gesteigerter Appetit, abnorme Träume, Schlaflosigkeit, Somnolenz, Schwindel, Dysgeusie; **KI** (Bupropion): Epilepsie, Bulimie, Anorexie, bipolare Psychose, schwere Leberzirrhose, Kinder und Jugendliche < 18J., SS/SZ; **KI** (Vareniclin): bekannte Überempfindlichkeit; **Ink** (Amfebutamon): MAO-Hemmer

Amfebutamon (Bupropion)	HWZ 20h, Q_0 >0.8, PPB 84%
Zyban *Tbl. 150(ret.)mg*	**Raucherentwöhnung:** d1–3: 1 x 150mg (ret.) p.o., dann 2 x 150mg (ret.) **DANI** 150mg/d
Vareniclin	HWZ 24h, PPB <20%
Champix *Tbl. 0.5, 1mg*	**Raucherentwöhnung:** d1–3: 1 x 0.5mg p.o., d4–7: 2 x 0.5mg, ab d8: 2 x 1mg, Therapie-Dauer 12W. **DANI** GFR > 30: 100%; < 30: max. 1mg/d; bei terminaler Niereninsuffizienz Anwendung nicht empfohlen **DALI** nicht erforderlich

13 Haut

13.1 Antipruriginosa, Antiphlogistika

Ammoniumbituminosulfonat	
Ichtholan 10, 20, 50% *Salbe 100g enth. 10, 20, 50g*	**Unspezifisch entzündliche Hauterkrankungen (Furunkel, Schweißdrüsenabszeß):** Salbe dick auftragen und mit Verband abdecken; Verbandswechsel alle 2d
Benzocain	
Anaestherit *Salbe 100g enth. 10g; Streupuder 100g enth. 6g* **Anaesthesinsalbe 5, 10%** *Salbe 100g enth. 5, 10g*	**Juckreiz, Gürtelrose, Brandwunden, Sonnenbrand, Insektenstiche, Anästhesie von Schmerzpunkten bei Lumbago und Ischialgie:** ein- bis mehrmals tgl. nach Bedarf auftragen →140
Bufexamac	
Parfenac *Creme, Salbe, Fettsalbe;, Emulsion 100g enth. 5g*	**Milderung von Entzüngssymptomen der Haut bei endogenem Ekzem, chronischem Ekzem:** 1–3 x tgl. auftragen
Phenolsulfonsäure (Gerbstoff)	
Tannosynt *Lotion 1%, Badekonzentrat 100g enth. 40g*	**Hauterkrankungen mit Entzündung, Juckreiz oder Nässen:** Creme: 3 x tgl. dünn auftragen; Lotio: 1–2 x tgl. dünn auftragen; Puder: 1–2 x tgl. dünn auftragen; Pulver: in warmem Wasser auflösen für Bäder und Umschläge

13.2 Kortikosteroide

13.2.1 Schwach wirksame topische Kortikosteroide

Hydrocortison	
Ekzemsalbe F Agepha *Salbe 100g enth. 10mg* **Hydroderm Aesca** *Creme, Salbe 100g enth. 1g*	**Entzündliche, allergische, pruriginöse Hauterkrankungen, chemisch und physikalisch induzierte Dermatitiden:** 1–3 x tgl. auftragen
Prednisolon	
Kühlprednon *Salbe 100g enth. 160mg*	**Akute Ekzeme und Dermatitiden:** 1–3 x tgl. auftragen

13.2.2 Mittelstark wirksame topische Kortikosteroide	
Clobetason	
Emovate *Creme, Salbe 100g enth. 50mg*	**Leichtere Formen von Ekzemen, seborrhoische Dermatitis und steoridempfindliche Dermatosen:** 2 x tgl. auftragen
Fluocortolon	
Ultralan *Creme, Salbe, Fettsalbe 100g enth. 500mg*	**Ekzeme, Neurodermitis, Psoriasis, Intertrigo, Lichen ruber, Lichen sclerosus, kutaner Lupus erythematodes:** 1–3 x tgl. auftragen
Flupredniden	
Decoderm *Creme 100g enth. 100mg*	**Ekzeme, auf Corticoide ansprechende Dermatitiden:** 1–3 x tgl. auftragen
Hydrocortison-butyrat	PRC C, Lact ?
Locoidon *Salbe 100g enth. 100mg*	**Ekzeme, auf Corticoide ansprechende Dermatitiden:** 2 x tgl. auftragen
Prednicarbat	PRC C, Lact ?
Prednitop *Creme, Salbe, Fettsalbe 100g enth. 250mg*	**Ekzeme, auf Corticoide ansprechende Dermatitiden:** 1–2 x tgl. auftragen
Triamcinolon-acetonid	PRC C, PPB 80% (bei syst. Anwendung), Lact ?
Volon A *Creme, Salbe, Haftsalbe, Lotio 100g enth. 100mg*	**Ekzeme, auf Corticoide ansprechende Dermatitiden:** 1–2 x tgl. auftragen

13.2.3 Stark wirksame topische Kortikosteroide	
Betamethason	PRC C, Lact -
Betnovate V *Creme, Salbe, Lotio, Lsg.(Crinale) 100g enth. 100mg* **Diproderm** *Creme, Salbe, Lsg. 100g enth. 50mg* **Diproforte** *Gel, Salbe 100g enth. 50mg*	**Ekzeme, steroidempfindliche Dermatosen:** 1–2 x tgl. auftragen
Desoximethason	PRC C, Lact ?
Topisolon *Fettsalbe 100g enth. 250mg*	**Ekzeme, steroidempfindliche Dermatosen:** 1–2 x tgl. auftragen
Diflucortolon	
Neriforte *Creme, Salbe, Fettsalbe 100g enth. 300mg* **Nerisona** *Salbe, Fettsalbe 100g enth. 100mg*	**Ekzeme, steroidempfindliche Dermatosen:** 1–2 x tgl. auftragen

Fluocinonid	PRC C, Lact ?
Topsym *Creme, Salbe, Fettsalbe* *100g enth. 50mg*	**Entzündliche, entzündlich-juckende und allergische Dermatosen:** 1–2 x tgl. auftragen
Methylprednisolon	HWZ 2–3h, PRC C, Lact ?
Advantan *Creme, Salbe, Fettsalbe, Lsg., Milch 100g enth. 100mg*	**Endogene und exogene Ekzeme, Neurodermitis:** 1 x tgl. auftragen
Momethason	PRC C, Lact ?
Elocon *Salbe, Creme, Lösung* *100g enth. 100mg*	**Entzündliche und juckende, steroid-empfindliche Dermatosen:** 1 x tgl. auftragen

13.2.4 Sehr stark wirksame topische Kortikosteroide

Clobetasol	
Dermovate *Creme, Salbe, Lsg.(Crinale)* *100g enth. 50mg*	**Psoriasis, akutes und chronisches Ekzem, Lichen ruber planus, Lichen sclerosus et atrophicans, Pustulosis palmaris et plantaris:** 1 x tgl. auftragen, max. 20% der KOF, max. 50g Salbe/Creme pro W.

13.3 Antipsoriatika

13.3.1 Antipsoriatika – Externa

Calcipotriol	
Psorcutan *Creme, Salbe, Lsg.* *100g enth. 5mg*	**Leichte bis mittelschwere Psoriasis:** 2 x tgl. auftragen
Dithranol	
Micanol 1%, 3% *Creme 100g enth. 1, 3mg*	**Subakute und chronische Psoriasis:** 2 x tgl. auftragen
Steinkohlenteer	
Exorex *Lotion 100g enth. 1g*	**Seborrhoische Dermatitis, Seborrhoe oleosa, Pityriasis simplex capitis, Psoriasis der Kopfhaut:** 1–2 x /W. auftragen/anwenden

13.3.2 Antipsoriatika – Interna

Wm/Wi (Acitretin): = Vitamin A-Derivat, normalisiert Wachstum und Differenzierung von Haut- u. Schleimhautzellen; **Wm/Wi** (Ciclosporin, Methotrexat): Hemmung aktivierter T-Zellen, deren Zytokine zur Hyperproliferation der Keratinozyten beitragen
Wm/Wi (Efalizumab): monoklonaler Antikörper, bindet an Oberfläche von T-Lymphozyten, die nicht mehr aus der Blutbahn ins Gewebe einwandern können ⇒ Unterdrückung des Entzündungsprozesses; **UW** (Acitretin): Trockenheit von Haut und Schleimhäuten, Lippenentzündung, Haarausfall, Transaminasen↑, BB-Veränderungen, Lipide↑; **UW** (Ciclosporin): Nierenschädigung, Leberfunktionsstrg., Kardiotoxizität, Tremor, Hirsutismus, Gingivahypertrophie, Ödeme; **UW** (Efalizumab): Fieber, Kopfschmerzen, Schüttelfrost, Übelkeit, Muskelschmerzen, Rückenschmerzen, Asthenie, Leukozytose, Lymphozytose, Thrombopenie, Urticaria, Arthritis; **UW** (Methotrexat): Exanthem, Haarausfall, GI-Ulzera, Übelkeit, Hämatopoesestörung; **KI** (Acitretin): Leber-, Niereninsuffizienz, Diabetes mellitus, Frauen im gebärfähigen Alter, SS/SZ; **KI** (Ciclosporin): Nierenfunktionsstörung, unkontrollierte arterielle Hypertonie, unkontrollierte Infektion, Tumore, schwere Lebererkrankung, SZ, cave in SS
KI (Efalizumab): Malignome, aktive Tuberkulose, schwere Infektionen, Immunschwäche, Psoriasis guttata, Ps. erythrodermatica, Ps. pustulosa; **KI** (Methotrexat): akute Infektionen, schwere Knochenmarkdepression, Leberfunktionsstörung, GI-Ulzera, Niereninsuffizienz, SS/SZ; **Ink** (Methotrexat): Cisplatin, NSAR, Penicilline, Salizylate, Sulfonamide

Acitretin	HWZ 50 (60) h, Qo 1.0, PPB 99%, PRC X, Lact ?
Neotigason *Kps. 10, 25mg*	**Psoriasis, Hyperkeratosis palmoplantaris, Pustulosis palmoplantaris, Ichthyosis, M. Darier, Pityriasis rubra pilaris, Lichen ruber planus:** ini 30mg/d p.o. für 2–4 W., dann ggf. bis max. 75mg/d **Ki.:** ini 0.5mg/kg/d, ggf. bis 1mg/kg/d, max. 35mg/d, Erh.Dos. 0.1mg/kg/d, max. 0.2mg/kg/d
Ciclosporin	HWZ 7–8 (16–19)h, Qo 1.0, PPB 90%, th. Serumspiegel (μg/l): 100–300
Ciclorahexal *Kps. 25, 50, 100mg; Susp. (1ml = 100mg)* **Neoimmun** *Kps. 25, 50, 100mg; Susp. (1ml = 100mg)* **Sandimmun** *Kps. 10, 25, 50, 100mg; Susp.(1ml = 100mg)*	**Schwerste Formen der Psoriasis:** 2,5mg/kg/d p.o., max. 5mg/kg/d; Kreatinin-Kontrollen! **DANI** KI →174
Efalizumab	HWZ 5,5–10.5 d
Raptiva *Inj.Lsg 125mg/1.25ml*	**Mittelschwere bis schwere Psoriasis:** ini 0.7mg/kg s.c., dann 1 x /W. 1mg/kg s.c. für 12 W., Fortsetzung bei Ansprechen
Methoxsalen	HWZ 5h, Qo 1.0
Oxsoralen *Tbl. 10mg*	**Schwere Psoriasis, Mycosis fungoides, Vitiligo:** 0.6mg/kg 2h vor UV-A-Bestrahlung

Methotrexat	HWZ 5-9h, Q0 0.06, PPB 50%, PRC X, Lact -
Ebetrexat *Tbl. 5, 10mg; Inj.Lsg. 10mg/1ml, 20mg/2ml, 50 mg/5ml, 500mg/50ml, 1g/10ml, 5g/50ml* **Methotrexat Lederle** *Tbl. 2.5mg; Amp. 5mg/2ml, 25mg/1ml, 50mg/2ml, 500mg/20ml*	**Schwerste Formen d. Psoriasis:** 7.5-25mg 1 x /W. p.o./s.c/i.m./i.v., max. 30mg/W.; →107

13.4 Aknemittel

13.4.1 Aknemittel – antibiotikahaltige Externa

Clindamycin	
Basocin *Lotion 100g enth. 1g; Lsg. 100ml enth. 1g* **Zindaclin** *Gel 100g enth. 1g*	**Akne vulgaris:** 1-2 x tgl. auftragen
Erythromycin	
Akne Cordes EL *Gel 100g enth. 2g; Lsg. 100ml enth. 1g* **Eryaknen** *Gel 100g enth. 4g* **Meromycin** *Lsg. 100ml enth. 2g* **Stiemycine** *Lsg. 100ml enth. 2g*	**Akne vulgaris:** 2 x tgl. auftragen

13.4.2 Aknemittel – sonstige Externa

Adapalen	PRC C, Lact ?
Differin *Creme, Gel 100g enth. 100mg*	**Akne vulgaris:** 1 x tgl. auftragen
Azelainsäure	PPB 43%
Skinoren *Creme 100g enth. 20g*	**Akne vulgaris, papulopustulöse Rosacea:** 2 x tgl. auftragen
Benzoylperoxid	PRC C, Lact ?
Akneroxid *Gel 100g enth. 5g* **Benzaknen** *Gel 100g enth. 5, 10g; Susp. 100ml enth. 5g*	**Akne vulgaris:** 1-2 x tgl. auftragen
Isotretinoin	PRC X, Lact -
Isotrex *Gel 100g enth. 50mg*	**Akne vulgaris:** 1-2 x tgl. auftragen
Tretinoin	PRC C (top)/D (syst.), Lact ? (top)/- (syst.)
Eudyna *Creme 100g enth. 50mg* **Retin-A** *Creme 100g enth. 50mg*	**Akne vulgaris, Halogenakne, Akne medicamentosa:** 1-2 x tgl. auftragen

13.4.3 Aknemittel – Interna

Wm/Wi (Isotretinoin): Mitoserate von Epidermiszellen ↑, Auflockerung der Hornschicht, Talgproduktion ↓; **Wm/Wi** (Minocyclin): = Tetracyclin-Antibiotikum, hemmt Lipase der Propionibakterien; **UW** (Isotretinoin): Trockenheit von Haut und Schleimhäuten, Lippenentzündung, Haarausfall, Transaminasen ↑, BB-Veränderungen, Lipide ↑; **UW** (Minocyclin): Schwindel, Kopfschmerzen, Übelkeit, allergische Hautreaktion, phototoxische Reaktion, reversible Knochenwachstumsverzögerung (Ki. < 8J.), irreversible Zahnverfärbung und Zahnschmelzschädigung (Ki. < 8J.), intrakranieller Druck ↑, Blutbildveränderungen, Superinfektion durch Bakterien bzw. Sprosspilze; **KI** (Isotretinoin): Leber- und Niereninsuffizienz, Diabetes mellitus, SS/SZ, Frauen im gebärfähigen Alter; **KI** (Minocyclin): Tetracyclin-Überempfindlichkeit, schwere Leberfunktionsstörung, Niereninsuffizienz, Ki. < 8J., SS/SZ

Isotretinoin	HWZ 10–20h, Qo 1.0, PPB 99%, PRC X, Lact -
Ciscutan *Kps. 10, 20mg* **Isotretinoin Hexal** *Kps. 10, 20mg* **Isotretinoin ratioph.** *Kps. 10, 20mg* **Lurantal** *Kps. 10, 20mg* **Roaccutan** *Kps. 10, 20mg*	**Schwere therapieresistente Formen der Akne:** ini 0.5mg/kg/d p.o., Erh.Dos. 0.5–1mg/kg/d, in schweren Fällen bis 2mg/kg/d, Gesamtdosis pro Behandlung 120mg/kg

Minocyclin	HWZ 11–22h, Qo 0.85, PPB 70–75%, PRC D, Lact +
Auramin *Kps. 50mg* **Minostad** *Kps. 50mg* **Udima** *Kps. 50, 100mg*	**Akne vulgaris:** 2 x 50mg p.o. →150

Doxycyclin	HWZ 12–24h, Qo 0.7, PPB 80–90%, PRC D, Lact ?
Doxybene *Kps. 100, 200mg* **Docyderm** *Tbl. 50mg* **Vibramycin** *Kps. 100mg; lösl. Tbl. 50, 100, 200mg*	**Akne vulgaris, Rosacea:** 1 x 100mg p.o. für 7–21d, dann 1 x 50mg für 2–12 W. **DANI** nicht erforderlich →150

13.5 Antiinfektiva

13.5.1 Antibiotika

Chlortetracyclin + Triamcinolon	
Aureocort *Salbe 100g enth. 3g + 100mg*	**Bakteriell infizierte Wunden, Verbrennungen, Pyodermien, Furunkulose, Ulcus cruris:** 1–2 x tgl. auftragen

Framycetin	
Leukase N *Salbe 100g enth. 2g; Puder 100g enth. 2g*	**Pyodermien, Ulcus cruris, Dekubitus, infizierte Wunden, Impetigo, Verbrennungen, bakteriell bedingte Ekzeme:** 1 x tgl. auftragen

Fusidinsäure	
Fucidin *Salbe 100g enth. 2g*	**Infizierte Hauterkrankungen:** 2–3 x tgl. auftragen

Gentamicin	PRC C, Lact ?
Refobacin *Creme 100g enth. 100mg* **Sulmycin** *Creme, Salbe 100g enth. 100mg*	**Ulcus cruris, Dekubitus:** 2–3 x tgl. auftragen
Neomycin + Bacitracin	
Baneocon *Salbe 1g enth. 5000 + 250 IE; Puder 1g enth. 5000 + 250 IE* **Nebacetin** *Salbe 1g enth. 5000 + 250 IE; Puder 1g enth. 3400 + 250 IE*	**Infektionen der Haut, Ulcus cruris, Mastitis nach Inzision, Pro. von Nabelinfektionen:** mehrmals tgl. auftragen

13.5.2 Virustatika

Aciclovir	PRC B, Lact ?
Aciclobene, Acic, Aciclostad, Aciclovir 1A, Herpomed, Nycovir, Zovirax *Creme 100g enth. 5g*	**Herpes labialis, Herpes genitalis:** 5 x tgl. auftragen
Aciclovir + Dimethicon	
Activir plus Dimethicon *Creme 100g enth. 5g*	**Herpes labialis, Herpes genitalis, Herpes integumentalis:** 5 x tgl. auftragen
Penciclovir	PRC B, Lact -
Famvir *Creme 100g enth. 1g*	**Rezidivierender Herpes labialis:** 6–8 x tgl. auftragen

13.5.3 Antimykotika

Bifonazol	
Canesten Bifonazol *Creme 100g enth. 1g*	**Hautmykosen durch Dermatophyten, Hefen, Schimmelpilze, Mallassezia furfur, Infektion durch Corynebakterium minutissimum:** 1 x tgl. auftragen
Ciclopirox	
Batrafen *Nagellösung 100g enth. 8g*	**Alle Dermatomykosen:** 2 x tgl. auftragen **Nagelmykosen:** Nagellösung W. 1–4: alle 2d auftragen, W. 5–8: 2 x /W., ab W. 9: 1 x /W.
Clotrimazol	HWZ 3.5–5h, PRC B, Lact ?
Candibene *Creme, Spray 100g enth. 1g; Vaginaltbl. 100, 200, 500mg* **Canesten Clotrimazol** *Creme, Lsg., Pumpspray 100g enth. 1g; Vaginalsupp. 100, 500mg* **Clotrimazol Genericon** *Creme, Salbe 100g enth. 1g* **Myko Cordes** *Creme, Paste 100g enth. 1g* **Pedikurol ratiopharm** *Creme, Paste 100g enth. 1g*	**Hautmykosen durch Dermatophyten, Hefen, Schimmelpilze, Mallassezia furfur, Infektion durch Corynebakterium minutissimum, Vulvitis, Balanitis:** 2–3 x tgl. 1 Applikatorfüllung lokal auftragen **vaginale Mykosen:** einmalig 1 Applikatorfüllung Creme 1% oder 1 Tbl./Supp. 500mg vaginal; 1 Tbl./Supp. 200mg vaginal für 3d; 1 Tbl./Supp. 100mg vaginal für 6d

Econazol	PRC C, Lact ?
Gyno-Pevaryl *Ovulum 150, 150(ret.)mg; Vaginalcreme 100g enth. 1g* **Pevaryl** *Creme, Lotio 100g enth. 1g*	**Alle Dermatomykosen:** 2–3 x tgl. auftragen **vaginale Mykosen:** einmalig 150mg(ret.) vaginal; 1 x 150mg vaginal für 3d; Creme: 1 x 1 Applikatorfüllung für 14d
Ketoconazol	PRC C, Lact ?
Fungoral *Creme, Shampoo 100g enth. 2g* **Nizoral** *Shampoo 100g enth. 2g*	**Seborrhoische Dermatitis:** 2 x tgl. auftragen **Pityriasis versicolor:** 1 x tgl. auftragen
Miconazol	PRC C, Lact ?
Daktarin *Creme, Lösung, Mundgel 100g enth. 2g*	**Dermatomykosen, miconazolempfindliche grampositive Hautinfekte:** 2 x tgl. auftragen **Mundsoor:** 4 x 1/2 Meßlöffel p.o. **Ki.:** s. Erw.; Säuglinge: 4 x 1/4 Meßlöffel
Naftifin	PRC B, Lact ?
Exoderil *Creme, Lösung 100g enth. 1g*	**Dermatomykosen durch Dermatophyten, Hefen, Schimmelpilze:** 1 x tgl. auftragen
Nystatin	PRC C, Lact ?
Candio-Hermal *Soft-Paste 100g enth. 10 Mio IE* **Mycostatin** *Salbe 100g enth. 10 Mio IE* **Nystaderm** *Paste, Salbe 100g enth. 10 Mio IE; orale Suspension 1ml enth. 0.1 Mio IE*	**Hautinfektionen durch nystatinempfindliche Hefepilze:** 2–3 x tgl. auftragen **Mundsoor:** 4 x tgl. Spülung **Ki.:** s. Erw.
Terbinafin	
Lamisil *Creme, Gel 100g enth. 1g*	**Dermatomykosen durch Dermatophyten u. Hefepilze, Pityriasis versicolor:** 1 x tgl. auftragen
Tioconazol	PRC C, Lact -
Trosyd Creme *100g enth. 1g; Nagellösung 100g enth. 28g*	**Dermatomykosen durch Dermatophyten, Hefen, Schimmelpilze, Pityriasis versicolor, Erythrasma:** 2 x tgl. auftragen

13.5.4 Antiparasitäre Mittel

KI: SS/SZ

Lindan	PRC B, Lact ?
Jacutin *Gel, Emuls. 100g enth. 300mg*	**Scabies:** An 3d gesamten Körper (ohne Kopf) abends einreiben, am nächsten Morgen abwaschen **Ki.:** 3–10J.: nach 3h abwaschen

13.6 Keratolytika

Harnstoff	
Harnstoffeucerin *Creme 100g enth. 10g* **Optiderm** *Fettcreme 100g enth. 5g*	**Trockene, rauhe Haut, Ichthyosis, Intervall- und Nachbehandlung abgeklungener Dermatosen bei Corticoid- und Phototherapie:** 1–2 x tgl. auftragen
Salicylsäure	
Dermicyl *Schrundensalbe 100ml enth. 2g* **Mundisal Gel** *Lösung 100ml enth. 10g* **Salhumin Sitzbad** *1 Btl. enth. 8g* **Squamasol** *Gel, Lösung 100g enth. 10g*	**Hyperkeratosen:** Lösung, Schrundensalbe, Gel: 2 x tgl. auftragen; Sitzbad: 1 x tgl.
Salicylsäure + Fluorouracil + Dimethylsulfoxid	
Verrumal *Lsg. 100g enth. 10 + 0.5 + 8g*	**Vulgäre Warzen, plane juvenile Warzen, Dornwarzen:** 2–3 x tgl. auftragen
Salicylsäure + Milchsäure	
Duofilm *Lösung 100g enth. 16.7 + 16.7g*	**Warzen:** 3–4 x tgl. auftragen

13.7 Sonstige Externa

Wm/Wi (Bamipin, Tripelennamin): lokal wirksame Antihistaminika
Wm/Wi (Becaplermin) rekombinater humaner thrombozytärer Wachstumsfaktor ⇒ Proliferation von Zellen, die an der Wundheilung beteiligt sind
Wm/Wi (Imiquimod): Immunmodulation durch Induktion von Zytokinen
Wm/Wi (Pimecrolimus, Tacrolimus): immunsuppressiv, Hemmung von Produktion und Freisetzung proinflammatorischer Zytokine

Bamipin	
Soventol *Gel 1g enth. 20mg*	**Juckreiz, Insektenstiche, Sonnenbrand, Quallenerytheme, Kälteschäden, leichte Verbrennungen:** mehrmals tgl. auftragen
Becaplermin	PRC C, Lact ?
Regranex *Gel 1g enth. 100µg*	**Chronische neuropathische diabetische Ulzera**: 1 x tgl. auftragen, Gesamt-Therapie-Dauer max. 20 W.
Dimetinden	
Fenistil *Gel 1g enth. 1mg*	**Juckende und allergische Hauterkrankungen, Sonnenbrand, Insektenstiche:** mehrmals tgl. auftragen

Cl. histolyticum-Kollagenase + Proteasen	
Iruxolum mono *Salbe 1g enth. 1.2 E + 0.24 E*	**Enzymatische Reinigung kutaner Ulzera von nekrotischem Gewebe:** 1–2 x tgl. auftragen
Imiquimod	PRC B, Lact ?
Aldara *Creme 100g enth. 5g*	**Condylomata acuminata:** 3 x W. auftragen
Pimecrolimus	
Elidel 1% *Creme 1g enth. 10mg*	**Leichtes bis mittelschweres atopisches Ekzem:** 2 x tgl. auftragen bis Abheilung **Ki.:** s. Erw.
Tacrolimus	
Protopic 0.03%, 0.1% *Salbe 1g enth. 0.3, 1mg*	**Mittelschweres bis schweres atopisches Ekzem:** ini 0.1% 2 x tgl. auftragen, nach 2–3 W. 0.03% bis Abheilung **Ki.:** >2J.: 0.03% 2 x tgl. auftragen, nach 2–3 W. 1 x tgl. bis Abheilung
Tripelennamin	
Azaron *Stick 5.75g enth. 115mg*	**Insektenstiche, nach Kontakt mit Quallen, Brennesseln:** 1 x tgl. auftragen

13.8 Haarwuchsmittel

Wm/Wi (Finasterid): Hemmung der 5α-Reduktase ⇒ Umwandlungshemmung von Testosteron in Dihydrotestosteron ⇒ Haardichte ↑
Wm/Wi (Minoxidil): unbekannt
UW (Finasterid): Libido- und Erektionsstörungen, Gynäkomastie, Lippenschwellung, Hautausschlag, Tablettenbruch darf von schwangeren Frauen nicht berührt werden!
UW (Minoxidil): Pruritus, Hautabschuppung, Dermatitis, Salz- und Wasserretention, Tachykardie, Schwindel, AP, Otitis externa, Hypertrichose, Haarausfall
KI (Finasterid): Frauen
KI (Minoxidil): Frauen, Männer < 18 bzw. > 49 J., Glatzenbildung im Schläfenbereich, Anwendung anderer topischer Arzneimittel an der Kopfhaut, plötzlich auftretender oder unregelmäßiger Haarausfall

Finasterid	HWZ 6h, Qo 1.0, PPB 93%, PRC X, Lact -
Propecia *Tbl. 1mg* **Proscar** *Tbl. 5mg*	**Androgenetische Alopezie:** 1 x 1mg p.o. **Benigne Prostatahyperplasie:** 1 x 5mg p.o.
Minoxidil	PRC C, keine PPB, Lact ?
Regaine *Gel, Lsg. 1ml enth. 20mg*	**Androgenetische Alopezie:** 2 x tgl. 1ml auf die Kopfhaut im Tonsurbereich auftragen

14 Auge

14.1 Oberflächenanästhetika

UW: allergische Reaktionen, Hornhautschäden bei längerer Anwendung

Oxybuprocain	
Novain 0.4% *AT (1ml = 4mg)*	**Tonometrie:** 1–2 Gtt. 30 Sek. zuvor **kleine chirurgische Eingriffe:** 3–6 x 1 Gtt. im Abstand von 30–60 Sek.
Oxybuprocain + Fluorescein	
Flurekain Croma *AT (1ml = 3 + 0.7mg)*	**Tonometrie:**1–2 Gtt. 30 Sek. zuvor **kleine chirurgische Eingriffe:** 3–6 x 1 Gtt. im Abstand von 30–60 Sek.
Amethocain	
MINIMS Amethocain Hydrochlorid 0.5%, 1% *AT (0.5ml = 2.5, 5mg)*	**Tonometrie:** 1–2 Gtt. 30 Sek. zuvor

14.2 Antiinfektiva

14.2.1 Aminoglykoside

Gentamicin	PRC C, Lact ?
Gentax, Refobacin *AT (1ml = 3mg); AS (1g = 3mg)*	3–5 x 1 Gtt. bzw. Salbenstrang
Kanamycin	
Kanamycin-POS, Kanamytrex, Kana-Stulln, Kan-Ophtal *AT (1ml = 5mg); AS (1g = 5mg)*	3–6 x tgl. 1 Gtt. bzw. Salbenstrang
Tobramycin	PRC B, Lact -
Cromycin *AT (1ml = 3mg)* **Tobrex** *AT (1ml = 3mg); AS (1g = 3mg)*	3–6 x tgl. 1 Gtt. bzw. Salbenstrang

14.2.2 Breitspektrumantibiotika

Chloramphenicol	PRC C, Lact -
Chloramphenicol Agepha1% *AS (1g = 10mg)* **Halomycetin 1%** *AS (1g = 10mg)* **Kemicetin 1%** *AS (1g = 10mg)* **Oleomycetin 1%** *AT (1ml = 10mg)*	3–5 x 1 Gtt. bzw. Salbenstrang
Ciprofloxacin	PRC C, Lact -
Ciloxan *AT (1ml = 3mg)*	alle 2–4h 1 Gtt.

Erythromycin	
Ecolicin *AT (1ml = 5)*	alle 2–3h 1–2 Gtt.
Fusidinsäure	
Fucithalmic *AS (1g = 10mg)*	3–5 x 1 Salbenstrang
Lomefloxacin	PRC C, Lact ?
Okacin *AT (1ml = 3mg)*	2–3 x 1 Gtt.
Ofloxacin	PRC C, Lact -
Floxal *AT (1ml = 3mg); AS (1g = 3mg)*	3–5 x 1 Gtt. bzw. Salbenstrang

14.2.3 Virustatika

Aciclovir	PRC B, Lact ?
Xorox *AS (1g = 30mg)* **Zovirax** *AS (1g = 30mg)*	5 x 1 Salbenstrang

14.3 Antiphlogistika

14.3.1 Kortikoide

UW: Glaukom, Katarakt, Hornhautulcus, Sekundärinfektion
KI: bakterielle, virale und pilzbedingte Augenerkrankungen, Verletzungen, Hornhautulzera

Dexamethason	PRC C, Lact -
Nur in Kombination m. Antibiotika → 14.3.2	
Hydrocortison	PRC C (top), Lact ?
Hydrocortison POS *AS (1g = 10, 25mg)*	2–3 x 1 Salbenstrang
Prednisolon	PRC C, Lact -
Ultracortenol*AT (1ml = 5mg); AS (1g = 5mg)*	2–6 x 1–2 Gtt.; 2–4 x 1 Salbenstrang
Rimexolon	PRC C, Lact ?
Vexol *AT (1ml = 10mg)*	4 x 1 Gtt.

14.3.2 Antibiotika-Kortikoid-Kombinationen

Chloramphenicol + Prednisolon	
Oleomycetin Prednison *AT (1ml = 1+1mg)*	3–6 x 1–2 Gtt.
Chloramphenicol + Hydrocortison	
Cortison Kemicetin N *AT (1ml = 10 + 5mg); AS (1g = 10 + 5mg)*	3–6 x 1–2 Gtt. bzw. 1 Salbenstrang
Gentamicin + Dexamethason	
Dexa-Genta POS *AT (1ml = 5 + 1mg);* *AS (1g = 5 + 0.3mg)*	3–6 x 1–2 Gtt. bzw. 1 Salbenstrang

Neomycin + Betamethason	
Betnesol N *AS (1g = 5 + 1mg)*	3–6 x 1 Salbenstrang
Neomycin + Hydrocortison + Hydrocortison 21-Acetat	
Hydoftal *AS (1g = 5 + 7.5 + 7.5mg)*	3–6 x 1 Salbenstrang
Tobramycin + Dexamethason	PRC C, Lact ?
Tobradex *AS (1g = 3 + 1mg)*	3–6 x 1 Salbenstrang

14.3.3 Nichtsteroidale Antiphlogistika

Diclofenac	PRC B, Lact ?
Voltaren ophtha *AT (1ml = 1mg)*	3–6 x 1–2 Gtt.
Indometacin	
Indocollyre *AT (1ml = 1mg)*	3–6 x 1–2 Gtt.
Ketorolac	PRC C, Lact ?
Acular *AT (1ml = 5mg)*	3–6 x 1–2 Gtt.

14.4 Glaukommittel

14.4.1 Betablocker

UW (Auge): Bindehautreizung, trockenes Auge, Verschlechterung der Papillenperfusion, (systemisch): Bronchospasmus, HF↓, RR↓, Herzinsuffizienz↑
KI: Herzinsuffizienz (NYHA III–IV), HF↓, Asthma bronchiale

Betaxolol	PRC C, Lact ?
Betoptic S *AT (1ml = 2.5mg)*	2 x 1 Gtt.
Levobunolol	PRC C, Lact -
Vistagan *AT (1ml = 0.1, 2.5, 5mg)*	2 x 1 Gtt.
Metipranolol	
Betaophtiole *AT (1ml = 1, 3, 6mg)*	2 x 1 Gtt.
Timolol	PRC C, Lact -
Dispatim *AS (1g = 1mg)* **Timabak, Timoftal, Timohexal, Timolol ratiopharm, Timolol Santen, Tim-Ophtal, Timoptic** *AT (1ml = 2.5, 5mg)*	2 x 1 Gtt. bzw. 1 Salbenstrang

14.4.2 Cholinergika	
UW: Bindehautrötung, Akkomodationsstörung, transiente Myopie, Netzhautablösung, Ziliarmuskelspasmen (Kopf-/Augenschmerz), Iriszysten, Katarakt **KI:** Malignes Glaukom, Sekundärglaukome, Iritis, Hornhautverletzung	
Pilocarpin	PRC C, Lact ?
MINIMS Pilocarpinnitrat, Pilocarpin Agepha, Pilocarpin Puroptal *AT (1ml = 10, 20mg)* **Pilocarpin** *AT (1ml = 10, 20, 30mg)*	3–4 x 1 Gtt.

14.4.3 Sympathomimetika	
Apraclonidin	PRC C, Lact ?
Iopidine *AT (1 ml = 5mg)*	3 x 1 Gtt.
Brimonidin	PRC B, Lact -
Alphagan *AT (1ml = 1.32mg)*	2 x 1 Gtt.
Clonidin	PRC C, Lact ?
Isoglaucon *AT (1ml = 0.625, 1.25, 2.5mg)*	2–3 x 1 Gtt.

14.4.4 Carboanhydrasehemmer	
Brinzolamid	PRC C, Lact -
Azopt *AT (1ml = 10mg)*	2 x 1 Gtt.
Dorzolamid	PRC C, Lact -
Trusopt *AT (1ml = 20mg)*	2–3 x 1 Gtt.

14.4.5 Prostaglandin-Derivate	
Bimatoprost	PRC C, Lact ?
Lumigan *AT (1ml = 0.3mg)*	1 x 1 Gtt.
Latanoprost	PRC C, Lact ?
Xalatan *AT (1ml = 50µg)*	1 x 1 Gtt.
Travoprost	PRC C, Lact ?
Travatan *AT (1ml = 40µg)*	1 x 1 Gtt.

14.4.6 Kombinationen	
Dorzolamid + Timolol	
Cosopt *AT (1ml = 20 + 5mg)*	2 x 1 Gtt.
Latanoprost + Timolol	
Xalacom *AT (1ml = 0.05 + 5mg)*	1 x 1 Gtt.

Pilocarpin + Dipiverin	
Thiloadren *AT (1ml = 10 + 1mg)*	4 x 1 Gtt.
Pilocarpin + Metipranolol	
Betacarpin *AT (1ml = 20 + 1mg)*	4 x 1 Gtt.
Pilocarpin + Timolol	
Fotil *AT (1ml = 20 + 5, 40 + 5mg)*	2 x 1 Gtt.
Travoprost + Timolol	
Duotrav *AT (1ml = 0.04 + 5mg)*	1 x 1 Gtt.
Latanoprost + Timolol	
Xalacom *AT (1ml = 0.05 + 5mg)*	1 x 1 Gtt.

14.4.7 Interna

Ink (Azetazolamid): Salizylate	
Acetazolamid	HWZ 4–8h, Q0 0.2, PPB 90%, PRC C, Lact -
Azetazolamid Agepha *Tbl. 250mg* **Diamox** *Tbl. 250mg; Kps. 500 (ret.) mg; Inj.Lsg. 500mg*	2 x 250–500mg p.o; 2 x 500mg (ret.) p.o.; 500mg langsam i.v./i.m.
Mannitol	HWZ 71–100min, PRC C, Lact ?
Mannit Fresenius *Inf.Lsg.: 10, 15%* **Mannit Mayrhofer** *Inf.Lsg.: 10, 15, 20%*	1.5–2g über 30 min i.v.

14.5 Mydriatika und Zykloplegika

Atropin, Homatropin	PRC C, Lact ?
MINIMS Atropinsulfat *AT (1ml = 10mg)* **Homatropin** *AT (1ml = 10, 20mg)* **MINIMS Homatropinhydrobromid** *AT (1ml = 20mg)*	1–3 x 1 Gtt.
Cyclopentolat	PRC C, Lact ?
Cyclopentolat 1% Thilo *AT (1ml = 10mg)* **MINIMS Cyclopentolat** *AT (1ml = 5, 10mg)*	1–3 x 1 Gtt.
Phenylephrin	PRC C, Lact +
MINIMS Phenylephrin Hydrochlorid 10% *AT (1ml = 100mg)* **Neosynephrin POS** *AT (1ml = 100mg)* **Phenylephrin 2,5%** *AT (1ml = 25mg)*	1–2 x 1 Gtt.
Tropicamid	PRC N, Lact ?
Mydriaticum Agepha *AT (1ml = 5mg)*	**Pupillenerweiterung:** 1 Gtt.

14.6 Antiallergika

Azelastin	
Allergodil *AT (1ml = 0.5mg)*	2 x 1 Gtt.
Cromoglicinsäure	PRC B,
Allergo-Comod, Cromoglin, Lomusol, Vividrin *AT (1ml = 20mg)*	4 x 1 Gtt.
Emedastin	
Emadine *AT (1ml = 0.5mg)*	2–4 x 1 Gtt.
Epinastin	
Relestat *AT (1ml = 0.5mg)*	2 x 1 Gtt.
Levocabastin	PRC C, Lact ?
Livostin *AT (1ml = 0.5mg)*	2–4 x 1 Gtt.
Nedocromil	
Tilavist *AT (1ml = 20mg)*	2–4 x 1 Gtt.

14.7 Vasokonstriktiva

UW: Bindehautreizung, Bindehautverdickung, Glaukomanfall, Mydriasis, Akkomodationsstörung, Tachykardie, RR↑, AP; **KI:** Engwinkelglaukom, Kinder < 2J.

Naphazolin	PRC C, Lact ?
Aconex, Coldan, Isoftal *AT (1ml = 0.3mg)*	3 x 1 Gtt.
Phenylephrin	PRC C, Lact +
Visadron *AT (1ml = 1.25mg)*	3 x 1 Gtt.

14.8 Hornhautpflegemittel

Filmbildner (Polyvidon, Hypreomellose u.a.)	
Aquatears, Artelac, Genteal, Lacrisic, Liposic, Medio-Clear, Oculotect, Okuzell, Prosicca, Protagent, Siccaprotect, Vidisic	4–6 x 1 Gtt.
Dexpanthenol	
Bepanthen *AS (1g = 50mg)* **Corneregel** *AT (1ml = 50mg)*	2–4 x 1 Gtt. bzw. 1 Salbenstrang
Hyaluronsäure	
Hylo-Comod *AT*	4–8 x 1 Gtt.
Retinolpalmitat	
Oleovit *AS (1g = 50.000IE)*	3 x 1 Salbenstrang

Organpräparate	
Solcoseryl-Gel *AS*	4–6 x 1 Salbenstrang

14.9 Antineovaskuläre Mittel

Wm/Wi (Pegabtanib, Ranibizumab): Antikörper, die an den humanen endothelialen Wachstumsfaktor (VEGF) binden; **Wm/Wi** (Verteporfin): Photosensibilisator, nach Lichtapplikation entsteht Singulett-Sauerstoff, der zu Zellschäden und vaskulären Verschlüssen führt; **UW** (Pegatanib): Endophthalmitis, Glaskörperblutung, Netzhautblutung, Netzhautablösung, Augenschmerzen, Kopfschmerzen, erhöhter Augeninnendruck, Keratitis punctata, Mouches volantes, Glaskörpertrübungen, Konjunktivitis, Hornhautödem; **UW** (Ranibizumab): Übelkeit, Kopfschmerzen, Bindehautblutung, Augenschmerzen, Mouches volantes, retinale Einblutungen, Erhöhung des Augeninnendrucks, Glaskörperabhebung, intraokulare Entzündungen, Augenirritation, Katarakt, Fremdkörpergefühl, Blepharitis, subretinale Fibrose, okulare Hyperämie, Visusverschlechterung, trockenes Auge, Vitritis, Konjunktivitis, retinale Exsudation, lokale Reaktion an der Injektionsstelle, verstärkter Tränenfluss, Pruritus des Auges, Konjunktivitis, Makulopathie, Abhebung des retinalen Pigmentepithels; **UW** (Verteporfin): Übelkeit, Photosensibiltätsreaktion, Rückenschmerzen, Pruritus, Asthenie, Schmerzen an der Injektionsstelle, Sehstrg., Visusverschlechterung, subretinale Hämorrhagie, Störungen der Tränenbildung; **KI** (Pegatanib): bekannte Überempfindlichkeit, okuläre bzw. Infektionen, SS
KI (Ranibizumab): bekannte Überempfindlichkeit, okuläre bzw. Infektionen, SS
KI (Verteporfin): Porphyrie, bekannte Überempfindlichkeit, schwere Leberfunktionsstrg., SS

Pegabtanib	
Macugen *Fertigspr. 0.3mg*	**Neovaskuläre altersabhängige Makuladegeneration:** 0.3mg intravitreal alle 6W. **DANI, DALI** nicht erforderlich
Ranibizumab	
Lucentis *Inj.Lsg. 3mg/0.3ml*	**Neovaskuläre altersabhängige Makuladegeneration:** 0.5mg intravitreal alle 4W. **DANI, DALI** nicht erforderlich
Verteporfin	PPB 90%
Visudyne *Inf.Lsg. 15mg*	**Neovaskuläre altersabhängige Makuladegeneration:** 6mg/m² KOF über 10min i.v., dann Lichtaktivierung durch Laser auf die neovaskulären Läsionen **DALI** KI bei schwerer Leberfunktionsstörung

14.10 Neutralisierungslösungen bei Verätzungen

Natriumdihydrogenphosphat	
Isogutt-Spüllösung, Isogutt-Tropfen	großzügige Spülung, danach stdl. tropfen
Natriumedetat	
Titriplex	**Kalkverätzungen:** 1–2 gtt

15 HNO

15.1 Rhinologika

15.1.1 Sympathomimetika

UW: reaktive Hyperämie, Schleimhautbrennen, -trockenheit, HF↑, RR↑, bei längerer Anwendung: Epithelschädigung, chronische Nasenverstopfung
KI: Rhinitis sicca, schwere Herzerkrankung

Naphazolin	PRC C, Lact ?
Coldan *NT (1ml = 1mg)* **Rhinon** *NT (1g = 1mg)* **Rhinoperd** *NT (1g = 1mg)*	**Entzündliche Schleimhautschwellungen der Nase und Nebenhöhlen:** 1–6 x 1–2 Gtt.
Oxymetazolin	HWZ 5–8h, PRC C, Lact ?
Nasivin *NT (1ml = 0.1, 0.25, 0.5mg); Spray (1ml = 0.25, 0.5mg)* **Wick Sinex** *Spray (1ml = 0.5mg)*	**Entzündliche Schleimhautschwellungen der Nase und Nebenhöhlen:** 1–3 x 1–2 Gtt. bzw. Sprühstöße
Tramazolin	
Rhinospray *Spray (1ml = 1mg)*	**Entzündliche Schleimhautschwellungen der Nase und Nebenhöhlen:** 1–3 x 1–2 Sprühstöße
Xylometazolin	
Otrivin *NT (1ml = 0.5mg); Spray (1ml = 0.5, 1mg); Gel (1g = 1mg)* **Ratiosoft** *Spray (1ml = 0.5, 1mg)* **Xylo-Comod** *Spray (1 Hub = 0.14mg)*	**Entzündliche Schleimhautschwellungen der Nase und Nebenhöhlen:** 1–3 x 1–2 Gtt. bzw. Sprühstöße

15.1.2 Antiallergika

s. auch Atmung und Allergie - Antiallergika → 91

Cromoglicinsäure	PPB 63–76%
Acromax, Allergo-Comod, Cromoglin, Lomusol, Vividrin *Spray (1ml = 20mg)*	**Allergische Rhinitis:** 4 x 1 Sprühstoß
Levocabastin	HWZ 33–40h, PPB 55%, PRC C, Lact ?
Livostin *Spray (1ml = 0.5mg)*	**Allergische Rhinitis:** 2–4 x 2 Sprühstöße
Nedocromil	
Tilarin *Spray (1 Hub = 1.3mg)*	**Allergische Rhinitis:** 2–4 x 1 Hub

15.1.3 Kortikoide

Betamethason	HWZ 6.5h, PRC C, Lact ?, PPB 64%
Betnesol *NT (1 ml = 1mg)*	**Nichtinfektiöse Entzündung:** 2–3 x 2 Gtt. pro Nasenloch
Budesonid	HWZ 2–3h, PPB 86–90%, PRC C, Lact ?
Rhinocort aqua *Spray (1 Hub = 32, 64µg)*	**Allergische Rhinitis, Nasenpolypen:** 2 x 2 Hübe
Fluticason	HWZ 7.8h, PPB 81–95%, PRC C, Lact ?
Flixonase aquosum *Spray (1 Hub = 0.05mg)*	**Allergische Rhinitis, Nasenpolypen:** 1–2 x 2 Sprühstöße
Momethason	HWZ 5h, PPB 99%, PRC C, Lact ?
Nasonex aquosum *Spray (1 Hub = 0.05mg)*	**Allergische Rhinitis:** 1 x 1–2 Sprühstöße **Nasenpolypen:** 1 x 2 Sprühstöße in jedes Nasenloch
Triamcinolon	HWZ 18–36h, PRC C, Lact ?
Nasacort *Spray (1 Hub = 110µg)*	**Allergische Rhinitis:** 1–2 x 1 Sprühstoß

15.2 Otologika

Phenazon + Procain	
Otalgan *OT (1g = 50 + 10mg)*	**Otitis externa, Otitis media, Ohrfurunkel:** 3–4 x 5 Gtt. **Ki.:** 3–4 x 2–3 Gtt.
Ciprofloxacin	
Ciproxin *OT (1ml = 2mg)* **Otosat** *OT (1ml = 2mg)*	**Otitis externa, chronische eitrige Otitis media:** 2 x 1mg
Ölsäure-Polypeptid-Kondensat	
Cerustop *Ohrenöl 2ml*	**Ceruminalpfropf, Reinigung des Gehörgangs vor Eingriffen:** 3–5 Gtt in den äußeren Gehörgang, nach 20–30min ausspülen
Polymyxin B + Neomycin + Hydrocortison	
Otosporin *OT (1ml = 10.000 IE + 5mg + 10mg)*	**Chronische Otitis externa und media, Gehörgangsfurunkel:** 1–2 x getränkten Gazestreifen in den Gehörgang

16 Urogenitalsystem

16.1 Urospasmolytika

Wm: Parasympathikolyse durch Blockade des Muscarinrezeptors, v.a. direkte Einwirkung auf die glatte Muskulatur (papaverinartig)
Wi: Tonussenkung der glatten Muskulatur von Magen-Darm- und Urogentitaltrakt
UW: Schweißdrüsensekretion ↓, Mundtrockenheit, Tachykardie, Akkomodationsstörung, Glaukomanfall
KI: Glaukom, Blasenentleerungsstörung mit Restharn, Tachyarrhythmie, Stenosen im GI-Trakt, toxisches Megacolon, Myasthenia gravis, SS/SZ

Oxybutynin	HWZ 1.1–2.3 h, Qo 1.0, PRC B, Lact ?
Detrusan *Tbl. 5mg* **Ditropan** *Tbl. 5mg* **Oxybutynin Hexal** *Tbl. 5mg* **Oxybutynin Nycomed** *Tbl. 5mg* **Oxybutyninhydrochlorid ratioph.** *Tbl. 5mg*	**Dranginkontinenz, Pollakisurie, imperativer Harndrang:** 3 x 2.5–5mg p.o., ggf. steigern um 5mg/W., max. 20mg/d **Ki.:** > 5J.: ini 2 x 2.5mg p.o., max. 0.3–0.4mg/kg/d **DANI** nicht erforderlich
Solifenacin	HWZ 45–68 h
Vesicare *Tbl. 5, 10mg*	**Dranginkontinenz, Pollakisurie, imperativer Harndrang:** 1 x 5mg p.o., ggf. 1 x 10mg **DANI:** GFR >30: 100%; <30: max. 5mg/d
Tolterodin	HWZ 1.9–3.7 h, PPB 96%, PRC C, Lact -
Detrusitol *Tbl. 1, 2mg; Kps. 4 (ret.)mg*	**Dranginkontinenz, Pollakisurie, imperativer Harndrang:** 2 x 2mg p.o.; 1 x 4mg (ret.) p.o. **DANI** GFR < 30: max. 2mg/d
Trospiumchlorid	HWZ 5–21 h
Inkontan *Tbl. 15, 30mg* **Spasmolyt** *Tbl. 20mg* **Spasmo-Urgenin** *Tbl. 2mg*	**Dranginkontinenz, Pollakisurie, imperativer Harndrang, Spasmen der glatten Muskulatur:** 2–3 x 10–20mg p.o. **Tenesmen beim Harnlassen:** 3 x 2mg p.o. **DANI:** GFR 10–30: max. 20mg/d

16.2 Prostatamittel

Wm/Wi (Alfuzosin, Tamsulosin, Terazosin): selektive Blockade von α_1-Rezeptoren in der glatten Muskulatur von Prostata und Blasenhals ⇒ Urinflussrate ↑; **Wm/Wi** (Dutasterid, Finasterid): Hemmung der 5α-Reduktase ⇒ Umwandlungshemmung von Testosteron in Dihydrotestosteron ⇒ Rückbildung der Hyperplasie; **UW** (Alfuzosin, Tamsulosin, Terazosin): Schwindel, orthostatische Hypotension, Kopfschmerz, Herzklopfen, retrograde Ejakulation **UW** (Dutasterid, Finasterid): Potenzstrg., Libidoverlust, Gynäkomastie, Ejakulationsstrg. **KI** (Alfuzosin, Tamsulosin, Terazosin): orthostatische Dysregulation, schwere Leberinsuffizienz; **KI** (Dutasterid, Finasterid): schwere Leberinsuffizienz, Anwendung bei Frauen

Alfuzosin	HWZ 4–6h, Qo 0.9, PPB 90%
Xatral SR *Tbl. 5 (ret.)mg*	**Benigne Prostatahyperplasie:** 1–2 x 5mg (ret.), 1 x 10mg (ret.)
Finasterid	HWZ 6–8h, Qo 1.0, PPB 93%
Propecia *Tbl. 1mg* **Proscar** *Tbl. 5mg*	**Benigne Prostatahyperplasie:** 1 x 5mg p.o. **Frühstadium der androgenetischen Alopezie beim Mann:** 1 x 1mg p.o. **DANI** nicht erforderlich
Dutasterid	HWZ3–5 W., PPB >99,5%
Avodart *Kps. 0.5mg*	**Benigne Prostatahyperplasie:** 1 x 0.5mg p.o.; **DANI** nicht erforderlich
Tamsulosin	HWZ 9–13h, Qo 0.9, PPB 99%, PRC B, Lact -
Aglandin *Kps. 0.4 (ret.)mg* **Alna Retard** *Kps. 0.4 (ret.)mg* **Omix** *Kps. 0.4 (ret.)mg* **Tamsulosin Arcana** *Kps. 0.4 (ret.)mg* **Tamsulosin Hexal** *Kps. 0.4 (ret.)mg* **Tamsulosin Interph.** *Kps. 0.4 (ret.)mg* **Tamsulosin Sandoz** *Kps. 0.4 (ret.)mg* **Tamsulosin Stada** *Kps. 0.4 (ret.)mg* **Tamsulosin ratioph.** *Kps. 0.4 (ret.)mg*	**Benigne Prostatahyperplasie:** 1 x 0.4mg (ret.) p.o. **DANI** nicht erforderlich
Terazosin	HWZ 9–12h, Qo 0.95, PPB 92%, PRC C, Lact ?
Terazosin 1A *Tbl. 2, 5mg* **Terazosin Arcana** *Tbl. 2, 5mg* **Terazosin Hexal** *Tbl. 2, 5mg* **Terazosin ratioph.** *Tbl. 1, 2, 5mg* **Urocard** *Tbl. 1, 2, 5mg* **Uroflo** *Tbl. 1, 2, 5mg* **Vicard** *Tbl. 1, 2, 5mg*	**Benigne Prostatahyperplasie:** ini 1 x 1mg p.o., nach 7d 1 x 2mg, Erh.Dos. 2–5mg/d **DANI** nicht erforderlich
Sitosterin (Phytosterol)	
Harzol *Kps. 10mg*	**Benigne Prostatahyperplasie:** 3 x 20mg p.o.

16.3 Erektile Dysfunktion

Wm (Alprostadil): Prostglandinvermittelte Vasodilatation des Corpus cavernosum
Wm (Sildenafil): selektive Hemmung der cGMP-spezifischen Phosphodiesterase (PDE5)
Wm/Wi (Yohimbin): Blockade zentraler Alpha-2-Rezeptoren ⇒ erektionsfördernde Efferenzen ↑
Wi (Sildenafil, Tadalafil, Vardenafil): cGMP im Corpus cavernosum ↑ bei sexueller Erregung ⇒ Relaxation der glatten Muskulatur ⇒ Bluteinstrom ↑ ⇒ Erektion
UW (Sildenafil, Tadalafil, Vardenafil): Kopfschmerz, Flush, Schwindel, AP, Synkope, Sehstörung, Priapismus
UW (Yohimbin): Tremor, Erregungszustände
KI (Sildenafil, Tadalafil, Vardenafil): instabile AP, schwere Herz- oder Leberinsuffizienz, Z.n. Schlaganfall oder Myokardinfarkt, Retinitis pigmentosa
KI (Yohimbin): Hypotonie
Ink (Sildenafil, Tadalafil, Vardenafil): Nitrate

Alprostadil	HWZ 5–10 (0.5) min, PRC X, Lact -
Caverject *Inj.Lsg. 10, 20µg* **Minprog** *Amp. 20µg/0.5ml*	**Erektile Dysfunktion:** ini 1.25–2.5µg intracavernös, je nach Wi steigern: 2.5–5–7.5–10µg, max. 40µg
Sildenafil	HWZ 4h, Q0 >0.85, PPB 96%, PRC B, Lact -
Reviatio *Tbl. 20mg* **Viagra** *Tbl. 25, 50, 100mg*	**Erektile Dysfunktion:** ini 50mg p.o. 1h vor Koitus, je nach Wi Dosisanpassung auf 25 bzw. 100mg, max. 100mg, max. 1 x /d **DANI** GFR < 30: ini 25mg
Tadalafil	HWZ 17.5h, PPB 94%
Cialis *Tbl. 10, 20mg*	**Erektile Dysfunktion**: ini 10mg p.o. 0.5–12h vor Koitus, je nach Wi Dosisanpassung auf 20 mg **DANI** 10mg
Vardenafil	HWZ 4h, PPB 95%
Levitra *Tbl. 5, 10, 20mg*	**Erektile Dysfunktion**: ini 10mg p.o. 25–60 min vor Koitus, je nach Wi Dosisanpassung auf 5 bzw. 20mg, max. 20mg, max. 1x/d **DANI** GFR < 30: ini 5mg
Yohimbin	HWZ 0.6(6) h, PRC N, Lact -
Yocon-Glenwood *Tbl. 5mg*	**Erektile Dysfunktion:** 3 x 5–10mg p.o.

16.4 Urolithiasismittel

Wm/Wi (Methionin): Urinansäuerung

aetherische Öle (Pinen, Camphen, Borneol u.a.)	
Rowatinex *Kps., Gtt.*	**Bei Koliken:** 2–4 x 1–2 Kps. /d; 2–4 x 3–4 Gtt.
Kalium-Natrium-Hydrogencitrat	
Uralyt-U *Granulat (1 Messl. = 2.5g)*	**Harnalkalisierung bei Zytostatika-Therapie, Harnsäure-, Harnsäureoxalat-, Cystin-, Calciumsteine:** 1-1-2 Messlöffel p.o.
Methionin	HWZ 1–2h
Acimethin *Tbl. 500mg*	**Harnansäuerung, Zusatz-Therapie bei Harnwegsinfektion, Infekt-, Phosphatsteine:** 3 x 500–1000mg p.o.

16.5 Sonstige Urologika

Wm/Wi (Duloxetin): kombinierte Serotonin- und Noradrenalin Reuptake-Hemmung ⇒ Neurotransmitter-Konzentration im sakralen Rückenmark ↑ ⇒ N. pudendus-Stimulation ↑ ⇒ Tonus des Harnröhrenschließmuskels ↑
UW (Duloxetin): Schlaflosigkeit, trockener Mund, Durst, Übelkeit, Erbrechen, Obstipation, Diarrhoe, Müdigkeit, Angst, Libido ↓, Anorgasmie, Kopfschmerzen, Schwindel, Tremor, Verschwommensehen, Nervosität, Schwitzen ↑, Lethargie, Pruritus, Schwäche
KI (Duloxetin): Leberfunktionsstörung, SS/SZ
Ink (Duloxetin): Ciprofloxacin, Fluvoxamin, irreversible nicht-selektive MAO-Hemmer

Duloxetin	HWZ 8–17h
Cymbalta *Kps. 30, 60mg* **Yentreve** *Kps. 20, 40mg*	**Belastungsharninkontinenz bei Frauen:** 2 x 30–60mg p.o., ggf. Dosisreduktion nach 4 W. auf 2 x 15–30mg, je nach UW **DANI** GFR 30–80: 100%

17 Gynäkologie, Geburtshilfe

17.1 Hormonpräparate

17.1.1 Östrogene

Wi: Entwicklung und Erhaltung sekundärer weiblicher Geschlechtsmerkmale, Proliferation des Endometriums, Verflüssigung des Zervikalsekretes, Proteinanabolismus, mineralokortikoide Wirkung, Ca^{2+}-Resorption ↑, ossärer Ca^{2+}-Einbau ↑; **UW:** Thrombose, Hautreaktionen, Ödeme, Glucosetoleranz ↓; **KI:** Lebererkrankungen, hormonabhängige Mamma- bzw. Uterustumore, vorausgegangene Thromboembolien, Pankreatitis, schwere Hypertonie

Estradiol (oral)	HWZ 1 h, PRC X, Lact -
Estrofem *Tbl. 1, 2mg* **Klimapur** *Tbl. 1, 2mg* **Progynova** *Tbl. 1, 2mg*	**Klimakterische Beschwerden, Atrophie an Harn- und Geschlechtsorganen, Pro. der post-menopausalen Osteoporose:** 1 x 1–4mg p.o.

Estradiol (nasal)	PRC X, Lact -
Aerodiol *Nasenspray 150µg/Hub*	**Östrogenmangelsymptome postmenopausal:** ini 1x 300µg nasal, ggf. steigern auf 450–600µg/d

Estradiol (transdermal)	HWZ 1 h, PRC X, Lact -
Climara TTS *TTS 50µg/24h* **Estradot** *TTS 37.5, 50, 75, 100µg/24h* **Estrogel** *Gel (1g enth. 0.75mg)* **Femseven** *TTS 75µg/24h* **Menorest** *TTS 50, 75µg/24h* **Systen** *TTS 50µg/24h*	**Klimakterische Beschwerden, Atrophie an Harn- und Geschlechtsorganen, Pro. der post-menopausalen Osteoporose:** TTS: 2 x /W. 25–100µg/24h; Gel: 1 x 0.5–1.5mg/d auf die Haut auftragen

Estriol	HWZ 0.5–1 h
Ovestin *Tbl. 1mg*	**Klimakterische Beschwerden, Atrophie an Harn- und Geschlechtsorganen:** ini 1 x 2–4mg p.o., nach einigen Wochen 1 x 1–2mg

Ethinylestradiol	HWZ 24 h
nur in Kombination mit Progestinen →245	

17.1.2 Gestagene

Wi: sekretorische Transformation des Endometriums, Erhaltung der SS, Hemmung der Ovulation, Verdickung des Zervikalsekrets, Körpertemperatur ↑; **UW:** Akne, Leberfkt.strg., Ödeme, Gewicht ↑, Nausea, Kopfschmerzen, Dysmenorrhoe; **KI:** Lebererkrankungen, Cholestase, verhaltener Abort, Blasenmole, SS, cave in SZ

Chlormadinon	HWZ 80 h
nur in Kombination mit Östrogenen →245	

Dydrogesteron	HWZ 7h
Duphaston *Tbl. 10mg*	**Zyklusanomalie bei Corpus luteum Insuffizienz:** 1 x 10–20mg p.o. vom 12.–26. Zyklustag; **klimakterische Beschwerden:** 1 x 10–20mg vom 14.–25. Zyklustag + Östrogen
Hydroxyprogesteroncaproat	HWZ 6d
Proluton Depot *Inj.Lsg. 250mg*	**Habitueller Abort:** 250–500mg 1 x /W. i.m. **drohender Abort:** ini 500mg 3 x /W. i.m. bis Blutung steht, dann 250mg 1 x /W. für einige Wochen; **primäre Amenorrhoe:** nach Östrogen-Therapie am 16. Tag 250mg i.m.
Lynestrenol	HWZ 16h
Orgametril *Tbl. 5mg*	**Funktionelle Menstruationsstörungen, Meno-, Metrorrhagie:** d1–10: 1 x 10mg p.o, ab d11: 1 x 5mg; **Polymenorrhoe:** 1 x 5mg **Amenorrhoe, Dys-, Oligomenorrhoe:** 1 x 5mg vom 16.–25. Zyklustag; **Unterdrückung der Menstruation:** 1 x 5mg vom 5.–25. Zyklustag; **Endometriose, Mastopathia fibrosa cystica:** 1 x 5mg ab 5. Zyklustag
Medroxyprogesteronacetat	HWZ 24–50h; HWZ i.m.: 30–40d, Q0 0.55
Farlutal *Tbl. 100, 250, 500mg* **Prodafem** *Tbl. 5, 10mg*	**Testung der Ovarialfunktion:** 1 x 5–10mg p.o. für 5–10d; **sekundäre Amenorrhoe:** zusätzlich zur Östrogen-Therapie ab 16. Behandlungstag 1 x 5–10mg für 5–10d **Durchbruchsblutung:** 1 x 5–10mg für 5–10d **Zyklusstörungen:** 1 x 5–10mg für 5–10d ab 16.–25. Zyklustag; **Endometriose:** 3 x 10mg für 90d; **metastasierendes Mamma-Ca:** 300–1000mg/d p.o. in 1–3 Einzelgaben **Endometrium-Ca:** 300–600mg/d
Norethisteron	HWZ 7–9h
Primolut-Nor *Tbl. 5mg*	**Amenorrhoe, prämenstruelles Syndrom, Mastopathia cystica:** 1–2 x 5mg p.o., 1.–26. Zyklustag; **Zwischenblutung, Menstruationsbeschwerden:** 2 x 5mg für 10 d **Endometriose:** 2 x 5mg ab 5. Zyklustag **Endometriumhyperplasie:** 2 x 5–10mg in 3 von 4 Wochen für mehrere Monate

Progesteron	HWZ 6h
Utrogestan *Tbl. 100mg*	**Zusatztherapie bei Östrogensubstitution in der Menopause bei Frauen mit intaktem Uterus:** 2–3 Tbl. in den letzten 12–14d des Zyklus
diverse andere Gestagene in Kombination mit Östrogenen: s. hormonelle Kontrazeptiva →245	

17.1.3 Kombinationspräparate (Östrogene + Gestagene), synthetische Steroide

Wm/Wi (Tibolon): synthetisches Steroid mit Norethisteron-ähnlicher Struktur, östrogene, gestagene und androgene Partialwirkung

Estradiol + Cyproteronacetat	
Climen *Tbl. 2 + 1mg*	**Klimakterische Beschwerden, Atrophie an Harn- und Geschlechtsorganen, Pro. der postmenopausalen Osteoporose:** 1 x 1 Tbl. (zyklusabhängig!)
Estradiol + Dydrogesteron	
Femoston *Tbl. 1 + 10mg, 2 + 10mg* **Femoston Conti** *Tbl. 1 + 5mg*	**Klimakterische Beschwerden, Atrophie an Harn- und Geschlechtsorganen, Pro. der postmenopausalen Osteoporose:** 1 x 1 Tbl. (zyklusabhängig!)
Estradiol + Norethisteron	
Activelle *Tbl. 1 + 0.5mg* **Estragest** *TTS 25 + 125µg/24h* **Gynamon** *Tbl. 2 + 1mg* **Merigest** *Tbl. 2 + 0.7mg* **Kliogest N** *Tbl. 2 + 1mg* **Trisequens** *Tbl. 2 + 1mg, 4 + 1mg*	**Klimakterische Beschwerden, Atrophie an Harn- und Geschlechtsorganen, Pro. der postmenopausalen Osteoporose:** 1 x 1 Tbl. (zyklusabhängig!); TTS: 2 x /W. 1 Pflaster
Estradiol + Norgestrel	
Cyclo-Progynova *Tbl. 2 + 0.5mg*	**Klimakterische Beschwerden, Atrophie an Harn- und Geschlechtsorganen, Pro. der postmenopausalen Osteoporose:** 1 x 1 Tbl. (zyklusabhängig!)
Estradiol + Prasteron	
Gynodian Depot *Fertigspr. 4 + 200mg/1ml*	**Klimakterische Beschwerden, Atrophie an Harn- und Geschlechtsorganen, Pro. der postmenopausalen Osteoporose:** 1 Fertigspritze alle 4 W. i.m.
Tibolon	HWZ (6h)
Liviel *Tbl. 2.5mg*	**Klimakterische Beschwerden:** 1 x 2.5mg p.o. abends

17.1.4 Selektive Östrogenrezeptor-Modulatoren

Wm/Wi: Bindung an Östrogenrezeptoren ⇒ selektive Expression östrogenregulierter Gene ⇒ Knochendichte ↑, Gesamt- und LDL-Cholesterin ↓; **UW:** Wadenkrämpfe, erhöhtes Risiko thromboembolischer Erkrankungen, Ödeme; **KI:** thromboembolische Erkankung in der Anamnese, Frauen im gebährfähigem Alter, schwere Leber- und Niereninsuffizienz, Endometrium-/Mamma-Ca

Raloxifen	HWZ 27.7h, Qo 0.9, PRC X, Lact ?
Evista *Tbl. 60mg*	**Therapie/Pro. der postmenopausalen Osteoporose:** 1 x 60mg p.o

17.1.5 Antiöstrogene

Wm (Anastrozol, Exemestan, Letrozol): Hemmung der Aromatase ⇒ Östrogensynthese ↓
Wm (Fulvestrant): vollständige kompetitive Blockade von Östrogenrezeptoren ohne partiellen Agonismus; **Wm** (Tamoxifen, Toremifen): Blockade peripherer Östrogenrezeptoren mit partiellem Agonismus; **UW** (Fulvestrant): Hitzewallungen, Übelkeit, Erbrechen, Durchfall, Anorexie, Hautausschlag, venöse Thromboembolien, Kopf- /Rückenschmerzen, Asthenie; **UW** (Tamoxifen): Alopezie, Knochenschmerzen, Hitzewallungen, Vaginalblutungen, Zyklusstörungen, Endometriumhyperplasie, Nausea, Erbrechen, Hyperkalzämie
KI (Fulvestrant): bekannte Überempfindlichkeit, schwere Leberfunktionsstörung, SS/SZ
KI (Tamoxifen): schwere Leuko-/Thrombopenie, schwere Hyperkalzämie, SS/SZ

Anastrozol	HWZ 40–50h
Arimidex *Tbl. 1mg*	**Metastasierendes Mamma-Ca postmenopausal:** 1 x 1mg p.o.; **DANI** GFR < 20: KI
Exemestan	HWZ 24h, Qo 0.5
Aromasin *Tbl. 25mg*	**Metastasierendes Mamma-Ca postmenopausal:** 1 x 25mg p.o. **DANI** nicht erforderlich
Fulvestrant	
Faslodex *Fertigspr. 250mg/5ml*	**Metastasierendes Mamma-Ca postmenopausal:** 1 x /M. 250mg i.m.
Letrozol	HWZ 48h, Qo 0.95
Femara *Tbl. 2.5mg*	**Mamma-Ca postmenopausal adjuvant und fortgeschritten:** 1 x 2.5mg p.o. **DANI** GFR > 30: 100%; < 30: KI
Tamoxifen	HWZ 7 d, Qo 1.0, PRC D, Lact ?
Ebefen *Tbl. 10, 20, 30mg* **Nolvadex** *Tbl. 10, 20, 30, 40mg* **Tamoxifen Arcana** *Tbl. 10, 20, 40mg* **Tamoxifen Sandoz** *Tbl. 20, 30, 40mg* **Tamoxifen ratioph.** *Tbl. 10, 20, 30mg*	**Mamma-Ca adjuvant:** 1 x 20–40mg p.o. für 5 J. **metastasiertes Mamma-Ca:** 1 x 20–40mg

Toremifen	HWZ 2–10 (11) d, Q0 0.85
Fareston *Tbl. 60mg*	**Metastasierendes Mamma-Ca postmenopausal:** 1 x 60mg p.o. **DANI** nicht erforderlich

17.1.6 LH-RH-Agonisten

Wi/Wm: hochdosierte Gabe von Gonadotropin-Releasing-Hormonen ⇒ vollständige Down-Regulation der hypophysären Rezeptoren ⇒ Bildung von Sexualhormonen sinkt auf Kastrationsniveau

Buserelin	HWZ 50–80 min, PRC X, Lact -
Suprecur *Spray (1 Hub = 0.15mg)* **Suprefact** *Nasenspray (1 Hub = 0.1mg)* **Suprefact Depot 2** *Implantat 6.3mg* **Suprefact Depot 3** *Implantat 9.45mg* **Suprefact pro injectione** *Inj.Lsg. 1mg/ml*	**Prostata-Ca:** 6.3mg alle 2 M. s.c.; 9.45mg alle 3 M. s.c.; 6 x 0.2mg/d nasal; 3 x 0.5mg s.c.; vor Therapiebeginn 5 d lang Gabe eines Antiandrogens empfehlenswert, dann parallele Gabe für 3–4 W.; **Endometriose:** 3 x 0.3mg nasal, max. 1,8mg/d **Vorbereitung der Ovulationsinduktion:** 4 x 0.15mg nasal, ggf. 4 x 0.3mg

Goserelin	HWZ 2.3–4.2 h, Q0 0.4, PRC X, Lact -
Zoladex *Implantat 3.6, 10.8mg*	**Mamma-Ca prä- und perimenopausal, Endometriose, Uterus myomatosus:** 3.6mg s.c. alle 28d; **Prostata-Ca:** 3.6mg 1 x /M. s.c., 10.8mg alle 3 M. s.c. **DANI** nicht erforderlich

Leuprorelin	HWZ 2.9 h
Eligard *Inj.Lsg. 7.5, 22.5mg* **Enantone-Monatsdepot** *Fertigspr. 3.75mg/1ml* **Trenantone** *Fertigspr. 11.25mg/1ml*	**Mamma-Ca prä- und perimenopausal, Endometriose, Uterus myomatosus:** 3.75mg s.c. alle 4 W.; **Prostata-Ca:** 3.75mg s.c. alle 4 W., 11.25mg s.c. alle 3 M.; Eligard: 7.5mg s.c alle 4 W., 22.5mg s.c. alle 3 M. **DANI** nicht erforderlich

17.2 Hormonelle Kontrazeptiva

17.2.1 Depotpräparate

Wm/Wi: Ovulationshemmung durch reine Gestagengabe als Depotapplikation
UW (Depotpräparate): s. Gestagene →241

Etonogestrel	HWZ 25 h
Implanon *Implantat 68mg*	**Kontrazeption:** s.c.-Implantation für 3 J.

Medroxyprogesteronacetat	HWZ 30–40d (i.m.), Q0 0.55
Depocon *Fertigspr. 150mg/1ml*	**Kontrazeption:** 150mg alle 3 M. i.m.

17.2.2 Einphasenpräparate	
Wi/Wm: Verabreichung einer fixen Östrogen-Gestagen-Kombination über 21 Tage ⇒ Unterdrückung der Ovulation durch antigonadotropen Effekt **UW/KI** (Einphasenpräparate): s. Dreiphasenpräparate →247	
Ethinylestradiol/Chlormadinon	
Belara *Tbl. 0.03/2mg*	**Kontrazeption:** 1 x 1 Tbl. p.o.
Ethinylestradiol/Desogestrel	
Desmin *Tbl. 0.02/0.15mg, 0.03/0.15mg* **Liberel** *Tbl. 0.02/0.15, 0.03/0.15mg* **Marvelon** *Tbl. 0.03/0.15mg* **Mercilon** *Tbl. 0.02/0.15mg*	**Kontrazeption:** 1 x 1 Tbl. p.o.
Ethinylestradiol/Dienogest	
Valette *Tbl. 0.03/2mg*	**Kontrazeption:** 1 x 1 Tbl. p.o.
Ethinylestradiol/Drospirenon	
Yasmin *Tbl. 0.03/3mg*	**Kontrazeption:** 1 x 1 Tbl. p.o.
Ethinylestradiol/Gestoden	
Gynovin *Tbl. 0.03/0.075mg* **Harmonette** *Tbl. 0.03/0.075mg* **Meliane** *Tbl. 0.02/0.075mg* **Minesse** *Tbl. 0.015/0.06mg* **Minulet** *Tbl. 0.03/0.075mg* **Mirelle** *Tbl. 0.015/0.06mg* **Yris** *Tbl. 0.03/0.075mg*	**Kontrazeption:** 1 x 1 Tbl. p.o.
Ethinylestradiol/Levonorgestrel	PRC X, Lact -
Loette *Tbl. 0.02/0.1mg* **Madonella** *Tbl. 0.03/0.15mg* **Microgyn 30** *Tbl. 0.03/0.15mg* **Ovranette** *Tbl. 0.03/0.15mg*	**Kontrazeption:** 1 x 1 Tbl. p.o.
Ethinylestradiol/Norethisteron	
Ovysmen *Tbl. 0.035/0.5, 0.035/1mg*	**Kontrazeption:** 1 x 1 Tbl. p.o.
Ethinylestradiol/Norgestimat	PRC X, Lact -
Cileste *Tbl. 0.035/0.25mg*	**Kontrazeption:** 1 x 1 Tbl. p.o.

17.2.3 Zweiphasenpräparate

Wi/Wm: 1. Zyklusphase: nur Östrogene oder kombiniert mit niedrig dosierten Gestagenen; 2. Zyklusphase: übliche Östrogen-Gestagen-Kombination ⇒ Ovulationshemmung
UW/KI (Zweiphasenpräparate): s. Dreiphasenpräparate →247

Ethinylestradiol/Chlormadinon	
Neo-Eunomin *Tbl. 0.05/1mg, 0.05/2mg*	**Kontrazeption:** 1 x 1 Tbl. p.o.
Ethinylestradiol/Desogestrel	PRC X, Lact -
Gracial *Tbl. 0.03/0.125mg, 0.04/0.025mg*	**Kontrazeption:** 1 x 1 Tbl. p.o.
Ethinylestradiol/Levonorgestrel	PRC X, Lact -
Sequilar *Tbl. 0.05/0.05mg, 0.05/0.125mg*	**Kontrazeption:** 1 x 1 Tbl. p.o.

17.2.4 Dreiphasenpräparate

Wi/Wm: d 1–6: niedrige Östrogen- u. Gestagendosis; d 7–11: erhöhte Östrogen- u. Gestagendosis; d 12–21: niedrige Östrogen- u. deutlich höhere Gestagendosis ⇒ Ovulationshemmung
UW (Östrogen-Gestagen-Kombinationen): Seborrhoe, Akne, Schwindel, Kopfschmerz, Übelkeit, Erbrechen, Brustspannungen, Depression, Vaginalcandidose, Thrombosen; **KI** (Östrogen-Gestagen-Kombinationen): Leberfunktionsstrg., Cholestase, Lebertumore, hormonabhängige maligne Tumore, Thrombosen, SS/SZ; **Ink** (Kontrazeptiva): Methylprednisolon

Ethinylestradiol/Gestoden	PRC X, Lact -
Triminulet *Tbl. 0.03/0.05mg, 0.03/0.1mg, 0.04/0.07mg* **Triodena** *Tbl. 0.03/0.05mg, 0.03/0.1mg, 0.04/0.07mg*	**Kontrazeption:** 1 x 1 Tbl. p.o.
Ethinylestradiol/Levonorgestrel	PRC X, Lact -
Trigynon *Tbl. 0.03/0.05mg, 0.03/0.125mg, 0.04/0.075mg*	**Kontrazeption:** 1 x 1 Tbl. p.o.
Ethinylestradiol/Norethisteron	
TriNovum *Tbl. 0.035/0.5mg, 0.035/0.75mg, 0.035/1mg*	**Kontrazeption:** 1 x 1 Tbl. p.o.
Ethinylestradiol/Norgestimat	PRC X, Lact -
Tricilest *Tbl. 0.035/0.18mg, 0.035/0.215mg, 0.035/0.25mg*	**Kontrazeption:** 1 x 1 Tbl. p.o.

17.2.5 Minipille

Wi/Wm (Desogestrel): niedrig dosierte reine Gestagengabe über 28d ⇒ Viskosität des Zervixschleims ↑, zusätzlich Ovulationshemmung; **UW:** unregelmäßige Zyklen, Zwischenblutungen; **KI:** SS, schwere Leberfunktionsstörung

Desogestrel	HWZ 30h
Cerazette *Tbl. 0.075mg*	**Kontrazeption:** 1 x 1 Tbl. p.o.

17.2.6 Postkoitalpille

Wm/Wi: Hemmung der Ovulation; nach bereits erfolgter Ovulation Hemmung der Implantation; **UW:** Spannungsgefühl in Brüsten, Übelkeit, Erbrechen, Durchfall, Kopfschmerzen, Unterbauchschmerzen; **KI:** bereits ungeschützter Koitus im gleichen Zyklus, ausgebliebene Menstruation im vorherigen Zyklus, Mehrfachanwendung im Zyklus, Mamma-Ca, Endometrium-Ca

Levonorgestrel	
Postinor *Tbl. 0.75mg* **Vikela** *Tbl. 0.75, 1.5mg*	**Interzeption:** bis max. 72h postkoital 1.5mg p.o.

17.2.7 Intrauterine und sonstige Kontrazeptiva

Wm/Wi (Vaginalring/TTS): Resorption der enthaltenen Hormone über die Vaginalschleimhaut/Haut ⇒ Ovulationshemmung; **Wm/Wi** (IUP + Cu): kontinuierliche Kupferfreisetzung ⇒ morphologische und biochemische Veränderung des Endometriums ⇒ Verhinderung der Nidation; **Wm/Wi** (IUP + Gestagen): kontinuierliche Gestagenfreisetzung ⇒ Verhinderung der Endometriumproliferation, Viskosität des Zervixschleims ↑
UW (Vaginalring): Kopfschmerzen, Vaginitis, Leukorrhö, Bauchschmerzen, Übelkeit, Akne, Thromboembolie; **UW** (IUP): Unterleibs- oder Kreuzschmerzen, stärkere oder länger anhaltende Menstruationen, Schmierblutungen, Unterleibsinfektionen, Hautreaktionen
KI (Vaginalring): Thromboembolie in der Anamnese, diabetische Angiopathie, schwere Lebererkrankung, benigne/maligne Lebertumore, sexualhormonabhängige Tumore, nicht abgeklärte Vaginalblutung; **KI** (IUP): SS, Malignome im Genitalbereich, chronische Unterleibsinfektionen, Endometriose, Extrauterin-SS, Gerinnungsstörungen
KI (IUP + Cu): M. Wilson; **KI** (IUP + Gestagen): akute Lebererkrankung, Lebertumore

Ethinylestradiol + Etonogestrel	
Nuvaring *Vaginalring 2.7 + 11.7mg*	**Kontrazeption**: vaginale Einlage für 3 W.
Ethinylestradiol + Norelgestromin	
EVRA *TTS 20 + 150µg/24h*	**Kontrazeption:** 1. Pflaster an d1 des Zyklus, 2./3.Pflaster an d8 u. 15; d22–28 pflasterfrei
Intrauterinpessar mit Levonorgestrel	
Mirena *IUP 52mg (11–20µg/24h)*	**Kontrazeption, Hypermenorrhoe:** intrauterine Einlage für 5 J.
Nonoxinol	
Patentex oval *Schaumovula 75mg*	**Kontrazeption:** intravaginal 10 min vor Kohabitation, Schutz für eine Stunde
Polysaccharid Schwefelsäureester	
Agen 53 *Vaginalsuppositorien 100mg*	**Kontrazeption:** intravaginal mindestens 12 min vor Kohabitation, Schutz für 2 h

17.3 Weheninduktion, Geburtseinleitung

Wm/Wi (Carbetocin, Oxytocin): Stimulation von Kontraktionsfrequenz und kontraktiler Kraft der Uterusmuskulatur; Kontraktion der glatten Muskulatur der Milchdrüse ⇒ Förderung der Milchejektion; **UW** (Carbetocin): Übelkeit, Kopf-/Bauchschmerzen, Wärmegefühl, Tremor, Pruritus, RR ↓, metallischer Geschmack, Schmerzen in Brustkorb u. Rücken **UW** (Oxytocin): zu starke Wehentätigkeit, Tetanus uteri, Übelkeit, Erbrechen, HRST, allergische Reaktion, RR ↑, ausgeprägte Hypotonie mit Reflextachykardie, Wasserretention, Hyponatriämie; **KI** (Carbetocin): vor Entbindung, Anwendung zur Weheninduktion, bekannte Überempfindlichkeit, Nieren- oder Lebererkrankungen, Präeklampsie, Eklampsie, schwere kardiovaskuläre Erkrankung, Epilepsie; **KI** (Oxytocin): bekannte Überempfindlichkeit, EPH-Gestose, Neigung zu Tetanus uteri, drohende Uterusruptur, vorzeitige Plazentalösung, Placenta praevia, unreife Zervix, drohende Asphyxia fetalis, Lageanomalien des Kindes z. B. Beckenendlage, mechanisches Geburtshindernis

Carbetocin	HWZ 40min.
Pabal. *Amp. 0.1mg/1ml*	**Pro. Uterusatonie nach Sectio bei epiduraler oder spinaler Anästhesie:** 1 x 0.1mg i.v.
Oxytocin	HWZ 3–5min, PRC X, Lact -, Nas.spray +.
Syntocinon. *Spray (4 IE/Hub); Amp. 5 IE/1ml*	**Geburtseinleitung:** ini 1–2 milli-IE/min Dauerinfusion i.v., je nach Wehentätigkeit alle 15min steigern um 1–2 milli-IE/min, max. 20–30 milli-IE/min i.v.; **postpartale Blutung:** 5–6 IE langsam i.v.; 5–10 IE i.m. **Laktationsstörung, Mastitis-Pro.:** 4 IE nasal 2–3min vor Stillen

17.4 Wehenhemmer

Wm/Wi (Atosiban): kompetitiver Antagonist am Oxytocinrezeptor ⇒ Senkung von Tonus u. Kontraktionsfrequenz der Uterusmuskulatur ⇒ Wehenhemmung; **Wm/Wi** (Hexoprenalin, Terbutalin): β2-Mimetikum, Uterusrelaxation; **UW** (Atosiban): Übelkeit, Kopfschmerzen, Schwindel, Hitzewallungen, Tachykardie, BZ ↑, Schlaflosigkeit, Juckreiz, Fieber **UW** (Hexoprenalin, Terbutalin): Sympatikusaktivierung, Hypoglykämie des Neugeborenen (Terbutalin), HRST, Hypokaliämie, Darmatonie; **KI** (Atosiban): Placenta praevia, Dauer der SS < 24 bzw. > 33 W., vorzeitiger Blasensprung, intrauterine Wachstumsretardierung und gestörte HF des Fetus, Eklampsie, intrauteriner Fruchttod, intrauterine Infektion; **KI** (Hexoprenalin, Terbutalin): Sulfitempfindlichkeit, Hyperthyreose, Diabetes mellitus, arterielle Hypertonie, Engwinkelglaukom, RR ↓

Atosiban	HWZ 2h
Tractocile *Inf.Lsg. 6,75mg/0.9ml; Inf.Konz. 37,5mg/5ml*	**Tokolyse:** ini 6.75mg i.v., dann 18mg/h für 3h, dann 6mg/h für insgesamt max. 48h
Hexoprenalin	HWZ 2h
Gynipral *Tbl. 0.5mg; Amp. 10µg/2ml, 10µg/4ml; Inf.Konz. 25mg/5ml*	**Tokolyse:** ini 10µg i.v., dann 0.3µg/min **Dauertokolyse:** 0.075µg/min, Fortsetzung ggf. mit Tbl.

Terbutalin	HWZ 3,2h, Q_0 >0.85, PPB 40–55%
Bricanyl *Tbl. 7.5 (ret.)mg; Amp. 0.5mg/1ml*	**Tokolyse:** 0.5–3µg/min i.v.; Perf. 0.5mg/50ml (10µg/ml) ⇒ 3–18ml/h; 4–8 x 7.5mg (ret.) p.o.

17.5 Prolactinhemmer

Wm/Wi: Stimulation hypophysärer Dopaminrezeptoren ⇒ Hemmung der Prolactinfreisetzung; **UW:** Übelkeit, Erbrechen, GI-Strg., psychomotorische und extrapyramidalmotorische Strg., RR↓, Bradykadie, periphere Durchblutungsstörung; **KI:** Anw.Beschr. bei psychischen Störungen, gastroduodenalen Ulzera, schweren Herz-Kreislauf-Erkrankungen

Bromocriptin	HWZ 50h, Q_0 1.0, PRC B, Lact -
Parlodel *Tbl. 2.5mg* **Umprel** *Tbl. 2.5mg; Kps. 5mg*	**Primäres und sekundäres Abstillen:** d1: 2 x 1.25mg p.o., dann 2 x 2.5mg für 14d **postpartaler Milchstau:** 2.5mg p.o., evtl. Wdh. nach 6–12h; **puerperale Mastitis:** d1–3: 3 x 2.5mg p.o., d4–11: 2 x 2.5mg **Galaktorrhoe-Amenorrhoe:** d1: 1.25mg p.o., ab d2: 3 x 1.25mg p.o., evtl. steigern bis 2–3 x 2.5mg; **Akromegalie:** ini 2.5mg p.o., über 1-2W. steigern bis 10–20mg/d in 4 ED **M. Parkinson** →191

Cabergolin	HWZ 63–69h, PRC B, Lact ?
Cabaseril *Tbl. 1, 2, 4mg* **Dostinex** *Tbl. 0.5mg*	**Primäres Abstillen:** 1 x 1mg in den ersten 24h nach der Geburt; **Hyperprolaktinämische Störung:** ini 2 x /W. 0.25mg p.o., monatlich steigern um 0.5mg/W. bis 1–2mg/W., max. 4mg/W.; **M. Parkinson** →192

Lisurid	HWZ 2–3 (10–24)h, Q_0 1.0
Dopergin *Tbl. 0.2mg*	**Primäres Abstillen:** 2–3 x 0.2mg p.o. für 14d **sekundäres Abstillen:** d1: 0.2mg p.o. abends, d2: 2 x 0.2mg, d3–14: 3 x 0.2mg **Galaktorrhoe-Amenorrhoe:** d1: 0.1mg p.o. abends; d2: 2 x 0.1mg; ab d3: 3 x 0.1mg, je nach Prolactinspiegel weiter steigern **Akromegalie:** bis 2mg/d p.o. **M. Parkinson** →192

Quinagolid	HWZ 11,5h
Norprolac *Tbl. 25, 50, 75, 150µg*	**Hyperprolaktinämie:** d1–3: 1 x 25µg p.o., d4–6: 1 x 50µg, dann 1 x 75–150µg

17.6 Antiinfektiva

siehe Infektionen →141 und Haut →218

18 Schwangerschaft, Stillzeit

18.1 Beratungsstellen für Arzneimittel in der Schwangerschaft

Wien	Reproduktionstoxikologische Beratungsstelle AKH Wien 1090 Wien, Währinger Gürtel 18–20 Mo–Fr: 09:00–13:00 Uhr Di: 11:00–13:00 Terminvereinbarung: Tel. 01–404 00–2996

18.2 Schwangerschaftsrisikoklassen nach FDA[a]

Pregnancy Risk Categories (PRC)

PRC A	Geeignete Studien bei schwangeren Frauen zeigten kein Risiko für den Fetus.
PRC B	Tierversuche zeigten kein Risiko für den Fetus, aber Studien an schwangeren Frauen fehlen **oder** Tierversuche zeigten Risiko, aber geeignete Studien an schwangeren Frauen zeigten kein Risiko für den Feten.
PRC C	Tierversuche zeigten Risiko für den Fetus, Studien an schwangeren Frauen fehlen. Die therapeutischen Vorteile sind u.U. dennoch höher zu bewerten.
PRC D	Risiko für den Fetus ist nachgewiesen, aber therapeutische Vorteile sind u.U. im Grenzfall (z.B. keine medizinische Alternative) dennoch höher zu bewerten.
PRC X	Risiko für den Fetus ist eindeutig nachgewiesen. Das Risiko übersteigt den erwarteten therapeutischen Nutzen.
PRC ED	Einzeldosis (wahrscheinlich) unbedenklich.

18.3 Laktation (Stillperiode)[a]

A	Geeignete Studien zeigen kein Risiko.
B	Geht in die Milch über, jedoch keine Beeinträchtigung des Säuglings bekannt.
C	Geht in die Milch über, jedoch keine Daten für den Menschen vorhanden (meist Tierversuchsdaten).
D	Geht in die Milch über, unerwünschte Effekte beim Säugling möglich.
E	Verhalten in der Milch nicht bekannt.
X	Drosselung der Milchproduktion und/oder ernsthafte Probleme beim Säugling.

[a] Spezifische Angaben zu den Arzneimitteln in den Tabellen rechts neben dem Wirkstoff!

18.4 Orientierungshilfe zur Arzneimittelauswahl

1: Mittel der 1. Wahl: Im Allgemeinen gut verträglich in SS u. SZ. Auch diese Arzneimittel nur verordnen, wenn ihre Anwendung einer nicht medikamentösen Therapie überlegen ist.
2: Mittel der 2. Wahl: Nur indiziert, wenn andere Therapiemöglichkeiten versagen. Oft unzureichende Erprobung während Schwangerschaft und Stillzeit. Einzeldosis oder niedrige Dosierung für maximal 1 bis 3 Tage.
KI: Kontraindiziert wegen embryo-/fetotoxischen Potenzials, wegen möglicher Unverträglichkeit in der Stillzeit oder weil keine rationale Indikation während der Schwangerschaft besteht. Bei Anwendung ggf. erweiterte pränatale Diagnostik .
tox: Potenziell toxisch; betrifft Embryo, Fetus, Neugeborenes oder gestillten Säugling. Anwendung nur in begründetem Einzelfall. Bei Anwendung ggf. erweiterte pränatale Diagnostik.

Die Tabelle dient der groben Orientierung bei der Auswahl eines Medikaments. Sie ersetzt keinesfalls detaillierte Angaben im Text und darf niemals als Grundlage für den Abbruch einer Schwangerschaft verwendet werden.
Abstillen oder Stillpause sind extrem selten erforderlich. Fast immer lässt sich ein Medikament finden, das mit dem Stillen vereinbar ist.
Soweit nicht anders vermerkt, beziehen sich die Klassifizierungen auf die systemische Anwendung (Ausnahme: Arzneimittel, die nur äußerlich angewendet werden).

Quelle: Schäfer/Spielmann/Vetter: Arzneiverordnung in Schwangerschaft und Stillzeit, 7. Auflage 2006, © Elsevier GmbH, Urban & Fischer Verlag, mit freundlicher Genehmigung

Arzneimittel		SSW 1–12	ab SSW 13	peripartal	Stillzeit
ACE-Hemmstoffe	→42	tox.	KI	KI	2
Acetylcystein	→86	1	1	1	1
ASS	→99	2/E	2/E	2/E	2/E
Aciclovir	→161	1	1	1	1
Acitretin	→221	KI	KI	KI	KI
Ambroxol	→86	1	1	1	1
Aminoglykoside	→152	tox.	tox.	tox.	2
Amitriptylin	→202	1	1	tox.	1
Amphotericin B	→170	2	2	2	2
Antidepressiva, SSRI	→204	1	1	tox.	1
Antidepressiva, trizyklische	→202	1	1	tox.	1
Artemisininderivate		2	1	1	2
AT-II-Rezeptor-Antagonisten (Sartane)	→46	tox.	KI	KI	tox.

Arzneimittel		SSW 1–12	ab SSW 13	peripartal	Stillzeit
Atropin	→41	1/E	1/E	1/E	1/E
Atypische Neuroleptika (erprobte)	→210	2	2	tox.	2
Azathioprin	→174	2	2	2	2
β-Rezeptorenblocker	→48	1/2	1/2	tox.	1/2
β_2-Sympathomimetika (Inhalation)	→87	1	1	E	1
Biperiden	→194	2	2	2	2
Bromhexin	→86	1	1	1	1
Bromocriptin	→192	2	tox.	tox.	tox./E
Butylscopolamin	→103	2	2	2	2
Cabergolin	→250	2	tox.	tox.	tox./E
Carbamazepin	→186	tox.	2	tox.	tox.
Carbimazol	→124	2	2	2	2
Cephalosporine	→146	1	1	1	1
Cetirizin	→91	2	2	2	1
Chloroquin	→172	1	1	1	1
Ciprofloxacin	→154	2	2	2	2
Clarithromycin	→151	2	2	2	1
Clemastin	→92	1	1	1	2
Clonidin	→54	2	2	2	2
Clotrimazol	→155	2	1	1	1
Codein	→90	1	1	tox./E	1/E
Cotrimoxazol	→155	2	2	2	2
Cromoglicinsäure	→93	1	1	1	1
Cyproteronacetat	→126	KI	KI	KI	KI
Dextran	→72	2	2	2	2
Diazepam	→213	1	1/E	tox.	E
Diclofenac	→101	1	tox./E	tox./E	E
Digoxin/Digitoxin	→66	1	1	1	1
Dihydroergotamin	→195	2	2	tox.	2
Dimenhydrinat	→138	2	1	2	1

Arzneimittel		SSW 1–12	ab SSW 13	peripartal	Stillzeit
Dimetinden	→92	1	1	1	1
Diphenhydramin	→215	1	1	tox.	1/E
Doxycyclin	→150	2	KI	KI	2
Ergotamintartrat	→195	tox.	tox.	tox.	tox.
Erythromycin	→151	2	1	1	1
Ethambutol	→159	1	1	1	1
Etilefrin	→40	2	2	2	2
Fentanyl	→180	1	1	tox.	2
Fluconazol	→169	2	2	2	2
Furosemid	→57	2	2	2	2
Gestagene (in Stillzeit als Kontrazeptiva)	→241	tox.	KI	KI	1
Glibenclamid	→114	2	2	tox.	2
Glukokortikoide, lokal	→137	1	1	1	1
Glukokortikoide, systemisch	→107	2	2	2	2
Glyceroltrinitrat	→61	2	2	2	2
Goldverbindungen	→106	2	2	2	2
Haloperidol	→210	2	2	tox.	2
Heparine	→77	1	1	tox.	1
Hydrochlorothiazid	→58	2	2	2	2
Hydroxyethylstärke	→72	1	1	1	1
Ibuprofen	→100	1	tox./E	tox./E	1
Indometacin	→101	1	tox./E	tox./E	E
Insulin (Human-)	→117	1	1	1	1
Iodidsubstitution	→124	1	1	1	1
Isoniazid + Vit. B_6	→159	1	1	1	1
Isotretinoin	→222	KI	KI	KI	KI
Itraconazol	→169	2	2	2	2
Lamotrigin (als Antiepileptikum)	→189	1	1	1	2
Lindan (äußerlich)	→225	2	2	2	2
Lithiumsalze	→208	tox.	2	tox.	tox.

Arzneimittel		SSW 1–12	ab SSW 13	peripartal	Stillzeit
Lokalanästhetika	→183	1	1	1	1
Loratadin	→92	1	1	1	1
Mebendazol	→172	2	1	1	1
Meclozin	→138	1	1	1	1
Mefloquin	→173	2	2	2	2
Mesalazin	→136	1	1	tox.	1
Metamizol	→103	2	tox.	tox.	tox.
Metformin	→116	2	2	2	2
Methimazol		2	2	2	2
α-Methyldopa	→54	1	1	1	1
Methylergometrin		KI	KI	tox.	tox./E
Metoclopramid	→133	2	2	2	2
Miconazol (lokal)	→225	2	2	2	2
Misoprostol	→132	KI	KI	1	tox.
Morphin	→96	2	2	tox.	2
Nifedipin	→52	2	1	1	1
Nitrendipin	→53	2	2	2	1
Nitrofurantoin	→159	2	2	2	2
Norfloxacin	→153	2	2	2	2
Nystatin	→225	1	1	1	1
Östrogene (in Stillzeit als Kontrazeptiva)	→241	KI	KI	KI	2
Omeprazol	→130	1	1	1	1
Opiate/Opioide	→95	2	2	tox./E	2/E
Oxytocin	→249	KI	KI	1	1
Paracetamol	→102	1	1	1	1
Penicillamin	→107	tox.	tox.	tox.	2
Penicilline	→142	1	1	1	1
Pentazocin		2	2	tox.	2
Pethidin	→96	2	2	tox.	2
Phenobarbital (als Antikonvulsivum)	→187	tox.	2	tox.	tox.

Arzneimittel		SSW 1–12	ab SSW 13	peripartal	Stillzeit
Phenothiazin-Neuroleptika	→208	1	1	tox.	1
Phenprocoumon	→80	tox.	tox.	KI	2
Phenylbutazon	→103	2	tox.	tox.	2
Prazosin	→55	2	2	2	2
Primidon	→187	tox.	2	tox.	tox.
Proguanil	→173	1	1	1	1
Propylthiouracil	→124	1	1	1	1
Prostaglandine	→84	KI	KI	E	tox.
Pyrviniumembonat	→172	1	1	1	1
Radiopharmaka		KI	KI	KI	KI
Ranitidin	→130	1	1	1	1
Rifampicin	→160	1	1	1	1
Roxithromycin	→151	2	2	2	1
Sertralin	→205	1	1	tox.	1
Spironolacton	→60	2	2	2	2
Sulfasalazin	→137	1	1	tox.	1
Testosteron	→125	KI	KI	KI	KI
Tetracycline	→150	2	KI	KI	2
Theophyllin	→87	1	1	1	1
Thiamazol	→124	2	2	2	2
Thyroxin (L-)	→123	1	1	1	1
Tinidazol		2/E	2/E	2/E	2/E
Tramadol	→98	2	2	tox./E	2/E
Tretinoin (äußerlich)	→222	KI	KI	KI	2
Valproinsäure	→187	tox.	tox.	tox.	1
Verapamil	→51	2	1	1	1
Vitamin A (> 10.000 IE/d)		KI	KI	KI	KI

18.5 Arzneimittel der Wahl in Schwangerschaft und Stillzeit

Allergien

Loratadin
Bewährte ältere H_1-Blocker wie Dimetinden

Asthma

β_2-Sympathomimetika zur Inhalation
- kurz wirksame: z.B. Reproterol, Salbutamol
- lang wirksame: Formoterol, Salmeterol

Glucocorticoide
Theophyllin

Bakterielle Infektionen

Penicilline
Cephalosporine
(Reserve: Makrolide)

Chronisch-entzündliche Darmerkrankungen

Mesalazin, Olsalazin
Sulfasalazin
Glucocorticoide
(Reserve: Azathioprin)

Depression

Trizyklische Antidepressiva, z.B. Amitriptylin, Clomipramin
Selektive Serotonin-Wiederaufnahme-Hemmstoffe, z.B. Sertralin

Diabetes mellitus

Humaninsulin

Gastritis

Antazida, z.B. Magaldrat
bewährte H_2-Blocker wie Ranitidin
Omeprazol

Glaukom

β-Rezeptorenblocker
Carboanhydrasehemmstoffe
Cholinergika

Hustendämpfung

Dextromethorphan
Codein

Hypertonus
α-Methyldopa Metoprolol nach dem 1. Trimenon auch Urapidil u.a.
Krätze (Skabies)
Benzylbenzoat Crotamiton
Läuse
Kokosöl
Migräne
siehe Schmerzen und ggf. auch Sumatriptan
Mukolytika
Acetylcystein
Refluxösophagitis
Omeprazol
Schlafstörungen
Diphenhydramin Diazepam, Lorazepam
Schmerzen
Paracetamol, ggf. mit Codein Ibuprofen, Diclofenac (nur bis Woche 30) ggf. Tramadol
Übelkeit/Hyperemesis
Meclozin Dimenhydrinat Metoclopramid
Wurmerkrankung
Pyrviniumembonat Mebendazol Niclosamid

19 Onkologie

19.1 Wichtiger Benutzerhinweis

Die Angaben zu Indikation und Dosierung sind den aktuellen Fachinformationen der entsprechenden Handelspräparate entnommen. Hierbei ist zu beachten, dass Chemotherapeutika bei einigen angegebenen Indikationen heute kaum mehr eingesetzt werden. Andererseits erfolgt der Einsatz zahlreicher Substanzen bei hier nicht aufgeführten Indikationen nach aktuellen Therapiestandards. Bei den Dosierungsangaben unterscheiden sich die hier abgebildeten Angaben aus den Fachinfos teils erheblich von der in Klinik und Praxis etablierten Vorgehensweise. Desweiteren kann nicht immer auf die in der Onkologie häufig durchgeführten Kombinationstherapien mit mehreren Substanzen eingegangen werden, hier sei auf aktuelle Therapieleitlinien von Fachgesellschaften und Tumorzentren verwiesen. Am Anfang dieses Kapitels sind die unerwünschten Wirkungen (UW) aufgeführt, die bei nahezu allen Zytostatika auftreten können. Weitere substanzspezifische UW sind in den Tabellen der jeweiligen Wirkstoffgruppe aufgeführt.

19.2 Allgemeine unerwünschte Wirkungen von Zytostatika

Sofortreaktionen

Übelkeit, Erbrechen, Fieber, allergische Reaktionen, RR↓, HRST, Venenentzündungen

Verzögert einsetzende, reversible Nebenwirkungen

Knochenmarkdepression (Leuko- und Thrombopenie, weniger häufig Anämie), Mukositis, Stomatitis, aregenerative Enteropathie mit Appetitlosigkeit und Diarrhö, Haarausfall, Hautveränderungen (Pigmentierungen, Hyperkeratosen), Hautausschläge, Lungen-, Nieren, Leberfunktionsstörungen, Gerinnungsstörungen, Amenorrhö, Azoospermie, Wachstumshemmung bei Kindern

Bleibende, chronische Toxizität

Kardiotoxizität, Nieren- und Leberschädigung, Neurotoxizität (Lähmungen, Sensibilitätsstörungen, Polyneuropathie), Mutagenität, Teratogenität, Karzinogenität (Zweittumor)

Indirekte Wirkungen, Paravasat

Immunsuppressive Wirkung als Folge der Leukopenie, Infektanfälligkeit, Hyperurikämie, akute Nephropathie und akutes Nierenversagen
Zytostatika-Paravasat: initial Ödem, Rötung, Schmerzen, Überwärmung, im weiteren Verlauf Gewebsnekrose, Superinfektion möglich

19.3 Alkylierende Mittel

19.3.1 Stickstofflost-Analoga

Wm/Wi (alkylierende Mittel): Quervernetzung von DNS-Einzel- und Doppelsträngen durch Alkylierung, Störung von Matrixfunktion und Synthese der DNS
UW (alle): s. allgemeine UW von Zytostatika → 259
UW (Cyclophosphamid): transiente Transamiasen↑, Cholestase, hämorrhagische Zystitis, Blasenfibrose, bei Hochdosistherapie akute Myo-/Perikarditis, Herzinsuffizienz, hämorrhagische Myokardnekrose, akute Enzephalopathie, Lungenfibrose, Pneumonitis
UW (Chloroambucil): Lungenfibrose v.a. bei kumulativer Dosis > 2000mg, transiente Transaminasen↑, Lebertoxizität, periphere/zentrale Neurotoxizität, Zystitis
UW(Melphalan): pulmonale Fibrose
UW (Ifosfamid): transiente Transaminasen↑, Cholestase, hämorrhagische Zystitis, akute Enzephalopathie und zerebelläre Neurotoxizität, Verwirrung, Psychose, Ataxie, Krampfanfälle, Somnolenz, Koma

Cyclophosphamid	HWZ (4–8h) PPB 15% Q_0 0.5
Endoxan Baxter *Tbl. 50mg; Inf.Lsg. 200, 500, 1000mg*	**ALL, AML, maligne Lymphome, Hoden-, Mamma-, Ovarial-Ca, Ewing-Sarkom, Neuroblastom, kleinzelliges Bronchial-Ca, Rhabdomyosarkom, Autoimmunerkrankungen, immunsuppressive Therapie nach Organ-Tx:** Dauertherapie: 120–240mg/m² KOF i.v. tgl. oder 1 x 50–200mg p.o.; Intervalltherapie: 400–600mg/m² i.v. in Abständen von 2–5d; 800–1600mg/m² und mehr i.v. alle 21–28d **DANI** GFR<10:50%
Chlorambucil	HWZ 1–1.5h (2.4h) PPB 98% Q_0 1.0
Leukeran *Tbl. 2mg*	**CLL, niedrig maligne Non-Hodgkin-Lymphome:** 1 x 0.4mg/kg p.o. d1, Wdh. d15, ggf. um 0.1mg/Zyklus steigern; bei Kombination mit Prednison 5mg/m² d1–3, Wdh. d15, ggf. um 1.3mg/m² steigern **M. Waldenström:** 0.1mg/kg tgl. oder 0.3mg/kg für 7d, Wdh. alle 6W. **DANI** nicht erforderlich
Melphalan	HWZ (1.5–2h) PPB 90% Q_0 0.9
Alkeran *Tbl. 2mg; Inf.Lsg. 50mg*	**Multiples Myelom:** 0.25mg/kg p.o. d1–4, Wdh. nach 4–6 W., Kombination mit Prednison; 16mg/m² i.v. d1, Wdh. nach 4 W.; Hochdosis-Therapie: 100–200mg/m² **DANI** GFR 30–50: 50%

Ifosfamid	HWZ 6-8h (4-7h) PPB gering Q0 0.5
Holoxan. *Inf.Lsg. 1, 2g*	**Hoden-, Ovarial-, Zervix-, Mamma-, Pankreas-Ca, nicht kleinzelliges und kleinzelliges Bronchial-Ca, Weichteil- , Ewing-Sarkome, Non-Hodgkin-Lymphome, M. Hodgkin:** 1200-2400mg/m² i.v. d1-5 oder 5-8g/m² über 24 h d1 **DANI** KI bei schwerer Niereninsuffizienz

19.3.2 Alkylsulfonate

Wm/Wi (alkylierende Mittel): Quervernetzung von DNS-Einzel- und -Doppelsträngen durch Alkylierung, Störung von Matrixfunktion und Synthese der DNS; **UW** (alle): siehe allgemeine UW von Zytostatika → 259; **UW** (Busulfan): Lungenfibrose insbesondere bei kumulativer Dosis > 300mg, bei Hochdosistherapie Lebervenenverschlusssyndrom, Katarakt, Gynäkomastie, retroperitoneale Fibrose, Endokardfibrose, hämorrhagische Zystitis

Busulfan	HWZ 2.5h, Q0 1.0, PPB 32%
Busilvex *Inf.Lsg. 60mg/10ml* **Myleran** *Tbl. 2mg*	**Konditionierung vor konventioneller Stammzell-Tx:** 0.8mg/kg i.v. alle 6h über 4d **CML, Polycythämia vera:** Remissionseinleitung 0.06mg/kg p.o., Erh.Th. 0.5-2mg/d **DANI** nicht erforderlich

19.3.3 Nitrosoharnstoffe

Wm/Wi (alkylierende Mittel): Quervernetzung von DNS-Einzel- und -Doppelsträngen durch Alkylierung, Störung von Matrixfunktion und DNA-Synthese; **UW**: s. allgemeine UW von Zytostatika → 259; **UW** (Carmustin): interstitielle Pneumonitis, pulmonale Infiltrate, Lungenfibrose, Ösophagitis, Ulzera, GI-Blutungen, transienter Transaminasen ↑, bei Hochdosis-Therapie Lebervenenverschlusssyndrom, periphere und zentrale Neurotoxizität mit Verwirrtheit, hirnorganischem Psychosyndrom, Neuroretinitis, Optikusneuritis, Ataxie **UW** (Lomustin): pulmonale Infiltrate, Lungenfibrose, transienter Transaminase ↑, periphere und zentrale Neurotoxizität; **Ink** (Carmustin): Cimetidin

Carmustin	HWZ biphasisch 1-4min; 18-69min
Carmubris *Inf.Lsg. 100mg*	**Hirntumore, multiples Myelom, maligne Lymphome, GI-Tumore:** 100mg/m² i.v. d1 + 2, Wdh. nach 6W. **DANI** GFR<10: relative KI
Lomustin	HWZ (72h) PPB 60%
Lomustin (CCNU Torrex) *Kps. 40mg*	**M. Hodgkin, Hirntumore, Hirnmetastasen, malignes Melanom, kleinzelliges Bronchial-Ca:** 70-100mg/m² p.o. d1, Wdh. nach 6W. **DANI** keine Angaben

19.3.4 Platinhaltige Verbindungen

Wm/Wi (alkylierende Mittel): Quervernetzung von DNS-Einzel- und Doppelsträngen durch Alkylierung, Strg. von Matrixfunktion und Synthese der DNS; **UW** (alle): s. allgemeine UW von Zytostatika → 259; **UW** (Carboplatin): transiente Transaminasen ↑, Nephrotoxizität, periphere Neurotoxizität, Hörstrg., Optikusneuritis; **UW** (Cisplatin): Herzinsuffizienz, Enteritis, transiente Transaminasen ↑, Elektrolytveränderungen (Ca^{2+} ↓, Mg^{2+} ↓, K^+ ↓, Na^+ ↓), kumulative Nephrotoxizität mit Tubulusschädigung, Otoxizität u. periphere Neurotoxizität, Geschmacksstrg., fokale Enzephalopathie, Sehstörungen, Optikusneuritis, Schwindel
UW (Oxaliplatin): meist transiente periphere Neuropathie mit Dysästhesien, Parästhesien der Extremitäten (ausgelöst/verstärkt durch Kälteexposition), akute laryngeale/pharyngeale Dysästhesie mit Erstickungsgefühl; **Ink** (Cisplatin): Aminoglykoside, Methotrexat

Carboplatin	HWZ 2 (24)h PPB <25% Q0 0.25
Carboplatin Ebewe *Amp. 50, 150, 450, 1000mg* **Carboplatin Pfizer CS** *Inf.Konz. 50, 150, 450mg* **Paraplatin** *Inf.Konz. 50, 150, 450mg*	**Ovarial-, Zervix-Ca, kleinzelliges Bronchial-Ca, Plattenepithel-Ca des Kopf- Halsbereichs:** 300–400mg/m² i.v., Wdh. nach 4 W.; alternativ Dosierung nach AUC; **DANI** GFR<20: KI
Cisplatin	HWZ 58–90h PPB >90% Q0 0.6
Cisplatin Ebewe *Inf.Konz. 10, 50, 100mg* **Cisplatin Pfizer** *Inf.Konz. 50mg* **Platinol** *Inf.Lsg. 10, 50mg*	**Hoden-, Ovarial-Ca, kleinzelliges und nicht-kleinzelliges Bronchial-Ca, Oesophagus-, Zervix-, Blasen-, Endometrium-, Kopf-Hals-Ca, Osteosarkom:** 50–120mg/m² i.v. d1 oder 15–20mg/m² d1–5, Wdh. nach 3–4 W. **DANI** KI bei Niereninsuffizienz
Oxaliplatin	HWZ biphasisch 0.4h und 38h
Eloxatin *Inf.Lsg. 50, 100mg*	**Kolorektales Ca:** 85mg/m² i.v. d1, Wdh. d15, Kombination mit 5-FU; **DANI** GFR <30: KI

19.3.5 Sonstige alkylierende Mittel

Wm/Wi (alkylierende Mittel): Quervernetzung von DNS-Einzel- und Doppelsträngen durch Alkylierung, Strg. von Matrixfunktion und Synthese der DNS; **UW** (alle): s. allgemeine UW von Zytostatika → 259; **UW** (Dacarbazin): transiente Transaminasen ↑, Lebervenenverschlusssyndrom, Lebernekrose, Fotosensitivität, ZNS-Strg. (Kopfschmerzen, Sehstrg., Verwirrung, Lethargie, Krämpfe), Parästhesien, Thrombophlebitis, Nausea; **UW** (Temozolomid): Obstipation, Kopfschmerzen, Schwindel, Geschmacksanomalien, Parästhesien

Dacarbazin	HWZ 0.5–3.5h PPB 5% Q0 0.3
Dacarbazine medac *Inf.Lsg. 100, 200, 500, 1000mg* **DTIC Dome (Dacarbazin)** *Inf.Lsg. 200mg*	**Malignes Melanom:** 200–250mg/m² i.v. d1–5 oder 850mg/m² d1, Wdh. nach 3W. **Weichteilsarkom:** 250mg/m² d1–5 **M. Hodgkin:** 375mg/m² d1, Wdh. d15 **DANI** keine Angaben

Temozolomid	HWZ 1.8h PPB 10-20%
Temodal *Kps. 5, 20, 100, 250mg*	**Rezidivierende oder progrediente maligne Gliome:** 200mg/m² p.o. d1-5, Wdh. nach 4 W.; vorbehandelte Pat. beim 1. Zyklus 150mg/m² **DANI** nicht erforderlich

19.4 Antimetabolite

19.4.1 Folsäure-Analoga

Wm/Wi (Antimetabolite): Einbau als falsches Substrat in die DNS oder RNS, Hemmung der DNS- oder RNS-Polymerase
UW (alle) s. allgemeine UW von Zytostatika → 259
UW (Methotrexat): GI-Blutungen, Transaminasen ↑, Tubulusschädigung, reversible akute Enzephalopathie nach i.v. oder intrathekaler Applikation, Leukenzephalopathie, Konjunktivitis
UW (Pemetrexed): Transaminasen ↑, Fieber, motorische und sensible Neuropathie, Diarrhoe, Fatigue, Hautrötung, Appetitverlust, Stomatitis, AP, kardiovaskuläre Ereignisse
Ink (Methotrexat): Cisplatin, NSAR, Penicilline, Salizylate, Sulfonamide

Methotrexat	HWZ 12-24h PPB 50% Q_0 0.06
Ebetrexat *Tbl. 5, 10mg; Inf.Konz. 1000, 5000mg; Inf.Lsg. 10, 20, 50, 500mg* **Methotrexat Lederle** *Amp. 5, 25, 50, 500mg* **Metoject** *Fertigspr. 10, 15, 20, 25mg*	**Chorionepitheliom, Mamma-Ca, Zervix-Ca, Ovarial-Ca, Kopf-Hals-Ca, Non-Hodgkin-Lymphom, ALL, AML, kleinzelliges Bronchial-Ca, Osteosarkom, Meningeosis leucaemica und carcinomatosa, maligne Lymphome im Kindesalter, ZNS-Tumore:** ED i.v. je nach Therapie-Schema, niedrigdosierte Th.: <100mg/m²; mittelhochdosierte Th.: 100-1000mg/m²; hochdosierte Th.: >1000mg/m²; intrathekal: 8-12mg/m², max. 15mg absolut, ini alle 2-3d, später alle 4W.; →107 **DANI** GFR >60: Dosisanpassung nach Mtx-Serumspiegel; <60: KI

Pemetrexed	HWZ 3.5h PPB 81%
Alimta *Inf.Lsg. 500mg*	**malignes Pleuramesotheliom:** 500mg/m² i.v. d1, Kombination mit Cisplatin 75mg/m² d1, Wdh. d22 **nicht-kleinzelliges Bronchial-Ca:** 500mg/m² d1, Wdh. d22 **DANI** GFR ≥45: 100%; <45: Anwendung nicht empfohlen

19.4.2 Purin-Analoga

Wm/Wi (Antimetabolite): Einbau als falsches Substrat in die DNS oder RNS, Hemmung der DNS- oder RNS-Polymerase
Wm/Wi (Cladribin): DNS Synthese und Reparatur wird blockiert
UW (alle): s. allgemeine UW von Zytostatika → 259
UW (Cladribin): transiente Transaminasen ↑, toxische Epidermiolyse, periphere oder zentrale Neurotoxizität, Immunsuppression mit T-Zell-Defizienz (CD4+ ↓ ↓, CD8+ ↓), Kopfschmerzen
UW (Clofarabin): febrile Neutropenie, Ängstlichkeit, Kopfschmerzen, Nausea, Erbrechen, Diarrhoe, Dermatitis, Pruritus, Schleimhautentzündung, Pyrexie, Erschöpfung
UW (Fludarabin): akute Kardiotoxizität mit Arrhythmien, Hypotonie, transiente Transaminasen ↑, periphere Neuropathie mit Parästhesien, ZNS-Störungen, Immunsuppression mit T-Zell-Defizienz (CD4+ ↓ ↓, CD8+ ↓), Tumorlysesyndrom, Hämolyse
UW (Mercaptopurin): transiente Transaminasen ↑, Cholestase, Lebervenenverschluss-syndrom
UW (Tioguanin): transiente Transaminasen ↑, Cholestasen, Lebervenenverschlusssyndrom, Darmperforation

Cladribin	HWZ 3–22h (kontinuierliche Infusion an 7 Tagen) 11h (s.c. Bolus-Inj. an 5Tagen) PPB 20%
Leustatin *Inf.Lsg. 10mg/10ml* **LITAK** *Inj.Lsg. 10mg/5ml*	**Haarzell-Leukämie:** 0.14mg/kg s.c. d1–5 oder 0.09mg/kg i.v. über 24h d1–7 **DANI** vorsichtige Anwendung
Clofarabin	HWZ 5.2h
Evoltra *Inf.Lsg. 20mg/20ml*	**ALL: Ki:** > 21kg: 52mg/m² über 2h i.v. d1–5 **DANI, DALI** KI bei schwerer Nieren-, Leber-insuffizienz
Fludarabin	HWZ 10–30h PPB nicht ausgeprägt
Fludara *Tbl. 10mg; Inf.Lsg. 50mg*	**CLL vom B-Zell-Typ:** 25mg/m² i.v. d1–5, Wdh. d29 **DANI** GFR 30–70: 50%; <30: KI
Mercaptopurin	HWZ 1.5h PPB 20% Q_0 0.8
Puri-Nethol *Tbl. 50mg*	**ALL:** 2.5mg/kg/d p.o., Therapie-Dauer je nach Schema **DANI** Dosisreduktion erwägen
Tioguanin	HWZ (0.5–6h)
Thioguanin-GSK *Tbl. 40mg*	**AML:** Induktion: 100mg/m² alle 12 h p.o. **ALL:** 60mg/m² p.o., Therapie-Dauer je nach Schema **DANI** Dosisreduktion erwägen

19.4.3 Pyrimidin-Analoga

Wm/Wi (Antimetabolite): Einbau als falsches Substrat in die DNS oder RNS, Hemmung der DNS- oder RNS-Polymerase; **UW** (alle): siehe allgemeine UW von Zytostatika → 259
UW (Capecitabin): Ödeme der unteren Extremitäten, Hand-Fuß-Syndrom, Kopfschmerzen, Parästhesien, Geschmacksstörungen, Schwindel, Schlaflosigkeit, Lethargie, Dehydrierung
UW (Cytarabin): bei hochdosierter Therapie akute Pulmotoxizität, Lungenödem, ARDS, Pankreatitis, Ulzera, Darmnekrose, Ösophagitis, transiente Transaminasen ↑, Cholestase, Konjunktivitis, Keratitis, periphere und zentrale Nerotoxizität, zerebrale und zerebellare Störungen, bei intrathekaler Gabe akute Arachnoiditis, Leukenzephalopathie, Myalgien, Arthralgien, Knochenschmerzen; **UW** (Fluorouracil): akute Kardiotoxizität mit Arrhythmien, Ischämie, Myokardinfarkt, Konjunktivitis, hoher Tränenfluss, ZNS-Veränderungen (Somnolenz, Verwirrtheit), reversible zerebelläre Störungen (Ataxie, Müdigkeit, Sprachstörungen), Palmar- und Plantarveränderungen; **UW** (Gemcitabin): Fieber, Schüttelfrost, Kopfschmerzen, Rückenschmerzen, transiente Transaminasen ↑, mäßiggradige Proteinurie/ Hämaturie, Lungenödem, periphere Ödeme; **UW** (Tegafur): Sepsis, Dehydratation, Kachexie, Geschmacksveränderungen, Hepatitis, Ikterus, Leberversagen, Rückenschmerzen, Harnverhalt, Hämaturie, alkalische Phosphatase ↑, ALT, AST und Gesamtbilirubinwerte ↑
Ink (Fluorouracil): Metronidazol

Capecitabin	HWZ 0.25h, Q_0 1.0, PPB 54%
Xeloda *Tbl. 150, 500mg*	**kolorektales Ca:** 2 x 1250mg/m^2/d p.o. d1–14, Wdh. d22 **Mamma-Ca:** 2 x 1250mg/m^2/d p.o. d1–14, Wdh. d22, Kombination mit Docetaxel **DANI** GFR 30–50: 75%; <30: KI

Cytarabin	HWZ (1–3h), Q_0 0.9, PPB 15%
Alexan *Inj.Lsg. 100mg/5ml; Inf.Lsg. 100, 500, 2000mg* **ARA-cell** *Inj.Lsg. 40, 100mg; Inf.Lsg. 1000, 4000, 5000mg* **Cytarabin Pfizer CS** *Inj.Lsg. 100, 500, 1000, 2000mg* **DepoCyte** *Inj.Susp. 50mg*	**akute Leukämien:** Induktion 100–200mg/m^2 i.v. für 5–10d; Remissionserhaltung: 70–200mg/m^2 i.v./s.c. d1–5, Wdh. d29 **Non-Hodgkin-Lymphom:** 300mg/m^2 i.v., Wdh. je nach Schema z.B. d8 **Meningeosis lymphomatosa:** DepoCyte: 50mg intrathekal W. 1 + 3, dann W. 5, 7, 9, 13, 17, 21, 25, 29 **DANI** GFR <10: 50–75%

Fluorouracil (5-FU)	HWZ 8–40min PPB 0% Q_0 1.0
5-Fluorouracil Ebewe *Inf.Lsg. 250, 500, 1000, 5000mg* **Fluorouracil Valeant** *Inf.Lsg. 250, 500, 1000mg*	**kolorektales Ca:** 370–600mg/m^2 als i.v.-Bolus; 200–750mg/m^2 als Dauerinfusion **Pankreas-Ca:** 400–500mg/m^2 als i.v.-Bolus; 1000mg/m^2 als Dauerinfusion **Mamma-Ca, Magen-Ca:** 500–600mg/m^2 **DANI** GFR<10: 50–75%

Gemcitabin	HWZ 42–94min (0.7–12h) Q0 >0.9
Gemzar *Inf.Lsg. 200mg, 1g*	**Blasen-Ca:** 1g/m² i.v. d1, 8, 15, Wdh. d29, Kombination mit Cisplatin 70mg/m² d2 **nicht-kleinzelliges Bronchial-Ca:** 1250mg/m² d1 + 8, Wdh. d22 oder 1000mg/m² d1, 8, 15, Wdh. d29 **Mamma-Ca:** 1250mg/m² d1 + 8, Wdh. d 22, Kombination mit Paclitaxel 175mg/m² d1 **Ovarial-Ca:** 1g/m² d1 + 8, Wdh. d22, Kombination mit Carboplatin an d1 nach Gemcitabin (AUC 4mg/ml x min) **Pankreas-Ca:** 1g/m² 1 x /W. für 7W., dann d1, 8, 15, Wdh. d29 **DANI** vorsichtige Anwendung
Tegafur	HWZ 11h PPB 52%
UFT Hartkapseln *Kps. 100mg*	**kolorektales Ca:** 3 x 100mg/m²/d p.o. d1–28, Wdh. d 36 **DANI** vorsichtige Anwendung

19.5 Alkaloide und andere natürliche Mittel

19.5.1 Vinca-Alkaloide und Analoga

Wm/Wi (Vinca-Alkaloide und Analoga): Bindung an mikrotubuläre Proteine mit Depolarisation; die Bildung der mitotischen Spindel wird verhindert; Störung der Protein-, DNS- und RNS-Synthese
UW (alle): siehe allgemeine UW von Zytostatika → 259
UW (Vinca-Alkaloide und Analoga): kardiovaskuläre Störungen, RR↑, RR↓, akute interstitielle Pneumonitis/Bronchospasmus v.a. bei Gabe mit Mitomycin C, Obstipation, Ileus, Polyurie (ADH-Sekretion ↓), Dysurie, Harnverhalt (Blasenatonie), dosisabhängige periphere Neurotoxizität, autonome Neurotoxizität, Hirnnervenausfälle und ZNS-Störungen: Hypästhesie, Parästhesien, motorische Störungen, Areflexie, Paralyse, Ataxie, paralytischer Ileus, Optikusatrophie, Erblindung, Krampfanfälle, Muskelkrämpfe/Schmerzen in Unterkiefer/Hals/Rücken/Extremitäten nach Injektion, Pankreatitis, schwere Gewebsnekrose bei Paravasat
Ink (Vincristin): Zalcitabin

Vinblastin	HWZ 25h PPB 44–75% Q0 0.95
Velbe *Inf.Lsg. 10mg*	**Hoden-Ca, Mamma-Ca, Kaposi-Sarkom, M. Hodgkin, Non-Hodgkin-Lymphom, Histiocytosis X, M. Werlhof:** 6mg/m² i.v. 1 x /W. **DANI** nicht erforderlich

Vincristin	HWZ 85h PPB 44% Q0 0.95
Onkovin *Inj.Lsg. 1mg/1ml, 2mg/2ml* **Vincristin Pfizer CS** *Inf. Lsg.1mg/1ml, 2mg/2ml*	**ALL, ANLL, M. Hodgkin, Non-Hodgkin-Lymphom, Mamma-Ca, kleinzelliges Bronchial-Ca, Sarkome, Wilms-Tumor, Neuroblastom, M. Werlhof:** 1.4mg/m² i.v. 1 x /W., max. 2mg/W.; **Ki.:** < 10kg: 0.05mg/kg 1 x /W.; >10kg: 2mg/m² 1 x /W. **DANI** keine Angaben

Vindesin	HWZ 25h
Eldisin *Inj.Lsg. 5mg*	**akute Leukämien, Blastenschub der CML, maligne Lymphome, malignes Melanom, kleinzelliges und nicht-kleinzelliges Bronchial-Ca, Mamma-, Ösophagus-, Kopf-Hals-, Hoden-Ca:** 3mg/m² i.v. **Ki.:** 4mg/m²; **DANI** keine Angaben

Vinorelbin	HWZ 38–40h PPB 14% Q0 ≥0.7
Eberlebin *Inf.Lsg. 10mg/1ml, 50mg/5ml* **Navelbine** *Kps. 20, 30mg; Inf.Lsg. 10mg/1ml, 40mg/1ml, 50mg/5ml* **Vinorelbin medac** *Inf.Lsg. 10mg/ml*	**fortgeschrittenes nicht-kleinzelliges Bronchial-Ca, anthrazyklinresistentes Mamma-Ca:** 25–30mg/m² i.v. d1, Wdh. d29 **DANI** nicht erforderlich

19.5.2 Podophyllotoxin-Derivate

Wm/Wi (Podophyllotoxin-Derivate): Interaktion mit Topoisomerase II, DNS Einzel- und Doppelstrangbrüche; **UW** (alle): s. allgemeine UW von Zytostatika → 259; **UW** (Etoposid): Hypotonie bei i.v.-Gabe, Ischämie, Dysphagie, Obstipation, transiente Transaminasen ↑, allergische Reaktionen bis zur Anaphylaxie, periphere Neuropathie oder ZNS-Störungen
UW (Tenisposid): transiente Transaminasen ↑, Lebervenenverschlusssyndrom, allergische Reaktionen bis zur Anaphylaxie, periphere Neuropathie oder ZNS-Störungen
Ink: Phenobarbital, Phenytoin; **Ink** (Etoposid): Ciclosporin

Etoposid	HWZ 6–8h PPB 98% Q0 0.65
Etopofos *Inf.Lsg. 100, 1000mg* **Etoposid Ebewe** *Inf.Lsg. 100, 200, 400, 1000mg* **Etoposid Pfizer CS** *Inf.Lsg. 100, 500mg* **Vepesid** *Kps. 100mg, Inf.Lsg. 100mg*	**kleinzelliges und nicht-kleinzelliges Bronchial-Ca, M. Hodgkin, Non-Hodgkin-Lymphom, AML, Hoden-, Chorion-, Ovarial-Ca:** 50–100mg/m² i.v. d1–5 oder 120–150mg/m² d1, 3, 5; 100–200mg/m² p.o. d1–5, Wdh. nach 3–4W.; **DANI** keine Angaben

Teniposid	HWZ 8h PPB 99% Q0 0.9
Vumon *Inf.Lsg. 50mg/5ml*	**M. Hodgkin, Non-Hodgkin-Lymphom, Hirntumore, Harnblasen-Ca:** 30mg/m² i.v. d1–5, Wdh. d16; 40–50mg/m² 2–3 x /W.; 100–130mg/m² d1, Wdh. d15 **DANI** keine Angaben

19.5.3 Taxane

Wm/Wi (Taxane): Pathologische Bildung und Stabilisierung von Mikrotubuli ⇒Strg. der Mitose; **UW** (alle): s. allgemeine UW von Zytostatika → 259; **UW** (Docetaxel): Ischämiesymptomatik, Obstipation, transiente Transaminasen↑, Dermatoxizität, Dysästhesien, Epidermiolyse, periphere Neurotoxizität mit Parästhesien u. motorischen Strg., paralytischer Ileus, ZNS-Strg., Hypersensitivitätsreaktion, Flüssigkeitsretention (Kapillarpermeabilität↑) mit: Gewichtszunahme, Ödeme, Hypotonie, Pleuraerguss, Aszites; **UW** (Paclitaxel): Erregungsleitungsstrg. (Herz), Ischämie, Obstipation, transiente Transaminasen↑, periphere Neurotoxizität mit Parästhesien, paralytischer Ileus, ZNS-Strg., Hypersensitivitätsreaktion

Docetaxel	HWZ 11h PPB 95% Q0 >0.9
Taxotere *Inf.Lsg. 20, 80mg*	**Mamma-Ca:** 75–100mg/m² i.v. d1, Wdh. d22; **nicht-kleinzelliges Bronchial-Ca, Prostata-Ca, Magen-Ca:** 75mg/m² i.v. d1, Wdh. d22; **DANI** keine Angaben

Paclitaxel	HWZ 6.4–12.7h PPB 89–98% Q0 >0.8
Ebetaxel *Inf.Lsg. 30, 100, 150, 300, 600mg* **Paclitaxel Mayne** *Inf.Lsg. 30, 100, 150, 300mg* **Paxene** *Inf.Lsg. 30, 100, 150, 300mg* **Taxol** *Inf.Lsg. 30, 100, 300mg*	**Ovarial-Ca:** 175mg/m² über 3h i.v. d1; 135mg/m² über 24 h i.v. d1, Wdh. d22 **Mamma-Ca, fortgeschrittenes nicht-kleinzelliges Bronchial-Ca:** 175mg/m² über 3h i.v. d1, Wdh. d22; **DANI** keine Angaben

19.6 Zytotoxische Antibiotika

19.6.1 Anthracycline

Wm/Wi (Anthracycline): Interkalation in Doppelhelix der DNS, Hemmung der Topoisomerase I und II; **UW** (alle): s. allgemeine UW von Zytostatika → 259; **UW** (Daunorubicin): akute Kardiotoxizität (EKG-Veränderungen, Arrhythmien, Ischämie, Infarkt) und chronische Kardiotoxizität (dilatative Kardiomyopathie mit Minderung der LVEF), Tubulusschädigung, Rezidiv früherer Strahlendermatitis; **UW** (Doxorubicin): akute Kardiotoxizität (EKG-Veränderungen, Arrhythmien, Ischämie, Infarkt) und chronische Kardiotoxizität (dilatative Kardiomyopathie mit Minderung der LVEF), Rezidiv früherer Strahlendermatitis; **UW** (Doxorubicin liposomal): im Vergleich zu Doxorubicin geringere chronische Kardiotoxizität; **UW** (Epirubicin): Kardiotoxizität geringer als bei Dauno-/Doxorubicin: akute Kardiotoxizität (EKG-Veränderungen, Arrhythmien, Ischämie, Infarkt) und chronische Kardiotoxizität (dilatative Kardiomyopathie mit Minderung der LVEF), Rezidiv früherer Strahlendermatitis; **UW** (Idarubicin): Kardiotoxizität ist geringer als bei anderen Anthrazyklinen: akute Kardiotoxizität (EKG-Veränderungen, Arrhythmien, Ischämie, Infarkt) und chronische Kardiotoxizität (dilatative Kardiomyopathie); **UW** (Mitoxantron): chronische Kardiotoxizität : Kardiomyopathie, Herzinsuffizienz (im Vergleich zu Doxorubicin geringer), GI-Blutungen, transiente Transaminasen↑, Cholestase, Pruritus, bläuliche Verfärbung von Skleren/Fingernägeln/Injektionsstelle und Urin

Daunorubicin	HWZ 11–27h Q0 0.9
Daunoblastin *Inf.Lsg. 20mg* **Daunoxome** *Inf.Lsg. 50mg/25ml*	**AML, ALL:** 24–60mg/m²/d i.v., Kumulativdosis max. 550mg/m² ; **Ki.:** > 2J.: max. 300mg/m²; **AIDS-assoziiertes Kaposi-Sarkom:** Daunoxome: 40mg/m² d1, Wdh. d15 **DANI** Krea (mg/dl) > 3: 50%;

Doxorubicin	HWZ 30–50h PPB 75% Q_0 0.95
Adriblastin *Inf.Lsg. 10, 50, 200mg* **DOXO-cell** *Inj.Lsg. 10, 50, 150mg* **Doxorubicin Ebewe** *Inj.Lsg. 10, 50, 100, 200mg*	**kleinzelliges Bronchial-Ca, Mamma-Ca, Ovarial-Ca, Harnblasen-Ca, Osteosarkom, Weichteilsarkom, Ewing-Sarkom, Hodgkin-/ Non-Hodgkin-Lymphom, ALL, AML, multiples Myelom, Endometrium-Ca, Wilms-Tumor, Schilddrüsen-Ca, Neuroblastom, Magen-Ca:** Monotherapie: 50–80mg/m² i.v. d1, Wdh. d22; Polychemotherapie: 30–60mg/m² d1, Wdh. d22/29, Kumulativdosis max. 450–550mg/m² **DANI** GFR < 10: 75%
Doxorubicin liposomal	HWZ 74h
Caelyx *Inf.Lsg. 20mg/10ml, 50mg/25ml* **Myocet** *Inf.Lsg. 50mg*	**Mamma-Ca, Ovarial-Ca:** 50mg/m² i.v. d1, Wdh. d29; **AIDS-assoziiertes Kaposi-Sarkom:** 20mg/m² d1, Wdh. nach 2–3W. **DANI** nicht erforderlich
Epirubicin	HWZ 30–40h Q_0 1.0
EPI-cell *Inj.Lsg. 10, 20, 50, 200mg* **Epirubicin Ebewe** *Inj.Lsg. 10, 50, 100, 200mg* **Farmorubicin** *Inf.Lsg. 10, 50, 200mg*	**Mamma-Ca, Ovarial-Ca, kleinzelliges Bronchial-Ca, Magen-Ca, Weichteilsarkom:** konventionelle Dosierung: 75–90mg/m² i.v. d1, Wdh. d22; intensivierte Dosierung: bis 135mg/m² d1, Wdh. d 22/29; Kumulativdosis max. 1g/m² **Harnblasen-Ca, Rezidiv-Pro.:** 50mg intravesical 1 x /W., Wdh. s. Fachinfo **DANI:** GFR <10: 75%
Idarubicin	HWZ 11-35 (41-69) h
Zavedos *Kps. 5, 10, 25mg; Inf.Lsg. 5mg/5ml, 10mg/10ml*	**AML, ANLL:** 15–30mg/m² p.o. d1–3; 12mg/m² i.v. d1–3 oder 8mg/m² d1–5; Kumulativdosis max. 120mg/m² i.v. **DANI** Krea (mg/dl) > 2.5: KI
Mitoxantron	HWZ 5–18 Tage PPB 90% Q_0 0.95
Ebexantron *Inj.Lsg. 10mg, 20mg* **Novantron** *Inf.Lsg. 10mg/5ml, 20mg/10ml*	**Mamma-Ca, Non-Hodgkin-Lymphom:** 12–14mg/m² i.v. d1, Wdh. d22; intrapleural: 20–30mg **AML:** 10–12mg/m² d1–5 **Prostata-Ca:** 12mg/m² d1, Wdh. d22 **multiple Sklerose:** Ebexantron: 12mg/m² i.v. alle 3 M. **DANI** keine Angaben

19.6.2 Sonstige zytotoxische Antibiotika

Wm/Wi (Bleomycin): Einzel-und Doppelstrangbrüche der DNS als Folge einer Redoxreaktion **Wm/Wi** (Mitomycin): Alkylierung der DNS ⇒ Hemmung der Synthese, DNS Brüche; **UW** (alle): s. allgemeine UW von Zytostatika → 259; **UW** (Bleomycin): interstitielle Pneumonitis und Lungenfibrose, Nagelveränderungen, Pruritus, Striae, Ödeme, idiosynkratische Reaktionen bis zur Anaphylaxie; **UW** (Mitomycin): Herzinsuffizienz, Ischämie, Pulmotoxizität (Pneumonitis, Fibrose), transiente Transaminasen ↑, hämolytisch-urämisches Syndrom, Photosensitivität, Neurotoxizität: Sehstörungen, Parästhesien

Bleomycin	HWZ 3h Q0 0.45
Bleomycin Baxter *Amp. 1mg/1ml*	**Hoden-Ca:** 30mg i.v. d1, 8, 15 **M. Hodgkin:** 10mg/m² i.v. **Non-Hodgkin-Lymphom:** 5mg/m² i.v. **maligne Pleuraergüsse:** 60mg intrapleural **DANI** keine Angaben

Mitomycin	HWZ 30–70min
Mitomycin C Kyowa *Inj.Lsg. 2, 10mg*	**Blasentumore:** 20–40mg intravesical 1 x/W. **Magen-, Bronchial-, Pankreas-, Kolon-, Rektum-, Mamma-, Leberzell-, Zervix-, Ösophagus-Ca, CML, Osteosarkom, Karzinome im Kopf-Hals-Bereich:** 10–20mg/m² i.v. d1, Wdh. nach 6–8W. oder 8–12mg/m², Wdh. nach 3–4W. **DANI** keine Angaben

19.7 Sonstige antineoplastische Mittel

19.7.1 Topoisomerase-I-Hemmer

Wm/Wi (Topoisomerase-I-Hemmer): Hemmung der Topoisomerase I; **UW** (alle): s. allgemeine UW von Zytostatika → 259; **UW** (Irinotecan): cholinerges Frühsyndrom (u.a. Diarrhoe, Bauchkrämpfe, Konjunktivitis, HF ↓, Miosis, Flush), verzögert einsetzende Diarrhoe, Fieber, Dyspnoe, Bauchschmerzen, Transaminasen ↑; **UW** (Topotecan): schwere Zytopenie, Hautausschlag, Dyspnoe

Irinotecan	HWZ 14.2h PPB 65% Q0 0.8
Campto *Inf.Lsg. 40mg/2ml, 100mg/5ml*	**kolorektales Ca:** Monotherapie: 350mg/m² i.v. d1, Wdh. d22; Kombinations-Therapie mit 5-FU: 180mg/m² d1, Wdh. d15 **DANI** Anwendung nicht empfohlen

Topotecan	HWZ 2–3h PPB 35% Q0 0.6
Hycamtin *Inf.Lsg. 4mg*	**Ovarial-Ca, kleinzelliges Bronchial-Ca** 2nd line: 1.5mg/m² i.v. d1–5, Wdh. d22 **DANI** GFR 20–40: 50%; <20: Anwendung nicht empfohlen

19.7.2 Proteinkinase Inhibitoren

Wm/Wi (Dasatinib): Hemmung der BCR-ABL-Kinase und anderer onkogener Kinasen **Wm/Wi** (Erlotinib): Hemmung der Tyrosinkinase ⇒ Hemmung der Aktivierung des Wachstumsfaktors HER1/EGFR; **Wm/Wi** (Imatinib): Protein-Tyrosinkinase-Inhibitor, starke Hemmung der Tyrosinkinase-Aktivität von BCR-ABL, Inhibition der Profliferation und Induktion von Apoptose; **Wm/Wi** (Sorafenib): Multi-Kinase-Inhibitor und antiproliferativ, antiangiogen; **UW** (Dasatinib): Flüssigkeitsretention, Diarrhoe, Hautausschlag, Kopfschmerzen, Blutungen, Erschöpfung, Übelkeit, Dyspnoe, febrile Neutropenie; **UW** (Erlotinib): Exanthem, Pruritus, Diarrhoe, Übelkeit, Erbrechen, Husten, Konjunktivitis, Stomatitis, Bauchschmerzen, Ermüdung, Anorexie; **UW** (Imatinib): Hepatotoxizität mit reversibler Enzym ↑, Flüssigkeitsretention, Ödeme, Muskelkrämpfe, Arthralgien; **UW** (Sorafenib): Lymphopenie, Hypophosphatämie, Blutungen, RR ↑, Diarrhoe, Übelkeit, Erbrechen, Exanthem, Hand-Fuß-Syndrom, Müdigkeit, Pruritus, Schmerz, Leukopenie, Anämie, Thrombopenie, Depression **UW** (Sunitinib): Anämie, Kopf-/Bauchschmerzen, Geschmacksstörungen, Verfärbung der Haut, Übelkeit, Erbrechen, Diarrhoe, palmar-plantare Erythrodysästhesie

Dasatinib	HWZ 5–6h PPB 96%
Sprycel *Tbl. 20, 50, 70mg*	**CLL, Ph + ALL:** 2 x 70mg p.o., ggf. steigern auf 2 x 90–100mg; **DANI** nicht erforderlich; **DALI** vorsichtige Dosiseinstellung
Erlotinib	HWZ 36h
Tarceva *Tbl. 25, 100, 150mg*	**nicht-kleinzelliges Bronchial-Ca:** 1 x 150mg p.o.; **Pankreas-Ca:** 1 x 100mg p.o., Kombin. m. Gemcitabin; **DANI, DALI** Anw. bei schwerer Nieren-, Leberinsuffizienz nicht empfohlen
Imatinib	HWZ 18h PPB 95%
Glivec *Tbl. 400mg; Kps. 100mg*	**Ph + CML:** chronische Phase: 1 x 400mg p.o.; akzelerierte Phase, Blastenkrise: 600mg p.o. **Ki.:** > 2J.: 340mg/m², max. 570mg/m² bzw. 800mg/d; **Ph + ALL:** 1 x 600mg; **MDS:** 1 x 400mg; **hypereosinopiles Syndrom, chron. eosinophile Leukämie:** 1 x 100mg, ggf. bis 400mg/d steigern; **CD 117+ GIST:** 1 x 400mg; **Dermatofibrosarcoma protuberans:** 1 x 800mg; **DANI** vorsichtige Anwendung bei schwerer Niereninsuffizienz; **DALI** 400mg/d
Sorafenib	HWZ 25–48h
Nexavar *Tbl. 200mg*	**fortgeschrittenes Nierenzell-Ca:** 2 x 400mg p.o.; **DANI** GFR > 30: 100%; <30: keine Daten
Sunitinib	HWZ 40–60 (80–110)h PPB 95%
Sutent *Kps. 12.5, 25, 50mg*	**GIST, fortgeschrittenes Nierenzell-Ca:** 1 x 50mg p.o., ggf. Dosisanpassung in 12.5mg-Schritten, min. 37.5mg/d, max. 87.5mg/d; Therapie-Dauer 4W., dann 2W. Pause; **DANI, DALI** keine Daten

19.7.3 Antikörper

Wm/Wi (Antikörper): Bindung an spezifisches Antigen; durch Komplementfixierung kommt es zu einer antikörperabhänigen, zellvermittelten Zytotoxizität
Wm/Wi (Bevacizumab): Bindet an Gefäßwachstumsfaktor VEGF, Hemmung der Tumorvaskularisierung; **Wm/Wi** (Cetuximab): Blockierung von EGFR, dadurch Reduktion der Invasion von Tumorzellen ins Normalgewebe und Reduktion von Metastasenbildung
Wm/Wi (Rituximab): Bindet spezifisch an das Transmembran-Antigen CD 20, das auf > 95% aller Zellen von Non-Hodgkin-Lymphomen des B-Zell-Typs exprimiert wird
UW (alle): s. allgemeine UW von Zytostatika → 259; **UW** (Alemtuzumab): Rigor, Dyspnoe, Kopfschmerzen, Anorexie, Infektionen, Störungen des Elektrolyt- und Wasserhaushalts, Arthralgien, Myalgien, Konjunktivitis; **UW** (Bevacizumab): Asthenie, Diarrhoe, Übelkeit, Schmerzen, Magen-Darm-Perforation, Blutungen, arterielle Thromboembolie
UW (Cetuximab): Atemnot, Paronychie, Konjunktivitis, akneartiges Exanthem
UW (Rituximab): RR ↑, AP oder Herzinsuffizienz bei bekannter Herzerkrankung, Husten, Sinusitis, Bronchitis, Bronchiolitis obliterans, Dyspepsie, Transaminasen ↑, Kopf-, Knochen-, Tumorschmerzen, Parästhesien, Schwindel, Angstgefühl, allergische Reaktionen (u.a. Dyspnoe, Bronchospasmus, Angioödem), Nachtschweiß, periphere Ödeme, Arthralgien, Myalgien, Konjunktivitis, Hyperkalzämie, LDH ↑, Lymphadenopathie, Geschmacksveränderungen
UW (Trastuzumab): Vasodilatation, Tachykardie, Herzinsuffizienz, Kardiomyopathie, Ischämie, Perikarderguss, Herzstillstand, Kopfschmerzen, Schwindel, Parästhesien, Neuropathie, Tremor, Depression, allergische Reaktionen (u.a. Dyspnoe, Bronchospasmus, Urtikaria, Angioödem, Anaphylaxie), Arthralgine, Myalgien, Mastitis, transienter Tumorschmerz, Ödeme, Antikörperbildung

Alemtuzumab	HWZ 23–30h
MabCampath *Inf.Lsg. 10mg/ml, 30mg/ml*	**CLL:** 1.W.: 3mg i.v. d1, 10mg d2, 30mg d3, dann 3 x /W. 30mg, Therapie-Dauer bis 12W. **DANI** keine Angaben
Bevacizumab	HWZ 20d
Avastin *Inf.Lsg. 100mg/4ml, 400mg/16ml*	**kolorektales Ca:** 5mg/kg i.v. d1, Wdh. d15 **DANI** keine Angaben
Cetuximab	HWZ 70–100h
Erbitux *Inf.Lsg. 100mg/50ml*	**kolorektales Ca:** ini 400mg/m² i.v. d1, dann 1 x /W. 250mg/m²; **DANI** keine Angaben
Rituximab	HWZ 76–206h
MabThera *Inf.Lsg. 100, 500mg*	**follikuläres Lymphom:** Monotherapie: 375mg/m² i.v. d1, Wdh. d8, 15, 22; Kombination mit CVP-Schema: 375mg/m² d1 **CD 20⁺ großzellig diffuses B-Zell-Lymphom:** 375mg/m² i.v. d1, Kombination mit CHOP-Schema; **DANI** keine Angaben
Trastuzumab	HWZ 28.5d
Herceptin *Inf.Lsg. 150mg*	**Mamma-Ca mit HER2 Überexpression:** ini 4mg/kg i.v. d1, dann 2mg/kg 1 x /W. **DANI** keine Angaben

19.7.4 Sonstige

Wm/Wi (Alitretnoin): Vitamin A verwandtes Hormon, steuert Prozess der Zelldifferenzierung und -proliferation; **Wm/Wi** (Anagrelid): Hemmung der zyklischen AMP-Phosphodiesterase III, Verzögerung der Megakaryozytenreifung; **Wm/Wi** (Asparaginase): Asparaginspiegels ↓ ⇒ Stillstand der Proteinsynthese; **Wm/Wi** (Bexaroten): Selektive Bindung und Aktivierung der Retinoid-RX-Rezeptoren; **Wm/Wi** (Bortezomib): Proteasom-Inhibitor **Wm/Wi** (Estramustin): Antimitotische und anti-mikrotobuläre Effekte durch Interaktion mit mikrotubuli-assoziierten- u. tau-Proteinen, estragene Komponente ⇒ LH ↓, FSH ↓ ⇒ Androgenproduktion ↓ ; **Wm/Wi** (Folinsäure): Blockade der Thymidilatsynthetase, Hemmung der DNS-Synthese; **Wm/Wi** (Hydroxycarbamid): Blockade des Ribonukleotidreduktase-Systems ⇒ Hemmung der DNS-Synthese; **Wm/Wi** (Miltefosin): Hemmung membranständiger Enzymsysteme; **Wm/Wi** (Mitotan): Bindet kovalent an Makromoleküle der Mitochondrien ⇒ Zerstörung der Mitochondrien, Zelltod und Nekrose; wirkt selektiv zytotoxisch auf die Zonae fasciculata und retikularis; hemmt die Produktion von Kortikosteroiden und beeinflusst den extraadrenalen Metabolismus von endogenen und exogenen Steroiden; **Wm/Wi** (Tretinoin): Induktion von Zelldifferenzierung und Hemmung der Zellproliferation; **UW** (Alitretinoin): Erythem, Ödem, Pruritus, Krustenbildung, Nässen, exfoliative Dermatitis, Schmerzen; **UW** (Anagrelid): Anämie, Flüssigkeitsretention, Kopf-/Bauchschmerzen, Schwindel, Palpitationen, Tachykardie, Müdigkeit, Exanthem, Übelkeit, Erbrechen, Diarrhoe; **UW** (Asparaginase): Transaminasen ↑ , Hepatitis, Pankreatitis, Hyperglykämie, Störung der Gerinnungsfaktorsynthese, thromboembolische Ereignisse, Blutungen, akutes Nierenversagen, reversible Enzephalopathie: Antriebslosigkeit, Somnolenz, Verwirrtheit, hirnorganisches Psychosyndrom (chronisch), allergische Reaktion bis zum anaphylaktischen Schock; **UW** (Bexaroten): Hyperlipidämie, Hyperthyroidismus, Hypercholesterinämie, Kopfschmerzen, Schmerzen; **UW** (Bortezomib): Dehydratation, periphere Neuropathie, Kopfschmerz, orthostatische Hypotonie, Dyspnoe, Myalgie, Anorexie, Obstipation; **UW** (Estramustin): Ischämie, Herzinsuffizienz, Ödeme, transiente Transaminasen ↑ , Gynäkomastie, Missempfindung im Perineum bzw. Prostatabereich **UW** (Folinsäure): bei hoher Dosierung GI-Strg.; **UW** (Hydroxycarbamid): akute Pulmotoxizität mit diffuser pulmonaler Infiltration/Lungenödem, Obstipation, transiente Transaminasen ↑ , Proteinurie, Hyperurikämie, periphere/zentrale Neurotoxizität; **UW** (Mitotan): subjektive und objektive Symptome einer Hypervitaminose A, Retinoic Acid Syndrome, Lethargie, Ataxie, Schwäche, Schwindel, Anorexie, Hypertonie, Hämaturie, hämorrhagische Zystitis, Albuminurie, Leberveränderungen, bei hoher Dosierung Morbus Addison **UW** (Tretinoin): Cheilitis, Konjunktivitis, Kopfschmerz, intrakranieller Druck ↑ , Pseudotumor-Cerebri-Syndrom, Schwindelgefühl, Verwirrtheit, Depression, Parästhesien, Seh- und Hörstrg., Pankreatitis, Kreatinin ↑ , Transaminasen ↑ , Hyperkalzämie, Dyspnoe, Ateminsuffizienz, Knochen-, Brust-, Muskelschmerzen, Triglyceride ↑ , Cholesterol ↑ , VLDL ↑ und LDL ↑

Alitretinoin	
Panretin *Gel 0.1% (1g enth. 1mg)*	**Kaposi-Sarkom bei AIDS:** ini 2x/d auf Hautläsionen auftragen, nach 14d ggf. steigern auf 3–4 x tgl. je nach Wi u. Verträglichkeit
Anagrelid	HWZ 1.3h
Thromboreductin *Kps. 0.5mg*	**essentielle Thrombozythämie:** ini 2 x 0.5mg p.o., nach 1 W. je nach Thromboz.-Zahl (Ziel: 150–400/nl) steigern um max. 0.5mg/W., Erh.Dosis 1–3mg/d; **DANI** GFR <30: KI

Asparaginase	HWZ 14–22h
Asparaginase *Inf.Lsg. 5000, 10.000 E*	**ALL, Non-Hodgkin-Lymphom:** 200 E/kg oder 6000 E/m² i.v. tgl.; ≥ 45000 E/m² 2 x /W. **DANI** keine Angaben
Bexaroten	HWZ 1–3h PPB 99%
Targretin *Kps. 75mg*	**kutanes T-Zell-Lymphom:** 300mg/m²/d p.o. **DANI** sorgfältige Überwachung
Bortezomib	HWZ 5–15h PPB 83%
Velcade *Inf.Lsg. 3.5mg*	**multiples Myelom:** 1.3mg/m² i.v. d1, 4, 8, 11, Wdh. d22; **DANI** sorgfältige Überwachung, evtl. Dosisreduktion
Estramustin	HWZ 20–24h PPB 99% Q0 1.0
Estracyt *Kps. 140mg; Inf.Lsg. 300mg* **Estramustinphosphat Hexal** *Kps. 140mg*	**Prostata-Ca:** 300–450mg i.v. für 5–10d; ini 3 x 280mg p.o., nach 4W. 2 x 280mg **DANI** keine Angaben
Folinsäure	HWZ 0.5–2 (2.25–6)h
Calciumfolinat Ebewe *Kps. 15mg; Amp. 30mg; Inf.Lsg. 30, 100, 200, 1000mg* **Foli Cell** *Inf.Lsg. 100, 200, 500, 1000mg* **Sodiofolin** *Inf.Lsg. 200, 400, 900mg*	**kolorektales Ca:** 20–500mg/m² i.v. + 5-FU **Pro. von Intoxikationserscheinungen bei Methotrexat- Therapie:** nach MTX-Serum-spiegel, s. Fachinfo; **DANI** keine Angaben
Hydroxycarbamid	HWZ 2–4.5h Q0 0.5
Hydroxy Urea medac *Kps. 500mg* **Litalir** *Kps. 500mg*	**CML:** ini 40mg/kg p.o., wenn Leukozyten < 20/nl 20mg/kg, Leukozyten-Ziel: 5–10/nl **essentielle Thrombozythämie:** ini 15mg/kg p.o., Dosisanpassung je nach Thrombozyten (Ziel: Thrombozyten < 600/nl); **Polycythämia vera:** ini 15–20mg/kg p.o., Dosisanpassung je nach Hkt, Leukozyten; **DANI** keine Angaben
Miltefosin	HWZ 150–200h
Miltex *Lsg. (1ml enth. 60mg)*	**Hautmetastasen bei Mamma-Ca:** 1 x /d auftragen (1–2Gtt./10cm²), nach 1W. 2 x /d
Mitotan	HWZ 0.14h
Lysodren *Tbl. 500mg*	**Nebennierenrinden-Ca:** ini 2–3g/d p.o., nach 8W. 1–2g/d; **DANI** Anwendung bei schwerer Niereninsuffizienz nicht empfohlen
Tretinoin	HWZ 0.7h
Vesanoid Roche *Kps. 10mg*	**akute Promyelozytenleukämie:** 45mg/m² p.o. in 2 ED bis zur Vollremission, max. 90d **DANI** 25mg/m²

20 Vergiftungen

20.1 Allgemeines

1. Erstanamnese

Welches Gift?	Stoff? Produktname? Bestandteile? Hersteller? Verpackung?
Giftaufnahme?	Oral? Inhalation? Haut?
Wann?	Einnahme? Erste Symptome?
Warum?	Suizid? Sucht? Irrtümlich?
Wieviel?	Menge? Konzentration?
Klinik?	Ansprechbar? Bewusstlos? Alter? Geschlecht? Gewicht? AZ?

2. Vergiftungszentrale verständigen

3. Soforthilfe durch den Laien

Lagerung

Bewusstloser Patient:
stabile Seitenlage/Bauchlage mit seitlicher Kopflagerung
bei mechanischer Atemwegsverlegung:
Kopf in Seitenlage und Mundhöhle säubern

Ersthilfe

orale Giftaufnahme: Kein Auslösen von Erbrechen durch Laien!
Hautkontamination: Reinigung mit Wasser + Seife
Augenkontamination: Augenspülung unter laufendem Wasser

20.2 Ärztliche Behandlung (5-Finger-Regel)

1. Elementarhilfe (Stabilisierung der Vitalparameter)

Entsprechend dem Schweregrad der Vergiftung (= Ausmaß der Bewusstseinsstörung):
Grad 0 – keine Bewegungsstörung
Grad 1 – Somnolenz
Grad 2 – Sopor
Grad 3 – motorisches reaktives Koma
Grad 4 – areaktives Koma + respiratorische Insuffizienz
Grad 5 – Grad 4 + instabiler Kreislauf

	Überwachung	Lagerung	venöser Zugang	Atemweg sichern	Beatmung	Katecholamine
bei Grad	**immer**	**≥ 1**	**≥ 2**	**≥ 3**	**≥ 4**	**5**

2. Giftelimination

Primär (Giftentfernung vor Aufnahme)	
Orale Giftaufnahme	
Aktivkohle (Carbo medicinalis)	**Cave:** Aspirationsrisiko ↑ bei bewusstlosen, nicht intubierten Pat. bei Applikation über Magensonde **Dos.:** ca. 10-facher Überschuss an Kohle gegenüber Gift, bei unbekannter Menge im allgemeinen 1g/kg KG Kombination von Kohle und Laxans beschleunigt Giftelimination **KI:** fehlende Stabilisierung der Vitalparameter, Perforationsgefahr
Induziertes Erbrechen (meist erst in Klinik, wenn möglich binnen 1h)	**Ipecacuanha-Sirup:** 1. Lj. (10 ml), 2 Lj. (20 ml), ab 3. Lj/Erw. (30 ml) **KI:** Bewusstseinsstörungen, Verätzung, Vergiftung mit organischen Lösungsmitteln, Tenside, Antiemetika
Magenspülung (Anm: bei Medikamenten-Intoxikation besteht meist keine Indikation)	**Pro. reflektorischer Laryngospasmus:** 1 mg Atropin i.m. **Lagerung:** bei wachem/bewusstseinsgetrübten Pat. mit erhaltenem Schluckreflex: keine Intubation → stabile Seiten-, Bauchlage; bei bewusstlosem Pat: Intubation → Rückenlage **Spülung:** weicher Magenschlauch (Erw. ø18 mm; Kleinkind ø11 mm) → Lagekontrolle → Spülung: 10–20 l lauw. H_2O (in Portionen von 10 ml x kgKG) → abschließend 50 g Carbo medicinalis + 15–20 g Na-Sulfat in Wasser auflösen und in Magenspülschlauch instillieren → Schlauch abklemmen, entfernen
Inhalative Giftaufnahme	
Pat. aus Gefahrenbereich (Eigenschutz beachten!), O_2, Frischluft	
Kutane Giftaufnahme	
Kleidung entfernen, Haut abwaschen	
Augenkontamination	
Augenspülung (10 Min unter fließendem Wasser) → Augenarzt	

Sekundär (Giftentfernung nach Resorption)
Forcierte Diurese, Hämodialyse, Hämoperfusion, Plasmapherese Zuvor Giftnotrufzentrale konsultieren

20.3 Antidota

Wm/Wi (ACC): Verstoffwechselung in Hepatozyten zu Glutathion, welches zur Entgiftung toxischer Paracetamolmetabolite benötigt wird
Wm/Wi (Atropin): parasympatholytisch durch kompetitiven Antagonismus an muscarinartigen Cholinozeptoren
Wm/Wi (Digitalisantitoxin): von Schafen gewonnene Immunglobulinfragmente, die freies und zellmembrangebundens Digitalisglykosid binden
Wm/Wi (4-DMAP): Bildung von Methämoglobin ⇒ Komplexbildung mit Cyanid ⇒ Entblockung der Cytochromoxidase
Wm/Wi (DMPS): Chelatbildner, bildet mit Schwermetallen stabile Komplexe, die renal ausgeschieden werden
Wm/Wi (Ethanol): Ethanol hat höhere Bindungskonstante an die Alkoholdehydrogenase (ADH) als Methanol, durch Sättigung der ADH mit Ethanol wird die Methanoloxidation gehemmt, es entstehen weniger toxische Metabolite wie Formaldehyd und Ameisensäure
Wm/Wi (Flumazenil): Antagonismus an Benzodiazepinrezeptoren
UW (ACC): Abfall des Prothrombinwertes, anaphylaktische Reaktionen
UW (Atropin): Abnahme der Schweißdrüsensekretion, Tachykardie, Miktionsstörung, Mundtrockenheit, Glaukomanfall, Akkomodationsstörung, Unruhe, Halluzinationen, Krämpfe, Delirien
UW (Digitalisantitoxin): allergische Reaktionen, Anaphylaxie, Hypokaliämie
UW (4-DMAP): Methämoglobinämie, Brechreiz, Durchfall, Asthmaanfall, Bewußtseinsstörungen, Schock
UW (DMPS): Fieber, Schüttelfrost, Übelkeit, allergische Hautreaktionen, Erythema exsudativum multiforme, Stevens-Johnson-Syndrom, Transaminasenerhöhung, Leukopenie, Angina pectoris, Geschmacksveränderungen, abdominelle Beschwerden, Appetitverlust, Zink- und Kupfermangel
UW (Flumazenil): Übelkeit, Erbrechen, Blutdruckschwankungen, Herzklopfen, Gefühl von Bedrohung, Auslösung von Benzodiazepinentzugssymptomen
KI (ACC): keine
KI (Atropin): Engwinkelglaukom, Tachykardie bei Herzinsuffizienz und Thyreotoxikose, tachykarde Herzrhythmusstörungen, Koronarstenose, mechanische Verschlüssen des Magen-Darm-Traktes, paralytischer Ileus, Megakolon, obstruktive Harnwegserkrankungen, Prostatahypertrophie mit Restharnbildung, Myasthenia gravis, akutes Lungenödem, Schwangerschaftstoxikose, bekannte Überempfindlichkeit gegenüber Atropin und anderen Anticholinergika
KI (Digitalisantitoxin): bekannte Überempfindlichkeit, Schafeiweißallergie
KI (4-DMAP): Glukose-6-Phosphat-Dehydrogenasemangel
KI (DMPS): bekannte Überempfindlichkeit
KI (Flumazenil): bekannte Überempfindlichkeit; Erkrankungen, die mit Benzodiazepinen behandelt werden wie Epilepsie, Angstzustände, Selbstmordneigung, Mischintoxikationen mit tri- und tetrakyklischen Antidepressiva

Acetylcystein (ACC)	Rp HWZ 30-40min, Qo 0.7, PRC B, Lact ?
Paracetamolintoxikation: ini 150mg/kg in 200ml Glucose 5% über 15min. i.v., dann 50mg/kg in 500ml Glucose 5% über 4h i.v., dann 100mg/kg in 1l Glucose 5% über 16h i.v. **DANI** nicht erforderlich	
Atropin	HWZ 2-3h, Qo 0.45, PPB 2-40%, PRC C, Lact ?
Alkylphosphatvergiftung: 2-5mg alle 10-15min i.v. bis zum Rückgang der Bronchialsekretion, bis zu 50mg in Einzelfällen, Erh.Dos. 0.5-1mg alle 1-4h **Ki.:** 0.5-2mg i.v., Erh.Dos. nach Klinik **Neostigmin- und Pyridostigminüberdosierung:** 1-2mg i.v.	
Digitalisantitoxin	
Digitalisintoxikation: Allergietestung durch Intrakutan- bzw. Konjunktivaltest: 160 mg als Infusion über 20Min. i.v., dann Dauerinfusion mit 30 mg/h über7-8 h. Nach Bolusgabe kann auf die Digitalisbestimmung gewartet werden, um dann die notwendige Menge für die kontinuierliche Infusion zu errechnen. Bei bekanntem Serumspiegel: Errechnung des Körperbestandes: Digoxin: Serumkonzentration in ng/ml x 5.6 x kg : 1000 Digitoxin: Serumkonzentration ng/ml x 0.56 x kg : 1000 Antikörperdosis (mg) = Körperbestand (mg) x 80	
Dimethylaminophenol (4-DMAP)	
Cyanidintoxikation: 3-4 mg/kg langsam i.v. **Ki.:** 3 mg/kg langsam i.v.; nach 4-DMAP Natriumthiosulfat geben!	
Dimercaptopropansulfonat (DMPS)	Rp PPB 90%
Akute Quecksilbervergiftung: an d1 250mg i.v. alle 3-4h, d2 250mg alle 4-6h, d3 250mg alle 6-8h, d4 250mg alle 8-12h, dann 250mg 1-3 x täglich **DANI** Anwendung nur bei gleichzeitiger Dialyse möglich	
Ethanol	
Methanolintoxikation: 0,5-0,75g/kg über 30min i.v. in Glucose 5%, dann 0,1-0,2g/kg (Serumalkoholspiegel von 0,5-1 Promille anstreben)	
Flumazenil	HWZ 1h, Qo 1.0, PPB 50%
Aufhebung der Benzodiazepin-Wirkung: ini 0.2mg i.v., ggf. minütliche Nachinjektion von 0.1mg bis max. 1mg Gesamtdosis **Ki.:** >1J.: 0.01mg/kg über 15 sec. i.v., ggf. minütliche Nachinjektionen bis max. 0.05mg/kg bzw. 1mg Gesamtdosis.	

Wm/Wi (Hydroxycobalamin): bindet Cyanid im Plasma, indem der Hydroxoligand durch einen Cyanoliganden ersetzt wird; das dabei entstandene Cyanocobalamin wird rasch mit dem Urin ausgeschieden; **Wm/Wi** (Kohle): durch die große Absorptionsfläche der Kohle (1000-2000m²/g) können Giftstoffe gebunden werden; da Kohle vom Magen-Darm-Trakt nicht resorbiert wird, werden die gebundenen Giftstoffe mit dem Stuhl ausgeschieden **Wm/Wi** (Natriumthiosulfat): Schwefeldonator ⇒ Sulfatierung der Cyanide ⇒ schnellere Bildung des weniger giftigen Rhodanids; **Wm/Wi** (Obidoxim): Reaktivierung der blockierten Acetylcholinesterase, Verhinderung der Phosphorylierung und Inaktivierung des Enzyms; **Wm/Wi** (Physostigmin): reversible Hemmgung der Cholinesterase ⇒ Anstieg von Acetylcholin im synaptischen Spalt ⇒ indirekte parasympathomimetische Wirkung **UW** (Hydroxycobalamin): allergische Reaktionen, dunkelrote Verfärbung des Urins **UW** (Kohle): Obstipation, mechanischer Ileus bei sehr hohen Dosen; **UW** (Natriumthiosulfat): Überempfindlichkeitsreaktion wie z.B. Brechreiz, Durchfall, Asthmaanfall, Bewusstseinsstörungen, Schock; **UW** (Obidoxim): Hitzegefühl, Kälteempfinden, Mentholgeschmack, Taubheitsgefühl, Muskelschwäche, Mundtrockenheit, Tachykardie, Hypertonie, EKG-Veränderungen, Herzrhythmusstörungen, Leberfunktionsstrg., nach Gabe von 3-10g innerhalb von 1-3 Tagen cholestatischer Ikterus mgöglich; **UW** (Physostigmin): Erbrechen, Übelkeit, Speichelfluß, Harn- und Stuhlinkontinenz, Krampfanfälle, Bradykardie, Durchfall, Asthma-Anfall, Bewußtseinsstörungen; **KI** (Hydroxycobalamin): nach Anwendung von Natriumthiosulfat; **KI** (Kohle): Vergiftung mit ätzenden Stoffen, da diagnostisch-endoskopische Maßnahmen erschwert werden; **KI** (Natriumthiosulfat): Sulfitüberempfindlichkeit **KI** (Obidoxim): Carbamat-Intoxikation (z. B. Aldicarb = Temik 5G); **KI** (Physostigmin): Asthma bronchiale, KHK, Gangrän, mechanische Obstipation, mechanische Harnsperre

Hydroxycobalamin

Cyanidintoxikation: ini 5g in 200ml NaCl 0.9% über 30min i.v., je nach Klinik weitere 5g über 0.5-2h; **Ki.:** 70mg/kg über 20-30min i.v.

Kohle, medizinische

Intoxikationen durch Nahrungsmittel, Schwermetalle, Arzneimittel: 1g/kg p.o. oder über Magenschlauch applizieren; 10g Kohle werden in 70-80ml Wasser aufgeschüttelt **Ki.:** 0.5g/kg; Wirkt nicht bei: Lithium, Thallium, Eisensalzen, Blausäure, Borsäure, DDT, Tolbutamid, Methanol, Ethanol, Ethylenglykol !

Natriumthiosulfat HWZ 2h

Cyanidintoxikation: 50-100mg/kg i.v.; **Ki.:** Säuglinge: bis zu 1g i.v., Kleinki.: bis zu 2g, Schulki.: bis zu 5g; **Intoxikationen mit Alkylantien:** bis zu 500mg/kg i.v.; **Intoxikationen mit Bromat und Jod:** 100mg/kg i.v.; Magenspülung mit 1%iger Lösung

Obidoximchlorid HWZ 2h Q0 0.85

Intoxikationen mit Organophosphaten: 250mg i.v., dann Dauerinfusion mit 750mg/d **Ki.:** 4-8mg/kg i.v., dann Dauerinfusion mit 10mg/kg/d; zuerst Atropin-Gabe !!

Physostigmin

anticholinerges Syndrom bei Vergiftungen (Atropin, trizyklische Antidepressiva, Antihistaminika): ini 2mg langsam i.v. oder i.m., 1-4mg alle 20min i.v. bzw. Wdh. der Vollwirkdosis, wenn Vergiftungssymptome wiederauftreten; **Ki.:** 0.5mg i.v. oder i.m., Wdh. alle 5min bis Gesamtdosis von 2mg, solange die anticholinergen Symptome weiterbestehen und keine cholinergen Symptome auftreten

Wm/Wi (Simeticon): = Silikon, setzt Oberflächenspannung herab, Verhinderung der Schaumbildung, keine Resorption
Wm/Wi (Tiopronin): Chelatbildner Schwermetallbindung
Wm/Wi (Toloniumchlorid): Reduktion von Methämoglobin zu Hämoglobin
UW (Simeticon): keine
UW (Tiopronin): Diarrhoe, Geschmackstörung, Pruritus, Hautreaktionen, Stomatitis, Blutbildveränderungen, Hepatitis, Temperaturerhöhung
UW (Toloniumchlorid): Blaufärbung von Haut und Urin
KI (Simeticon): bekannte Überempfindlichkeit
KI (Tiopronin): Albuminurie, Glomerulonephritis, Myasthenie, Polymyositis, Pemphigus, arzneimittelbedingte Zytopenien, Schwangeschaft
KI (Toloniumchlorid): keine bei korrekter Indikation

Simeticon

Spülmittelintoxikation: 10ml p.o.
Ki.: 5ml p.o.

Tiopronin

Quecksilber-, Eisen-, Kupfer-, Zink-, Polonium-, Cadmium-Intoxikation, M. Wilson, Hämosiderose: 7-10mg/kg p.o.

Toloniumchlorid

DMAP-Überdosierung, Intoxikationen mit Methämoglobinbildnern (z.B. Anilin, Nitrobenzol, Nitrit, aromatische Amine, oxidierende organische Lösungsmittel, Dapsone, manche Lokalanästhetika): 2-4mg/kg langsam i.v.
Ki.: s. Erw.

20.4 Transport

Durch Notarzt/Rettungsmittel mit Rettungsassistenz in nächstes Krankenhaus; dort ggf. Sekundärverlegung; bei schweren/unklaren Vergiftungen Kontakt mit Giftnotrufzentrale durch Arzt

20.5 Asservierung

Immer: Urin, Blut in EDTA-Röhrchen, Blut nativ, u.U. bei Lebensmittel- oder Pilzvergiftungen Stuhl, bei Gasvergiftung Ausatemluft in Atemballon. Beschriftung der Probe (Entnahmezeit, Material, Pat.daten)
sachgemäße Lagerung (4°C Kühlschrank), vor jeder Antidotgabe, Asservierung von Blut und Urin

Giftinformationszentralen

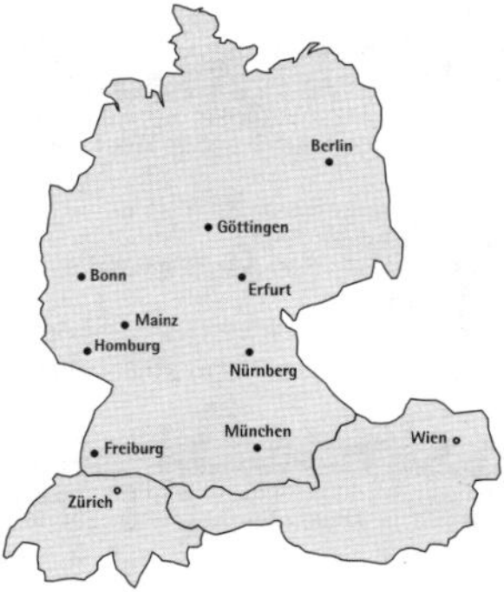

Wien
Tel. 01-40 643 43
Fax 01-40 40 04 225

Berlin (Beratungsstelle)
Tel. 0049-30-19 24 0
Fax 0049-30-30 686-721
Tel. 0049-30-32 680-780
(Kinder)

Berlin (Behandlungzentrum)
Tel. 0049-30-450-55 35 55
Fax 0049-30-450-55 39 98

Bonn
Tel. 0049-228-19 240
Fax 0049-228-287-33 14

Erfurt
Tel. 0049-361-73 07 30
Fax 0049-361-73 073 17

Freiburg
Tel. 0049-761-19 240
Tel. 0049-761-27 04 361
Fax 0049-761-27 044 57

Göttingen
Tel. 0049-551-19 240
Fax 0049-551-38 31 881

Homburg/Saar
Tel. 0049-6841-19 240
Fax 0049-6841-16 83 14

Mainz
Tel. 0049-6131-19 240
Fax 0049-6131-17 66 05

München
Tel. 0049-89-19 240
Fax 0049-89-41 40-24 67

Nürnberg
Tel. 0049-911-398-24 51
Fax 0049-911-398-22 05

Zürich
Tel. 0041-1-251-51 51
(dringend)
Tel. 0041-1-251-66 66

Mobile Gegengift-Depots

München
Tel. 089-19240
Oberhausen
Tel. 0208-85851
Schwandorf
Tel. 09431-4440

21 Zusatzinfos

21.1 Grundbegriffe der Pharmakologie

21.1.1 Resorption

Nach oraler Zufuhr wird ein Wirkstoff im Wesentlichen durch das Epithel des Dünndarmes in die Blutbahn aufgenommen. Daneben existieren auch andere Wege, über die ein Pharmakon in den Organismus gelangen kann:

- rektal: Resorption über die Rektumschleimhaut
- nasal: Resorption über die Nasenschleimhaut
- pulmonal: Diffusion über die Alveolen oder Resorption über die Bronchialschleimhaut
- dermal: Resorption über die Haut
- parenteral: durch intravenöse, intraarterielle oder subcutane Applikation

Die **Bioverfügbarkeit** bezeichnet den Prozentsatz einer verabreichten Dosis, der im Organismus zur Wirkung kommen kann.

21.1.2 Verteilung

Nachdem ein Arzneimittel in die Blutbahn gelangt ist, wird es infolge eines Konzentrationsgefälles in verschiedene Kompartimente des Organismus verteilt. Man unterscheidet hier:

- Intrazellulärraum (intrazelluläre Flüssigkeit und feste Zellbestandteile)
- Extrazellulärraum (Plasmawasser, interstitieller Raum, transzelluläre Flüssigkeit).

In welche Verteilungsräume eine Substanz eintritt, ist abhängig von physikalisch-chemischen Eigenschaften wie Lipophilie und Molekülgröße, desweiteren von bestimmten Eigenschaften der begrenzenden biologischen Membranen.
Zahlreiche Arzneimittel sind im Blut reversibel an Plasmaproteine gebunden, neben der Plasmaproteinbindung (PPB) existiert ein nicht gebundener freier Anteil. Für die pharmakologische Wirkung ist fast ausschließlich der freie Anteil verantwortlich. Da der eiweißgebundene Anteil keiner Metabolisierung unterliegt, hat er eine Art Reservoirfunktion. Pharmaka können sich gegenseitig aus ihrer Proteinbindung verdrängen, darüberhinaus gibt es zahlreiche andere Faktoren, die das Ausmaß der PPB verändern können.
Erhöht sich durch eine Änderung der PPB die freie Konzentration eines Pharmakons, so ist dies meist klinisch wenig relevant, da sich die Eliminationsgeschwindigkeit proportional zur der freien Konzentration verhält.

21.1.3 Wirkung

Die meisten Wirkungen von Arzneimittel lassen sich auf folgende Wirkmechanismen zurückführen:

- Interaktionen mit spezifischen Rezeptoren
- Öffnen oder Blockieren von spannungsabhängigen Ionenkanälen
- Beeinflussung von Transportsystemen
- Hemmung oder Aktivierung von Enzymen
- Störung von Biosynthesen in Mikroorganismen

21.1.4 Dosis-Wirkungs-Beziehung

Zur Durchführung einer sinnvollen Pharmakotherapie ist es erforderlich, durch eine bestimmte Dosierung einen gewünschten Effekt ohne vermeidbare Nebenwirkungen zu erzielen. Da der ausgelöste Effekt von der Konzentration am Wirkort abhängig ist, sollte eine Dosisangabe möglichst genau erfolgen, d.h. in Abhängigkeit vom Körpergewicht (z.B. mg/kg) oder von der Körperoberfläche (mg/m^2).
Bei Erwachsenen wird jedoch häufig ein Durchschnittsgewicht von 70 kg für absolute Dosierungsangaben zugrundegelegt.
Die therapeutische Breite gilt als Maß für die Sicherheit zwischen therapeutischer und toxischer Wirkung, d.h. ein Medikament ist um so ungefährlicher, je größer seine therapeutische Breite ist. Für Medikamente mit geringer therapeutischer Breite eignet sich das sog. drug monitoring, d.h. die Dosis eines Pharmakons wird durch Messungen seiner Konzentration im Blut (therapeut. Serumspiegel) modifiziert.

21.1.5 Elimination

Im Organismus existieren verschiedene Mechanismen, durch die ein Arzneistoff wieder aus dem Körper verschwindet: Bei der **Biotransformation** handelt es sich um biochemische Abbaureaktionen wie z.B. Hydrolyse, Reduktion, Oxidation und Konjugation, die zum größten Teil im endoplasmatischen Reticulum der Leber über das Cytochrom P450 erfolgen.
Nach Resorption oral verabreichter Pharmaka sind diese bereits in der Darmwand bzw. bei der ersten Leberpassage über den Pfortaderkreislauf einer Metabolisierung ausgesetzt. Dieses Phänomen ist je nach Wirkstoff unterschiedlich stark ausgeprägt und wird als **first-pass-Metabolismus** bezeichnet.
Ein weiterer Eliminationsweg ist die **Exkretion**. Bei der **biliären Exkretion** werden Arzneistoffe oder deren Metabolite über die Gallenflüssigkeit via Darm ausgeschieden.
Die Ausscheidung über die Niere wird als **renale Exkretion** bezeichnet, sie ist abhängig vom Ausmaß der glomerulären Filtration, der tubulären Sekretion und der tubulären Reabsorption.
Die **Clearance** ist ein Maß für die Eliminationsleistung und erlaubt, die Eliminationsgeschwindigkeit eines Pharmakons zu messen.
Bei der **Elimination nullter Ordnung** ist die pro Zeiteinheit ausgeschiedene Menge immer konstant und damit unabhängig von der jeweiligen Plasmakonzentration.
Die **Elimination erster Ordnung** bedeutet, dass die pro Zeiteinheit ausgeschiedene Menge proportional zur jeweiligen Plasmakonzentration ist, der zeitliche Verlauf der Plasmakonzentration lässt sich als Exponentialfunktion beschreiben.
Als **Halbwertszeit** (HWZ) bezeichnet man die Zeitspanne, in der die Wirkstoffkonzentration im Plasma um die Hälfte abgenommen hat. Eine konstante Halbwertszeit gibt es nur für Substanzen, die durch eine Kinetik erster Ordnung eliminiert werden. Häufig entstehen von verabreichten Wirkstoffen durch die o.g. Mechanismen pharmakologisch wirksame Metaboliten, deren Halbwertszeit sich oft von der Ausgangssubstanz unterscheidet.
Der **Qo-Wert** gibt den Anteil eines Pharmakons an, der bei normaler Nierenfunktion extrarenal eliminiert wird (**extrarenale Eliminationsfraktion**). Als Maß für die exkretorische Nierenfunktion gilt die glomeruläre Filtrationsrate (GFR), welche eng mit der Kreatininclearance korreliert.
Die Kreatininclearance kann für jeden Menschen auf verschiedene Arten ermittelt werden, mittlerweile hat sich zur Abschätzung der **individuellen exkretorischen Nierenfunktion** (eGFR) die **Formel nach Levey** durchgesetzt, in die Alter, Serumkreatinin, Geschlecht und Rasse eingehen:

eGFR = 186 x Krea x Alter x (0.742 falls weiblich) x (1.210 falls Schwarzamerikaner)

Dies hat Bedeutung für die Stadieneinteilung der chronischen Niereninsuffizienz, desweiteren kann mit der eGFR und dem Q_0-Wert die individuelle Eliminationskapaziät (Q) eines Patienten bezüglich eines bestimmten Arzneimittels errechnet werden (Formel n. Dettli):

$Q = Qo + (1-Qo) \times eGFR/100ml/min.$

Mit Hilfe des Q-Wertes kann schließlich eine **Dosisanpassung bei Niereninsuffizienz (DANI)** errechnet werden. Entsprechend der folgenden Formel kann eine Dosisanpassung entweder durch eine **Erniedrigung der Erhaltungsdosis** oder durch eine **Verlängerung des Dosierungsintervalls** erfolgen:

$Erhaltungsdosis_{NI}$ / $Dosierungsintervall_{NI}$ = Q x ($Erhaltungsdosis_{N}$ / $Dosierungsintervall_{N}$)
NI: für Patient mit Niereninsuffizienz; N für Nierengesunden. Die Formel darf für einige Antibiotika mit kleinem Qo-Wert nicht angewandt werden (Amikacin, Amoxycillin, Ampicillin, Bacampicillin, Benzylpenicillin, Cefadroxil, Cefamandol, Ceftazidim, Ceftizoxim, Cefuroxim, Cephalexin, Cephazolin, Fosfomycin, Gentamicin, Latamoxef, Netilmicin, Spectinomycin, Streptomycin, Tobramycin)

21.1.6 Wechselwirkungen

Wechselwirkungen, auch Interaktionen genannt, bezeichnen die gegenseitige Beeinflussung von Wirkstoffen. Durch vielfältige Mechanismen kann die Wirkung eines Pharmakons durch ein Zweites verstärkt, abgeschwächt, verlängert oder verkürzt werden. Interaktionen enstehen z.B. durch Hemmung oder Induktion des Metabolismus, wobei häufig das Monooxygenasesystem Cytochrom P 450 (CYP) mit seinen Isoenzymen betroffen ist. Hierbei ist relevant, ob ein Pharmakon Substrat, Induktor oder Hemmer eines bestimmten CYP-Isoenzyms ist.

21.1.7 Unerwünschte Wirkungen

Unerwünschte Wirkungen (UW), auch Nebenwirkungen genannt, sind Wirkungen, die neben der Hauptwirkung eines Arzneimittels beobachtet werden. Sie können bedeutungslos oder gravierend sein, sie können dosisabhängig oder nicht dosisabhängig sein.
Bei der Pharmakotherapie ist die Kenntnis von Art und Häufigkeit unerwünschter Wirkungen essentiell zur Beurteilung einer Nutzen-Risiko-Relation. Die Arzneimittelhersteller sind verpflichtet, unerwünschte Wirkungen vorzugsweise mit Häufigkeitsangabe zu nennen.

21.1.8 Indikation

Indikation im pharmakologischen Sinn bedeutet, wenn für eine bestimmte Erkrankung eine medikamentöse Therapie angezeigt ist. Darf ein Medikament hingegen bei bestimmten Erkrankungen nicht eingesetzt werden, spricht man von Kontraindikationen.

21.1.9 Schwangerschaft und Stillzeit

Schwangerschaft und Stillzeit gelten als besondere Therapiesituationen der Pharmakotherapie. Da eine Vielzahl von Arzneistoffen die Plazenta passieren bzw. in die Muttermilch übergehen, soll eine Pharmakotherapie nur bei strenger Indikationsstellung unter Abwägung des Risikos für Mutter und Kind erfolgen. Entsprechende Angaben zum Risiko sind in den Fachinformationen bzw. in den Beipackzetteln der Handelspräparate enthalten, desweiteren sind in der Roten Liste Angaben zum embryotoxischen und teratogenen Risiko enthalten.
In den USA hat sich eine durchaus praxistaugliche Einteilung durchgesetzt, bei der 6 sog. Pregnancy risk categories (PRC) bzw. 3 Kategorien zum Risiko in der Stillzeit (Lact) unterschieden werden *(siehe Umschlaginnenseite)*.

21.2 Dosisanpassung bei Niereninsuffizienz

21.2.1 Chronische Niereninsuffizienz

Eine chronische Niereninsuffizienz ist eine über längere Zeit (Jahre) bestehende, meist irreversible Einschränkung der exkretorischen Nierenfunktion.

21.2.2 Glomeruläre Filtrationsrate

Die GFR ist die Produktionsrate von Primärharn, also das pro Zeiteinheit in den Nierenglomerulie filtrierte Flüssigkeitsvolumen. Die GFR ist ein **Maß für die exkretorische Nierenfunktion**.

Die GFR ist geschlechtsabhängig: **Mann: ~125 ml/minFrau: ~110 ml/min**

Bei den folgenden Überlegungen und Berechnungen wird eine durchschnittliche normale GFR, GFR_N von 100 ml/min zugrunde gelegt.

21.2.3 Estimated GFR

Da die individuelle GFR nicht direkt gemessen werden kann, **muss** die GFR geschätzt werden (estimated GFR = eGFR). Diese Bestimmung der eGFR erfolgt mit Hilfe von Substanzen, die ausschließlich glomerulär filtriert werden, also nicht tubulär resorbiert, sezerniert oder metabolisiert werden, z.B. Inulin, Kreatinin.

Die **Kreatininclearance** wurde früher als Schätzmaß für die GFR herangezogen, entweder ermittelt mit der Sammelurinmethode oder berechnet anhand der Cockroft-Gault-Formel.
Die **renale Clearance** (Klärfähigkeit) bezeichnet das Plasmavolumen, das renal pro Zeiteinheit von einer bestimmten Substanzmenge vollständig befreit wird.

Inzwischen erfolgt die Abschätzung der GFR und damit die Abschätzung der exkretorischen Nierenfunktion mit der genaueren sog. verkürzten **MDRD-Formel** (nach Levey[1]), und zwar nur noch unter Zuhilfenahme des Serumkreatininwertes und Berücksichtigung von Alter, Geschlecht und Ethnizität des Patienten:

$eGFR = 186 \times Cr^{-1,154} \times Alter^{-0,203} \times (0,742 \text{ falls weiblich}) \times (1,210 \text{ falls Afroamerikaner})$
(Simplified 4-variable MDRD study formula)
Cr ist der Serumkreatininwert in mg/100ml, Alter in Jahren.

21.2.4 Stadien der chronischen Niereninsuffizienz

Die chronische Niereninsuffizienz kann anhand der eGFR (geschätzte glomeruläre Filtrationsrate) in Stadien eingeteilt werden.

Stadium I	GFR >90 ml/min
Stadium II	GFR 60–89 ml/min
Stadium III	GFR 30–59 ml/min
Stadium IV	GFR 15–29 ml/min
Stadium V	GFR< 15 ml/min

21.2.5 Elimination von Arzneimitteln

Arzneimittel werden eliminiert durch Metabolisierung (v.a. in der Leber), unveränderte extrarenale Ausscheidung und unveränderte renale Ausscheidung.
Die sog. totale Arzneimittel-Clearance entspricht der Summe der extrarenalen (v.a. hepatischen) und der renalen Clearance.

Qo ist dabei die extrarenale Elliminationsfraktion, also der extrarenal ausgeschiedene bioverfügbare Dosisanteil bei normaler Nierenfunktion.

1 - Qo ist die renale Eliminationsfraktion, also der bioverfügbare Dosisanteil bei normaler Nierenfunktion, welcher in aktiver Form renal eliminiert wird.
Der Anteil der Niere an der Gesamt-Clearance eines Arzneimittels (renale Eliminationsfraktion 1 - Qo) ist substanzspezifisch.

21.2.6 Individuelle Eliminationskapazität (in %)

Bei Niereninsuffizienz kann nun bei Kenntnis der eGFR anhand der extrarenalen Eliminationsfraktion Qo die **individuelle Eliminationskapazität Q** (nach Dettli) für ein bestimmtes Arzneimittel errechnet werden (Dettli-Formel):

Q = Qo + (eGFR / 100 ml/min) × (1 - Qo)

d.h. Q beim jungen, nierengesunden Patienten ist 1.0.

Q0 = Extrarenale Eliminationsfraktion bei normaler Nierenfunktion
eGFR in ml/min
100 ml/min ist die GFR_N, also die GFR für den Normalfall.

21.2.7 Dosisanpassung bei Niereninsuffizienz

Bei Kenntnis der individuellen Eliminationskapazität Q eines Patienten bezüglich eines bestimmten Arzneimittel kann dann eine Dosisanpassung bei Niereninsuffizienz (DANI) erfolgen. Die Loading Dose bleibt dabei unverändert. Es wird gemäß folgender Formel entweder die Erhaltungsdosis und/oder das Dosierungsintervall verändert.

$\text{Erhaltungsdosis}_{NI}$ / $\text{Dosierungsintervall}_{NI}$ = Q x ($\text{Erhaltungsdosis}_{N}$ / $\text{Dosierungsintervall}_{N}$)
NI für Patient mit Niereninsuffizienz, N für Nierengesunden

Dettli-Regel 1: Erniedrigung der Erhaltungsdosis des Arzneimittels um den Faktor der individuellen Ausscheidungskapazität Q **oder**
Dettli-Regel 2: Verlängerung der Dosierungsintervalls um den Faktor (1/individuelle Ausscheidungskapazität Q) **oder**
Alternativ: Kombination von Dettli-Regel 1 und Dettli-Regel 2.

21.3 Arzneistoffe und andere Xenobiotika, die über Enzyme des Zytochrom-P450-Systems verstoffwechselt werden oder sie beeinflussen

CYP1A2	
Ind	Carbamazepin, Omeprazol, Phenobarbital, Phenytoin, Rifampin, Ritonavir; Rauchen, über Holzkohle gegrilltes Fleisch[h], Kreuzblütengewächse
Inh	Amiodaron, Azithromycin, Cimetidin, Clarithromycin, Erythromycin, Fluoxetin, Fluvoxamin, Gyrasehemmstoffe[i], Isoniazid, Interferon (?), Methoxsalen, Mibefradil, Nefazodon; Grapefruitsaft (Naringenin), Ticlopidin, Troleandomycin
Sub	Aminophyllin, Amitriptylin, Betaxolol, Chlorpromazin, Clomipramin, Clopidogrel (Nebenweg), Clozapin, Fluvoxamin, Haloperidol, Imipramin, Coffein, Methadon, Metoclopramid, Olanzapin, Ondansetron, Paracetamol (Acetaminophen), Phenacetin, Phenazon (Antipyrin), Propranolol, R-Warfarin, Ropivacain, Tacrin, Tamoxifen, Theophyllin, Thioridazin, Trifluoperazin, Verapamil
CYP3A	
Ind	Carbamazepin, Dexamethason, Phenobarbital, Phenytoin, Prednison, Rifampicin, Rifapentin, Somatotropin, Troglitazon
Inh	Antidepressiva[j], Azolantimykotika[k], Cimetidin[l], Ciprofloxacin, Clarithromycin, Diltiazem, Erythromycin, Fluoxetin, Fluvoxamin, Isoniazid, Metronidazol, Nefazodon, Omeprazol, Propoxyphen, Proteaseinhibitoren[m], Quinupristin/Dalfopristin, Troleandomycin, Verapamil; Grapefruitjuice, Sevilla-Orangen
Sub	Alfentanil, Amiodaron, Amitriptylin, Astemizol, Benzodiazepine[n], Budesonid, Bupropion, Buspiron, Carbamazepine, Cerivastatin, Chinidin, Cisaprid, Clarithromycin, Clomipramin, Clopidogrel, Cocain, Codein, Cortisol, Cyclosporin, Dapson, Delavirdin, Dexamethason, Dextromethorphan, Diazepam, Dihydroepiandrosteron (DHEA), Dihydroergotamin (DHE), Dihydropyridine[o], Diltiazem, Disopyramid, Donepezil, Doxycyclin, Efavirenz, Erythromycin, Estradiol, Ethinylestradiol, Fluoxetin, Fluvastatin, Gestoden, Glyburid, Imipramin, Ketoconazol, Coffein, Lansoprazol, Lidocain, Loratadin, Losartan, Lovastatin, Methadon, Miconazol, Nefazodon, Nevirapin, Norethindron, Omeprazol, Ondansetron, Orphenadrin, Paracetamol (Acetaminophen), Paclitaxel, Paroxetin, Progesteron, Propafenon, Quetiapin, Proteaseinhibitoren, Rapamycin, Repaglinid, Rifampin, Ropivacain, R-Warfarin, Sertralin, Sibutramin, Sildenafil, Simvastatin, Sirolimus, Sulfamethoxazol, Sufentanil, Tacrolimus, Tamoxifen, Terfenadin, Testosteron, Theophyllin, Toremifen, Trazodon, Troleandomycin, Venlafaxin, Verapamil, Vinblastin, Zaleplon, Zolpidem, Zopiclon
CYP2C9	
Ind	Carbamazepin, Ethanol, Phenytoin, Rifampin
Inh	Amiodaron, Azolantimykotika, Clopidogrel, Fluoxetin, Fluvastatin, Fluvoxamin, Isoniazid, Leflunomid[p], Lovastatin, Metronidazol, Paroxetin, Phenylbutazon, Probenecid (?), Ritonavir, Sertralin, Sulfaphenazol, Sulfamethoxazol, Teniposid, Trimethoprim, Zafirlukast
Sub	Amitriptylin, Cerivastatin, Diclofenac, Fluoxetin, Fluvastatin, Hexobarbital, Ibuprofen, Irbesartan, Losartan, Naproxen, Phenprocoumon, Phenytoin, Piroxicam, S-Warfarin, Tamoxifen, D9-Tetrahydrocannabinol, Tolbutamid, Torasemid, Trimethadion

CYP2C19	
Ind	Piroxicam, Rifampin
Inh	Cimetidin, Felbamat, Fluoxetin, Fluvoxamin, Indometacin, Isoniazid, Ketoconazol, Lansoprazol, Modafinil, Omeprazol, Paroxetin, Probenecid (?), Ritonavir, Sertralin, Telmisartan, Ticlopidin, Topiramat
Sub	Amitriptylin, Citalopram, Clomipramin, Diazepam, Flunitrazepam, Imipramin, Lansoprazol, S-Mephenytoin, Naproxen, Omeprazol, Propranolol
CYP2D6	
Ind	Schwangerschaft
Inh	Amiodarone, Amitriptylin, Chinidin, Cimetidin, Clomipramin, Diphenhydramin, Fluoxetin, Fluphenazin, Fluvoxamin, Haloperidol, Nefazodon, Paroxetin, Perphenazin, Ritonavir, Sertralin, Thioridazin, Ticlopidin, Venlafaxin
Sub	Amitriptylin, Betaxolol, Carvedilol, Clomipramin, Clozapin, Codein, Debrisoquin, Desipramin, Dextromethorphan, Donepezil, Doxepin, Encainid, Flecainid, Fluoxetin, Guanoxan, Haloperidol, Hydrocodon, Imipramin, Methadon, 4-Methoxy-amphetamin, Metoprolol, Mexiletin, Nebivolol, Nortriptylin, Olanzapin, Ondansetron, Orphenadrin, Oxycodon, Paroxetin, Penbutolol, Perphenazin, Phenformin, Pindolol, Propafenon, Propoxyphen, Propranolol, Risperidon, Selegilin, Sertralin, Spartein, Thioridazin, Timolol, Tramadol, Trazodon, Venlafaxin
CYP2E1	
Ind	Ethanol, Isoniazid[q], Ritonavir
Inh	Cimetidin, Disulfiram, Isoniazid[q]; Brunnenkresse
Sub	Chlorzoxazon, Dapson (N-Oxidation), Dextromethorphan, Enfluran, Ethanol (Nebenweg), Halothan, Coffein, Paracetamol (Acetaminophen), Theophyllin, Venlafaxin
Sub = Substrat; Ind = Induktor; Inh = Inhibitor	

[g] Haupt- und/oder Nebenwege des Stoffwechsels des jeweiligen Substrate

[h] neben CYP1A2 weitere Enzyme beteiligt

[i] Ciprofloxacin, Enoxacin, Grepafloxacin, Norfloxacin, Ofloxacin, Lomefloxacin, Pipemidsäure.

[j] Nefazodon, Fluvoxamin, Fluoxetin, Sertralin, Paroxetin, Venlafaxin

[k] Ketoconazol, Itraconazol, Fluconazol

[l] hemmt nicht alle CYP3A-Substrate, keine Hemmung des Stoffwechsels von Terfenadin

[m] Ritonavir, Saquinavir, Indinavir, Nelfinavir

[n] Alprazolam, Clonazepam, Diazepam, Midazolam, Triazolam

[o] Nifedipin, Felodipin, Nicardipin, Nisoldipin

[p] der aktive Metabolit von Leflunomid hemmt CYP2C9.

[q] INH hat eine biphasische Wirkung auf CYP2E1 (Hemmung-Induktion), was einige Interaktionen von INH erklärt.

21.4 Arzneimittel mit pädiatrischer Zulassung

Indikation	Wirkstoff	Fachinformationsdosierung (FID)
Notfall		
Reanimation	**Adrenalin** Keine Anwendung bei Kindern < 30 kg	**Kardiopulmonale Reanimation:** 0,01mg/kg (= 0,1ml/kg, 1:10 verdünnt) i.v., (Ki. < 6 J. i.v. /i.o.) od. 0,1 mg/kg (=0,1ml/kg unverdünnt) in 3-5ml NaCl 0,9% endotracheal alle 3-5min
Anaphylaktischer Schock	**Dimetinden** Keine Gegenanzeigen, keine Dosisangaben für Kinder < 1Jahr	**Allergische Haut-, Schleimhautprozesse:** **1–8 J.:** 3 x 0,5–0,75 mg p.o. **> 9 J.:** 3 x 1 mg p.o.
	Prednisolon Bei Kindern im Wachstumsalter nur alternierende oder intermittierende Anwendung	**Anaphylaxie: Ki.:** 250 mg als ED
	zusätzlich Epinephrin	**Anaphylaxie:** 1:10 verdünnen, 0,01mg/kg (= 0,1 ml/kg) i.v. über 1-2min; Wdh. nach Wi alle 15-20min; Perf. 0,05-0,5µg/kg/min **Fertigspritze: < 30 kg:** KI **> 30 kg:** 0,3ml (= 0,3mg) i.m.
Azidose	**Natriumhydrogencarbonat** Keine Anwendung bei FG u. NG	**Ki:** 1mmol/kg als ED
Schock	**Dexamethason** Sehr strenge Ind.stell. bei Ki. im Wachstumsalter → alternierende u. intermittierende Anwendung	**Polytrauma mit Schock:** ini 40 mg, Wdh. nach 12 h
	Methylprednisolon Urbason solubile wg. des Risikos einer Wachstumsverzögerung nur bei zwingender Indikation anwenden, Keine Angaben zur Anwendung bei FG, NG, Sgl.	**Schock: Ki.:** 1-2 mg/kg/ED bis zu 30 mg/kg/ED
Asystolie, Bradykardie	**Adrenalin** Keine Anwendung bei Kindern < 30 kg	**Kardiopulmonale Reanimation:** 0,01 mg/kg (= 0,1 ml/kg, 1:10 verdünnt) i.v. (Ki. < 6 J. i.v. /i.o.) od. 0,1 mg/kg (=0,1ml/kg unverdünnt) in 3-5ml NaCl 0,9% endotracheal alle 3-5min
	Atropin Keine Gegenanzeigen, keine spez. Dosisempfehlungen für FG	**Bradykardie: Ki.:** 0,01mg/kg (min. 0,1mg, max. 0,5mg) i.v., maximal 2 Wiederholungsgaben nach 10-15 Minuten
Krampfanfall, Status epilepticus	**Diazepam** NG und Sgl. < 6 M. sind von der Behandlung mit Diazepam ausgeschlossen. Ausnahmen sind Behandlungen bei zwingender Ind. unter stationären Bed.	**Status epilepticus: Sgl.:** 1-2 mg als ED, bei Bedarf Wdh. 3-4 h später **bis 3 J.:** 2–5mg i.v., 5–10mg i.m.; **> 3 J.:** 5–10mg i.v.

Krampfanfall, Status epilepticus	**Phenytoin** Aufgrund des Gehalts an Trometamol bei der Erstversorgung von FG und NG nur nach strenger Nutzen-Risiko-Abwägung anwenden	**Status epilepticus:** **Ki.:** Max.Dos. d1: 30 mg/kg, d2: 20 mg/kg, d3: 10 mg/kg (individuelle Dosierung nach Serumspiegel)
Status asthmaticus	**Adrenalin/Epinephrin**	**Pseudokrupp, Status asthmaticus:** 7–14 Hübe
	Theophyllin	**Asthmaanfall: Sgl.** **> 6 Monate: ini ohne Vorbehandlung:** 4-4,6 mg/kg als ED über 20-30 min **ini mit Vorbehandlung:** 2,5-3 mg/kg als ED über 20-30 min, dann Erh.dos. innerhalb der ersten 12 h 0,8 mg/kg/h, ab der 13. h 0,6 mg/kg/h = 14 mg/kg/d; **< 9 J.: ini ohne Vorbehandlung:** 4-4,6 mg/kg als ED über 20-30 min; **ini mit Vorbehandlung:** 2,5-3 mg/kg als ED über 20-30 min, dann Erh.dos. innerhalb der ersten 12 h 1,0 mg/kg/h, ab der 13. h 0,8 mg/kg/h = 19 mg/kg/d; **9–16 J.: ini ohne Vorbehandlung:** 4-4,6 mg/kg als ED über 20-30 min; **ini mit Vorbehandlung:** 2,5-3 mg/kg als ED über 20-30 min, dann Erh.dos. innerhalb der ersten 12 h 0,8 mg/kg/h, ab der 13. Stunde 0,6 mg/kg/h = 14 mg/kg/d
Herz-Kreislauf		
Herzinsuffizienz	**Furosemid** Zugelassen für Kinder > 1 Jahr, keine Dosisempfehlung für FG, NG, Sgl.	**Ödeme, Aszites, Ergüsse, arterielle Hypertonie, Herzinsuffizienz:** 1-2 mg/kg/d, max. 40 mg/d p.o., 0,5-1 mg/kg/d i.v.
	Enalapril Keine Anwendung bei NG, keine i.v. Applikation bei Kindern	**Herzinsuffizienz (in Kombination mit Diuretika), Hypertonie:** **Ki. 20–50 kg:** ini 2,5 mg, max. 20 mg; **Ki. > 50 kg:** ini 5 mg, max. 40 mg p.o.
	Milrinon Keine Anwendung bei Kindern < 12 J.	**Kurzzeitbehandlung schwere Herzinsuffizienz: > 12J.:** ini 50 µg/kg über 10 min i.v., dann Perf. (0,375-)0,5(-0,75) µg/kg/min i.v.
Hypertonie	**Enalapril** Keine Anw. bei NG, keine i. v. Applikation bei Kindern	**Herzinsuffizienz (in Kombination mit Diuretika), Hypertonie:** **Ki. 20–50 kg:** ini 2,5 mg, max. 20 mg; **Ki. > 50 kg:** ini 5 mg, max. 40 mg p.o.
	Furosemid Zugelassen für Kinder > 1 Jahr, keine Dosisempfehlung für FG, NG, Sgl.	**Ödeme, Aszites, Ergüsse, arterielle Hypertonie, Herzinsuffizienz:** 1-2 mg/kg/d, max. 40 mg/d p.o., 0,5-1 mg/kg/d i.v.

Hypertonie	**Spironolacton**	< **1J.:** ini 2-3 mg/kg/d für 2-4 d, dann 1,5-2 mg/kg/d p.o. ; < **50kg:** ini 4-5 mg/kg/d für 3-5 d, dann 2-3 mg/kg/d p.o.
Hypertonie, primär pulmonale	**Bosentan** Sicherheit und Wirksamkeit bei Kindern unter 12 J. wurde bisher noch nicht hinreichend untersucht	**Primäre oder sekundäre pulmonale Hypertonie (WHO III-IV):** **10–20kg:** ini 1 x 31,25 mg für 4 W., dann 2 x 31,25 mg/d; **20–40kg:** ini 2 x 31,25 mg/d für 4 W., dann 2 x 62,5 mg/d; > **40kg:** ini 2 x 62,5 mg/d für 4 W., dann 2 x 12 5mg/d
Herzrhythmus-störungen	**Verapamil**	**Herzrhythmusstörungen (supraventrikuläre Tachykardie, Vorhofflimmern/-flattern):** < **1 J.:** nur bei zwingender Ind., wenn keine Alternative; **NG:** 0,75-1 mg (0,3-0,4 ml) i.v. **Sgl. 2–12 M.:** 0,75-2mg (0,3-0,8ml) i.v.; **1–5 J.:** 2-3 mg (0,8-1,2 ml) i.v.; **5–6 J.:** 80-120 mg/d in 2-3 ED; **6–14 J.:** 2,5-5 mg (1-2 ml) i.v.; Perf. 0,05-0,1 mg/kg/h i.v., im Abstand von 30-60 min steigern auf 2-fache bis mehrfache Dosis, max. 1,5 mg/kg/d; p.o. 2-8 mg/kg/d in 3 ED
	Digoxin	**Herzinsuffizienz, tachykardes Vorhofflimmern:** ini an d1 in 3 ED (1/2;1/4;1/4); **FG:** ini 30 µg/kg/d, dann 5-10 µg/kg/d; **NG:** ini 40 µg/kg/d, dann 10 µg/kg/d; < **1 J.:** 40-50µg/kg/d, dann 10-15µg/kg/d; **1–3 J.:** ini 40 µg/kg/d, dann 10 µg/kg/d; **4–12 J.:** ini 25-30 µg/kg/d, dann 5-10 µg/kg/d; Zielplasmaspiegel 1,5-2,5ng/ml
Blut		
Proph. v. Vit.-K-Mangel-blutungen	**K1 (Phytomenadion)**	**Sgl.:** Konakion MM p.o. bei U1, U2 und U3 jeweils 2 mg absolut
Gerinnungs-faktoren	**Faktor VIII** Keine Gegenanzeigen	**Hämophilie A:** 2 x Dosis in IE/kg = % Anstieg im Serum
Sepsis	**Antithrombin III** Zugelassen für NG, Sgl. u. Ki., jedoch keine spez. Dosisempfehlung für FG. Anwendung zur Behandlung von IRDS (infant respiratory distress syndrome) bei FG aufgrund Erfahrung aus klinischen Prüfungen nicht empfohlen	**NG + Sgl.:** 40-60 IE/kg/d, abhängig von Gerinnungsstatus, abhängig vom klinischen Bild im Einzelfall bis zu 250 IE/kg/d **Ki.:** 40-60 IE/kg/d, abhängig von Gerinnungsstatus

Atmung, Allergie		
Allergien	**Dimetinden** Keine Gegenanzeigen, keine Dosisangaben für Kinder < 1Jahr	**Allergische Haut-, Schleimhautprozesse:** **1–8 J.:** 3 x 0,5–0,75 mg p.o. **> 9 J.:** 3 x 1 mg p.o.
	Loratadin Keine Anwendung bei Kindern < 2 Jahre	**Allergische Haut-, Schleimhautprozesse:** **2–12 J., < 30kg:** 1 x 5 mg p.o.; **2–12 J., > 30kg:** 1 x 10 mg p.o.
	Cromoglicinsäure Keine Gegenanzeigen, jedoch aufgrund der Handhabung besser Anwendung bei Ki > 5 J.	**Asthma bronchiale: > 5 J.:** DA: 4 x 2mg; Inhal.Kps.: 4 x 1 Kps.; Inhal.Lsg.: 4 x 20 mg über Vernebler
Asthma bronchiale	**Budesonid** Gabe nur unter Aufsicht, regelmäßige Kontrolle der Körpergröße notwendig	**Asthma bronchiale, chronisch obstruktive Bronchitis, COPD:** **>12 J.:** 2 x 0,2-0,4mg, max. 1,6mg/d; **< 12 J.:** 1-2 x 0,1-0,2mg, max. 0,8mg/d; **Inhal.Lsg.: Ki. >12J.:** 2 x 0,5-1mg über Vernebler; **Ki. < 12J.:** 2 x 0,25-0,5mg über Vernebler
	Cromoglicinsäure Keine Gegenanzeigen, jedoch aufgrund der Handhabung besser Anwendung bei Ki. > 5 J.	**Asthma bronchiale: > 5 J.:** DA: 4 x 2mg; Inhal.Kps.: 4 x 1 Kps.; Inhal.Lsg.: 4 x 20 mg über Vernebler
	Fluticason Zur Anwendung bei Ki. und Jugendlichen < 16 J. liegen derzeit keine ausreichenden Erfahrungen vor, regelmäßige Kontrolle der Körpergröße bei Anwendung notwendig	**Asthma bronchiale, chronisch obstruktive Bronchitits, COPD:** **> 4 J.:** 2 x 0,05–0,1 mg
	Montelukast Keine Anwendung bei Ki <1J., da begrenzte Erfahrung Sgl. < 6 Monate: keine Daten	**Asthma bronchiale:** **6–14 J.:** 1 x 5mg p.o. z. N.; **2–5 J.:** 1 x 4mg p.o.
	Salbutamol Keine Anwendung bei Kindern < 4 Jahren	**Asthma bronchiale, chronisch obstruktive Bronchitis, COPD (akute Atemnot):** **> 12J.:** 0,1 mg; Dauertherapie 3–4 x 0,1–0,2 mg, max. 0,8 mg/d; **> 4J.:** 0,1 mg, max. 0,6–0,8mg/d
	Terbutalin Keine Anwendungsbeschränkungen, keine speziellen Dosisempfehlungen für FG, NG, Sgl. Eine Anwendung bei Ki < 5 J. wird nicht empfohlen	**Asthma bronchiale, chronisch obstruktive Bronchitis, COPD: ≥ 5 J.:** 0,5mg, evtl. Wdh. nach 5 min; Dauerth. 3 x 0,5mg, max. 6mg/d; **< 12 J.:** max. 4mg/d; Inh.Lsg.: 2–3 x 2,5–5mg über Vernebler **Elixier: Sgl., Ki. 1–2 J.:** 2–3 x 2,5 ml/d; **3–6 J.:** 2–3 x 2,5–5 ml/d; **7–14 J.:** 2–3 x 5–10 ml/d

COPD, Bronchitis	**Acetylcystein** Bei NG nur bei lebenswichtiger Indikation unter stationärer ärztlicher Kontrolle; Ki. < 1Jahr sollen nur bei lebenswichtiger Indikation und nicht ambulant einer i.v.-Therapie mit Acetylcystein unterzogen werden	**Erkältungsbedingte Bronchitis: 6–14 J.:** 3-4 x 100mg p.o.; **akute/chronische bronchopulmonale Erkrankung: < 2 J.:** 2-3 x 50mg p.o.; **2–5 J.:** 2-3 x 100mg p.o.; **6–14 J.:** 3-4 x 100mg p.o.; **Mukoviszidose: < 2 J.:** 3 x 50mg p.o.; **2–6 J.:** 4 x 100mg p.o.;> **6 J.:** 3 x 200mg p.o.; **parenterale Anwendung bei Sekretolyse: FG:** keine Angaben; **NG + Sgl.:** Anwendung nur bei lebenswichtiger Ind. unter strengster ärztlicher Kontrolle; 10 mg/kg/d i.v. in 3 ED; **1–6 J.:** 10 mg/kg/d i.v. in 3 ED; **6–14 J.:** 150-300 mg/d i.v. in 1-2 ED
	Budesonid Gabe nur unter ärztlicher Aufsicht, regelmäßige Kontrolle des Körpergewichts notwendig	**Asthma bronchiale, chronisch obstruktive Bronchtis, COPD: > 12 J.:** 2 x 0,2-0,4mg, max. 1,6mg/d; **< 12 J.:** 1-2 x 0,1-0,2mg, max. 0,8mg/d; **Inhal.Lsg.: Ki. > 12J.:** 2 x 0,5-1mg über Vernebler; **Ki. < 12J.:** 2 x 0,25-0,5mg über Vernebler
	Ambroxol Bei Kindern > 2 Jahre; Gabe nur unter ärztlicher Kontrolle KI: Keine Anwendung von Ambroxol 30 und 60 bei Kindern < 6 Jahre; Ambroxol 75 und 60 bei Kindern < 12 Jahre (zu hoher Wirkstoffgehalt)	**Akute/chronische bronchopulmonale Erkrankung: Ki. 0–2J.:** 2 x /d 7,5 mg/ED; **2–5 J.:** 3 x /d 7,5 mg/ED; **6–12 J.:** 2-3 x /d 15 mg/ED; **> 12 J.:** ini 2-3 x /d 30 mg p.o., nach 3 d 2 x 30 mg oder 3 x 15mg; **Retardpräparate: > 12 J.:** 1 x /d 75 mg; **Inhal.präparate: 0–2 J.:** 1-2 x /d 1 ml Lsg.; **2–5 J:** 1-2 x /d 2 ml; > **6 J:** 1-2 x /d 3 ml Lsg. **parenterale Applikation: 0–2 J.:** 2 x /d 7,5 mg **2–5 J.:** 3 x /d 7,5 mg; > **5 J.:** 2-3 x /d 15 mg; **Atemnotsyndrom FG/NG:** 30 mg/kg/d in 4 ED i.v.
	Fluticason Zur Anwendung bei Ki. u. Jugendlichen < 16 j. liegen derzeit keine ausreichenden Erfahrungen vor; regelmäßige Kontrolle der Körpergröße bei Anwendung	**Asthma bronchiale, chronisch obstruktive Bronchitits, COPD: > 4 J.:** 2 x 0,05–0,1 mg
	Salbutamol Keine Anwendung bei Kindern < 4 J.	**Asthma bronchiale, chronisch obstruktive Bronchitis, COPD (akute Atemnot): > 12J.:** 0,1 mg; Dauertherapie 3–4 x 0,1–0,2mg, max. 0,8mg/d; > **4J.:** 0,1mg, max. 0,6–0,8mg/d
	Terbutalin Keine Anwendungsbeschränkungen, keine spez. Dosisempfehlungen für FG, NG, Sgl; eine Anwendung bei Kindern < 5 J. wird nicht empfohlen	**Asthma bronchiale, chronisch obstruktive Bronchitis, COPD (akute Atemnot): ≥ 5 J.:** 0,5mg, evtl. Wdh. nach 5 min; Dauertherapie 3 x 0,5mg, max. 6mg/d; < **12 J.:** max. 4mg/d; Inhal.Lsg.: 2–3 x 2,5– 5mg über Vernebler ; **Elixier: Sgl., Ki. 1–2 J.:** 2–3 x 2,5 ml/d; **3–6 J.:** 2–3 x 2,5-5 ml/d; **7–14 J.:** 2–3 x 5–10 ml/d

COPD, Bronchitis	**Tolubuterol** Keine Anw.Beschr.; es existieren keine spez. Dosisempfehlungen für FG, NG, Sgl.	**Asthma bronchiale, chronisch obstruktive ronchitis, COPD:** **1–14 J.:** 0,04-0,08 mg/kg/d po in 2 ED
Akute Broncho-konstriktion	**Theophyllin** Für Kinder > 6 Monate geeignet	**Akuter Bronchospasmus:** **Sgl. > 6M.: ini ohne Vorbehandlung:** 4–4,6 mg/kg als ED über 20–30 min; **ini mit Vorbehandlung:** 2,5-3,0 mg/kg als ED über 20-30min; Erh.Dos. in den ersten 12 h 0,8 mg/kg/h, ab der 13.h 0,6 mg/kg/h = 14 mg/kg/d; **< 9 J.: ini ohne Vorbehandlung:** 4-4,6 mg/kg als ED über 20-30 min; **ini mit Vorbehandlung:** 2,5-3,0 mg/kg als ED über 20-30 min; Erh.Dos. in den ersten 12 h 1,0 mg/kg/h, ab der 13. h 0,8 mg/kg/h = 19 mg/kg/d; **9–16 J.: ini ohne Vorbehandlung:** 4-4,6 mg/kg als ED über 20-30 min; **ini mit Vorbehandlung:** 2,5-3,0 mg/kg als ED über 20-30min; Erh.Dos. in den ersten 12 h 0,8 mg/kg/h, ab der 13. h 0,6 mg/kg/h =14 mg/kg/d
Sekretolyse	**Acetylcystein** Bei NG nur bei lebenswichtiger Indikation unter stationärer ärztlicher Kontrolle; Ki < 1Jahr sollen nur bei lebenswichtiger Indikation und nicht ambulant einer i.v.-Therapie mit Acetylcystein unterzogen werden	**Erkältungsbedingte Bronchitis: 6–14 J.:** 3-4 x 100mg p.o.; **akute/chronische bronchopulmonale Erkrankung: < 2 J.:** 2-3 x 50mg p.o.; **2–5 J.:** 2-3 x 100mg p.o.; **6–14 J.:** 3–4 x 100mg p.o.; **Mukoviszidose: < 2 J.:** 3 x 50mg p.o.; **2–6 J.:** 4 x 100mg p.o.;> **6 J.:** 3 x 200mg p.o.; **parenterale Anwendung bei Sekretolyse: FG:** keine Angaben; **NG + Sgl.:** Anwendung nur bei lebenswichtiger Indikation unter strengster ärztlicher Kontrolle 10 mg/kg/d i.v. in 3 ED; **1–6 J.:** 10 mg/kg/d i.v. in 3 ED; **6–14 J.:** 150-300 mg/d i.v. in 1-2 ED
	Ambroxol Bei Kindern > 2 Jahre; Gabe nur unter ärztlicher Kontrolle KI: Keine Anwendung von Ambroxol 30 und 60 bei Kindern < 6 Jahre; Ambroxol 75 und 60 bei Kindern < 12 Jahre. (zu hoher Wirkstoffgehalt)	**Akute/chronische bronchopulmonale Erkrankung: Ki. 0–2J.:** 2 x /d 7,5 mg/ED; **2–5 J.:** 3 x /d 7,5 mg/ED; **6–12 J.:** 2-3 x /d 15 mg/ED; > **12 J.**: ini 2-3 x /d 30 mg p.o., nach 3 d 2 x 30 mg oder 3 x 15mg ; **Retardpräparate: > 12 J.:** 1 x /d 75 mg; **Inhal.präparate: 0–2 J.:** 1-2 x /d 1 ml Lsg.; **2–5 J.:** 1-2 x /d 2 ml; > **6 J.:** 1-2 x /d 3 ml Lsg.; **parenterale Applikation: 0–2 J.:** 2 x /d 7,5 mg; **2–5 J.:** 3 x /d 7,5 mg ; > **5 J.:** 2-3 x /d 15 mg; **Atemnotsyndrom FG und NG:** 30 mg/kg/d in 4 ED i.v.

Mukoviszidose	**Acetylcystein** Bei NG nur bei lebenswichtiger Indikation unter stationärer ärztlicher Kontrolle; Ki < 1Jahr sollen nur bei lebenswichtiger Indikation und nicht ambulant einer i.v.-Therapie mit Acetylcystein unterzogen werden	**Erkältungsbedingte Bronchitis: 6–14 J.:** 3-4 x 100mg p.o.; **akute/chronische bronchopulmonale Erkrankung: < 2 J.:** 2-3 x 50mg p.o.; **2–5 J.:** 2-3 x 100mg p.o.; **6–14 J.:** 3–4 x 100mg p.o.; **Mukoviszidose: < 2 J.:** 3 x 50mg p.o.; **2-6 J.:** 4 x 100mg p.o.; **> 6 J.:** 3 x 200mg p.o.; **parenterale Anwendung bei Sekretolyse: FG:** keine Angaben; **NG + Sgl.:** Anwendung nur bei lebenswichtiger Ind. unter strengster ärztlicher Kontrolle 10mg/kg/d i.v. in 3 ED; **1-6 J.:** 10 mg/kg/d i.v. in 3 ED; **6-14 J.:** 150-300 mg/d i.v. in 1-2 ED
	Ambroxol Bei Kindern > 2 Jahre; Gabe nur unter ärztlicher Kontrolle KI: Keine Anwendung von Ambroxol 30 und 60 bei Kindern < 6 Jahre; Ambroxol 75 und 60 bei Kindern <12 Jahre. (zu hoher Wirkstoffgehalt)	**Akute/chronische bronchopulmonale Erkrankung: Ki. 0–2J.:** 2 x /d 7,5 mg/ED; **2–5 J.:** 3 x /d 7,5 mg/ED; **6–12 J.:** 2-3 x /d 15 mg/ED; **> 12 J.:** ini 2-3 x /d 30 mg p.o., nach 3 d 2 x 30 mg oder 3 x 15mg **Retardpräparate: > 12 J.:** 1 x /d 75 mg, **Inhal.präparate: 0–2 J.:** 1-2 x /d 1 ml Lsg.; **2–5 J.:** 1-2 x /d 2 ml; **> 6 J.:** 1-2 x /d 3 ml Lsg.; **parenterale Applikation: 0–2 J.:** 2 x /d 7,5 mg; **2–5 J.:** 3 x /d 7,5 mg ; **> 5 J.:** 2-3 x /d 15 mg; **Atemnotsyndrom FG, NG:** 30 mg/kg/d in 4 ED i.v.
	Montelukast Keine Anwendung bei Kindern < 1Jahr, da begrenzte Erfahrungen; Sgl. < 6 Monate: keine Daten	**Asthma bronchiale: 6–14 J.:** 1 x 5mg p.o. zur Nacht; **2–5 J.:** 1 x 4mg p.o.
Schmerz		
Opioid-Agonisten	**Fentanyl** Bei Ki. < 1 J. nur mit bes. Vorsicht anwenden, bei Ki. < 2 J.: keine ausreichenden Erkenntnisse	**2–12 J.:** 1-3 µg/kg i.v.
	Morphin Eingeschränkte Anwendung bei Kindern < 1 Jahr	**>1 J.:** 0,05-0,1 mg/kg/ED alle 4-6 h
	Pethidin Keine Anwendung bei Ki. < 1 J., Keine Anwendung von Zäpfchen u. Injektionslösung bei Ki. < 16 J., da fehlende Sicherheitsangaben	**Starke Schmerzen: Ki.:** 0,6-1,2mg/kg/ED p.o.
	Piritramid Anwendung bei Kindern <1 J. nur mit besonderer Vorsicht	**Ki.:** 0,05–0,2 mg/kg i.m./s.c.; 0,05–0,1 mg/kg i.v. bis 4 x 7,5-22,5mg i.v.; bis 4 x 15-30mg i.m./s.c.

Opioid-Agonisten	**Tramadol** Keine Anwendung bei Kindern < 1 Jahr	**<11J.:** 1-2 mg/kg/ED; **mäßige, starke Schmerzen: 1–13 J.:** 1-2 mg/kg/ED
Nichtsteroidale Anti-rheumatika (NSAR)	**Acetylsalicylsäure** Anwendung bei Ki < 12 J. wegen der potentiellen Gefahr des Reye-Syndroms nicht empfohlen	**Leichte, mäßig starke Schmerzen, Fieber: 6–14 J.:** 1–3 x 250–500 mg p.o.; max. 13 mg/kg/ED; 10–25 mg/kg/d i.v. (strenge Indikationsstellung bei Kindern und Jugendlichen!)
	Diclofenac Anwendung bei Kindern < 15 J. nicht empfohlen, da keine ausreichenden Untersuchungen vorliegen	**Arthritiden, rheumatische Erkrankungen, schmerzhafte Schwellungen: Jugendliche > 12 J.:** 1–2 mg/kg/d
	Indometacin	**Arthritiden, rheumatische Erkrankungen, schmerzhafte Schwellungen:** **6–14 J.:** 1–3 mg/kg/d p.o. in 2–3 ED
	Metamizol Darf nicht bei Sgl. bis 3 Monate oder einem KG < 5kg eingesetzt werden, da kein wissenschaftliches Erkenntnismaterial über die Anwendung vorliegt. Bei Sgl. darf die Injektionslösung nicht i.v. angewandt werden.	**Sgl. 5-8 kg (ca. 3-11 M.):** 0,1-0,2 ml (= 50-100 mg) nur i.m. als ED bis zu 4 x /d, 50-200 mg p.o. (gtt.); **Ki.: 9-15 kg (ca. 1-3 J.):** 0,2-0,5 ml (= 100-250 mg) i.m./i.v. als ED bis zu 4 x /d, 75-250 mg p.o. (gtt.); **16–23 kg (ca. 4–6 J.):** 0,3-0,8 ml (= 150-400 mg) i.m./i.v. als ED bis zu 4 x /d, 125-375 mg p.o. (gtt.); **24–30 kg (ca. 7–9 J.):** 0,4-1 ml (= 200-500 mg) i.m./i.v. als ED bis zu 4 x /d, 200-500 mg p.o. (gtt.); **31–45 kg (ca. 10–12 J.):** 0,5-1,5 ml (= 250-750 mg) i.m./i.v. als ED bis zu 4 x /d, 250-750 mg p.o. (gtt.); **46–53 kg (ca. 13–14 J.):** 0,8-1,8 ml (= 400-900 mg) i.m./i.v. als ED bis zu 4 x /d, 375-875 mg p.o. (gtt.); > **53 kg (> 15 J.):** 1-2 ml (= 500-1000 mg) i.m./i.v. als ED bis zu 4 x /d, 500-1000 mg p.o. (gtt., 1-2 Brausetabletten)
	Paracetamol Nicht geeignet für Kinder < 6 Jahre	**Leichte-mäßig starke Schmerzen, Fieber: p.o./rect.:** 3-4 x 10-15mg/kg, max. 50 mg/kg/d p.o./rect.; **i.v.: Ki. > 33 kg:** 15 mg/kg i.v., ggf. Wdh. nach 4 h, max. 60 mg/kg/d bzw. max. 4g/d i.v.
Opiatintoxikation	**Naloxon** Keine speziellen Dosisempfehlungen für FG	**Opiatintoxikation:** ini 0,01 mg/kg als ED, bei unzureichender Wirkung, Wdh. möglich (postoperative Anwendung) **post-OP-Atemdepression:** 0,005-0,01 mg/kg

Entzündungs-hemmung	**Dexamethason**	**Polytrauma mit Schock:** ini 40 mg, Wdh. nach 12 h
	Hydrocortison Hydrocortison darf wegen des Gehalts an Benzylalkohol nicht bei FG, NG, Sgl. und Ki < 3 J. angewendet werden	**Entzündungshemmung, Immunsuppression: Ki.:** 10-15 $mg/m^2/d$
Stoffwechsel, Endokrinologie		
Hypoglykämie	**Glucagon**	**Notfallmedikament bei Hypoglykämie:** **< 6–8 J. oder < 25 kg:** 0,5 mg s.c./i.m. **> 6–8 J. oder >25 kg:** 1 mg s.c./i.m.
	Glucose 40 %	**Hypoglykämie:** max. Tagesdosis: **FG:** bis zu 18 g/kg/d, 45 ml/kg/d; **NG:** bis zu 15 g/kg/d, 37,5 ml/kg/d; **1–2 J.:** bis zu 15 g/kg/d, 37,5 ml/kg/d; **3–5 J.:** bis zu 12 g/kg/d, 30 ml/kg/d; **6–10 J.:** bis zu 10 g/kg/d, 25 ml/kg/d; **10–14 J.:** bis zu 8 g/kg/d, 20 ml/kg/d
Hypothyreose	**Levothyroxin (T_4)** Zugelassen für Kinder, keine Angaben zu FG, NG, Sgl.	**Hormonsubstitution bei Hypothyreose:** ini 12,5-50µg/m², dann 100-150µg/m²
Hyperthyreose	**Carbimazol** Zugelassen für Kinder, keine Angaben zu FG, NG, Sgl.	**Hyperthyreose: Ki.:** ini 0,5-0,7mg/kg 1 x /d p.o., Erh.dos. 0,3-0,5mg/kg 1 x /d p.o.
	Thiamazol Zugelassen für Kinder, keine Angaben zu FG, NG, Sgl.	**Hyperthyreose:** ini 0,2-0,5 mg/kg p.o., Erh.dos. 0,2-0,3 mg/kg p.o.
jodinduzierte Hyperthyreose, Pro.	**Natriumperchlorat** Zugelassen für Kinder, keine Angaben zu FG, NG, Sgl.	**Hyperthyreose:** ini 4-5 x 10 Gtt., nach 1-2W. 4 x 5 Gtt.; **Pro. jodinduzierte Hyperthyreose: 6–14 J.:** 60-240 mg/d p.o.; **Perchlorat Discharge-Test**: nach Gabe der Radiojod-Tracer-Dosis 300-600mg/m^2
Enuresis nocturna, primäre	**Desmopressin** Anw.Beschr. für Ki. -> erhöhtes Risiko für E´lytstrg.	**Primäre Enuresis nocturna: > 5 J.:** ini 10-20 µg p.o./nasal zur Nacht, evtl. 40µg
Magen, Darm		
Obstipation	**Macrogol + NaCl + $NaHCO_3$ + KCl**	**Koprostase: 5–11 J.:** Movicol Junior: 4–12 Btl./d
Blähungen	**Simeticon**	**Verdauungsstörungen, Meteorismus bei exokriner Pankreasinsuffizienz:** 3 x 1-2 Tbl./d; 2–4 Kps. zu jeder Mahlzeit p.o.
	Meteozym	**Verdauungsstörungen, Meteorismus bei exokriner Pankreasinsuffizienz:** 1-2 Tbl. zu jeder Mahlzeit p.o

Diarrhö	**Loperamid** Keine Anwendung bei Ki. < 2 J.	**2-8 J.:** 0,04 mg/kg/d p.o.; .> **8 J.:** ini 2 mg p.o.; max. 8 mg/d; **chronische Diarrhoe: > 2 J.:** 2-4 mg/d p.o.
	Carbo medicinalis Für Kinder zugelassen, keine Dosisangaben für Sgl.	**Diarrhoe:** 3-4 x 250-500 mg p.o. **Vergiftungen: 1-2 J., > 10 kg:** 7,5-10 g; **3-5 J., > 15 kg:** 11,25-15; **6-9 J., > 20 kg:** 15-20 g; **10-14 J., > 30 kg:** 22,5-30g **> 14 J., > 60 kg:** 30-60 g
	Racecadotril Zugelassen für Sgl. > 3 Monate	**Akute Diarrhoe: 3-9 M., < 9 kg:** ED 3 x 10 mg; **10-36 M., ca 10-15 kg:** 3 x 20 mg; **3-10 J., 16-29 kg:** 3 x 30 mg **> 11 J., 30-50 kg:** 3 x 60 mg
	Saccharomyces boulardii Keine Gegenanzeigen, keine Dosisangaben für Kinder < 2 J.	**Akute Diarrhoe, Reisediarrhoe-Pro.: > 2 J.:** 3 x 100-200 mg p.o.; 1-2 x 250mg p.o.
Übelkeit, Erbrechen	**Dimenhydrinat**	**Reisekrankheit: 6-12 J.:** 5 mg/kg p.o. in 4 ED, max. 150 mg/d; **Übelkeit, Erbrechen, zentrales vestibuläres Reizsyndrom:** 1-2 mg/kg i.v./i.m.; **6–15 kg:** 1-2 x 40mg rect.; **15–25 kg:** 2-3 x 40mg rect.; **> 25 kg:** 2-4 x 40mg rect.; **6–14 J.:** 3 x 50mg p.o.
	Metoclopramid Bei Sgl. u. Kleinki. bis 2 J. ist die Anwendung von Metoclopramid nicht angezeigt, älteren Ki. sollte Metoclopramid nur nach strenger Nutzen-Risikoabwägung gegeben werden	**3-13 J.:** 0,5 mg/kg/d; **Übelkeit, Erbrechen, diabetische Gastroparese: 2-14 J.:** 0,1 mg/kg/ED p.o./i.v., max. 0,5 mg/kg/d **postoperative Übelkeit und Erbrechen: > 14 J.:** 10 mg/ED 1-3 x /d bei Bedarf
Anästhesie		
Prämedikation	**Atropin**	**(FID) Narkoseprämedikation:** 0,01 mg/kg i.v. 3-5 min vor Narkosebeginn oder 0,02 mg/kg i.m. 30-60 min vor Narkosebeginn, max. 0,5 mg
Analgesie	**Alfentanil**	**Anästhesie: Ki.:** OP-Dauer bis 10min: 15–20µg/kg (Bolus) i.v.; 10–30min: 20–40µg/kg (Bolus) i.v.; 0.5–1h: 40–80µg/kg (Bolus i.v.); >1h: 80–150µg/kg (Bolus) i.v.; Dauerinfusion: 1µg/kg/min
	Fentanyl Keine Anwendung bei Kindern < 2 J.	**Neuroleptanalgesie:** 50-100µg i.v. in Kombination mit Neuroleptikum, evtl. Wdh. nach 30-45min; **Intubationsnarkose: Ki. 2–12J.:** ini 2–3µg/kg i.v.

Analgesie	**Remifentanil**	**Anästhesie bei Spontanatmung:** 0.04µg/kg/min i.v.; **Anästhesie mit Beatmung:** **Ki: 1-12J:** ini 0,25µg/ kg/min i.v., dann je nach Narkoseverfahren 0,05–1,3µg/kg/min; **Ki. > 12J.:** ini 0,5–1µg/kg/min i.v., dann je nach Narkoseverfahren
	Sufentanil Keine epidurale Anwendung bei Kindern < 6 J. , bei Kindern 6-12 Jahre keine ausreichenden Erfahrungen	**Anästhesie bei Kombinationsnarkose:** **> 12J.:** ini 0,75–2µg/kg i.v., dann 0,15–0,7µg/kg **Monoanästhesie: Ki. < 3J.:** 5-15µg/kg; **Ki. 3-12J.:** 5-20µg/kg; **epidural:** intra-OP 10-15ml Bupivacain 0,25% + 1µg Sufentanil/ml; post-OP kontinuierlich Bupivacain 0,175% + 1µg Sufentanil/ml; 4-14ml/h (KI bei Ki. < 6J.)
Neurologie		
Epilepsien	**Carbamazepin**	**Erhaltungsdosis:** 15-25 mg/kg/d p.o., unretardiert in 2-4 ED, retardiert in 1-2 ED; langsam eindosieren, z. B. alle 3 d um 3 mg/kg/d
	Phenobarbital	3-5 mg/kg/d p.o. in 1-2 ED; ini 10mg/kg i.v./i.m., evtl. Wdh., dann Erh.-Dos. 3-5mg/kg/d bzw. nach Serumspiegel
	Phenytoin Aufgrund des Gehalts an Trometamol bei der Erstversorgung von FG u. NG nur nach strenger Nutzen-Risiko-Abwägung anwenden	**Erhaltungsdosis:** 5–7 mg/kg/d in 2-4 ED p.o., ini 5 mg/kg/d, Dosissteigerung nach Serumspiegel; i.v. 5-10 mg/kg über 10 min (max. 1 mg/kg/min), max. 20(-30) mg/kg an d1, dann Erh.Dos. 5-7 mg/kg/d; (Zulassung als Alternativbehandlung der Rolando-Epilepsie)
	Topiramat Mono-und Zusatztherapie bei Kindern > 2 Jahren	**(FID/OLD) Erhaltungsdosis:** 3-9(-15) mg/kg/d p.o. in 2 ED; wöchentlich steigern um 0,5-1 mg/kg/d, normalerweise bis 3-6 mg/kg/d
	Valproinsäure	**Erhaltungsdosis:** 20-30 mg/kg/d p.o., ini 5-10 mg/kg/d, alle 4-7 d um 5 mg/kg steigern; i.v. ini 5-10 mg/kg, dann 1 mg/kg/h max. 30mg/kg/d bzw. nach Serumspiegel
Rolando-Epilepsie, fokale Anfälle	**Sultiam**	**Erhaltungsdosis:** 5-10 mg/kg/d p.o. in 2-3 ED, ini 5 mg/kg/d, ggf. im Verlauf steigern auf 10 mg/kg/d
Grand Mal-Anfälle	**Primidon**	**Erhaltungsdosis:** 15-20 mg/kg/d p.o. in 2-3 ED, langsam eindosieren, z. B. alle 3-5 d steigern um 3-5 mg/kg/d

21.5 Bestimmung der Körperoberfläche

Tabelle zur Bestimmung der Körperoberfläche in m² (nach der Formel von Du Bois u. Du Bois)

Gewicht kg	KG 60cm	70cm	80cn	90cm	100cm	110cm	120cm	130cm
15,0	0,44	0,49	0,54	0,59	0,64	0,69	0,73	0,77
17,5	0,47	0,53	0,58	0,63	0,68	0,73	0,78	0,83
20,0	0,50	0,56	0,62	0,67	0,72	0,78	0,83	0,87
22,5	0,53	0,59	0,65	0,70	0,76	0,81	0,87	0,92
25	0,55	0,61	0,68	0,74	0,80	0,85	0,91	0,96
27,5	0,57	0,64	0,70	0,77	0,83	0,89	0,95	1,00
30,0	0,59	0,66	0,73	0,80	0,86	0,92	0,98	1,04
32,5	0,61	0,69	0,76	0,82	0,89	0,95	1,01	1,08
35	0,63	0,71	0,78	0,85	0,92	0,98	1,05	1,11
37,5	0,65	0,73	0,80	0,88	0,94	1,01	1,08	1,14
40	0,67	0,75	0,83	0,90	0,97	1,04	1,11	1,17
42,5	0,69	0,77	0,85	0,92	1,00	1,07	1,14	1,21
45	0,70	0,79	0,87	0,95	1,02	1,09	1,17	1,23
47,5	0,72	0,81	0,89	0,97	1,04	1,12	1,19	1,26
50	0,74	0,82	0,91	0,99	1,07	1,14	1,22	1,29
52,5	0,75	0,84	0,93	1,01	1,09	1,17	1,24	1,32
55	0,77	0,86	0,95	1,03	1,11	1,19	1,27	1,34
57,5	0,78	0,87	0,96	1,05	1,13	1,21	1,29	1,37
60	0,80	0,89	0,98	1,07	1,15	1,24	1,32	1,40
62,5	0,81	0,91	1,00	1,09	1,17	1,26	1,34	1,42
65	0,82	0,92	1,02	1,11	1,19	1,28	1,36	1,44
67,5	0,84	0,94	1,03	1,12	1,21	1,30	1,38	1,47
70	0,85	0,95	1,05	1,14	1,23	1,32	1,41	1,49
75	0,88	0,98	1,08	1,18	1,27	1,36	1,45	1,53
80	0,90	1,01	1,11	1,21	1,30	1,40	1,49	1,58
85	0,92	1,03	1,14	1,24	1,34	1,43	1,53	1,62
90	0,95	1,06	1,17	1,27	1,37	1,47	1,56	1,66
95	0,97	1,08	1,19	1,30	1,40	1,50	1,60	1,70
100	0,99	1,11	1,22	1,33	1,43	1,54	1,64	1,73
105	1,01	1,13	1,24	1,36	1,46	1,57	1,67	1,77
110	1,03	1,15	1,27	1,38	1,49	1,60	1,70	1,81
115	1,05	1,17	1,29	1,41	1,52	1,63	1,74	1,84
120	1,07	1,20	1,32	1,43	1,55	1,66	1,77	1,87
125	1,09	1,22	1,34	1,46	1,58	1,69	1,80	1,91
130	1,11	1,24	1,36	1,48	1,60	1,72	1,83	1,94
135	1,12	1,26	1,39	1,51	1,63	1,74	1,86	1,97
140	1,14	1,28	1,41	1,53	1,65	1,77	1,89	2,00
145	1,16	1,30	1,43	1,56	1,68	1,80	1,92	2,03
150	1,18	1,31	1,45	1,58	1,70	1,82	1,94	2,06

Gewicht kg	KG 140cm	150cm	160cm	170cm	180cm	190cm	200cm	210cm
15,0	0,82	0,86	0,90	0,94	0,98	1,02	1,06	1,10
17,5	0,87	0,92	0,96	1,00	1,05	1,09	1,13	1,17
20,0	0,92	0,97	1,02	1,06	1,11	1,15	1,20	1,24
22,5	0,97	1,02	1,07	1,12	1,16	1,21	1,26	1,30
25	1,01	1,07	1,12	1,17	1,22	1,27	1,31	1,36
27,5	1,06	1,11	1,16	1,22	1,27	1,32	1,37	1,42
30,0	1,10	1,15	1,21	1,26	1,32	1,37	1,42	1,47
32,5	1,13	1,19	1,25	1,31	1,36	1,42	1,47	1,52
35	1,17	1,23	1,29	1,35	1,40	1,46	1,52	1,57
37,5	1,21	1,27	1,33	1,39	1,45	1,50	1,56	1,62
40	1,24	1,30	1,37	1,43	1,49	1,55	1,61	1,66
42,5	1,27	1,34	1,40	1,46	1,53	1,59	1,65	1,71
45	1,30	1,37	1,44	1,50	1,56	1,63	1,69	1,75
47,5	1,33	1,40	1,47	1,53	1,60	1,66	1,73	1,79
50	1,36	1,43	1,50	1,57	1,63	1,70	1,76	1,83
52,5	1,39	1,46	1,53	1,60	1,67	1,74	1,80	1,87
55	1,42	1,49	1,56	1,63	1,70	1,77	1,84	1,90
57,5	1,45	1,52	1,59	1,66	1,73	1,80	1,87	1,94
60	1,47	1,55	1,62	1,69	1,77	1,84	1,91	1,98
62,5	1,50	1,58	1,65	1,72	1,80	1,87	1,94	2,01
65	1,52	1,60	1,68	1,75	1,83	1,90	1,97	2,04
67,5	1,55	1,63	1,71	1,78	1,86	1,93	2,00	2,08
70	1,57	1,65	1,73	1,81	1,89	1,96	2,04	2,11
75	1,62	1,70	1,78	1,86	1,94	2,02	2,10	2,17
80	1,66	1,75	1,83	1,92	2,00	2,08	2,15	2,23
85	1,71	1,79	1,88	1,97	2,05	2,13	2,21	2,29
90	1,75	1,84	1,93	2,01	2,10	2,18	2,27	2,35
95	1,79	1,88	1,97	2,06	2,15	2,23	2,32	2,40
100	1,83	1,92	2,02	2,11	2,20	2,28	2,37	2,45
105	1,87	1,96	2,06	2,15	2,24	2,33	2,42	2,51
110	1,91	2,00	2,10	2,19	2,29	2,38	2,47	2,56
115	1,94	2,04	2,14	2,23	2,33	2,42	2,51	2,60
120	1,98	2,08	2,18	2,28	2,37	2,47	2,56	2,65
125	2,01	2,11	2,22	2,32	2,41	2,51	2,60	2,70
130	2,05	2,15	2,25	2,35	2,45	2,55	2,65	2,74
135	2,08	2,18	2,29	2,39	2,49	2,59	2,69	2,79
140	2,11	2,22	2,33	2,43	2,53	2,63	2,73	2,83
145	2,14	2,25	2,36	2,47	2,57	2,67	2,77	2,87
150	2,17	2,28	2,39	2,50	2,61	2,71	2,81	2,92

Normogramm zur Bestimmung der Körperoberfläche in m²

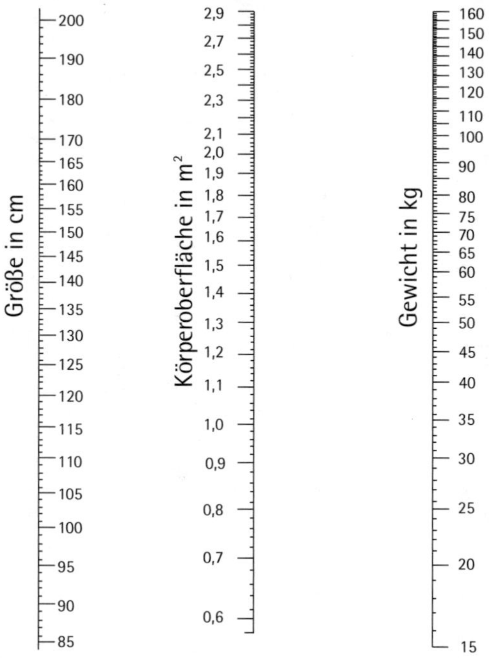

Formel: KOF (m²) = (Gewicht (kg))0,425 x (Körpergröße (cm))0,725 / 139,32
Quelle: DuBois D, DuBois EF. A formula to estimate the approximate surface area if height and weight be known.Arch Intern Med 1916;17:863
Modifizierte Formel: KOF = Wurzel(Größe [cm] x Gewicht [kg] / 3600
Quelle: Mosteller RD. Simplified calculation of body-surface area. NEJM 1987;317: 1098-9

21.6 Doping

21.6.1 Verbotene Arzneimittel im Sport

Die Einnahme verbotener Medikamente im Sport wird als Doping bezeichnet.
Die World Anti-Doping Agency (WADA) definiert Doping als das Auftreten eines Verstoßes gegen die Anti-Doping-Regeln. Dazu gehören u. a. das Vorhandensein eines verbotenen Wirkstoffes, seiner Stoffwechselprodukte oder Marker im Körpergewebe oder in einer Körperflüssigkeit eines Sportlers sowie die Anwendung oder der Versuch der Anwendung eines verbotenen Wirkstoffes oder einer verbotenen Methode.
Im Arzneimittelgesetz wird Doping als Straftatbestand genannt.
Zur Aufnahme in die WADA-Liste der verbotenen Wirkstoffe und Methoden müssen zwei der drei folgenden Kriterien erfüllt werden:
(1) die sportliche Leistung kann gesteigert werden,
(2) es besteht ein gesundheitliches Risiko für den Sportler und/oder
(3) es liegt ein Verstoß gegen den Geist des Sportes vor.

Die aktuelle Liste der WADA (gültig ab 01.01.2007) umfasst:
Anabole Wirkstoffe, Stimulanzien, Narkotika, Hormone, Beta-2-Agonisten, Wirkstoffe mit antiöstrogener Wirkung, Diuretika, Maskierungsmittel, Cannabinoide (THC) und Glukokortikoide. Alkohol und Beta-Blocker sind sportartspezifisch verboten. Zu den verbotenen Methoden zählen Maßnahmen zur Erhöhung des Sauerstofftransfers, chemische und physikalische Manipulation an Blut oder Urin und Gendoping.
Die Einhaltung der Verbote wird durch Kontrollen nach Wettkämpfen und außerhalb von Wettkämpfen (s. g. Trainingskontrollen) überprüft.

Die WADA hat im International Standard for Therapeutic Use Exemptions (TUE) festgeschrieben, unter welchen Bedingungen der Einsatz von verbotenen Wirkstoffen zur ärztlichen Behandlung erfolgen kann.

Es gibt zwei Ebenen des Entscheidungsprozesses, und zwar **(1) TUE - Standard für (chronische) Erkrankungen und (2) ATUE - Abbreviated Process,** ein vereinfachtes Verfahren nur für den Einsatz der Beta-2-Agonisten Formoterol, Salbutamol, Salmeterol, Terbutalin und Glukokortikoide zur Inhalation.
Der internationale Standard für TUE enthält Kriterien für die Beurteilung, die Weitergabe der Informationen, die Zusammensetzung der Ärztegruppe, Therapeutic Use Exemption Committee (TUEC), und den Anerkennungsprozess.
Formulare und weitere Informationen unter **www.oeadc.or.at**

21.6.2 Liste der nach WADA verbotenen Wirkstoffe

Anabole Wirkstoffe

Wirkstoff	Einsatzgebiet	Verweis
Danazol	Endometriose	
Clenbuterol	Asthmamittel	→88
DHEA	M. Addison	
Nandrolon	Anabolikum	→128
Testosteron	Androgene	→125

Exogene androgene anabole Steroide →128
1-Androstendiol, 1-Androstendion, Bolandiol, Bolasteron, Boldenon, Boldion, Calusteron, Clostebol, Dehydrochloromethyltestosteron, Desoxymethyltestosteron, Drostanolon, Ethylestrenol, Fluoxymesteron, Formebolon, Furazabol, Gestrinon, 4-Hydroxytestosteron, Mestanolon, Mesterolon, Metenolon, Methandienon, Methandriol, Methasteron, Methyldienolon, Methyl-1-testosteron, Methylnortestosteron, Methyltrienolon, Methyltestosteron, Miboleron, 19-Norandrostenedion, Norboleton, Norclostebol, Norethandrolon, Oxabolon, Oxandrolon, Oxymesteron, Oxymetholon, Prostanozol, Quinbolon, Stanozolol, Stenbolon, Tetrahydrogestrinon, Trenbolon und andere Wirkstoffe mit ähnlicher chemischer Struktur oder ähnlichen biologischen Wirkungen.
Endogene androgene anabole Steroide →125
Androstenediol, (Androst-5-ene-3ß,7ß-diol), Androstenedion, (Androst-4-ene-3,17dione), Dihydrotestosteron, Mesterolon **TUE:** Der Einsatz verbotener Wirkstoffe, um erniedrigte Spiegel von endogenen Hormonen anzuheben, ist nicht als akzeptable therapeutische Maßnahme anzusehen. In Österreich nicht mehr im Handel: Dianabol® (Metandionon), Megagrisivit® (Clostebol), Oral-Turinabol® (Dehydromethyltestosteron), Primobolan® (Metenolon)
andere anabole Wirkstoffe
Clenbuterol, Tibolon, Zeranol, Zilpaterol

Stimulanzien		
Wirkstoff	**Einsatzgebiet**	**Verweis**
Amfepramon	Gewichtsreduktion	
Amphetamin		
Amfetaminil	Psychostimulanz	
Cocain		
Ephedrin		
Etilefrin	Hypotonie	→39
Methylpenidat	ADHS	→216
Modafinil	Narkolepsie	→216
Norfenefrin	Hypotonie	→39
Orciprenalin*	Hypotonie	→39
Pemolin	ADHS	
Pholedrin*		→39
Selegilin		→193

Weitere Wirkstoffe dieser Gruppe
Adrafinil, Adrenalin, Amiphenazol, Benzphetamin, Bromantan, Cathin, Clobenzorex, Cropropamid, Crotetamid, Cyclazodon, Dimethylamphetamin, Etamivan, Etilamphetamin, Famprofazon, Fenbutrazat, Fencamfamin, Fencamin, Fenetyllin, Fenfluramin, Fenproporex, Furfenorex, Heptaminol, Isomethepten, Levmethamfetamin, Meclofenoxat, Mefenorex, Mephentermin, Mesocarb, Methamphetamin (D-), Methylenedioxyamphetamin, Methylenedioxymethamphetamin, p-Methylamphetamin, Methylephedrin, Nikethamid, Norfenfluramin, Octopamin, Ortetamin, Oxilofrin, Parahydroxyamphetamin, Pentetrazol, Phendimetrazin, Phenmetrazin, Phenpromethamine, Phentermin, 4-Phenylpiracetam (Carphedon), Prolintan, Propylhexedrin, Sibutramin, Strychnin, Tuaminoheptan und andere Wirkstoffe mit ähnlicher chemischer Struktur oder ähnlichen biologischen Wirkungen wie z. B. *
TUE: Behandlung von ADHS mit Methylphenidat.
In Österreich nicht mehr im Handel: Captagon® (Fenetyllin), Micoren® (Cropropamid, Crotetamid), Katovit® (Prolintan), Pervitin® (Methamphetamin), Preludin® (Phentermin).

Hormone und verwandte Wirkstoffe

Wirkstoff	Verweis
Erythropoietin (EPO)	→77
Wachstumshormon (hGH)	
Somatomedin C (IGF-1)	
Gonadotropine (LH, HCG), (verboten nur bei Männern)	
Insulin	→117
Kortikotropine (ACTH)	→128
Wirkstoffe mit antiöstrogener Wirkung	
Aromatasehemmer →244	Anastrozol, Letrozol, Aminogluthetimid, Exemestan, Formestan, Testolacton
Selektive Ostrogenrezeptoren-modulatoren (SERMs) →244	Raloxifen, Tamoxifen, Toremifen
Andere antiöstrogene Wirkstoffe	Clomifen, Cyclofenil, Fulvestrant

Beta-2-Agonisten →87

Für den Einsatz von Beta-2-Agonisten bedarf es einer **TUE.**

Für den Einsatz der Beta-2-Agonisten Formoterol, Procaterol, Salbutamol, Salmeterol und Terbutalin und der Glukokortikoide zur Inhalation gibt es ein vereinfachtes Verfahren ATUE - Abbreviated Process.
Das entsprechende Formular (www.nada-bonn.de) muss ausgefüllt und mit einer Lungenfunktionsprüfung vorgelegt werden. Der Sportler erhält eine Ausnahmegenehmigung (Approval), die bei Dopingkontrollen vor zu legen ist.

Clenbuterol ist wegen seiner möglichen anabolen Wirkung grundsätzlich von einer Freistellung ausgeschlossen.

Beta-Blocker →48

Bei Sportarten, deren Leistung vorwiegend durch koordinative, konzentrative und psychische Faktoren begrenzt sind, können Beta-Blocker die überschießenden Herz-Kreislaufreaktionen und die allgemeinen Symptome wie Schwitzen und Tremor dämpfen. Beta-Blocker dürfen bei Wettkampfkontrollen nicht nachgewiesen werden.
Zu ihnen gehören u. a. Acebutolol, Alprenolol, Atenolol, Betaxolol, Bisoprolol, Bunolol, Carteolol, Carvedilol, Celiprolol, Esmolol, Labetalol, Levobunolol, Metipranolol, Metoprolol, Nadolol, Oxprenolol, Pindolol, Propranolol, Sotalol, Timolol.

Alle Beta-Blocker sind in ausgewählten Sportarten verboten. Einige Beispiele: Kegeln, Luftsport, Motorsport, Schach, Schiessen, Skispringen, Ringen.

Cave Bei Patienten unter Beta-Blockern kommt es vor allem im Ausdauerbereich zu einer metabolisch bedingten Leistungseinschränkung.

Narkotika →180

Narkotika dürfen bei Wettkampfkontrollen nicht nachgewiesen werden.

Die Liste ist geschlossen.
Buprenorphin, Dextromoramid, Diamorphin (Heroin), Fentanyl, Hydromorphon, Methadon, Morphin, Oxycodon, Oxymorphon, Pentazocin, Pethidin.
Der Einsatz von Lokalanästhetika unterliegt keinem Verbot.

Plasmaexpander	Albumin, Dextran, HES

Glukokortikoide →107

Die systemische Anwendung von Glukokortikoiden durch orale, rektale, intravenöse oder intramuskuläre Gabe ist nur im Wettkampf verboten, d. h. der verbotene Wirkstoff darf bei einer Wettkampfkontrolle nicht nachgewiesen werden. Es ist zu bedenken, dass die Nachweisbarkeit der unterschiedlichen Wirkstoffe und Zubereitungen Tage bis Wochen anhalten kann. Nach einer erforderlichen Notfallbehandlung ist eine entsprechende ärztliche Bescheinigung auszustellen und bei der NADA zu hinterlegen. Eine durchgehend erforderliche systemische Behandlung bedarf einer TUE wie z. B. bei Morbus Crohn. Die nichtsystemische Anwendung von Glukokortikoiden, als Inhalation oder Injektionen unter sportorthopäd. Gesichtspunkten in die großen Gelenke, Sehnen- und Muskelansätze, bedarf einer Anzeige bzw. Ausnahmegenehmigung (ATUE). Der Einsatz an Auge, Haut, Mundhöhle, Nase, Ohren ist zulässig.

Diuretika und weitere Maskierungsmittel

Diuretika →57

Mit dem Verbot der Diuretika soll eine mögliche Manipulation bei der Urinabgabe verhindert werden. Über einen gezielten Einsatz von Diuretika und ausreichendes Trinken nach Wettkämpfen könnte ein geringer konzentrierter Urin produziert werden. Die analytischen Nachweismöglichkeiten wären dadurch möglicherweise erschwert.

Acetazolamid, Amilorid, Bumetanid, Cancrenon, Chlortalidon, Etacrynsäure, Furosemid, Indapamid, Metolazon, Spironolacton, Thiazide (z.B. Bendroflumethiazid, Chlorothiazid, Hydrochlorothiazide), Triamteren und andere Wirkstoffe mit ähnlicher chem. Struktur oder ähnlichen biol. Wirkungen.

Weitere Maskierungsmittel	
Epitestosteron	
Probenecid (Urikosurika)	Probenecid, Benzbromaron
Alpha Reduktasehemmer	Dutasterid, Finasterid
Plasmaexpander	Albumin, Dextran, HES

21.7 Internetlinks zur Arzneimitteltherapie

Arzneimittelkomission, Azneimittelsicherheit	
www.ages.at	Osterreichische Agentur für Gesundheit und Ernährungssicherheit
www.der-arzneimittelbrief.at	Unabhängige Zeitschrift mit Schwerpunkt Arzneimitteltherapie
www.emea.europa.eu	Europäische Arzneimittelagentur
http://medicine.iupui.edu/flockhart/	Tabellen über Arzneimittelinteraktionen
Arzneimittelinteraktionen	
www.gjpsy.uni-goettingen.de/ interactions_calculator.php	Interaktionskalkulator f. Psychopharmakatherapie
www.hiv-druginteractions.org	Arzneimittelinteraktionen b. HIV-Therapie
http://medicine.iupui.edu/flockhart/	Tabellen über Arzneimittelinteraktionen
www.ukt.pharmatrix.info/sonde/	Applikation v. Arzneimitteln über Ernährungssonden
Datenbanken, Arzneimittelverzeichnisse,	**Literaturrecherche, neue Arzneimittel**
www.pubmed.com	Onlinerecherche medizinischer Publikationen
www.infomed.org	Homepage der Schweizer pharma kritik
www.update-software.com/abstracts/ mainindex.htm	Alphabetische Liste von Cochrane Reviews zur Evidence Based Medicine
www.medknowledge.de/neu/index.html	Informationen über neue Medikamente
www.centerwatch.com/patient/drugs/ druglist.html	Neue, von der FDA zugelassene Medikamente
http://www.edruginfo.com	Informationen über neue Medikamente
Pharmakotherapie	
http://leitlinien.net	AWMF-Leitlinien für Diagnostik u. Therapie
www.dosing.de	Angaben zur Dosisreduktion bei Niereninsuffizienz
www.hiv.net	HIV-Therapie
www.intmed.mcw.edu/ AntibioticGuide.html	Antibiotikatherapie
www.aerztezeitung-oesterreich.at	Therapieempfehlungen, Leitlininien, Anzeigen, Aktuelles aus Medizin und Standespolitik

Literatur

1. Aktories K.: Allgemeine und spezielle Pharmakologie und Toxikologie; 9. Aufl., München: Elsevier; 2004
2. Arzneimittelkursbuch 2004/05; Berlin: Arzneimittel-Verlags GmbH, 2004
3. Arzneimitteltherapie, 23. Jahrgang, 2005, Heft 10-12, Stuttgart: Wiss. Verlagsgesellschaft
4. Arzneimitteltherapie, 24. Jahrgang, 2006, Heft 1-9, Stuttgart: Wiss. Verlagsgesellschaft
5. Arznei-Telegramm, 36. Jahrgang, 2005, Heft 11-12, Berlin: A.T.I. Arzneimittelinformation Berlin GmbH
6. Arznei-Telegramm, 37. Jahrgang, 2006, Heft 1-9, Berlin: A.T.I. Arzneimittelinformation Berlin GmbH
7. Benkert O.; Hippius H.: Kompendium der Psychiatrischen Pharmakotherapie; 5. Aufl.; Heidelberg: Springer, 2005
8. Braun J.; Preuss R.: Klinikleitfaden Intensivmedizin; 6. Aufl.; München: Elsevier, 2005
9. Cockroft DW, Gault MH. Prediction of creatinine clearance from serum creatinine. Nephron, 1976;16:31-42
10. Daschner F.: Antibiotika am Krankenbett; 12. Aufl.; Heidelberg: Springer, 2006
11. Dettli L. The kidney in pre-clinical and clinical pharmacokinetics. Jpn J Clin Pharmacol Ther 1984;15:241-54
12. Deuber H.J.: Nierenfunktion und Arzneimittel; 1. Aufl.; Stuttgart: Wiss. Verlagsges., 2001
13. Emmerich B.: Innere Medizin pur; 6. Aufl. - Grünwald: Börm Bruckmeier, 2004
14. Frölich J.C.; Kirch W.: Praktische Arzneitherapie; 3. Aufl.; Heidelberg: Springer, 2003
15. Hoffmann C.: Pharma pur 2005/2006 6. Aufl. - Grünwald: Börm Bruckmeier, 2004
16. Hoffmann C.: Arzneimittel Wirkungen pocket 2004/2005; 3. Aufl., Grünwald: Börm Bruckmeier, 2004
17. Kretschmer R.: Notfallmedikamente von A-Z; 5. Aufl. - Stuttgart: Wiss. Verlagsges. 2005
18. Levey AS, Bosch JP, Lewis JB, et. al., A more accurate method to estimate glomerular filtration rate from serum creatinine: A new prediction equation, Ann Int Med, 1999;130:461-470
19. Levey AS, Greene T, Kusek JW, et al. A simplified equation to predict glomerular filtration rate from serum creatinine (Abstr) J Am Soc Nephrol 2000;(11):155A
20. Mosteller RD. Simplified calculation of body-surface area. N Engl J Med 1987; 317(17):1098
21. Mutschler E.: Arzneimittelwirkungen, Lehrbuch der Pharmakologie und Toxikologie, 8. Aufl. - Stuttgart: Wiss. Verlagsges. 2001
22. Rote Liste 2006 - Aulendorf: Editio Cantor, 2006
23. Russ A.: Drug pocket 2007 Clinical Reference Guide; Hermosa Beach: Börm B., 2006
24. Schaefer C.: Arzneiverordnung in Schwangerschaft und Stillzeit; 7. Aufl.; München: Elsevier, 2006
25. Speight T.M., Avery's Drug Treatment, 4th ed.; Auckland: Adis International, 1997
26. Walther H.: Klinische Pharmakologie, 2. Aufl.; Berlin: Verlag Gesundheit, 1990

Numerics

A

Handelsnamen = fett *Wirkstoffe = kursiv*

B

F

G

H

I

J

K

L

M

Handelsnamen = fett *Wirkstoffe = kursiv*

N

Handelsnamen = fett *Wirkstoffe = kursiv*

Q

R

S

W

X

Y

Z

pockets

Akupunktur pocket	978-3-89862-291-2
Anamnese & Untersuchung pocket	978-3-89862-289-9
Anatomie fast	978-3-89862-276-9
Arzneimittel Manual 06-07	978-3-89862-248-6
Arzneimittel Phytotherapie pocket	978-3-89862-258-5
Arzneimittel pocket 09	978-3-89862-294-3
Arzneimittel pocket plus 09	978-3-89862-295-0
Arzneimittel Therapie pocket 09-10	978-3-89862-297-4
Arzneimittel Rettungsdienst pocket	978-3-89862-292-9
Arzneimittel Pädiatrie pocket	978-3-89862-249-3
Arzneimittel Infektionen pocket	978-3-89862-273-8
Austria Arzneimittel pocket	978-3-89862-293-6
Biologie fast	978-3-89862-232-5
Chirurgie fast	978-3-89862-261-5
Differenzialdiagnose pocket	978-3-89862-280-6
EKG Fälle pocket	978-3-89862-266-0
EKG pocket	978-3-89862-221-9
GK 3 Termini pocket	978-3-89862-226-4
Heilpraktiker Kompaktwissen pocket	978-3-89862-299-8
Homöopathie pocket	978-3-89862-246-2
Homöopathie für Kinder pocket	978-3-89862-247-9
Labormedizin pocket	978-3-89862-254-7
Medizinisches Englisch pocket	978-3-89862-239-4
Medizinisches Französisch pocket	978-3-89862-264-6
Medizinisches Spanisch pocket	978-3-89862-240-0
Medizinisches Italienisch pocket	978-3-89862-265-3
Medizin Translator pocket	978-3-89862-274-5
Mensch Körper pocket	978-3-89862-278-3
Neurologie pocket	978-3-89862-253-0
Notaufnahme Innere Med. pocket	978-3-89862-245-5
Normalwerte pocket	978-3-89862-230-1
Pneumologie pocket	978-3-89862-279-0
Psychiatrie fast	978-3-89862-243-1
Wörterbuch Medizin pocket	978-3-89862-298-1
Patientologie	978-3-89862-908-9
Notizbuch, Sonderedition	Bestellnummer: 612

XXS pockets

Antiinfektiva XXS pocket	978-3-89862-284-4
Asthma XXS pocket	978-3-89862-281-3
COPD XXS pocket	978-3-89862-282-0
Diabetes mellitus XXS pocket	978-3-89862-515-9
Infektionen XXS pocket	978-3-89862-518-0
Neurologie XXS pocket	978-3-89862-285-1
Notfall Med. XXS pocket	978-3-89862-512-8
Pneumonie XXS pocket	978-3-89862-283-7

pockettools

EKG pockettool	978-3-89862-314-8
EKG Lineal pockettool	978-3-89862-318-6
Asthma/COPD pockettool	978-3-89862-315-5
DANI pockettool	978-3-89862-316-2
Med. Engl. pockettool	978-3-89862-217-9

e-pockets im Mobipocket-Format

- Arzneimittel e-pocket 2008 bzw. Arzneimittel e-pocket 2009
- Arzneimittel e-pocket plus 2007
- EKG e-pocket
- Homöopathie e-pocket
- Medizinisches Englisch e-pocket
- Medizinisches Spanisch e-pocket
- Medizinischer Taschenrechner e-pocket

e-pocketcards im Mobipocket-Format

- Antibiotika e-pocketcard Set 2008
- Normalwerte e-pocketcard

e-pockettool im Mobipocket-Format

- DANI e-pockettool

Stand Juni 2009

Programmübersicht

pocketcards

Akutes Koronarsyndrom pc Set (3)	978-3-89862-092-5
Anamnese & Untersuchung pc	978-3-929785-84-5
Anästhesie pocketcard Set (3)	978-3-89862-080-2
Anästhesie-Intensivmeds pc Set (2)	978-3-89862-042-0
Antibiotika pocketcard 2009	978-3-89862-073-4
Antibiotika pocketcard Set (2) 2009	978-3-89862-074-1
Antimykotika pocketcard	978-3-89862-087-1
Asthma pocketcard Set (2)	978-3-89862-074-1
Bipolare Störungen pc Set (2)	978-3-89862-086-4
COPD pocketcard Set (2)	978-3-89862-068-0
Demenz pocketcard Set (3)	978-3-89862-065-9
Depressionen pocketcard Set (2)	978-3-89862-075-8
Diabetes pocketcard Set (3)	978-3-89862-091-8
Dyslipidemien pocketcard Set (2)	978-3-89862-071-0
Echokardiographie pocketcard Set (2)	978-3-89862-051-2
EKG pocketcard	978-3-929785-72-2
EKG Auswertungs pocketcard	978-3-929785-36-4
EKG Lineal pocketcard	978-3-89862-011-6
EKG pocketcard Set (3)	978-3-89862-089-5
Elektrol./Säure-Basen pc Set (3)	978-3-89862-069-7
Epilepsie pocketcard Set (3)	978-3-89862-088-8
Erste Hilfe pocketcard Set (3)	978-3-89862-014-7
Geriatrie pocketcard Set (3)	978-3-89862-055-0
Herzinsuffiziens pocketcard Set (2)	978-3-89862-078-9
Hypertonie pocketcard Set (2)	978-3-89862-061-1
Lungenfunktion pocketcard pc Set	978-3-89862-079-6
Med Englisch pocketcard Set (2)	978-3-89862-050-5
Med Spanisch pocketcard Set (2)	978-3-89862-049-9
Met. Syndrom pocketcard Set (3)	978-3-89862-072-7
Migräne pocketcard Set (3)	978-3-89862-076-5
Multiple Sklerose pocketcard Set (3)	978-3-89862-081-9
Neonatologie pocketcard Set (2)	978-3-89862-053-6
Neurologie pocketcard Set (3)	978-3-89862-070-3
Normalwerte pocketcard	978-3-89862-017-8
Notfallmedizin pocketcard Set (2)	978-3-89862-018-5
Pädiatrie pocketcard Set (2)	978-3-89862-056-7
Parkinson pocketcard Set (3)	978-3-89862-082-6
Periodensystem pocketcard	978-3-89862-094-9
Präkl. Schlaganf.-Mngmt. pc	978-3-89862-046-8
Psychiatrie pocketcard	978-3-89862-047-5
Reflexzonen pocketcard	978-3-89862-000-0
Regionalanästhesie pc Set (3)	978-3-89862-052-9
Schizophrenie pc Set (2)	978-3-89862-085-7
Sehproben pocketcard	978-3-89862-013-3
Sono Abdomen pc Set (3)	978-3-89862-063-5
Stabile Angina pc Set (2)	978-3-89862-093-2
Stroke pocketcard Set (2)	978-3-89862-045-1
Terminologie pc Set (2)	978-3-89862-003-1
The English patient pc Set (2)	978-3-929785-86-9
Thrombo Embolie pc Set (2)	978-3-89862-083-3
TNM pocketcard	978-3-89862-023-9
Wundlineal pocketcard	978-3-89862-059-8

pocketflyer

Diabetes pocketflyer	978-3-89862-659-0

Börm
Bruckmeier
Verlag